Kohlhammer

aG-DRG
Fallpauschalenkatalog und Pflegeerlöskatalog Version 2026

Fallpauschalenvereinbarung 2026 mit

– Fallpauschalenkatalog und Pflegeerlöskatalog
– Zusatzentgeltekatalogen

Klarstellungen der Vertragsparteien zur FPV 2026

Verlag W. Kohlhammer

Dieses Werk einschließlich aller seiner Teile ist urheberrechtlich geschützt. Jede Verwendung außerhalb der engen Grenzen des Urheberrechts ist ohne Zustimmung des Verlags unzulässig und strafbar. Das gilt insbesondere für Vervielfältigungen, Übersetzungen, Mikroverfilmungen und für die Einspeicherung und Verarbeitung in elektronischen Systemen.

Die Wiedergabe von Warenbezeichnungen, Handelsnamen und sonstigen Kennzeichen in diesem Buch berechtigt nicht zu der Annahme, dass diese von jedermann frei benutzt werden dürfen. Vielmehr kann es sich auch dann um eingetragene Warenzeichen oder sonstige geschützte Kennzeichen handeln, wenn sie nicht eigens als solche gekennzeichnet sind.

Es konnten nicht alle Rechtsinhaber von Abbildungen ermittelt werden. Sollte dem Verlag gegenüber der Nachweis der Rechtsinhaberschaft geführt werden, wird das branchenübliche Honorar nachträglich gezahlt.

Dieses Werk enthält Hinweise/Links zu externen Websites Dritter, auf deren Inhalt der Verlag keinen Einfluss hat und die der Haftung der jeweiligen Seitenanbieter oder -betreiber unterliegen. Zum Zeitpunkt der Verlinkung wurden die externen Websites auf mögliche Rechtsverstöße überprüft und dabei keine Rechtsverletzung festgestellt. Ohne konkrete Hinweise auf eine solche Rechtsverletzung ist eine permanente inhaltliche Kontrolle der verlinkten Seiten nicht zumutbar. Sollten jedoch Rechtsverletzungen bekannt werden, werden die betroffenen externen Links soweit möglich unverzüglich entfernt.

Version 2026
© 2025 Institut für das Entgeltsystem im Krankenhaus (InEK GmbH), Siegburg

Alle Rechte vorbehalten
Gesamtherstellung: W. Kohlhammer GmbH, Heßbrühlstr. 69, 70565 Stuttgart
produktsicherheit@kohlhammer.de

Print:
ISBN 978-3-17-046619-7

Inhalt

Vorwort 3

Fallpauschalenvereinbarung 2026

Abschnitt 1: Abrechnungsbestimmungen für DRG-Fallpauschalen 6
Abschnitt 2: Abrechnungsbestimmungen für andere Entgeltarten 12
Abschnitt 3: Sonstige Vorschriften 15
Abschnitt 4: Geltungsdauer, Inkrafttreten 16

Anlagen

Anlage 1	Fallpauschalen-Katalog gemäß § 1 Absatz 1 Satz 1 und Pflegeerlöskatalog gemäß § 8 Absatz 1 Satz 2	20
Teil a	Bewertungsrelationen bei Versorgung durch Hauptabteilungen	20
Teil b	Bewertungsrelationen bei Versorgung durch Belegabteilungen...	122
Teil c	Bewertungsrelationen bei teilstationärer Versorgung	184
Teil d	Bewertungsrelationen mit gezielter Absenkung in Abhängigkeit der Median-Fallzahl bei Versorgung durch Hauptabteilung	184
Teil e	Bewertungsrelationen mit gezielter Absenkung in Abhängigkeit der Median-Fallzahl bei Versorgung durch Belegabteilung	184
Anlage 2	Zusatzentgelte-Katalog (Liste) gemäß § 5 Absatz 1	186
Anlage 3a	Nicht mit dem Fallpauschalen-Katalog vergütete vollstationäre Leistungen gemäß § 7 Absatz 1 Satz 1 Nummer 1 und Pflegeerlöskatalog gemäß § 8 Absatz 1 Satz 2	188
Anlage 3b	Nicht mit dem Fallpauschalen-Katalog vergütete teilstationäre Leistungen gemäß § 7 Absatz 1 Satz 1 Nummer 1 und Pflegeerlöskatalog gemäß § 8 Absatz 1 Satz 2	189
Anlage 4	Zusatzentgelte nach § 6 Absatz 1 KHEntgG (Liste) gemäß § 5 Absatz 2	190
Anlage 5	Zusatzentgelte-Katalog (Definition und differenzierte Beträge) gemäß § 5 Absatz 1	195
Anlage 6	Zusatzentgelte nach § 6 Absatz 1 KHEntgG gemäß § 5 Absatz 2	225

Anlage 7   Zusatzentgelte nach § 6 Absatz 1 KHEntgG gemäß § 5 Absatz 2
           (Blutgerinnungsstörungen) 240

Anlage 8   Ergänzende Informationen zur Abrechnung von bewerteten
           Zusatzentgelten aus dem Zusatzentgelte-Katalog
           (Anlage 2 bzw. Anlage 5) 242

Nachrichtlich (keine Anwendung in 2026 – im vorliegenden Werk nicht abgedruckt):

Anlage 9   Fallpauschalen-Katalog der Vorhalte- und rDRG-Bewertungsrelationen

Klarstellungen der Vertragsparteien zur FPV 2026 243

Anlage 1 zu den Klarstellungen der Vertragsparteien nach § 17b Abs. 2
Satz 1 KHG zur Fallpauschalenvereinbarung 2026 (FPV 2026) 246

Vorwort

Die Vertragsparteien auf Bundesebene haben sich auf den Abschluss der Vereinbarung zu den Abrechnungsbestimmungen gemäß § 9 Abs. 1 Nr. 3 KHEntgG einschließlich der Klarstellungen sowie den Entgeltkatalogen nach § 9 Abs. 1 Nr. 1, 2 und 2a KHEntgG für die Krankenhäuser für das Jahr 2026 (Fallpauschalenvereinbarung 2026 – FPV 2026) verständigt. Das Präsidium der DKG hat in seiner Sitzung am 14.11.2025 der Fallpauschalenvereinbarung zugestimmt.

Die Verzögerungen bei der diesjährigen Vereinbarung des aG-DRG-Kataloges 2026 sind im Wesentlichen auf die Wechselwirkungen mit dem Hybrid-DRG-Katalog 2026 zurückzuführen. Der aG-DRG-Katalog kann sachgerecht erst finalisiert werden, wenn die Leistungsdefinitionen und Erlöse der Hybrid-DRG feststehen, da hierüber auch die Leistungen des aG-DRG-Katalogs und der abschließende Normierungsbedarf bestimmt werden.

Das Institut für das Entgeltsystem im Krankenhaus (InEK) hat den Fallpauschalenkatalog 2026 nebst Anlagen, den Pflegeerlöskatalog 2026 sowie die dazugehörigen Abrechnungsbestimmungen 2026 am 20.11.2025 zur Verfügung gestellt und auf der Homepage des InEK veröffentlicht.

Die Abrechnungsbestimmungen 2026 und die Klarstellungen der Vertragsparteien wurden redaktionell angepasst und auf das neue Anwendungsjahr fortgeschrieben.

Erstmals wird für 2026 der sogenannte „zerlegte Katalog" der Vorhalte- und rDRG-Bewertungsrelationen als Anlage 9 nachrichtlich im Anlagenverzeichnis der FPV geführt. Er entfaltet im Jahr 2026 keine Abrechnungsrelevanz und wird daher im vorliegenden Werk nicht abgedruckt.

W. Kohlhammer GmbH

Stuttgart, im November 2025

**Vereinbarung zum
Fallpauschalensystem für Krankenhäuser für das Jahr 2026
(Fallpauschalenvereinbarung 2026 – FPV 2026)**

vom 14.11.2025

zwischen

dem GKV-Spitzenverband, Berlin, sowie

dem Verband der Privaten Krankenversicherung, Köln, gemeinsam und einheitlich

und

der Deutschen Krankenhausgesellschaft, Berlin

Präambel

Gemäß § 17b Absatz 1 und 3 Krankenhausfinanzierungsgesetz (KHG) ist für die Vergütung der allgemeinen Krankenhausleistungen ein durchgängiges, leistungsorientiertes und pauschalierendes Vergütungssystem eingeführt worden. Seit dem Gesetz zur Stärkung des Pflegepersonals (Pflegepersonal-Stärkungsgesetz, PpSG) erfolgt die Vergütung der Pflegepersonalkosten für die unmittelbare Patientenversorgung auf bettenführenden Stationen außerhalb des G-DRG-Systems in einem Pflegebudget.

Der GKV-Spitzenverband und der Verband der Privaten Krankenversicherung vereinbaren gemeinsam mit der Deutschen Krankenhausgesellschaft gemäß § 17b Absatz 2 KHG auch dessen jährliche Weiterentwicklung und Anpassung, insbesondere an medizinische Entwicklungen, Kostenentwicklungen, Verweildauerverkürzungen und Leistungsverlagerungen zu und von anderen Versorgungsbereichen, und die Abrechnungsbestimmungen, soweit diese nicht im Krankenhausentgeltgesetz (KHEntgG) vorgegeben werden. In diesem Zusammenhang vereinbaren sie gemäß § 9 Absatz 1 Nummern 1 bis 3 KHEntgG einen Fallpauschalenkatalog nach § 17b Absatz 1 Satz 4 KHG, einen Katalog ergänzender Zusatzentgelte nach § 17b Absatz 1 Satz 7 KHG, einen Pflegeerlöskatalog nach § 17b Absatz 4 Satz 5 KHG sowie die Abrechnungsbestimmungen für diese Entgelte.

In Erfüllung dieses gesetzlichen Auftrages vereinbaren die Parteien das Folgende:

ABSCHNITT 1: ABRECHNUNGSBESTIMMUNGEN FÜR DRG-FALLPAUSCHALEN

§ 1
Abrechnung von Fallpauschalen

(1) [1]Die Fallpauschalen werden jeweils von dem die Leistung erbringenden Krankenhaus nach dem am Tag der voll- oder teilstationären Aufnahme geltenden Fallpauschalen-Katalog und den dazu gehörenden Abrechnungsregeln abgerechnet. [2]Im Falle der Verlegung in ein anderes Krankenhaus rechnet jedes beteiligte Krankenhaus eine Fallpauschale ab. [3]Diese wird nach Maßgabe des § 3 gemindert; dies gilt nicht für Fallpauschalen, die im Fallpauschalen-Katalog als Verlegungs-Fallpauschalen gekennzeichnet sind; für diese Verlegungsfälle sind die Regelungen des Absatzes 3 entsprechend anwendbar. [4]Eine Verlegung im Sinne des Satzes 2 liegt vor, wenn zwischen der Entlassung aus einem Krankenhaus und der Aufnahme in einem anderen Krankenhaus nicht mehr als 24 Stunden vergangen sind.

(2) [1]Ist die Verweildauer eines Patienten oder einer Patientin länger als die obere Grenzverweildauer, wird für den dafür im Fallpauschalen-Katalog ausgewiesenen Tag und jeden weiteren Belegungstag des Krankenhausaufenthalts zusätzlich zur Fallpauschale ein tagesbezogenes Entgelt abgerechnet. [2]Dieses wird ermittelt, indem die für diesen Fall im Fallpauschalen-Katalog ausgewiesene Bewertungsrelation mit dem Basisfallwert multipliziert wird. [3]Die Zahl der zusätzlich abrechenbaren Belegungstage ist wie folgt zu ermitteln:

Belegungstage insgesamt (tatsächliche Verweildauer nach Absatz 7) + 1
– erster Tag mit zusätzlichem Entgelt bei oberer Grenzverweildauer
= zusätzlich abrechenbare Belegungstage

(3) [1]Ist die Verweildauer von nicht verlegten Patienten oder Patientinnen kürzer als die untere Grenzverweildauer, ist für die bis zur unteren Grenzverweildauer nicht erbrachten Belegungstage einschließlich des im Fallpauschalen-Katalog ausgewiesenen ersten Tages mit Abschlag ein Abschlag von der Fallpauschale vorzunehmen. [2]Abweichend von Satz 1

gilt die Abschlagsregelung auch für die Abrechnung von Verlegungs-Fallpauschalen. ³Die Höhe des Abschlags je Tag wird ermittelt, indem die für diesen Fall im Fallpauschalen-Katalog ausgewiesene Bewertungsrelation mit dem Basisfallwert multipliziert wird. ⁴Die Zahl der Abschlagstage ist wie folgt zu ermitteln:

Erster Tag mit Abschlag bei unterer Grenzverweildauer + 1
– Belegungstage insgesamt (tatsächliche Verweildauer nach Absatz 7)
= Zahl der Abschlagstage

(4) ¹Erfolgt die Behandlung sowohl in Hauptabteilungen als auch in belegärztlichen Abteilungen desselben Krankenhauses, ist die Höhe der Fallpauschale nach folgender Rangfolge festzulegen:

1. nach der Abteilungsart mit der höheren Zahl der Belegungstage

2. bei gleicher Zahl der Belegungstage in Haupt- und Belegabteilungen nach der Hauptabteilung

²Ist im Ausnahmefall eine Fallpauschale für belegärztliche Versorgung nicht vorgegeben, ist die Fallpauschale für Hauptabteilungen abzurechnen. ³Ist bei einer belegärztlichen Versorgung im Rahmen der Geburtshilfe (MDC 14) für eine Fallpauschale eine Bewertungsrelation für die Beleghebamme in den Spalten 6 bzw. 7 nicht vorgegeben, so sind die Bewertungsrelationen der Spalte 4 bzw. 5 maßgeblich.

(5) ¹Für jedes Neugeborene, das nach der Versorgung im Kreißsaal weiter im Krankenhaus versorgt wird, ist ein eigener Fall zu bilden und eine eigene Fallpauschale abzurechnen. ²In diesem Falle ist für die Mutter und das Neugeborene jeweils eine Rechnung zu erstellen. ³Die Fallpauschale für das gesunde Neugeborene ist mit dem für die Mutter zuständigen Kostenträger abzurechnen. ⁴In diesem Fall ist auf der Rechnung für das Neugeborene die Versichertennummer der Mutter anzugeben. ⁵Die Fallpauschale für das krankheitsbedingt behandlungsbedürftige Neugeborene ist mit dessen Kostenträger abzurechnen. ⁶Nicht krankheitsbedingt behandlungsbedürftig in diesem Sinne sind alle Neugeborenen, für welche die DRG-Fallpauschale P66D, P67D oder P67E abgerechnet werden kann. ⁷Ist im Fallpauschalen-Katalog für das Krankenhaus, in dem die Geburt stattfand, eine Mindestverweildauer für die Fallpauschale vorgegeben und wird diese nicht erreicht, ist die Versorgung des Neugeborenen mit dem Entgelt für die Mutter abgegolten und nicht als eigenständiger Fall nach § 9 zu zählen. ⁸Im Falle einer Verlegung gilt Absatz 1 Sätze 2 bis 4. ⁹Erfolgt ein Verbleib des gesunden Neugeborenen aufgrund des krankheitsbedingt behandlungsbedürftigen Neugeborenen oder des Neugeborenen in der DRG-Fallpauschale P67D, so ist ab Erreichen der abgerundeten mittleren Verweildauer der vollstationären DRG-Fallpauschale für die Mutter der Zuschlag für Begleitpersonen abzurechnen; § 1 Absatz 2 findet in diesem Fall für die Fallpauschale der gesunden Mutter keine Anwendung.

(6) ¹Zur Einstufung in die jeweils abzurechnende Fallpauschale sind Programme (Grouper) einzusetzen, die vom Institut für das Entgeltsystem im Krankenhaus zertifiziert sind. ²Für Art und Höhe der nach dieser Vereinbarung abzurechnenden Entgelte ist der Tag der voll- oder teilstationären Aufnahme in das Krankenhaus maßgeblich. ³Für die Abrechnung tagesbezogener teilstationärer Leistungen gilt als Aufnahmetag in diesem Sinne jeweils der erste Behandlungstag im Quartal. ⁴Ist bei der Zuordnung von Behandlungsfällen zu einer Fallpauschale auch das Alter der behandelten Person zu berücksichtigen, ist das Alter am Tag der Aufnahme in das Krankenhaus maßgeblich. ⁵Soweit und solange vor- bzw. nachstationäre Behandlungen nicht gesondert vergütet werden, sind deren Diagnosen und Prozeduren bei der Gruppierung und der Abrechnung der zugehörigen vollstationären Behandlung zu berücksichtigen (Neugruppierung); dies gilt nicht für Diagnosen und

Prozeduren im Rahmen belegärztlicher Leistungen. ⁶Ergibt sich aus der Neugruppierung eine andere Fallpauschale, ist diese für die Abrechnung sowie für weitere Prüfungen maßgeblich.

(7) ¹Maßgeblich für die Ermittlung der Verweildauer ist die Zahl der Belegungstage. ²Belegungstage sind der Aufnahmetag sowie jeder weitere Tag des Krankenhausaufenthalts ohne den Verlegungs- oder Entlassungstag aus dem Krankenhaus; wird ein Patient oder eine Patientin am gleichen Tag aufgenommen und verlegt oder entlassen, gilt dieser Tag als Aufnahmetag. ³Für den Fall von Wiederaufnahmen gilt § 2 Absatz 4 Satz 4. ⁴Vollständige Tage der Beurlaubung sind gesondert in der Rechnung auszuweisen und zählen nicht zur Verweildauer. ⁵Eine Beurlaubung liegt vor, wenn ein Patient oder eine Patientin mit Zustimmung des behandelnden Krankenhausarztes die Krankenhausbehandlung zeitlich befristet unterbricht, die stationäre Behandlung jedoch noch nicht abgeschlossen ist. ⁶Bei Fortsetzung der Krankenhausbehandlung nach einer Beurlaubung liegt keine Wiederaufnahme im Sinne von § 2 vor.

(8) In der Rechnung des Krankenhauses sind der sich nach dem Fallpauschalen-Katalog ergebende Betrag für die Fallpauschale sowie Abschläge, weitere Entgelte und Zuschläge gesondert auszuweisen; das Verfahren nach § 301 des Fünften Buches Sozialgesetzbuch (SGB V) bleibt unberührt.

§ 2
Wiederaufnahmen in dasselbe Krankenhaus

(1) ¹Das Krankenhaus hat eine Zusammenfassung der Falldaten zu einem Fall und eine Neueinstufung in eine Fallpauschale vorzunehmen, wenn

1. ein Patient oder eine Patientin innerhalb der oberen Grenzverweildauer, bemessen nach der Zahl der Kalendertage ab dem Aufnahmedatum des ersten unter diese Vorschrift zur Zusammenfassung fallenden Krankenhausaufenthalts, wieder aufgenommen wird und

2. für die Wiederaufnahme eine Einstufung in dieselbe Basis-DRG vorgenommen wird.

²Eine Zusammenfassung und Neueinstufung nach Satz 1 wird nicht vorgenommen, wenn die Fallpauschalen dieser Basis-DRG bei Versorgung in einer Hauptabteilung in Spalte 13 oder bei belegärztlicher Versorgung in Spalte 15 des Fallpauschalen-Katalogs gekennzeichnet sind.

(2) ¹Eine Zusammenfassung der Falldaten zu einem Fall und eine Neueinstufung in eine Fallpauschale ist auch dann vorzunehmen, wenn

1. ein Patient oder eine Patientin innerhalb von 30 Kalendertagen ab dem Aufnahmedatum des ersten unter diese Vorschrift zur Zusammenfassung fallenden Krankenhausaufenthalts wieder aufgenommen wird und

2. innerhalb der gleichen Hauptdiagnosegruppe (MDC) die zuvor abrechenbare Fallpauschale in die „medizinische Partition" oder die „andere Partition" und die anschließende Fallpauschale in die „operative Partition" einzugruppieren ist.

²Eine Zusammenfassung und Neueinstufung nach Satz 1 wird nicht vorgenommen, wenn einer der Krankenhausaufenthalte mit einer Fallpauschale abgerechnet werden kann, die bei Versorgung in einer Hauptabteilung in Spalte 13 oder bei belegärztlicher Versorgung in Spalte 15 des Fallpauschalen-Katalogs gekennzeichnet ist.

(3) ¹Werden Patienten oder Patientinnen, für die eine Fallpauschale abrechenbar ist, wegen einer in den Verantwortungsbereich des Krankenhauses fallenden Komplikation im Zusammenhang mit der durchgeführten Leistung innerhalb der oberen Grenzverweildauer, bemessen nach der Zahl der Kalendertage ab dem Aufnahmedatum des ersten unter diese Vorschrift zur Zusammenfassung fallenden Aufenthalts, wieder aufgenommen, hat das Krankenhaus eine Zusammenfassung der Falldaten zu einem Fall und eine Neueinstufung in eine Fallpauschale vorzunehmen. ²Eine Zusammenfassung und Neueinstufung wird nicht vorgenommen bei unvermeidbaren Nebenwirkungen von Chemotherapien und Strahlentherapien im Rahmen onkologischer Behandlungen. ³Die Absätze 1 und 2 gehen den Vorgaben nach den Sätzen 1 und 2 vor. ⁴Die Sätze 1 und 2 ergänzen die Vorgaben nach § 8 Absatz 5 KHEntgG.

(4) ¹Bei der Anwendung der Absätze 1 bis 3 ist für jeden Krankenhausaufenthalt eine DRG-Eingruppierung vorzunehmen. ²Auf dieser Grundlage hat das Krankenhaus eine Neueinstufung in eine Fallpauschale mit den Falldaten aller zusammenzuführenden Krankenhausaufenthalte durchzuführen. ³Hierbei ist eine chronologische Prüfung vorzunehmen. ⁴Zur Ermittlung der Verweildauer sind dabei die Belegungstage der Aufenthalte in diesem Krankenhaus zusammenzurechnen. ⁵Die obere Grenzverweildauer, die nach Absatz 1 Satz 1 Nummer 1 für die Fallzusammenführung maßgeblich ist, ergibt sich aus dem Aufnahmedatum und der DRG-Eingruppierung des ersten unter diese Vorschrift zur Zusammenfassung fallenden Aufenthalts in diesem Krankenhaus. ⁶Hat das Krankenhaus einen der zusammenzuführenden Aufenthalte bereits abgerechnet, ist die Abrechnung zu stornieren. ⁷Maßgeblich für die zusätzliche Abrechnung von tagesbezogenen Entgelten ist die Grenzverweildauer, die sich nach der Fallzusammenführung ergibt; für die Ermittlung der Verweildauer gilt Satz 3 entsprechend. ⁸Die Sätze 1 bis 7 gelten nicht für Krankenhausaufenthalte, bei denen der Tag der Aufnahme außerhalb der Geltungsdauer dieser Vereinbarung nach § 12 liegt oder soweit tagesbezogene Entgelte nach § 6 Absatz 1 KHEntgG abzurechnen sind.

(5) Sind mehrere Aufenthalte in einem Krankenhaus aufgrund der Regelungen zur Wiederaufnahme nach den Absätzen 1 bis 3 zusammenzuführen und erfolgte bei mindestens einem Aufenthalt eine Verlegung, sind vom zusammengeführten Fall Verlegungsabschläge nach den Vorgaben des § 1 Absatz 1 Satz 3 in Verbindung mit § 3 zu berechnen.

§ 3
Abschläge bei Verlegung

(1) ¹Im Falle einer Verlegung in ein anderes Krankenhaus ist von dem verlegenden Krankenhaus ein Abschlag vorzunehmen, wenn die im Fallpauschalen-Katalog ausgewiesene mittlere Verweildauer unterschritten wird. ²Die Höhe des Abschlags je Tag wird ermittelt, indem die bei Versorgung in einer Hauptabteilung in Spalte 11 oder bei belegärztlicher Versorgung in Spalte 13 des Fallpauschalen-Katalogs ausgewiesene Bewertungsrelation mit dem Basisfallwert multipliziert wird. ³Die Zahl der Tage, für die ein Abschlag vorzunehmen ist, wird wie folgt ermittelt:

Mittlere Verweildauer nach dem Fallpauschalen-Katalog, kaufmännisch auf die nächste ganze Zahl gerundet
− Belegungstage insgesamt (tatsächliche Verweildauer nach § 1 Absatz 7)
= Zahl der Abschlagstage

(2) ¹Im Falle einer Verlegung aus einem anderen Krankenhaus ist von dem aufnehmenden Krankenhaus ein Abschlag entsprechend den Vorgaben des Absatzes 1 vorzunehmen, wenn die im Fallpauschalen-Katalog ausgewiesene mittlere Verweildauer im aufnehmenden Krankenhaus unterschritten wird. ²Dauerte der vorangegangene voll- oder

teilstationäre Aufenthalt im verlegenden Krankenhaus nicht länger als 24 Stunden, so ist im aufnehmenden Krankenhaus kein Verlegungsabschlag nach Satz 1 vorzunehmen; bei einer frühzeitigen Entlassung durch das aufnehmende Krankenhaus ist die Regelung zur unteren Grenzverweildauer nach § 1 Absatz 3, bei einer Weiterverlegung die Abschlagsregelung nach Absatz 1 anzuwenden.

(3) [1]Wird ein Patient oder eine Patientin aus einem Krankenhaus in weitere Krankenhäuser verlegt und von diesen innerhalb von 30 Kalendertagen ab dem Entlassungsdatum eines ersten Krankenhausaufenthalts in dasselbe Krankenhaus zurückverlegt (Rückverlegung), hat das wiederaufnehmende Krankenhaus die Falldaten des ersten Krankenhausaufenthalts und aller weiteren, innerhalb dieser Frist in diesem Krankenhaus aufgenommenen Fälle zusammenzufassen und eine Neueinstufung nach den Vorgaben des § 2 Absatz 4 Sätze 1 bis 7 in eine Fallpauschale durchzuführen sowie Absatz 2 Satz 1 anzuwenden. [2]Kombinierte Fallzusammenführungen wegen Rückverlegung in Verbindung mit Wiederaufnahmen sind möglich. [3]Hierbei ist eine chronologische Prüfung vorzunehmen. [4]Prüffrist ist immer die des ersten Falles, der die Fallzusammenführung auslöst. [5]Die Sätze 1 bis 4 finden keine Anwendung für Fälle der Hauptdiagnosegruppe für Neugeborene (MDC 15). [6]Die Sätze 1 bis 5 gelten nicht für Krankenhausaufenthalte, bei denen der Tag der Aufnahme außerhalb der Geltungsdauer dieser Vereinbarung nach § 12 liegt oder für die anstelle einer Fallpauschale tagesbezogene Entgelte nach § 6 Absatz 1 KHEntgG abzurechnen sind.

(4) [1]Ist in einem Krankenhaus neben dem Entgeltbereich der DRG-Fallpauschalen einerseits noch ein Entgeltbereich nach der Bundespflegesatzverordnung (BPflV) oder für besondere Einrichtungen nach § 17b Absatz 1 Satz 10 KHG andererseits vorhanden, sind diese unterschiedlichen Entgeltbereiche im Falle von internen Verlegungen wie selbstständige Krankenhäuser zu behandeln. [2]Für den Entgeltbereich der DRG-Fallpauschalen sind die Absätze 1 bis 3 entsprechend anzuwenden.

(5) [1]Abschläge nach den Absätzen 1 bis 3 sind nur dann vorzunehmen, insofern beide an der Verlegung beteiligten Krankenhäuser dem Geltungsbereich des Krankenhausfinanzierungsgesetzes unterliegen. [2]Hiervon abweichend sind bei Leistungen, für die eine schriftliche Kooperationsvereinbarung zwischen den Krankenhäusern besteht, Abschläge nach Absatz 1 bis 3 vorzunehmen.

(6) Abschläge nach den Absätzen 1 und 2 sind nicht vorzunehmen, wenn ein invasiv beatmeter Patient oder eine invasiv beatmete Patientin in ein aufnehmendes Krankenhaus auf eine spezialisierte Beatmungsentwöhnungseinheit verlegt wird, das über eine Bescheinigung über eine bestandene Strukturprüfung gemäß § 275a Absatz 6 SGB V für die OPS-Kodes 8-718.8 oder 8-718.9 verfügt.

§ 4
Fallpauschalen bei bestimmten Transplantationen

(1) [1]Mit Fallpauschalen nach Anlage 1 bzw. Entgelten nach Anlage 3a bei Transplantationen von Organen nach § 1a Nummer 1 des Transplantationsgesetzes (TPG), bei Transplantationen von Geweben nach § 1a Nummer 4 TPG sowie bei Transplantationen von hämatopoetischen Stammzellen werden die allgemeinen Krankenhausleistungen nach § 2 KHEntgG für die stationäre Versorgung eines Transplantatempfängers, einer Transplantatempfängerin oder bei der Lebendspende vergütet. [2]Nicht mit den Fallpauschalen nach Anlage 1 bzw. Entgelten nach Anlage 3a vergütet und folglich gesondert abrechenbar sind insbesondere folgende Leistungen:

1. Leistungen des Krankenhauses für eine Organentnahme bei möglichen postmortalen Organspendern oder Organspenderinnen

2. Leistungen der Koordinierungsstelle nach § 11 TPG für die Bereitstellung eines postmortal gespendeten Organs zur Transplantation einschließlich eines dafür erforderlichen Transports des Organs

3. Leistungen der Vermittlungsstelle nach § 12 TPG für die Vermittlung eines postmortal gespendeten Organs

4. Gutachtenerstellung durch die Kommission nach § 8 Absatz 3 Satz 2 TPG vor einer möglichen Lebendorganspende

5. ambulanten Voruntersuchungen gemäß § 8 Absatz 1 Satz 1 Nummer 1 Buchstabe c TPG, die im Hinblick auf die Transplantation eines bestimmten Transplantatempfängers durchgeführt werden, bei möglichen Lebendspendern oder Lebendspenderinnen, nicht jedoch die entsprechenden Untersuchungen bei tatsächlichen Lebendspendern oder Lebendspenderinnen

6. Transport von Knochenmark oder hämatopoetischen Stammzellen

7. Kontrolluntersuchungen nach § 115a Absatz 2 Satz 4 SGB V bei einem Transplantatempfänger oder einer Transplantatempfängerin; § 8 Absatz 2 Satz 3 Nummer 3 KHEntgG bleibt unberührt

8. Kontrolluntersuchungen nach § 115a Absatz 2 Satz 7 in Verbindung mit Satz 4 SGB V bei einem Lebendorganspender oder einer Lebendorganspenderin; § 8 Absatz 2

9. Satz 3 Nummer 3 KHEntgG bleibt unberührt

[3]Krankengeld bzw. Verdienstausfallerstattung sowie Fahrkosten für Lebendspender oder Lebendspenderinnen sind keine allgemeinen Krankenhausleistungen und daher weder mit den Fallpauschalen nach Anlage 1 bzw. Entgelten nach Anlage 3a vergütet noch gesondert seitens des Krankenhauses abrechenbar.

(2) Für Transplantationen nach Absatz 1 Satz 1 ist jeweils eine Fallpauschale nach Anlage 1 bzw. ein Entgelt nach Anlage 3a gegenüber den Transplantatempfängern, den Transplantatempfängerinnen oder deren Sozialleistungsträgern abzurechnen.

(3) [1]Für zum Zwecke einer Organ- oder Gewebeentnahme für einen bestimmten Transplantatempfänger stationär aufgenommene Lebendspender oder Lebendspenderinnen, bei denen

1. eine Organ- oder Gewebeentnahme vorgenommen wird oder sich erst während der Entnahme herausstellt, dass das Organ oder das Gewebe nicht entnommen werden kann, oder

2. sich erst nach der Organ- oder Gewebeentnahme herausstellt, dass das Organ oder Gewebe nicht transplantiert werden kann,

ist eine Fallpauschale nach Anlage 1 bzw. ein Entgelt nach Anlage 3a abzurechnen. [2]Bei erfolgter Transplantation ist die jeweilige Fallpauschale nach Anlage 1 bzw. das jeweilige Entgelt nach Anlage 3a gegenüber den Transplantatempfängern, den Transplantatempfängerinnen oder deren Sozialleistungsträgern abzurechnen. [3]Kommt es nicht zur Transplantation, ist die jeweilige Fallpauschale nach Anlage 1 bzw. das jeweilige Entgelt nach Anlage 3a gegenüber der Person, die zum Transplantatempfang vorgesehen war, oder gegenüber deren Sozialleistungsträger abzurechnen. [4]Auf der Rechnung ist die Versichertennummer der Person, die das Transplantat empfangen hat oder für die Transplantation vorgesehen war, anzugeben. [5]Werden hämatopoetische Stammzellen bei Familienspendern aus dem Ausland oder bei nicht-verwandten Spendern über in- oder ausländische Spenderdateien bezogen, wird anstelle der Fallpauschale nach Anlage 1 bzw. dem Entgelt nach Anlage 3a ein entsprechendes Zusatzentgelt abgerechnet.

(4) ¹Die Leistungen des Krankenhauses nach Absatz 1 Satz 2 Nummer 1 sind gegenüber der Koordinierungsstelle nach § 11 TPG abzurechnen. ²Die Leistungen des Krankenhauses nach Absatz 1 Satz 2 Nummer 5 sind gegenüber den Personen, die zum Transplantatempfang vorgesehen waren oder gegenüber deren Sozialleistungsträgern abzurechnen.

ABSCHNITT 2: ABRECHNUNGSBESTIMMUNGEN FÜR ANDERE ENTGELTARTEN

§ 5
Zusatzentgelte

(1) ¹Zusätzlich zu einer Fallpauschale oder zu den Entgelten nach § 6 Absatz 1 KHEntgG dürfen bundeseinheitliche Zusatzentgelte nach dem Zusatzentgelte-Katalog nach Anlage 2 bzw. 5 abgerechnet werden. ²Die Zusatzentgelte nach Satz 1 sind mit Inkrafttreten der Vereinbarung (§ 13) abrechenbar.

(2) ¹Für die in Anlage 4 bzw. 6 benannten, mit dem bundeseinheitlichen Zusatzentgelte-Katalog nicht vergüteten Leistungen vereinbaren die Vertragsparteien nach § 11 KHEntgG krankenhausindividuelle Zusatzentgelte nach § 6 Absatz 1 KHEntgG. ²Diese können zusätzlich zu den DRG-Fallpauschalen oder den nach § 6 Absatz 1 KHEntgG vereinbarten Entgelten abgerechnet werden. ³Für die in Anlage 4 bzw. 6 gekennzeichneten Zusatzentgelte gilt § 15 Absatz 2 Satz 3 KHEntgG entsprechend. ⁴Können für die Leistungen nach Anlage 4 bzw. 6 auf Grund einer fehlenden Vereinbarung für den Vereinbarungszeitraum 2026 noch keine krankenhausindividuellen Zusatzentgelte abgerechnet werden, sind für jedes Zusatzentgelt 600,00 Euro abzurechnen. ⁵Wurden für Leistungen nach Anlage 4 bzw. 6 für das Jahr 2026 keine Zusatzentgelte vereinbart, sind im Einzelfall auf der Grundlage von § 8 Absatz 1 Satz 3 KHEntgG für jedes Zusatzentgelt 600,00 Euro abzurechnen.

(3) Zusatzentgelte für Dialysen können zusätzlich zu einer DRG-Fallpauschale oder zu einem Entgelt nach § 6 Absatz 1 KHEntgG abgerechnet werden; dies gilt nicht für die Fallpauschalen der Basis-DRG L60 oder L71 oder der DRG L90B/L90C und dem nach Anlage 3b krankenhausindividuell zu vereinbarenden Entgelt L90A, bei denen die Behandlung des Nierenversagens die Hauptleistung ist.

§ 6
Teilstationäre Leistungen

(1) Teilstationäre Leistungen sind mit tagesbezogenen teilstationären Fallpauschalen oder mit Entgelten abzurechnen, die nach § 6 Absatz 1 Satz 1 KHEntgG krankenhausindividuell vereinbart worden sind.

(2) ¹Werden Patienten oder Patientinnen, für die zuvor eine vollstationäre DRG-Fallpauschale abrechenbar war, zur teilstationären Behandlung in dasselbe Krankenhaus wieder aufgenommen oder wechseln sie in demselben Krankenhaus von der vollstationären Versorgung in die teilstationäre Versorgung, kann erst nach dem dritten Kalendertag ab Überschreiten der abgerundeten mittleren Verweildauer, bemessen ab dem Aufnahmedatum des stationären Aufenthalts der zuvor abgerechneten Fallpauschale, eine tagesbezogene teilstationäre Fallpauschale oder ein tagesbezogenes teilstationäres Entgelt nach § 6 Absatz 1 KHEntgG berechnet werden. ²Die bis dahin erbrachten teilstationären Leistungen sind mit der zuvor abgerechneten Fallpauschale abgegolten. ³Wurden bei der Abrechnung der

vollstationären Fallpauschale Abschläge nach § 1 Absatz 3 oder § 3 vorgenommen, sind zusätzlich zu den Entgelten nach Satz 1 für jeden teilstationären Behandlungstag tagesbezogene teilstationäre Entgelte zu berechnen, höchstens jedoch bis zur Anzahl der vollstationären Abschlagstage. [4]Die teilstationären Prozeduren sind nicht bei der Gruppierung der zuvor abgerechneten Fallpauschale zu berücksichtigen. [5]Die Sätze 1 bis 3 gelten nicht für tagesbezogene teilstationäre Entgelte für Leistungen der Onkologie, der Schmerztherapie, die HIV-Behandlung, für Dialysen sowie für Leistungen, die im Anschluss an die Abrechnung einer expliziten Ein-Belegungstag-DRG erbracht werden. Die Regelung nach Satz 1 findet für tagesbezogene Pflegeentgelte keine Anwendung.

(3) Wird ein Patient oder eine Patientin an demselben Tag innerhalb des Krankenhauses von einer tagesbezogen vergüteten teilstationären Behandlung in eine vollstationäre Behandlung verlegt, kann für den Verlegungstag kein tagesbezogenes teilstationäres Entgelt abgerechnet werden.

§ 7
Sonstige Entgelte

(1) [1]Sonstige Entgelte nach § 6 Absatz 1 KHEntgG können krankenhausindividuell vereinbart werden für

1. voll- und teilstationäre Leistungen, die nach den Anlagen 3a und 3b noch nicht mit DRG-Fallpauschalen vergütet werden,

2. unbewertete teilstationäre Leistungen, die nicht in Anlage 3b aufgeführt sind, und

3. besondere Einrichtungen nach § 17b Absatz 1 Satz 10 KHG.

[2]Werden fallbezogene Entgelte vereinbart, müssen auch Vereinbarungen zu den übrigen Bestandteilen der Aufstellung für fallbezogene Entgelte nach Abschnitt E3.1 der Anlage 1 KHEntgG getroffen werden, damit die Entgelte von den Abrechnungsprogrammen verarbeitet werden können, die für die DRG-Fallpauschalen vorgesehen sind. [3]Für den Fall der Verlegung eines Patienten oder einer Patientin in ein anderes Krankenhaus sind Abschlagsregelungen zu vereinbaren; dies gilt nicht, soweit Verlegungs-Fallpauschalen im Sinne des § 1 Absatz 1 Satz 3 vereinbart werden. [4]Für den Fall der Wiederaufnahme eines Patienten oder einer Patientin in dasselbe Krankenhaus sollen für fallbezogene Entgelte Vereinbarungen getroffen werden, die den Vorgaben nach § 2 Absatz 1, 2 und 4 entsprechen.

(2) Für die Abrechnung von fallbezogenen Entgelten gelten die Abrechnungsbestimmungen nach § 8 Absatz 2 und 4 KHEntgG und nach § 2 Absatz 3 entsprechend.

(3) Tagesbezogene Entgelte werden für den Aufnahmetag und jeden weiteren Tag des Krankenhausaufenthalts abgerechnet (Berechnungstage); der Entlassungs- oder Verlegungstag, der nicht zugleich Aufnahmetag ist, wird nur bei tagesbezogenen Entgelten für teilstationäre Behandlung nach § 6 Absatz 1 Satz 1 abgerechnet.

(4) [1]Für die in den Anlagen 3a und 3b gekennzeichneten Entgelte gilt § 15 Absatz 2 Satz 3 KHEntgG entsprechend. [2]Können für die Leistungen nach Anlage 3a auf Grund einer fehlenden Vereinbarung für den Vereinbarungszeitraum 2026 noch keine krankenhausindividuellen Entgelte abgerechnet werden, sind für jeden Belegungstag 600,00 Euro abzurechnen. [3]Können für die Leistungen nach Anlage 3b auf Grund einer fehlenden Vereinbarung für den Vereinbarungszeitraum 2026 noch keine krankenhausindividuellen Entgelte abgerechnet werden, sind für jeden Belegungstag 300,00 Euro abzurechnen. [4]Wurden für Leistungen nach Anlage 3a für das Jahr 2026 keine Entgelte vereinbart, sind im Einzelfall auf der Grundlage von § 8 Absatz 1 Satz 3 KHEntgG für jeden Belegungstag

450,00 Euro abzurechnen. ⁵Zusätzlich zu den ungeminderten Entgelten nach den Sätzen 2 bis 4 sind die tagesbezogenen Pflegeentgelte nach § 7 Absatz 1 Nummer 6a KHEntgG abrechenbar.

§ 8
Tagesbezogene Pflegeentgelte

(1) ¹Zusätzlich zu vollstationären und teilstationären Entgelten sind für alle ab dem 01.01.2026 aufgenommenen Patienten oder Patientinnen tagesbezogene Pflegeentgelte gemäß § 7 Absatz 1 Nummer 6a KHEntgG abzurechnen. ²Die Pflegeentgelte werden jeweils von dem die Leistung erbringenden Krankenhaus nach dem am Tag der voll- oder teilstationären Aufnahme geltenden Pflegeerlöskatalog und den dazu gehörenden Abrechnungsregeln abgerechnet.

(2) ¹Das tagesbezogene Pflegeentgelt wird ermittelt, indem die maßgebliche Bewertungsrelation jeweils mit dem krankenhausindividuellen Pflegeentgeltwert multipliziert und das Ergebnis kaufmännisch auf zwei Nachkommastellen gerundet wird. ²Für die Rechnungsstellung wird der Entgeltbetrag nach Satz 1 mit der Anzahl der Berechnungstage je tagesbezogenem Entgelt multipliziert und in der Rechnung ausgewiesen.

(3) ¹Für die Ermittlung der für den Pflegeerlös relevanten Bewertungsrelation ist die Zuordnung zu einem Entgelt gemäß den Vorgaben dieser Vereinbarung in der jeweils gültigen Fassung maßgeblich. ²Die Zahl der Berechnungstage richtet sich nach den Vorgaben zur Ermittlung der Verweildauer nach § 1 Absatz 7 und § 7 Absatz 3. ³Die Fallzählung bleibt von der neuen Pflegepersonalkostenfinanzierung ab dem Jahr 2020 unberührt und ergibt sich weiterhin aus den Vorgaben des § 9. ⁴Sofern die Höhe von Zu- oder Abschlägen anhand eines Prozentsatzes zu berechnen ist, richtet sich die Ermittlung nach den hierfür maßgeblichen gesetzlichen Vorgaben.

(4) Kann auf Grund einer fehlenden Vereinbarung für das Jahr 2020 noch kein krankenhausindividueller Pflegeentgeltwert angewendet werden, erfolgt die Abrechnung von Patienten oder Patientinnen, die ab dem 01.01.2026 in das Krankenhaus aufgenommen werden, nach den Vorgaben des § 15 Absatz 2a KHEntgG.

(5) Für Leistungen, die unter die Regelung nach § 7 Absatz 1 Satz 1 Nummer 2 und Nummer 3 (teilstationäre Leistungen, die nicht in Anlage 3b aufgeführt sind und besondere Einrichtungen) fallen, gilt eine Pflegebewertungsrelation von 1,0 für vollstationäre Fälle und 0,5 für teilstationäre Fälle, sofern die Vertragsparteien nach § 11 KHEntgG keine abweichenden Festlegungen treffen.

(6) Sofern die Budgetvereinbarung nach § 11 KHEntgG für das jeweilige Kalenderjahr unterjährig oder nach Ablauf des Vereinbarungszeitraums genehmigt wird, erfolgt die Abrechnung mit dem neuen genehmigten krankenhausindividuellen Pflegeentgeltwert für alle Aufnahmen ab dem Tag des Wirksamwerdens der Budgetvereinbarung.

(7) Die Regelungen zum Kostenträgerwechsel nach § 10 Satz 2 und 3 bleiben durch die Abrechnung von Pflegeentgelten unberührt.

ABSCHNITT 3: SONSTIGE VORSCHRIFTEN

§ 9
Fallzählung

(1) ¹Jede abgerechnete vollstationäre Fallpauschale zählt im Jahr der Entlassung als ein Fall. ²Dies gilt auch für Neugeborene sowie für vollstationäre Fallpauschalen, die mit nur einem Belegungstag ausgewiesen sind. ³Bei einer Wiederaufnahme nach § 2 und einer Rückverlegung nach § 3 Absatz 3 ist jeweils nur die Fallpauschale zu zählen, die nach der Neueinstufung für die zusammengefassten Krankenhausaufenthalte abgerechnet wird. ⁴Bei Abrechnung von tagesbezogenen teilstationären Fallpauschalen wird für jeden Patienten oder jede Patientin, der oder die wegen derselben Erkrankung regelmäßig oder mehrfach behandelt wird, je Quartal ein Fall gezählt.

(2) Leistungen, für die Entgelte nach § 6 Absatz 1 KHEntgG abgerechnet werden, sind wie folgt zu zählen:

1. Jedes fallbezogene Entgelt für eine voll- oder teilstationäre Leistung zählt als ein Fall.

2. a) Bei Abrechnung von tagesbezogenen vollstationären Entgelten zählt jede Aufnahme als ein Fall.

    b) Bei Abrechnung von tagesbezogenen teilstationären Entgelten wird für jeden Patienten oder jede Patientin, der oder die wegen derselben Erkrankung regelmäßig oder mehrfach behandelt wird, je Quartal ein Fall gezählt.

§ 10
Kostenträgerwechsel

¹Vorbehaltlich einer anderweitigen gesetzlichen Regelung gilt: ²Tritt bei Fallpauschalenpatienten oder -patientinnen während der stationären Behandlung ein Zuständigkeitswechsel des Kostenträgers ein, wird der gesamte Krankenhausfall mit dem Kostenträger abgerechnet, der am Tag der Aufnahme leistungspflichtig ist. ³Tritt hingegen während der mittels tagesbezogener Entgelte nach § 6 Absatz 1 KHEntgG sowie tagesbezogener teilstationärer Fallpauschalen vergüteten Behandlung ein Zuständigkeitswechsel des Kostenträgers ein, sind die Kosten der einzelnen Belegungstage mit dem Kostenträger abzurechnen, der am Tag der Leistungserbringung leistungspflichtig ist.

§ 11
Laufzeit der Entgelte

(1) ¹Die Fallpauschalen nach Anlage 1 und die Zusatzentgelte nach Anlage 2 bzw. 5 sind abzurechnen für Patienten oder Patientinnen, die ab dem 01.01.2026 in das Krankenhaus aufgenommen werden. ²Können die Fallpauschalen noch nicht mit der für das Jahr 2026 vereinbarten oder festgesetzten Höhe des Landesbasisfallwerts gewichtet werden, sind sie nach Maßgabe des § 15 Absatz 1 KHEntgG mit der bisher geltenden Höhe des Landesbasisfallwerts zu gewichten und in der sich ergebenden Entgelthöhe abzurechnen.

(2) Bis zum Beginn der Laufzeit der nach § 6 Absatz 1 KHEntgG zu vereinbarenden Entgelte für teilstationäre Leistungen, die nicht in Anlage 3b aufgeführt sind und im Jahr 2026 nicht mit DRG-Fallpauschalen abgerechnet werden können, werden die für diese Leistungen bisher nach § 6 Absatz 1 KHEntgG vereinbarten Entgelte weiter abgerechnet.

ABSCHNITT 4: GELTUNGSDAUER, INKRAFTTRETEN

§ 12
Geltungsdauer

[1]Die Vorschriften der Abschnitte 1 bis 3 gelten vom 01.01.2026 bis zum 31.12.2026. [2]Können die Entgeltkataloge 2027 erst nach dem 01.01.2027 angewendet werden, sind nach Maßgabe des § 15 Absatz 1 und 2 KHEntgG die Leistungen weiterhin nach den Anlagen 1 bis 8 abzurechnen. [3]Solange noch keine neuen Abrechnungsregeln vereinbart oder in Kraft getreten sind, gelten die Abrechnungsbestimmungen nach dieser Vereinbarung weiter.

§ 13
Inkrafttreten

Diese Vereinbarung tritt zum 01.01.2026 in Kraft.

Berlin/Köln, 14.11.2025

Anlagen

Anlage 1	Fallpauschalen-Katalog gemäß § 1 Absatz 1 Satz 1 und Pflegeerlöskatalog gemäß § 8 Absatz 1 Satz 2	
	Teil a	Bewertungsrelationen bei Versorgung durch Hauptabteilungen
	Teil b	Bewertungsrelationen bei Versorgung durch Belegabteilungen
	Teil c	Bewertungsrelationen bei teilstationärer Versorgung
	Teil d	Bewertungsrelationen mit gezielter Absenkung in Abhängigkeit der Median-Fallzahl bei Versorgung durch Hauptabteilung
	Teil e	Bewertungsrelationen mit gezielter Absenkung in Abhängigkeit der Median-Fallzahl bei Versorgung durch Belegabteilung
Anlage 2	Zusatzentgelte-Katalog (Liste) gemäß § 5 Absatz 1	
Anlage 3a	Nicht mit dem Fallpauschalen-Katalog vergütete vollstationäre Leistungen gemäß § 7 Absatz 1 Satz 1 Nummer 1 und Pflegeerlöskatalog gemäß § 8 Absatz 1 Satz 2	
Anlage 3b	Nicht mit dem Fallpauschalen-Katalog vergütete teilstationäre Leistungen gemäß § 7 Absatz 1 Satz 1 Nummer 1 und Pflegeerlöskatalog gemäß § 8 Absatz 1 Satz 2	
Anlage 4	Zusatzentgelte nach § 6 Absatz 1 KHEntgG (Liste) gemäß § 5 Absatz 2	
Anlage 5	Zusatzentgelte-Katalog (Definition und differenzierte Beträge) gemäß § 5 Absatz 1	
Anlage 6	Zusatzentgelte nach § 6 Absatz 1 KHEntgG gemäß § 5 Absatz 2	
Anlage 7	Zusatzentgelte nach § 6 Absatz 1 KHEntgG gemäß § 5 Absatz 2 (Blutgerinnungsstörungen)	
Anlage 8	Ergänzende Informationen zur Abrechnung von bewerteten Zusatzentgelten aus dem Zusatzentgelte-Katalog (Anlage 2 bzw. Anlage 5)	

Nachrichtlich (keine Anwendung in 2026):

Anlage 9	Fallpauschalen-Katalog der Vorhalte- und rDRG-Bewertungsrelationen

Anmerkung: Anlage 9 findet in 2026 keine Anwendung. Auf den Abdruck des Kataloges der Vorhalte- und rDRG-Bewertungsrelationen wurde daher im vorliegenden Werk verzichtet.

Anlage 1
aG-DRG-Version 2026 und Pflegeerlöskatalog 2026

**Fallpauschalen-Katalog gemäß Paragraf 17b Absatz 1 Satz 4
Krankenhausfinanzierungsgesetz**

**Katalog ergänzender Zusatzentgelte gemäß Paragraf 17b Absatz 1 Satz 7
Krankenhausfinanzierungsgesetz**

**Pflegeerlöskatalog gemäß Paragraf 17b Absatz 4 Satz 5
Krankenhausfinanzierungsgesetz**

Die Bewertungsrelationen gelten für die Abrechnung von stationären Leistungen. Dies gilt für die Abrechnung von Fallpauschalen des aG-DRG-Katalogs nicht, soweit nach Paragraf 6 Absatz 1 des Krankenhausentgeltgesetzes sonstige Entgelte für bestimmte Leistungen nach Anlage 3a/b, teilstationäre Leistungen nach Paragraf 6 Absatz 1 Satz 1 Krankenhausentgeltgesetz oder besondere Einrichtungen nach Paragraf 17b Absatz 1 Satz 10 des Krankenhausfinanzierungsgesetzes vereinbart worden sind.

Die tagesbezogenen Bewertungsrelationen des Pflegeerlöskatalogs sind für die Abzahlung des Pflegebudgets nach Paragraf 6a Krankenhausentgeltgesetz zu verwenden. Die Werte 1,0000 und 0,5000 in Anlage 3a beziehungsweise 3b sind nicht kalkuliert; sie entsprechen den Vorgaben nach Paragraf 8 Absatz 5 der Fallpauschalenvereinbarung.

Abkürzungen:

CC	Komplikationen oder Komorbiditäten
MDC	Hauptdiagnosegruppe (Major Diagnostic Category)
OR	operativ (Operating Room)
ZE	Zusatzentgelt
ZED	Zusatzentgelt, differenziert
Partition „O"	operative Fallpauschalen
Partition „A"	andere Fallpauschalen, z. B. Koloskopie
Partition „M"	medizinische Fallpauschalen

Fußnoten:

1) Belegungstage, die der Kalkulation der Fallpauschale zu Grunde gelegt wurden.

2) Erster Belegungstag, an dem nach Paragraf 1 Absatz 3 ein Abschlag von der Fallpauschale vorzunehmen ist.

3) Erster Belegungstag, an dem nach Paragraf 1 Absatz 2 ein tagesbezogenes Entgelt zusätzlich zur Fallpauschale gezahlt wird.

4) Eine Zusammenfassung von Fällen bei Wiederaufnahme in dasselbe Krankenhaus nach Paragraf 2 Absatz 1 und 2 erfolgt nicht.

5) Wenn die Definition der DRG keine untere Grenzverweildauer und/oder keine obere Grenzverweildauer zulässt, dann werden im Katalog gegebenenfalls keine Werte angegeben.

6) Bei den in der DRG-Bezeichnung angegebenen Punktwerten für die intensivmedizinische Komplexbehandlung handelt es sich bei dem ersten Wert um die Aufwandspunkte für die intensivmedizinische Komplexbehandlung im Kindesalter (8-98d.*), bei dem zweiten Wert um die Aufwandspunkte für die Aufwendige intensivmedizinische Komplexbehandlung (8-98f.*) und bei dem dritten Wert um die Aufwandspunkte für die intensivmedizinische Komplexbehandlung im Erwachsenenalter (8-980.*).

Anlage 1

Fallpauschalen-Katalog und Pflegeerlöskatalog
Teil a) Bewertungsrelationen bei Versorgung durch Hauptabteilungen

DRG	Partition	Bezeichnung[6]	Bewertungsrelation bei Hauptabteilung	Bewertungsrelation bei Hauptabteilung und Beleghebamme
1	2	3	4	5
Prä-MDC				
A01A	O	Lebertransplantation mit Beatmung > 179 Stunden oder kombinierter Dünndarmtransplantation	20,903	-
A01B	O	Lebertransplantation ohne kombinierte Dünndarmtranspl. mit Beatmung > 59 und < 180 Std. od. mit Transplantatabstoßung od. mit komb. Nierentranspl. od. m. kombinierter Pankreastranspl. od. Alter < 6 J. oder od. m. intensivm. Komplexbeh. > 980 / 828 / - P.	11,953	-
A01C	O	Lebertransplantation ohne kombinierte Dünndarmtransplantation, ohne Beatmung > 59 Stunden, ohne Transplantatabstoßung, ohne komb. Nierentranspl., ohne kombinierte Pankreastranspl., Alter > 5 Jahre, ohne intensivmed. Komplexbehandlung > 980 / 828 / - P.	8,008	-
A02Z	O	Transplantation von Niere und Pankreas	6,866	-
A03A	O	Lungentransplantation mit Beatmung > 179 Stunden	20,404	-
A03B	O	Lungentransplantation ohne Beatmung > 179 Stunden	10,593	-
A04B	O	Knochenmarktranspl. / Stammzelltransf., allogen, außer bei Plasmozytom oder mit Graft-versus-Host-Krankheit Grad III und IV, mit Gabe best. Stammzellen od. Alt. < 18 J., mit best. Entnahme od. Stammzellboost od. intensivmed. Komplexbeh. > 2058 / - / - P.	24,692	-
A04C	O	Knochenmarktransplantation / Stammzelltransfusion, allogen, < 18 J. od. GVHD Grad III/IV od. auß. b. Plasmozytom, mit Gabe best. Stammz. od. GVHD III/IV od. HLA-versch., mit best. Entn. od. SZ-Boost od. m. intensivm. Komplexbeh. > 1764 / 1932 / 2760 P.	17,537	-
A04D	O	Knochenmarktransplantation / Stammzelltransfusion, allogen, mit Graft-versus-Host-Krankheit Grad III und IV oder außer bei Plasmozytom, HLA-verschieden oder mit Komplexbehandlung bei multiresistenten Erregern	9,304	-
A04E	O	Knochenmarktransplantation / Stammzelltransfusion, allogen, außer bei Plasmozytom	8,255	-
A05Z	O	Herztransplantation	16,275	-
A06A	O	Beatmung > 1799 Stunden mit intensivmedizinischer Komplexbehandlung > 2940 / 5520 / 7360 Aufwandspunkte oder mit hochkomplexem Eingriff	44,820	-
A06B	O	Beatmung > 1799 Stunden mit komplexer OR-Prozedur oder Polytrauma, ohne hochkomplexen Eingriff, ohne intensivmedizinische Komplexbehandlung > 2940 / 5520 / 7360 Aufwandspunkte	31,179	-
A06C	O	Beatmung > 1799 Stunden, ohne komplexe OR-Prozedur, ohne Polytrauma, mit intensivmedizinischer Komplexbehandlung > 588 / 552 / 552 Aufwandspunkte	24,050	-
A07A	O	Beatmung > 999 Stunden oder > 499 Stunden mit intensivmedizinischer Komplexbehandlung > 4900 / 4600 / 4600 Aufwandspunkte, mit komplexer OR-Prozedur oder Polytrauma und int. Komplexbeh. > 3920 / 3680 / 3680 P. oder mit hochkompl. oder dreizeitigem Eingr.	31,795	-
A07B	O	Beatmung > 999 Stunden oder > 499 Stunden mit intensivmedizinischer Komplexbehandlung > 4900 / 4600 / 4600 P., mit komplexer OR-Prozedur und ECMO ab 384 Stunden oder mit Polytrauma oder Alter < 18 J. oder intensivmed. Komplexbeh. > - / 3220 / - P.	23,142	-
A07C	O	Beatmung > 999 Stunden oder > 499 Stunden mit intensivmed. Komplexbeh. > 4900 / 4600 / 4600 Punkte, mit komplexer OR-Prozedur, ohne ECMO ab 384 Stunden, ohne Polytrauma, Alter > 17 Jahre oder mit intensivmed. Komplexbeh. > 2352 / 1932 / 2760 Punkte	18,872	-
A07D	O	Beatmung > 999 Stunden ohne komplexe OR-Prozedur, ohne Polytrauma, Alter > 17 Jahre, mit IntK > 392 / 184 / 368 und < 2353 / 1933 / 2761 Aufwandspunkte, mit komplexer Diagnose oder komplizierender Konstellation oder Beatmung > 1799 Stunden	15,441	-
A07E	O	Beatmung > 999 Stunden ohne komplexe OR-Prozedur, ohne Polytrauma, Alter > 17 Jahre, ohne komplexe Diagnose, ohne komplizierende Konstellation, ohne intensivmedizinische Komplexbehandlung > 392 / 184 / 368 Aufwandspunkte, ohne Beatmung > 1799 Stunden	9,621	-
A09A	O	Beatmung > 499 Stunden oder > 249 Stunden mit IntK > 2352 / 1932 / 2208 P., mit hochkomplexem Eingriff oder komplexer OR-Prozedur, Alter < 16 Jahre, mit IntK > 1764 / 1932 / - Punkten oder mit sehr komplexem Eingriff und IntK > - / 2208 / - Punkten	22,110	-
A09B	O	Beatmung > 499 Stunden oder > 249 Stunden mit int. Komplexbeh. > 2352 / 1932 / 2208 Punkte, mit angeb. Fehlbild. oder Tumorerkr., Alter < 3 J. oder mit hochkompl. Eingr. oder mit kompl. OR-Proz. oder int. Komplexbeh. > 1764 / 1932 / - P., Alter < 16 J.	14,405	-

aG-DRG Version 2026 Anlage 1: Fallpauschalen-Katalog und Pflegeerlöskatalog

Mittlere Verweildauer [1]	Untere Grenz-verweildauer: Erster Tag mit Abschlag [2,5]	Untere Grenz-verweildauer: Bewertungs-relation pro Tag	Obere Grenz-verweildauer: Erster Tag mit zusätzlichem Entgelt [3,5]	Obere Grenz-verweildauer: Bewertungs-relation pro Tag	Externe Verlegung Abschlag pro Tag (Bewertungsrelation)	Verlegungs-fallpauschale	Ausnahme von Wiederaufnahme [4]	Pflegeerlös Bewertungs-relation pro Tag
6	7	8	9	10	11	12	13	14
42,1	13	1,058	60	0,384	-	x	x	3,1156
33,7	10	0,783	52	0,278	-	x	x	2,1250
22,9	7	0,673	40	0,235	-	x	x	1,5725
20,7	6	0,637	37	0,282	-	x	x	1,6064
50,1	16	0,895	68	0,343	-	x	x	3,6555
27,4	8	0,787	41	0,365	-	x	x	2,5404
47,2	15	1,247	65	0,423	-	x	x	3,0189
53,4	17	0,891	71	0,301	-	x	x	2,4832
35,0	11	0,690	53	0,254	-	x	x	1,7444
32,9	10	0,670	49	0,247	-	x	x	1,6568
49,3	15	0,730	67	0,269	-	x	x	1,9664
127,4	-	-	145	0,350	-	x	x	3,9118
101,6	-	-	120	0,285	-	x	x	3,7384
100,7	-	-	119	0,208	-	x	x	2,9290
79,1	25	0,979	97	0,322	-	x	x	3,6381
69,8	22	0,901	88	0,297	-	x	x	3,6727
61,8	20	0,814	80	0,211	0,272	-	x	3,4623
62,6	20	0,667	81	0,157	0,220	-	x	2,8172
62,3	20	0,439	80	0,104	0,146	-	x	1,9764
55,4	17	0,966	73	0,314	-	x	x	3,3341
40,3	12	0,915	58	0,295	-	x	x	3,3790

Anlage 1

Fallpauschalen-Katalog und Pflegeerlöskatalog
Teil a) Bewertungsrelationen bei Versorgung durch Hauptabteilungen

DRG	Parti-tion	Bezeichnung[6]	Bewertungsrelation bei Hauptabteilung	Bewertungsrelation bei Hauptabteilung und Beleghebamme
1	2	3	4	5
A09C	O	Beatmung > 499 Stunden oder > 249 Stunden mit intensivmedizinischer Komplexbeh. > 2352 / 1932 / 2208 P., mit komplexer OR-Prozedur oder Polytrauma oder int. Komplexbeh. > 1764 / 1656 / 2208 P. oder mit komplizierender Konstellation oder Alter < 16 Jahre	11,594	-
A09D	O	Beatmung > 499 Stunden, ohne komplexe OR-Prozedur, ohne Polytrauma, Alter > 15 Jahre, ohne komplizierende Konstellation, mit intensivmedizinischer Komplexbehandlung > 1470 / 1380 / 1656 und < 1765 / 1657 / 2209 Aufwandspunkte	12,226	-
A09E	O	Beatmung > 499 Stunden, ohne komplexe OR-Prozedur, ohne Polytrauma, Alter > 15 Jahre, ohne komplizierende Konstellation, mit intensivmedizinischer Komplexbehandlung > 1176 / 1104 / 1380 u. < 1471 / 1381 / 1657 Punkte, mit komplexer Diagnose oder Prozedur	9,822	-
A09F	O	Beatmung > 499 Stunden, ohne komplexe OR-Prozedur, ohne Polytrauma, Alter > 15 Jahre, ohne komplizierende Konstellation, mit intensivmedizinischer Komplexbehandlung > 1176 / 1104 / 1380 Aufwandspunkte, ohne komplexe Diagnose oder Prozedur	8,411	-
A11A	O	Beatmung > 249 Stunden oder > 95 Stunden mit intensivmedizinischer Komplexbehandlung > 1764 / 1656 / 1932 Aufwandspunkte, mit kompliz. Konstellation und best. OR-Prozedur, Alter < 16 Jahre oder mit intensivmed. Komplexbeh. > 1764 / 1656 / 2208 Aufwandsp.	17,928	-
A11B	O	Beatmung > 249 Stunden oder > 95 Stunden mit intensivmedizinischer Komplexbehandlung > 1764 / 1656 / 1656 Aufwandspunkte, mit hochkomplexem Eingriff oder best. Eingriff und best. intensivmed. Komplexbeh. oder Alter < 2 Jahre bei angeborener Fehlbildung	12,815	-
A11C	O	Beatmung > 249 Stunden oder > 95 Stunden mit intensivmed. Komplexbehandlung > 1764 / 1656 / 1656 Punkte, mit komplexer OR-Prozedur, Alter < 16 Jahre oder komplizierende Konstellation	9,610	-
A11D	O	Beatmung > 249 h oder > 95 h mit IntK > 1764 / 1656 / 1656 P. mit best. OR-Prozeduren u. kompliz. Konstell. oder EHEC oder generalisierte Mukositis ohne IntK > 1764 / 1656 / 1932 P. oder mit kompl. Diagnose u. Alter < 3 J. oder IntK > 980 / 1104 / - P.	7,603	-
A11E	O	Beatmung > 249 Stunden, mit komplexer OR-Prozedur, ohne hochkomplexen Eingriff, ohne int. Komplexbeh. > 1764 / 1656 / 1656 P., ohne kompliz. Konstellation, Alter > 15 Jahre oder mit intensivmedizinischer Komplexbehandlung > 588 / 828 / - Aufwandspunkte	6,646	-
A11F	O	Beatmung > 249 Stunden oder > 95 Stunden mit intensivmedizinischer Komplexbehandlung > 1764 / 1656 / 1656 Aufwandspunkte, mit bestimmter OR-Prozedur oder kompliz. Konstellation oder intensivmed. Komplexbehandlung > - / - / 1104 P. oder Alter < 6 Jahre	6,304	-
A11G	O	Beatmung > 249 Stunden, ohne komplexe oder bestimmte OR-Prozedur, ohne intensivmed. Komplexbehandlung > 588 / 828 / 1104 Punkte, ohne kompliz. Konstellation, Alter > 5 Jahre, mit kompl. Diagnose oder Prozedur oder Alter < 16 J. oder äußerst schwere CC	5,720	-
A11H	O	Beatmung > 249 Stunden, ohne komplexe oder bestimmte OR-Prozedur, ohne IntK > 588 / 828 / 1104 Punkte, ohne komplizierende Konstellation, Alter > 15 Jahre, ohne komplexe Diagnose oder Prozedur, ohne äußerst schwere CC	4,249	-
A13A	O	Beatmung > 95 Std. mit hochkompl. Eingriff oder mit int. Komplexbeh. > 1176 / 1380 / - P. oder mit kompl. OR-Prozedur oder bei Lymphom und Leukämie und int. Komplexbeh. > - / 1104 / 1104 P. oder mit kompliz. Konst. u. best. OR-Proz., Alter < 16 Jahre	11,204	-
A13B	O	Beatmung > 95 Stunden mit sehr komplexem Eingriff oder mit komplexer OR-Prozedur und komplizierender Konstellation oder mit best. OR-Proz. und kompliz. Konst., Alter < 16 Jahre od. mit intensivmed. Komplexbeh. > - / 1104 / 1104 Punkte und kompliz. Konst.	7,816	-
A13C	O	Beatmung > 95 Stunden mit komplexer OR-Prozedur, Alter < 6 Jahre oder mit bestimmter OR-Proz. und kompliz. Konstellation od. mit intensivmed. Komplexbeh. > - / - / 1104 Punkte od. Alter < 16 J., außer bei Lymphom und Leukämie, ohne kompliz. Konstellation	7,839	-
A13D	O	Beatmung > 95 Stunden mit komplexer OR-Prozedur, Alter > 5 Jahre oder mit IntK > / 828 / - Punkte oder kompl. OR-Prozedur od. mit best. OR-Prozedur od. kompliz. Konst. od. mit IntK > 588 / 552 / 552 Punkte od. Alter < 16 Jahre bei bösartiger Neubildung	5,842	-
A13E	O	Beatmung > 95 Stunden, ohne komplexe OR-Prozedur, mit bestimmter OR-Prozedur oder komplizierender Konstellation oder mit intensivmedizinischer Komplexbehandlung > 588 / 552 / 552 Aufwandspunkte und < 1177 / 829 / 1105 Aufwandspunkte od. Alter < 16 Jahre	4,808	-

aG-DRG Version 2026　　　　Anlage 1: Fallpauschalen-Katalog und Pflegeerlöskatalog

Mittlere Verweil-dauer [1]	Untere Grenz-verweildauer: Erster Tag mit Abschlag [2, 5]	Untere Grenz-verweildauer: Bewertungs-relation pro Tag	Obere Grenz-verweildauer: Erster Tag mit zusätzlichem Entgelt [3, 5]	Obere Grenz-verweildauer: Bewertungs-relation pro Tag	Externe Verlegung Abschlag pro Tag (Bewertungsrelation)	Verlegungs-fallpauschale	Ausnahme von Wiederaufnahme [4]	Pflegeerlös Bewertungs-relation pro Tag
6	7	8	9	10	11	12	13	14
34,3	10	0,924	52	0,248	-	x	x	3,3908
42,5	13	0,833	61	0,192	0,268	-	x	3,2984
36,2	11	0,750	54	0,174	0,242	-	x	3,2792
33,0	10	0,742	51	0,173	0,240	-	x	2,4657
43,3	13	0,969	61	0,314	0,307	-	x	3,1431
32,7	10	0,834	51	0,280	-	x	x	3,1194
22,4	6	0,952	40	0,297	-	x	x	3,0905
20,1	6	0,898	36	0,313	-	x	x	3,2509
22,3	6	0,870	39	0,191	-	x	x	3,2672
22,0	6	0,792	40	0,176	0,241	-	x	2,8977
20,4	6	0,788	38	0,189	0,257	-	x	2,8813
21,7	6	0,588	40	0,132	0,181	-	x	2,3736
32,2	10	0,828	50	0,283	-	x	x	3,1195
21,0	6	0,768	39	0,256	-	x	x	2,7273
26,5	8	0,679	44	0,206	-	x	x	2,4316
18,6	5	0,726	37	0,164	-	x	x	2,5035
17,9	5	0,689	35	0,162	-	x	x	2,5628

Anlage 1
Fallpauschalen-Katalog und Pflegeerlöskatalog
Teil a) Bewertungsrelationen bei Versorgung durch Hauptabteilungen

DRG	Parti- tion	Bezeichnung[6]	Bewertungsrelation bei Hauptabteilung	Bewertungsrelation bei Hauptabteilung und Beleghebamme
1	2	3	4	5
A13F	O	Beatmung > 95 Stunden, ohne bestimmte OR-Prozedur, ohne komplizierende Konstellation, ohne intensivmed. Komplexbeh. > 588 / 552 / 552 Aufwandspunkte, Alter > 15 Jahre, mit komplexer Diagnose oder Prozedur od. intensivmed. Komplexbeh. > - / 368 / - Punkte	3,435	-
A13G	O	Beatmung > 95 Stunden, mit bestimmter OR-Prozedur oder kompliz. Konstellation, mit äußerst schweren CC, verstorben oder verlegt < 9 Tage oder ohne best. OR-Proz., ohne kompliz. Konst., Alter > 15 J., ohne kompliz. Diagnose od. Prozedur, mit äuß. schw. CC	3,336	-
A13H	O	Beatmung > 95 Stunden mit bestimmter OR-Prozedur oder kompliz. Konstellation, ohne äußerst schwere CC, verstorben oder verlegt < 9 Tage oder ohne best. OR-Proz., ohne kompliz. Konst., Alter > 15 J., ohne kompliz. Diagnose oder Proz., ohne äuß. schw. CC	2,567	-
A15B	O	Knochenmarktransplantation / Stammzelltransfusion, autogen, außer bei Plasmozytom, Alter < 18 Jahre oder bestimmte Entnahme oder intensivmedizinische Komplexbehandlung > 588 / 552 / 552 Aufwandspunkte	7,913	-
A15C	O	Knochenmarktransplantation / Stammzelltransfusion, autogen, außer bei Plasmozytom, Alter > 17 Jahre, ohne bestimmte Entnahme oder bei Plasmozytom, mit bestimmter Entnahme oder intensivmedizinischer Komplexbehandlung > 392 / 368 / 368 Aufwandspunkte	5,048	-
A15D	O	Knochenmarktransplantation / Stammzelltransfusion, autogen, bei Plasmozytom, ohne bestimmte Entnahme	3,964	-
A17A	O	Nierentransplantation mit postoperativem Versagen des Nierentransplantates oder Alter < 16 Jahre oder AB0-inkompatible Transplantation oder schwerste CC	6,388	-
A17B	O	Nierentransplantation ohne postoperatives Versagen des Nierentransplantates, Alter > 15 Jahre oder ohne AB0-inkompatible Transplantation, ohne schwerste CC	4,299	-
A18Z	O	Beatmung > 999 Stunden und Transplantation von Leber, Lunge, Herz und Knochenmark oder Stammzelltransfusion	41,385	-
A36A	O	Intensivmedizinische Komplexbehandlung > 980 / 1104 / 1656 Aufwandspunkte bei bestimmten Krankheiten und Störungen oder intensivmedizinische Komplexbehandlung > 588 / 552 / 552 P. bei Versagen und Abstoßung eines Transplantates hämatopoetischer Zellen	11,099	-
A36B	O	Intensivmedizinische Komplexbehandlung > 588 / 552 / 828 und > 981 / 1105 / 1657 Aufwandspunkte bei bestimmten Krankheiten und Störungen oder komplizierende Konstellation bei Versagen und Abstoßung eines Transplantates hämatopoetischer Zellen	7,057	-
A36C	O	Intensivmedizinische Komplexbehandlung > - / - / 552 und < - / - / 829 Aufwandspunkte bei bestimmten Krankheiten und Störungen	6,502	-
A42A	A	Stammzellentnahme bei Eigenspender mit Chemotherapie oder mit schwersten CC, Alter > 15 Jahre	2,265	-
A42B	A	Stammzellentnahme bei Eigenspender, Alter < 16 Jahre oder ohne schwerste CC	1,659	-
A42C	A	Stammzellentnahme bei Eigenspender ohne Chemotherapie, Alter > 15 Jahre, ohne schwerste CC, ohne Sepsis, ohne komplizierende Konstellation	0,827	-
A60A	M	Versagen und Abstoßung eines Organtransplantates, mehr als ein Belegungstag, mit Entfernung eines Organtransplantates oder komplexer OR-Prozedur oder äußerst schweren CC oder komplizierender Konstellation	2,393	-
A60B	M	Versagen und Abstoßung eines Organtransplantates, mehr als ein Belegungstag, ohne Entfernung eines Organtransplantates, ohne komplexe OR-Prozedur, ohne äußerst schwere CC, ohne komplizierende Konstellation, Alter < 16 Jahre	0,900	-
A60C	M	Versagen und Abstoßung eines Organtransplantates, mehr als ein Belegungstag, ohne Entfernung eines Organtransplantates, ohne komplexe OR-Prozedur, ohne äußerst schwere CC, ohne komplizierende Konstellation, Alter > 15 Jahre	0,732	-
A60D	M	Versagen und Abstoßung eines Organtransplantates, ein Belegungstag	0,222	-
A61A	M	Versagen und Abstoßung eines Transplantates hämatopoetischer Zellen mit äußerst schweren CC oder mit bestimmter akuter Graft-versus-Host-Krankheit, mehr als ein Belegungstag	3,300	-
A61B	M	Versagen und Abstoßung eines Transplantates hämatopoetischer Zellen ohne äußerst schwere CC, ohne bestimmte akute Graft-versus-Host-Krankheit oder ein Belegungstag, mit schweren CC oder Alter < 10 Jahre	2,332	-
A61C	M	Versagen und Abstoßung eines Transplantates hämatopoetischer Zellen ohne äußerst schwere oder schwere CC, ohne bestimmte akute Graft-versus-Host-Krankheit oder ein Belegungstag, Alter > 9 Jahre	0,939	-
A62Z	M	Evaluierungsaufenthalt vor Herztransplantation	3,425	-
A63Z	M	Evaluierungsaufenthalt vor Lungen- oder Herz-Lungen-Transplantation	1,680	-
A64Z	M	Evaluierungsaufenthalt vor Leber-, Dünndarm- oder Nieren-Pankreas-Transplantation	1,712	-
A66Z	M	Evaluierungsaufenthalt vor anderer Organtransplantation	0,899	-

Mittlere Verweildauer [1]	Untere Grenzverweildauer: Erster Tag mit Abschlag [2), 5)]	Untere Grenzverweildauer: Bewertungsrelation pro Tag	Obere Grenzverweildauer: Erster Tag mit zusätzlichem Entgelt [3), 5)]	Obere Grenzverweildauer: Bewertungsrelation pro Tag	Externe Verlegung Abschlag pro Tag (Bewertungsrelation)	Verlegungsfallpauschale	Ausnahme von Wiederaufnahme [4)]	Pflegeerlös Bewertungsrelation pro Tag
6	7	8	9	10	11	12	13	14
12,4	3	0,774	26	0,175	0,232	-	x	2,8376
13,6	4	0,606	32	0,156	0,208	-	x	2,3891
11,7	3	0,616	25	0,148	0,195	-	x	2,6119
26,4	8	0,716	43	0,263	-	x	x	2,1612
22,9	7	0,472	34	0,183	-	x	x	1,1945
19,4	5	0,449	27	0,169	-	x	x	1,0408
22,5	7	0,598	40	0,236	-	x	x	1,3133
15,7	4	0,583	28	0,185	-	x	x	1,1810
92,4	-	-	110	0,385	-	x	x	3,8265
39,1	12	0,771	57	0,263	-	x	x	2,8189
27,0	8	0,700	45	0,233	-	x	x	2,2901
25,2	7	0,727	43	0,162	-	x	x	2,2013
15,8	4	0,421	24	0,137	0,125	-	x	0,7000
6,2	1	0,712	14	0,221	0,199	-	x	1,6822
4,1	1	0,430	10	0,192	0,155	-	x	0,8705
15,4	4	0,384	32	0,146	-	x	x	0,9961
4,4	-	-	11	0,174	-	x	x	1,4124
5,8	-	-	15	0,116	-	x	x	0,7508
1,0	-	-	-	-	-	-	x	1,0769
17,7	5	0,528	36	0,179	0,169	-	x	1,2960
12,2	3	0,562	26	0,184	0,170	-	x	1,4856
4,8	1	0,747	11	0,176	0,146	-	x	1,1898
21,2	6	0,423	39	0,192	0,133	-	x	1,3301
9,7	2	0,469	22	0,146	0,132	-	x	1,2538
8,2	2	0,502	20	0,184	0,164	-	x	1,0148
4,0	1	0,411	9	0,195	0,156	-	x	0,8925

Anlage 1

Fallpauschalen-Katalog und Pflegeerlöskatalog
Teil a) Bewertungsrelationen bei Versorgung durch Hauptabteilungen

DRG	Parti-tion	Bezeichnung[6]	Bewertungsrelation bei Hauptabteilung	Bewertungsrelation bei Hauptabteilung und Beleghebamme
1	2	3	4	5
A69Z	M	Evaluierungsaufenthalt vor Organtransplantation ohne Aufnahme auf eine Warteliste	1,786	-
MDC 01 Krankheiten und Störungen des Nervensystems				
B01A	O	Mehrzeitige komplexe OR-Prozeduren bei Krankheiten und Störungen des Nervensystems, mit komplizierender Konstellation oder Alter < 18 Jahre	6,116	-
B01B	O	Mehrzeitige komplexe OR-Prozeduren bei Krankheiten und Störungen des Nervensystems, ohne komplizierende Konstellation, Alter > 17 Jahre	5,205	-
B02A	O	Komplexe Kraniotomie oder Wirbelsäulen-Operation bei Neubildung des Nervensystems oder intensivmedizinischer Komplexbehandlung > 392 / 368 / - Punkte, Alter < 6 Jahre mit Eingriff bei BNB oder Alter < 16 Jahre und mehrzeitige komplexe OR-Prozedur	11,125	-
B02B	O	Komplexe Kraniotomie oder WS-OP, Bestr. an mind. 9 T. od. best. Eingr. bei BNB mit intraop. Monit., Alt. < 18 J. od. b. BNB od. IntK > 392 / 368 / - P., mit schwersten CC, Alt. > 15 J. od. oh. mehrz. kompl. OR-Proz. od. Alt. > 5 J. od. oh. Eingr. bei BNB	7,568	-
B02C	O	Komplexe Kraniotomie oder WS-OP, mehr als 8 Bestr., Alter > 17 J. oder ohne best. Eingr. bei BNB mit intraop. Monit. od. bei NB des Nervensystems oder IntK > 392 / 368 / - P., Alter > 15 J. od. oh. mehrz. kompl. OR-Proz. od. Alt. > 5 J., oh. schwerste CC	5,862	-
B02D	O	Komplexe Kraniotomie oder Wirbelsäulen-Operation, außer bei Neubildung, ohne intensivmedizinischer Komplexbehandlung > 392 / 368 / - Aufwandspunkte, Alter < 6 Jahre oder mit bestimmtem Eingriff, Alter < 18 Jahre oder mit best. komplizierenden Faktoren	3,576	-
B02E	O	Komplexe Kraniotomie oder Wirbelsäulen-Operation, ohne bestimmten komplexen Eingriff, Alter > 5 Jahre, ohne bestimmte komplizierende Faktoren	2,958	-
B03Z	O	Bestimmte Eingriffe an Wirbelsäule und Rückenmark bei bösartiger Neubildung oder mit intraoperativem Monitoring oder Eingriffe bei zerebraler Lähmung, Muskeldystrophie, Neuropathie oder nicht akuter Para- / Tetraplegie mit äußerst schweren CC	2,876	-
B04A	O	Beidseitige oder mehrzeitige Eingriffe an den extrakraniellen Gefäßen oder äußerst schwere CC	3,295	-
B04B	O	Eingriffe an den extrakraniellen Gefäßen, ohne mehrzeitige Eingriffe, ohne beidseitige Eingriffe, ohne äußerst schwere CC	1,301	-
B05Z	O	Dekompression bei Karpaltunnelsyndrom oder kleine Eingriffe an den Nerven	0,502	-
B07Z	O	Eingriffe an peripheren Nerven, Hirnnerven und anderen Teilen des Nervensystems mit äußerst schweren CC oder komplizierender Diagnose	4,332	-
B09Z	O	Andere Eingriffe am Schädel	0,977	-
B12Z	O	Implantation eines Herzschrittmachers bei Krankheiten und Störungen des Nervensystems oder perkutan-transluminale Gefäßintervention an Herz und Koronargefäßen	2,289	-
B15Z	O	Strahlentherapie bei Krankheiten und Störungen des Nervensystems, Bestrahlungen an mindestens 8 Tagen	2,437	-
B16A	O	Strahlentherapie bei Krankheiten und Störungen des Nervensystems, mehr als ein Belegungstag, Bestrahlungen an mindestens 5 Tagen	1,297	-
B16B	O	Strahlentherapie bei Krankheiten und Störungen des Nervensystems, mehr als ein Belegungstag, Bestrahlungen an weniger als 5 Tagen	0,777	-
B17A	O	Eingriffe an peripheren Nerven, Hirnnerven und anderen Teilen des Nervensystems oder Eingriff bei zerebraler Lähmung, Muskeldystrophie oder Neuropathie, mit komplexer Diagnose	2,090	-
B17B	O	Eingriffe an peripheren Nerven, Hirnnerven und anderen Teilen des Nervensystems oder Eingriff bei zerebraler Lähmung, Muskeldystrophie oder Neuropathie, mit komplexem Eingriff	1,841	-
B17C	O	Eingr. an periph. Nerven, Hirnnerven und and. Teilen des Nervensys. oder Eingr. bei zerebr. Lähmung, Muskeldystr. od. Neurop., mit best. kompl. Eingr., Alt. < 16 J. oder mit mäßig kompl. Eingr., Alt. < 19 J. oder mit schw. CC od. Impl. Ereignis-Rekorder	1,684	-
B17D	O	Eingriffe an peripheren Nerven, Hirnnerven und anderen Teilen des Nervensystems oder Eingriff bei zerebraler Lähmung, Muskeldystrophie oder Neuropathie, mit mäßig komplexem Eingriff oder best. Eingriff und Alter < 19 J. oder schw. CC oder best. Diagnose	1,028	-
B17E	O	Eingriffe an peripheren Nerven, Hirnnerven und anderen Teilen des Nervensystems oder Eingriff bei zerebraler Lähmung, Muskeldystrophie oder Neuropathie, ohne komplexe oder bestimmte Diagnose, ohne mäßig komplexen oder komplexen Eingriff	0,771	-
B18A	O	Komplexe Eingriffe an Wirbelsäule und Rückenmark bei Krankheiten und Störungen des Nervensystems	4,272	-

aG-DRG Version 2026   Anlage 1: Fallpauschalen-Katalog und Pflegeerlöskatalog

Mittlere Verweildauer [1]	Untere Grenzverweildauer: Erster Tag mit Abschlag [2), 5)]	Untere Grenzverweildauer: Bewertungsrelation pro Tag	Obere Grenzverweildauer: Erster Tag mit zusätzlichem Entgelt [3), 5)]	Obere Grenzverweildauer: Bewertungsrelation pro Tag	Externe Verlegung Abschlag pro Tag (Bewertungsrelation)	Verlegungsfallpauschale	Ausnahme von Wiederaufnahme [4)]	Pflegeerlös Bewertungsrelation pro Tag
6	7	8	9	10	11	12	13	14
10,4	2	0,515	23	0,148	0,135	-	x	0,8288
19,1	5	0,617	36	0,204	0,184	-	-	1,9243
19,3	5	0,466	37	0,179	0,138	-	-	1,3605
32,4	10	0,710	50	0,241	-	x	-	2,1947
42,6	13	0,420	61	0,147	-	x	-	1,1263
21,2	6	0,677	36	0,224	-	x	-	2,3389
11,1	3	0,459	24	0,178	-	x	-	1,3159
11,7	3	0,573	26	0,195	-	x	-	1,4618
9,9	2	0,399	22	0,169	0,110	-	-	1,0316
13,0	3	0,615	27	0,133	-	x	-	1,5157
4,8	1	0,410	10	0,089	-	x	-	0,9966
2,3	1	0,117	5	0,080	0,080	-	-	1,0818
19,1	5	0,459	37	0,101	0,137	-	-	1,2481
4,3	1	0,405	10	0,079	0,092	-	-	0,9034
12,9	3	0,391	27	0,085	0,112	-	-	1,1225
18,1	5	0,401	33	0,133	-	x	x	0,8566
8,7	2	0,425	19	0,146	0,131	-	x	0,9258
4,9	-	-	13	0,108	0,129	-	x	0,8705
5,2	1	0,436	12	0,118	0,141	-	-	1,0966
6,3	1	0,352	18	0,078	0,096	-	-	0,9148
8,8	2	0,364	19	0,124	0,111	-	-	0,9864
4,1	1	0,388	11	0,078	0,089	-	-	0,8401
3,0	1	0,245	7	0,076	0,082	-	-	0,9003
18,5	5	0,386	37	0,088	0,119	-	-	1,0646

Anlage 1

Fallpauschalen-Katalog und Pflegeerlöskatalog
Teil a) Bewertungsrelationen bei Versorgung durch Hauptabteilungen

DRG	Partition	Bezeichnung [6]	Bewertungsrelation bei Hauptabteilung	Bewertungsrelation bei Hauptabteilung und Beleghebamme
1	2	3	4	5
B18B	O	Bestimmte Eingriffe an Wirbelsäule und Rückenmark bei Krankheiten und Störungen des Nervensystems oder Revision eines Ventrikelshuntes oder operative Eingriffe bei nicht akuter Para- / Tetraplegie	2,021	-
B18C	O	Andere Eingriffe an Wirbelsäule und Rückenmark bei Krankheiten und Störungen des Nervensystems	1,474	-
B18D	O	Mäßig komplexe Eingriffe an Wirbelsäule und Rückenmark bei Krankheiten und Störungen des Nervensystems	1,450	-
B19A	O	Implantation, Revision und Entfernung von Neurostimulatoren und Neurostimulationselektroden bei Krankheiten und Störungen des Nervensystems mit Implantation oder Wechsel eines Neurostimulators	1,448	-
B19B	O	Implantation, Revision und Entfernung von Neurostimulatoren und Neurostimulationselektroden bei Krankheiten und Störungen des Nervensystems mit Implantation oder Wechsel eines permanenten oder temporären Elektrodensystems	1,527	-
B19C	O	Implantation, Revision und Entfernung von Neurostimulatoren und Neurostimulationselektroden bei Krankheiten und Störungen des Nervensystems ohne Implantation oder Wechsel von Neurostimulatoren und Elektrodensystemen	0,745	-
B20A	O	Kraniotomie oder große Wirbelsäulen-Operation mit bestimmter komplexer Prozedur, Alter < 18 Jahre oder mit komplizierenden Faktoren, Alter < 16 Jahre oder mit bestimmter intrakranieller Blutung	3,528	-
B20B	O	Kraniotomie oder große WS-Operation mit kompl. Prozedur, mit kompliz. Faktoren, Alter > 15 Jahre, ohne best. intrakran. Blutung oder Alter < 1 J. mit interv. oder großem intrakran. oder best. Eingriff oder mit kompl. Diagnose od. bei bösart. Neubildung	2,569	-
B20C	O	Kraniotomie oder große WS-Operation, Alter < 3 Jahre oder interventioneller Eingriff oder Alter < 18 Jahre mit großem intrakraniellen Eingriff oder mit kompl. Diagnose oder best. Eingriff, Alter < 16 J. od. bei bösartiger Neubildung, Alter > 0 Jahre	1,850	-
B20D	O	Kraniotomie oder große WS-OP mit komplexer Prozedur oder ohne komplexe Prozedur, Alter > 2 Jahre, mit komplexer Diagnose oder bestimmtem Eingriff oder mit bestimmter Prozedur oder bei bösartiger Neubildung oder Alter < 16 Jahre	1,784	-
B20E	O	Kraniotomie oder große Wirbelsäulen-Operation ohne komplexe Prozedur, Alter > 2 Jahre, ohne komplexe Diagnose, ohne bestimmten Eingriff, ohne bestimmte Prozedur, außer bei bösartiger Neubildung, Alter > 15 Jahre	1,438	-
B21A	O	Implantation eines Neurostimulators zur Hirnstimulation, Mehrelektrodensystem, mit Sondenimplantation	6,811	-
B21B	O	Implantation eines Neurostimulators zur Hirnstimulation, Mehrelektrodensystem, ohne Sondenimplantation	3,533	-
B36A	O	Intensivmedizinische Komplexbehandlung > 1764 / 1656 / 1932 Aufwandspunkte oder > 1176 / 1104 / 1380 Aufwandspunkte mit bestimmter OR-Prozedur oder Alter < 10 Jahre bei Krankheiten und Störungen des Nervensystems	10,026	-
B36B	O	Intensivmedizinische Komplexbehandlung > 1176 / 1104 / 1104 Aufwandspunkte ohne bestimmte OR-Prozedur oder > 588 / 552 / 552 Punkte mit best. OR-Prozedur oder best. hochaufw. Implantate oder Alter > 9 Jahre bei Krankheiten und Störungen des Nervensystems	7,316	-
B39A	O	Neurologische Komplexbehandlung des akuten Schlaganfalls mit bestimmter OR-Prozedur, mehr als 72 Stunden mit komplexem Eingriff oder mit komplizierender Konstellation oder intensivmedizinischer Komplexbehandlung > 392 / 368 / - Aufwandspunkte	5,157	-
B39B	O	Neurologische Komplexbehandlung des akuten Schlaganfalls mit bestimmter OR-Prozedur, bis 72 Stunden mit komplexem Eingriff oder mehr als 72 Stunden, ohne kompl. Eingriff, ohne kompliz. Konst., ohne intensivmed. Komplexbehandlung > 392 / 368 / - Punkte	2,501	-
B39C	O	Neurologische Komplexbehandlung des akuten Schlaganfalls mit best. OR-Prozedur, bis 72 Std., ohne kompl. Eing., ohne kompliz. Konst., ohne intensivmed. Komplexbeh. > 392 / 368 / - P. oder and. neurolog. Komplexbeh. des akuten Schlaganf., mehr als 72 Std.	1,968	-
B42A	A	Frührehabilitation bei Krankheiten und Störungen des Nervensystems bis 27 Tage mit neurologischer Komplexbehandlung des akuten Schlaganfalls oder fachübergreifende u. andere Frührehabilitation mit neurologischer Komplexbehandlung des akuten Schlaganfalls	3,154	-
B42B	A	Frührehabilitation bei Krankheiten und Störungen des Nervensystems bis 27 Tage ohne neurologische Komplexbehandlung des akuten Schlaganfalls	2,321	-

aG-DRG Version 2026   Anlage 1: Fallpauschalen-Katalog und Pflegeerlöskatalog

Mittlere Verweildauer [1]	Untere Grenzverweildauer: Erster Tag mit Abschlag [2), 5)]	Untere Grenzverweildauer: Bewertungsrelation pro Tag	Obere Grenzverweildauer: Erster Tag mit zusätzlichem Entgelt [3), 5)]	Obere Grenzverweildauer: Bewertungsrelation pro Tag	Externe Verlegung Abschlag pro Tag (Bewertungsrelation)	Verlegungsfallpauschale	Ausnahme von Wiederaufnahme [4)]	Pflegeerlös Bewertungsrelation pro Tag
6	7	8	9	10	11	12	13	14
8,9	2	0,321	21	0,075	0,097	-	-	0,8786
5,6	1	0,310	13	0,078	0,094	-	-	1,0245
6,9	1	0,321	16	0,065	0,081	-	-	0,8513
2,8	1	0,076	6	0,080	0,084	-	-	0,9215
2,6	1	0,276	6	0,076	0,079	-	-	0,7897
2,7	1	0,231	6	0,072	0,075	-	-	0,7605
11,5	3	0,606	25	0,210	-	x	-	1,9771
8,6	2	0,429	18	0,181	-	x	-	1,1914
6,2	1	0,504	15	0,201	-	x	-	1,1676
6,5	1	0,600	16	0,157	-	x	-	1,1835
6,7	1	0,412	16	0,137	-	x	-	1,1047
9,4	2	0,328	16	0,105	0,095	-	-	0,8389
3,0	1	0,148	7	0,096	0,072	-	-	1,0627
31,5	9	0,865	49	0,275	-	x	x	3,0255
22,0	6	0,870	39	0,277	-	x	x	2,9425
20,8	6	0,615	39	0,207	-	x	-	1,7563
11,0	3	0,526	23	0,135	-	x	-	1,5355
8,4	2	0,533	18	0,134	-	x	-	1,2529
24,2	-	-	38	0,091	0,124	-	-	1,3399
20,7	-	-	31	0,078	0,106	-	-	1,1270

Anlage 1

Fallpauschalen-Katalog und Pflegeerlöskatalog
Teil a) Bewertungsrelationen bei Versorgung durch Hauptabteilungen

DRG	Partition	Bezeichnung[6]	Bewertungsrelation bei Hauptabteilung	Bewertungsrelation bei Hauptabteilung und Beleghebamme
1	2	3	4	5
B44A	A	Geriatrische frührehabilitative Komplexbehandlung bei Krankheiten und Störungen des Nervensystems mit neurologischer Komplexbehandlung oder anderer neurologischer Komplexbehandlung des akuten Schlaganfalls bei schwerer motorischer Funktionseinschränkung	2,147	-
B44B	A	Geriatrische frührehabilitative Komplexbehandlung bei Krankheiten und Störungen des Nervensystems mit anderer neurologischer Komplexbehandlung des akuten Schlaganfalls oder schwerer motorischer Funktionseinschränkung	1,450	-
B44C	A	Geriatrische frührehabilitative Komplexbehandlung bei Krankheiten und Störungen des Nervensystems ohne Komplexbehandlung des akuten Schlaganfalls, ohne schwere motorische Funktionseinschränkung	1,271	-
B45Z	A	Intensivmedizinische Komplexbehandlung > 392 / 368 / 828 Aufwandspunkte bei Krankheiten und Störungen des Nervensystems	4,849	-
B47A	A	Multimodale Schmerztherapie bei Krankheiten und Störungen des Nervensystems, mindestens 14 Behandlungstage	1,014	-
B47B	A	Multimodale Schmerztherapie bei Krankheiten und Störungen des Nervensystems, weniger als 14 Behandlungstage	0,933	-
B48Z	A	Frührehabilitation bei Multipler Sklerose und zerebellarer Ataxie, nicht akuter Para- / Tetraplegie oder anderen neurologischen Erkrankungen	1,426	-
B60A	M	Nicht akute Paraplegie / Tetraplegie, mehr als ein Belegungstag	0,800	-
B60B	M	Nicht akute Paraplegie / Tetraplegie, ein Belegungstag	0,283	-
B61A	M	Bestimmte akute Erkrankungen und Verletzungen des Rückenmarks mit komplexem Eingriff, weniger als 14 Belegungstage, wegverlegt	3,103	-
B63Z	M	Demenz und andere chronische Störungen der Hirnfunktion	0,651	-
B66A	M	Neubildungen des Nervensystems mit äußerst schweren CC, mehr als ein Belegungstag, Alter < 10 Jahre oder mit komplizierender Konstellation	2,634	-
B66B	M	Neubildungen des Nervensystems mit äußerst schweren CC, mehr als ein Belegungstag, Alter > 9 Jahre, ohne komplizierende Konstellation	1,521	-
B66C	M	Neubildungen des Nervensystems, ein Belegungstag oder ohne äußerst schwere CC, Alter < 16 Jahre	0,680	-
B66D	M	Neubildungen des Nervensystems, ein Belegungstag oder ohne äußerst schwere CC, Alter > 15 Jahre	0,698	-
B67A	M	Morbus Parkinson mit äußerst schweren CC oder schwerster Beeinträchtigung	1,116	-
B67B	M	Morbus Parkinson ohne äußerst schwere CC, ohne schwerste Beeinträchtigung	0,777	-
B68A	M	Multiple Sklerose und zerebellare Ataxie mit äußerst schweren CC, mehr als ein Belegungstag	2,547	-
B68B	M	Multiple Sklerose und zerebellare Ataxie, ein Belegungstag oder ohne äußerst schwere CC, Alter < 16 Jahre	0,773	-
B68C	M	Multiple Sklerose und zerebellare Ataxie, ein Belegungstag oder ohne äußerst schwere CC, Alter > 15 Jahre, mit komplexer Diagnose	0,786	-
B68D	M	Multiple Sklerose und zerebellare Ataxie, ein Belegungstag oder ohne äußerst schwere CC, Alter > 15 Jahre, ohne komplexe Diagnose	0,597	-
B69A	M	Transitorische ischämische Attacke (TIA) und extrakranielle Gefäßverschlüsse mit neurologischer Komplexbehandlung des akuten Schlaganfalls und äußerst schweren CC	1,485	-
B69B	M	Transitorische ischämische Attacke (TIA) und extrakranielle Gefäßverschlüsse mit neurologischer Komplexbehandlung des akuten Schlaganfalls > 72 Stunden	0,968	-
B69C	M	Transitorische ischämische Attacke (TIA) und extrakranielle Gefäßverschlüsse mit neurologischer Komplexbehandlung des akuten Schlaganfalls ohne äußerst schweren CC oder mit anderer neurologischer Komplexbehandlung oder mit äußerst schweren CC	0,702	-
B69D	M	Transitorische ischämische Attacke (TIA) und extrakranielle Gefäßverschlüsse ohne neurologische Komplexbehandlung des akuten Schlaganfalls, ohne andere neurologische Komplexbehandlung des akuten Schlaganfalls, ohne äußerst schwere CC	0,598	-
B70A	M	Apoplexie mit neurologischer Komplexbehandlung des akuten Schlaganfalls, mehr als 72 Stunden, mit komplizierender Diagnose oder bestimmter neurologischer Komplexbehandlung > 96 Stunden	1,727	-
B70B	M	Apoplexie mit neurologischer Komplexbehandlung des akuten Schlaganfalls, mehr als 72 Stunden oder mit komplexem zerebrovaskulären Vasospasmus oder intensivmedizinischer Komplexbehandlung > 196 / 184 / - Aufwandspunkte	1,243	-
B70C	M	Apoplexie ohne komplexen zerebrovask. Vasospasmus, mit neurol. Komplexbeh. des akuten Schlaganfalls bis 72 Std., mit komplizierender Diagnose oder systemischer Thrombolyse oder mit anderer neurol. Komplexbeh. des akuten Schlaganfalls, mehr als 72 Std.	1,182	-

aG-DRG Version 2026　　　　Anlage 1: Fallpauschalen-Katalog und Pflegeerlöskatalog

Mittlere Verweil-dauer [1]	Untere Grenz-verweildauer: Erster Tag mit Abschlag [2), 5)]	Untere Grenz-verweildauer: Bewertungs-relation pro Tag	Obere Grenz-verweildauer: Erster Tag mit zusätzlichem Entgelt [3), 5)]	Obere Grenz-verweildauer: Bewertungs-relation pro Tag	Externe Verlegung Abschlag pro Tag (Bewertungsrelation)	Verlegungs-fallpauschale	Ausnahme von Wiederaufnahme [4)]	Pflegeerlös Bewertungs-relation pro Tag
6	7	8	9	10	11	12	13	14
22,3	-	-	33	0,067	0,091	-	-	0,9308
19,2	-	-	29	0,052	0,071	-	-	0,8094
17,4	-	-	24	0,050	0,068	-	-	0,6440
21,7	6	0,678	40	0,218	0,209	-	x	2,3859
15,9	-	-	18	0,054	0,060	-	x	0,3138
10,1	-	-	16	0,054	0,083	-	x	0,5157
16,7	-	-	20	0,060	0,080	-	-	0,5437
7,9	-	-	18	0,070	0,089	-	-	0,8837
1,0	-	-	-	-	-	-	-	1,5036
8,2	2	0,509	15	0,131	-	x	-	1,6435
6,2	1	0,411	15	0,073	0,090	-	-	0,8729
14,8	4	0,515	29	0,191	0,164	-	x	1,6565
13,2	3	0,373	28	0,079	0,105	-	x	1,2580
3,6	1	0,345	8	0,174	0,137	-	x	1,6373
5,8	1	0,433	14	0,083	0,101	-	x	1,0130
12,3	3	0,275	25	0,062	0,083	-	-	1,0055
8,6	2	0,256	17	0,063	0,080	-	-	0,7331
24,8	7	0,313	43	0,071	0,097	-	-	1,2110
4,8	1	0,524	12	0,160	0,132	-	-	1,0126
5,9	1	0,534	13	0,092	0,113	-	-	0,6442
6,8	1	0,417	18	0,061	0,076	-	-	0,6776
12,2	3	0,359	26	0,083	0,109	-	-	1,3667
5,7	1	0,479	12	0,117	0,142	-	-	1,5460
3,9	1	0,298	8	0,124	0,141	-	-	1,2533
3,9	1	0,292	8	0,107	0,122	-	-	0,8915
10,8	3	0,427	23	0,110	-	x	-	1,5214
7,6	2	0,411	16	0,114	-	x	-	1,4259
6,6	1	0,585	15	0,124	0,153	-	-	1,3148

Anlage 1

Fallpauschalen-Katalog und Pflegeerlöskatalog
Teil a) Bewertungsrelationen bei Versorgung durch Hauptabteilungen

DRG	Parti-tion	Bezeichnung[6]	Bewertungsrelation bei Hauptabteilung	Bewertungsrelation bei Hauptabteilung und Beleghebamme
1	2	3	4	5
B70D	M	Apoplexie ohne komplexen zerebrovaskulären Vasospasmus, ohne komplizierende Diagnose oder systemische Thrombolyse, mit neurol. Komplexbeh. des akuten Schlaganfalls bis 72 Std. oder mit bestimmter neurol. Komplexbeh. des akuten Schlaganfalls bis 72 Std.	0,871	-
B70E	M	Apoplexie ohne neurologische Komplexbehandlung des akuten Schlaganfalls, ohne andere neurol. Komplexbeh. des akuten Schlaganfalls, mehr als 72 Stunden, mit komplizierender Diagnose oder systemischer Thrombolyse oder Alter < 16 Jahre	1,046	-
B70F	M	Apoplexie ohne neurologische Komplexbehandlung des akuten Schlaganfalls, ohne andere neurologische Komplexbehandlung des akuten Schlaganfalls, ohne komplizierende Diagnose, ohne systemische Thrombolyse, Alter < 15 Jahre	0,777	-
B70G	M	Apoplexie mit neurologischer Komplexbehandlung des akuten Schlaganfalls oder mit anderer neurologischer Komplexbehandlung des akuten Schlaganfalls, verstorben < 4 Tage nach Aufnahme	0,741	-
B70H	M	Apoplexie ohne neurologische Komplexbehandlung des akuten Schlaganfalls, ohne andere neurologische Komplexbehandlung des akuten Schlaganfalls, verstorben < 4 Tage nach Aufnahme	0,617	-
B70I	M	Apoplexie, ein Belegungstag	0,322	-
B71A	M	Erkrankungen an Hirnnerven und peripheren Nerven mit komplexer Diagnose oder Komplexbehandlung der Hand, mehr als ein Belegungstag, mit äußerst schweren CC oder bei Para- / Tetraplegie mit äußerst schweren oder schweren CC	3,797	-
B71B	M	Erkrankungen an Hirnnerven und peripheren Nerven mit komplexer Diagnose, mit schweren CC oder bei Para- / Tetraplegie oder mit Komplexbehandlung der Hand oder ohne komplexe Diagnose, mit äußerst schweren oder schweren CC, bei Para- / Tetraplegie	1,651	-
B71C	M	Erkrankungen an Hirnnerven und peripheren Nerven ohne Komplexbehandlung der Hand oder mit komplexer Diagnose, mit äußerst schweren oder schweren CC, außer bei Para- / Tetraplegie	1,619	-
B71D	M	Erkrankungen an Hirnnerven und peripheren Nerven ohne komplexe Diagnose, ohne Komplexbehandlung der Hand, ohne äußerst schwere oder schwere CC oder ohne Komplexbehandlung der Hand oder mit kompl. Diagnose, ohne schw. CC oder außer bei Para- / Tetraplegie	0,535	-
B72A	M	Infektion des Nervensystems, Alter < 16 Jahre oder bestimmte Enzephalitis mit Intensivmedizinischer Komplexbehandlung > 0 / 0 / 184 Aufwandspunkte	1,221	-
B72B	M	Infektion des Nervensystems, mehr als ein Belegungstag, ohne bestimmte Enzephalitis, ohne Intensivmedizinische Komplexbehandlung > 0 / 0 / 184 Aufwandspunkte	1,179	-
B73Z	M	Virusmeningitis oder Infektion des Nervensystems, Alter > 15 Jahre oder ein Belegungstag	0,679	-
B74Z	M	Komplexbehandlung bei multiresistenten Erregern bei Krankheiten und Störungen des Nervensystems	3,565	-
B75Z	M	Fieberkrämpfe	0,485	-
B76B	M	Anfälle, ohne komplexe Diagnostik und Therapie, mehr als ein Belegungstag mit äußerst schweren CC oder Alter < 3 Jahre oder komplexer Diagnose oder EEG, Alter < 1 Jahr, mehr als ein Belegungstag, mit komplexer Diagnose	1,703	-
B76C	M	Anfälle, ohne komplexe Diagnostik und Therapie, mehr als ein Belegungstag, mit schweren CC, Alter > 2 Jahre, ohne komplexe Diagnose oder EEG, Alter < 1 Jahr, mehr als ein Belegungstag, ohne komplexe Diagnose	1,164	-
B76D	M	Anfälle, Alter < 6 Jahre oder komplizierende Diagnose oder EEG, mehr als ein Belegungstag	0,593	-
B76E	M	Anfälle, ein Belegungstag oder ohne komplexe Diagnostik und Therapie, ohne äußerst schwere oder schwere CC, ohne EEG, Alter > 5 Jahre, ohne komplexe Diagnose	0,533	-
B77Z	M	Kopfschmerzen	0,465	-
B78A	M	Intrakranielle Verletzung, Alter < 6 Jahre oder mit komplizierender Diagnose oder Intensivmedizinischer Komplexbehandlung > 196 / 184 / - Aufwandspunkte	0,871	-
B78B	M	Intrakranielle Verletzung, Alter > 5 Jahre, ohne komplizierende Diagnose, ohne Intensivmedizinische Komplexbehandlung > 196 / 184 / - Aufwandspunkte	0,677	-
B79Z	M	Schädelfrakturen, Somnolenz, Sopor oder andere Kopfverletzungen und bestimmte Fraktur	0,541	-
B80Z	M	Andere Kopfverletzungen	0,324	-
B81A	M	Andere Erkrankungen des Nervensystems mit komplexer Diagnose oder bestimmter aufwendiger / hochaufwendiger Behandlung	0,988	-
B81B	M	Andere Erkrankungen des Nervensystems ohne komplexe Diagnose, ohne bestimmte aufwendige / hochaufwendige Behandlung	0,595	-
B82Z	M	Andere Erkrankungen an peripheren Nerven	0,398	-
B84Z	M	Vaskuläre Myelopathien	1,314	-

aG-DRG Version 2026 Anlage 1: Fallpauschalen-Katalog und Pflegeerlöskatalog

Mittlere Verweildauer [1]	Untere Grenzverweildauer: Erster Tag mit Abschlag [2,5]	Untere Grenzverweildauer: Bewertungsrelation pro Tag	Obere Grenzverweildauer: Erster Tag mit zusätzlichem Entgelt [3,5]	Obere Grenzverweildauer: Bewertungsrelation pro Tag	Externe Verlegung Abschlag pro Tag (Bewertungsrelation)	Verlegungsfallpauschale	Ausnahme von Wiederaufnahme [4]	Pflegeerlös Bewertungsrelation pro Tag
6	7	8	9	10	11	12	13	14
5,6	1	0,431	13	0,107	0,130	-	-	1,1360
7,3	1	0,518	16	0,099	0,125	-	-	1,1630
6,1	-	-	14	0,088	0,108	-	-	0,8663
2,6	-	-	-	-	-	x	-	2,2635
2,4	-	-	-	-	-	x	-	2,0930
1,0	-	-	-	-	-	-	-	1,3225
19,8	6	0,537	35	0,133	0,181	-	-	1,6990
11,8	3	0,410	25	0,097	0,128	-	-	0,9782
16,7	5	0,264	34	0,066	0,090	-	-	0,9707
4,5	1	0,300	11	0,082	0,096	-	-	0,7334
8,5	2	0,399	19	0,141	0,126	-	-	1,3467
10,1	2	0,390	22	0,081	0,106	-	-	0,8336
5,0	1	0,443	11	0,094	0,112	-	-	0,8671
39,4	-	-	57	0,062	0,087	-	-	1,1001
2,7	1	0,230	6	0,124	0,129	-	-	1,2468
11,8	3	0,419	25	0,099	0,131	-	-	1,5400
8,9	2	0,381	20	0,129	0,116	-	-	1,2646
4,0	1	0,319	9	0,103	0,118	-	-	1,2251
3,7	1	0,270	8	0,099	0,111	-	-	1,0094
3,0	1	0,198	6	0,106	0,114	-	-	0,8346
5,9	1	0,528	15	0,102	0,125	-	-	1,3047
5,0	1	0,386	13	0,093	0,111	-	-	1,0905
3,5	1	0,285	8	0,107	0,119	-	-	1,2804
2,2	1	0,113	4	0,101	0,099	-	-	1,1182
7,0	1	0,601	18	0,097	0,121	-	-	1,1139
4,5	1	0,313	11	0,092	0,107	-	-	0,8064
3,1	1	0,182	7	0,086	0,093	-	-	0,7402
9,1	2	0,429	19	0,099	0,127	-	-	0,9278

Anlage 1

Fallpauschalen-Katalog und Pflegeerlöskatalog
Teil a) Bewertungsrelationen bei Versorgung durch Hauptabteilungen

DRG	Partition	Bezeichnung [6]	Bewertungsrelation bei Hauptabteilung	Bewertungsrelation bei Hauptabteilung und Beleghebamme
1	2	3	4	5
B85A	M	Degenerative Krankheiten des Nervensystems mit hochkomplexer Diagnose oder mit äußerst schweren oder schweren CC, mehr als ein Belegungstag, mit komplexer Diagnose oder bestimmter aufwendiger / hochaufwendiger Behandlung oder Alter < 6 Jahre	2,114	-
B85B	M	Degenerative Krankheiten des Nervensystems mit äußerst schweren oder schweren CC, mehr als ein Belegungstag oder mit komplexer Diagnose, zerebrale Lähmungen oder Delirium, Alter < 2 Jahre	1,131	-
B85C	M	Degenerative Krankheiten des Nervensystems ohne hochkomplexe Diagnose, ohne äußerst schwere oder schwere CC oder ein Belegungstag, mit komplexer Diagnose, zerebrale Lähmungen oder Delirium, Alter > 1 Jahr	0,747	-
B85D	M	Degenerative Krankheiten des Nervensystems ohne hochkomplexe Diagnose, ohne äußerst schwere oder schwere CC oder ein Belegungstag, ohne komplexe Diagnose	0,525	-
B86Z	M	Rückenmarkkompression, nicht näher bezeichnet und Krankheit des Rückenmarkes, nicht näher bezeichnet	0,725	-
MDC 02 Krankheiten und Störungen des Auges				
C01A	O	Komplexer Eingriff bei penetrierenden Augenverletzungen oder bestimmte Orbitotomie	1,294	-
C01B	O	Andere Eingriffe bei penetrierenden Augenverletzungen oder Amnionmembrantransplantation oder bestimmte Biopsie	0,797	-
C02Z	O	Enukleationen und Eingriffe an Retina, Orbita und Augenlid oder Strahlentherapie bei bösartiger Neubildung	1,151	-
C03A	O	Eingriffe an Retina, Orbita und Augenlid oder Entfernung Augapfel mit komplexem Eingriff oder komplizierenden Faktoren oder mit bestimmtem Eingriff oder bei bösartiger Neubildung, Alter < 16 Jahre	0,988	-
C03B	O	Eingriffe an Retina, Orbita und Augenlid oder Entfernung Augapfel ohne komplexen Eingriff, ohne komplizierende Faktoren, mit bestimmtem Eingriff oder bei bösartiger Neubildung, Alter > 15 Jahre	0,755	-
C03C	O	Eingriffe an Retina, Orbita und Augenlid oder Entfernung Augapfel, ohne komplexen oder bestimmten Eingriff, außer bei bösartiger Neubildung	0,630	-
C04A	O	Hornhauttransplantation mit extrakapsulärer Extraktion der Linse (ECCE) oder Amnionmembrantransplantation oder komplexem Eingriff oder komplexer Diagnose oder Pars-plana-Vitrektomie oder Alter < 16 Jahre	1,399	-
C04B	O	Hornhauttransplantation ohne extrakapsuläre Extraktion der Linse (ECCE), ohne Amnionmembrantransplantation, ohne komplexen Eingriff, ohne komplexe Diagnose, ohne Pars-plana-Vitrektomie, Alter > 15 Jahre	1,278	-
C05Z	O	Dakryozystorhinostomie	0,620	-
C06A	O	Komplexe Eingriffe bei Glaukom mit erhöhtem Aufwand	0,984	-
C06B	O	Komplexe Eingriffe bei Glaukom ohne erhöhten Aufwand	0,698	-
C07A	O	Andere Eingriffe bei Glaukom mit extrakapsulärer Extraktion der Linse (ECCE) oder komplexem Eingriff am Auge oder bestimmten Eingriffen bei Glaukom oder Alter < 6 Jahre	0,583	-
C07B	O	Andere Eingriffe bei Glaukom ohne extrakapsuläre Extraktion der Linse (ECCE), ohne komplexen Eingriff am Auge, ohne bestimmte Eingriffe bei Glaukom, Alter > 5 Jahre	0,413	-
C08A	O	Beidseitige extrakapsuläre Extraktion der Linse (ECCE) oder extrakapsuläre Extraktion der Linse oder bestimmte andere Eingriffe am Auge bei komplexer Diagnose oder Alter < 10 Jahre	0,680	-
C08B	O	Extrakapsuläre Extraktion der Linse (ECCE) ohne komplexe Diagnose oder bestimmte Eingriffe am Auge, Alter > 9 Jahre	0,394	-
C10A	O	Eingriffe an den Augenmuskeln mit erhöhtem Aufwand	0,626	-
C10B	O	Eingriffe an den Augenmuskeln ohne erhöhten Aufwand, mit komplexem Eingriff oder Alter < 6 Jahre	0,614	-
C10C	O	Eingriffe an den Augenmuskeln ohne erhöhten Aufwand, ohne komplexen Eingriff, Alter > 5 Jahre	0,525	-
C12Z	O	Andere Rekonstruktionen der Augenlider	0,612	-
C13Z	O	Eingriffe an Tränendrüse und Tränenwegen	0,563	-
C14Z	O	Andere Eingriffe am Auge	0,435	-
C15Z	O	Andere Eingriffe an der Retina	0,648	-
C16Z	O	Aufwendige Eingriffe am Auge, Alter < 6 Jahre	0,820	-
C20A	O	Eingriffe an Kornea, Sklera und Konjunktiva, Eingriffe am Augenlid oder verschiedene Eingriffe an der Linse, Alter < 16 Jahre oder mit bestimmter Transplantation am Auge oder bei bösartiger Neubildung am Auge	0,606	-
C20B	O	Eingriffe an Kornea, Sklera und Konjunktiva, Eingriffe am Augenlid oder verschiedene Eingriffe an der Linse, Alter > 15 Jahre, ohne bestimmte Transplantation am Auge außer bei bösartiger Neubildung am Auge	0,522	-

Mittlere Verweildauer [1]	Untere Grenzverweildauer: Erster Tag mit Abschlag [2), 5)]	Untere Grenzverweildauer: Bewertungsrelation pro Tag	Obere Grenzverweildauer: Erster Tag mit zusätzlichem Entgelt [3), 5)]	Obere Grenzverweildauer: Bewertungsrelation pro Tag	Externe Verlegung Abschlag pro Tag (Bewertungsrelation)	Verlegungsfallpauschale	Ausnahme von Wiederaufnahme [4)]	Pflegeerlös Bewertungsrelation pro Tag
6	7	8	9	10	11	12	13	14
16,0	4	0,418	32	0,091	0,123	-	-	1,2356
10,7	3	0,276	23	0,073	0,095	-	-	1,0757
6,5	1	0,510	16	0,079	0,098	-	-	0,9253
4,2	1	0,281	10	0,087	0,100	-	-	0,8963
5,5	1	0,360	13	0,091	0,110	-	-	0,8032
5,6	1	0,263	12	0,095	0,080	-	-	0,7947
5,3	1	0,349	13	0,062	0,075	-	-	0,7871
4,2	1	0,667	10	0,164	0,110	-	x	0,8484
4,9	1	0,271	11	0,062	0,073	-	-	0,7774
3,0	1	0,122	6	0,065	0,070	-	-	0,7127
2,8	1	0,119	6	0,070	0,073	-	-	0,7658
5,7	1	0,226	13	0,143	0,067	-	x	0,7447
4,7	1	0,202	10	0,147	0,071	-	x	0,7640
2,6	1	0,086	5	0,064	0,066	-	-	0,8118
5,2	1	0,222	11	0,060	0,072	-	-	0,7187
3,3	1	0,123	8	0,063	0,069	-	-	0,6893
2,7	1	0,135	6	0,069	0,071	-	-	0,7339
3,1	1	0,150	7	0,064	0,068	-	-	0,7243
4,0	1	0,268	10	0,065	0,074	-	-	0,8859
2,3	1	0,058	4	0,062	0,062	-	-	0,9189
2,1	1	0,026	4	0,089	0,086	-	-	1,0699
2,2	1	0,052	4	0,121	0,083	-	-	1,1191
2,0	1	0,050	3	0,078	0,074	-	-	1,0291
3,3	1	0,255	7	0,063	0,069	-	-	0,7389
3,2	1	0,169	7	0,074	0,081	-	-	0,9417
2,8	1	0,117	6	0,065	0,069	-	-	0,8267
2,8	1	0,184	6	0,068	0,071	-	-	0,7388
3,2	1	0,246	7	0,102	0,078	-	-	1,1095
2,7	1	0,178	6	0,109	0,079	-	-	0,9559
2,8	1	0,148	6	0,068	0,071	-	-	0,8370

Anlage 1

Fallpauschalen-Katalog und Pflegeerlöskatalog
Teil a) Bewertungsrelationen bei Versorgung durch Hauptabteilungen

DRG	Partition	Bezeichnung [6]	Bewertungsrelation bei Hauptabteilung	Bewertungsrelation bei Hauptabteilung und Beleghebamme
1	2	3	4	5
C60Z	M	Akute und schwere Augeninfektionen	0,570	-
C61Z	M	Neuro-ophthalmologische und vaskuläre Erkrankungen des Auges	0,598	-
C62Z	M	Hyphäma und konservativ behandelte Augenverletzungen	0,332	-
C63Z	M	Andere Erkrankungen des Auges oder Augenerkrankungen bei Diabetes mellitus	0,479	-
C64Z	M	Glaukom, Katarakt und Erkrankungen des Augenlides	0,231	-
C65Z	M	Bösartige Neubildungen des Auges	0,573	-
MDC 03 Krankheiten und Störungen des Ohres, der Nase, des Mundes und des Halses				
D01B	O	Kochleaimplantation, unilateral	5,793	-
D02A	O	Komplexe Resektionen mit Rekonstruktionen an Kopf und Hals mit komplexem Eingriff oder mit Kombinationseingriff mit äußerst schweren CC	5,354	-
D02B	O	Komplexe Resektionen mit Rekonstruktionen an Kopf und Hals ohne komplexen Eingriff, ohne Kombinationseingriff mit äußerst schweren CC	4,361	-
D03A	O	Operative Korrektur einer Lippen-Kiefer-Gaumen-Spalte oder bestimmte plastische Rekonstruktion am Kopf mit Hartgaumenplastik oder bestimmte Knochentransplantation an Kiefer- und Gesichtsschädelknochen oder Alter < 2 Jahre	1,678	-
D03B	O	Operative Korrektur einer Lippen-Kiefer-Gaumen-Spalte oder bestimmte plastische Rekonstruktion am Kopf ohne Hartgaumenplastik, ohne bestimmte Knochentransplantation an Kiefer- und Gesichtsschädelknochen, Alter > 1 Jahr	1,225	-
D04A	O	Bignathe Osteotomie und komplexe Eingriffe am Kiefer oder Rekonstruktion der Trachea oder plastische Rekonstruktion der Ohrmuschel mit mikrovaskulärem Lappen, mit komplexem Eingriff	1,961	-
D04B	O	Bignathe Osteotomie und komplexe Eingriffe am Kiefer oder Rekonstruktion der Trachea oder plastische Rekonstruktion der Ohrmuschel mit mikrovaskulärem Lappen, ohne komplexen Eingriff	1,520	-
D05A	O	Komplexe Parotidektomie	1,443	-
D05B	O	Komplexe Eingriffe an den Speicheldrüsen außer komplexe Parotidektomien	0,947	-
D06A	O	Komplexe Eingriffe an Nasennebenhöhlen, Mastoid, Mittelohr, Speicheldrüsen, Rachen, Alter < 6 Jahre oder Alter > 15 Jahre mit komplexer Prozedur oder Diagnose, mit Resektion des Felsenbeins oder mit intrakraniellem Eingriff bei bösartiger Neubildung	1,396	-
D06B	O	Andere Eingriffe an Nasennebenhöhlen, Mastoid, Mittelohr, Speicheldrüsen, Rachen, Alter > 5 Jahre und Alter < 16 Jahre oder Alter > 15 Jahre, mit komplexer Prozedur oder Diagnose, ohne Resektion am Felsenbein, ohne intrakraniellen Eingriff bei BNB	0,877	-
D06C	O	Bestimmte Eingriffe an Nasennebenhöhlen, Mastoid, Mittelohr, Speicheldrüsen, Rachen, Alter > 15 Jahre, ohne komplexe Prozedur, ohne komplexe Diagnose, mit bestimmter Prozedur	0,714	-
D08A	O	Eingriffe an Mundhöhle und Mund bei bösartiger Neubildung mit äußerst schweren CC	2,885	-
D08B	O	Eingriffe an Mundhöhle und Mund bei bösartiger Neubildung ohne äußerst schwere CC	0,774	-
D09Z	O	Tonsillektomie bei bösartiger Neubildung oder verschiedene Eingriffe an Ohr, Nase, Mund und Hals mit äußerst schweren CC	2,274	-
D12A	O	Andere aufwendige Eingriffe an Ohr, Nase, Mund und Hals mit komplexer Diagnose	1,244	-
D12B	O	Andere Eingriffe an Ohr, Nase, Mund und Hals ohne komplexe Diagnose	0,804	-
D13A	O	Kleine Eingriffe an Nase, Ohr, Mund und Hals mit komplizierender Diagnose oder bestimmtem Eingriff oder Alter < 16 Jahre mit äußerst schweren CC oder Alter < 1 Jahr	0,813	-
D13B	O	Kleine Eingriffe an Nase, Ohr, Mund und Hals ohne komplizierende Diagnose, ohne bestimmten Eingriff, Alter > 15 Jahre oder ohne äußerst schwere CC, Alter > 0 Jahre	0,518	-
D15A	O	Tracheostomie mit äußerst schweren CC oder mit radikaler zervikaler Lymphadenektomie oder Implantation einer Kiefergelenkendoprothese	3,613	-
D15B	O	Tracheostomie ohne äußerst schwere CC, ohne radikale zervikale Lymphadenektomie	2,178	-
D16Z	O	Materialentfernung an Kiefer und Gesicht	0,716	-
D19Z	O	Strahlentherapie bei Krankheiten und Störungen des Ohres, der Nase, des Mundes und des Halses, Bestrahlungen an mindestens 9 Tagen	2,861	-
D20A	O	Strahlentherapie bei Krankheiten und Störungen des Ohres, der Nase, des Mundes und des Halses, Bestrahlungen an mindestens 5 Tagen	1,185	-
D20B	O	Strahlentherapie bei Krankheiten und Störungen des Ohres, der Nase, des Mundes und des Halses, Bestrahlungen an weniger als 5 Tagen	0,582	-
D22A	O	Eingriffe an Mundhöhle und Mund, mit Mundboden- oder Vestibulumplastik, mit Eingriffen an Gaumen- und Rachenmandeln bei bösartiger Neubildung oder komplexe Eingriffe am Kopf	0,920	-

aG-DRG Version 2026　　　　Anlage 1: Fallpauschalen-Katalog und Pflegeerlöskatalog

Mittlere Verweildauer [1]	Untere Grenzverweildauer: Erster Tag mit Abschlag [2, 5]	Untere Grenzverweildauer: Bewertungsrelation pro Tag	Obere Grenzverweildauer: Erster Tag mit zusätzlichem Entgelt [3, 5]	Obere Grenzverweildauer: Bewertungsrelation pro Tag	Externe Verlegung Abschlag pro Tag (Bewertungsrelation)	Verlegungsfallpauschale	Ausnahme von Wiederaufnahme [4]	Pflegeerlös Bewertungsrelation pro Tag
6	7	8	9	10	11	12	13	14
6,4	1	0,383	13	0,062	0,077	-	-	0,7174
4,3	1	0,322	9	0,096	0,111	-	-	0,7274
3,1	1	0,134	7	0,071	0,077	-	-	0,7831
3,9	1	0,247	9	0,083	0,095	-	-	0,7962
2,3	1	0,103	4	0,070	0,070	-	-	0,7425
3,9	1	0,315	10	0,098	0,111	-	x	0,9287
3,9	1	0,264	7	0,135	0,108	-	-	0,7182
17,3	5	0,388	32	0,220	0,127	-	-	1,2705
16,0	4	0,380	30	0,172	0,112	-	-	1,1277
4,6	1	0,282	9	0,124	0,102	-	-	1,6165
4,3	1	0,235	9	0,076	0,089	-	-	0,9813
4,9	1	0,290	9	0,245	0,099	-	-	0,9112
5,3	1	0,290	11	0,215	0,092	-	-	0,7869
3,9	1	0,211	8	0,075	0,085	-	-	0,7937
3,2	1	0,228	6	0,073	0,079	-	-	0,7704
5,8	1	0,314	12	0,075	0,092	-	-	0,9572
3,8	1	0,128	9	0,073	0,083	-	-	0,8059
2,8	1	0,147	6	0,071	0,075	-	-	0,7529
16,5	5	0,353	34	0,153	0,121	-	-	1,3940
3,8	1	0,307	9	0,126	0,097	-	-	0,7889
12,3	3	0,368	26	0,131	0,111	-	-	1,1873
4,9	1	0,628	12	0,085	0,101	-	-	1,0246
3,5	1	0,246	8	0,073	0,081	-	-	0,8069
3,2	1	0,228	7	0,085	0,092	-	-	0,8857
2,9	1	0,092	6	0,076	0,081	-	-	0,9625
16,2	4	0,377	32	0,082	-	x	-	1,2060
14,1	4	0,297	27	0,073	-	x	-	1,0657
2,4	1	0,154	5	0,084	0,084	-	-	0,8911
19,7	6	0,398	38	0,141	0,134	-	x	0,8268
7,4	-	-	15	0,156	0,137	-	x	0,7550
3,2	1	0,282	9	0,174	0,133	-	x	0,8575
5,4	1	0,375	11	0,067	0,080	-	-	0,7476

Anlage 1

Fallpauschalen-Katalog und Pflegeerlöskatalog
Teil a) Bewertungsrelationen bei Versorgung durch Hauptabteilungen

DRG	Partition	Bezeichnung[6]	Bewertungsrelation bei Hauptabteilung	Bewertungsrelation bei Hauptabteilung und Beleghebamme
1	2	3	4	5
D22B	O	Eingriffe an Mundhöhle und Mund oder Eingriffe an Hals und Kopf, ohne Mundboden- oder Vestibulumplastik, ohne Eingriffe an Gaumen- und Rachenmandeln bei bösartiger Neubildung, ohne komplexe Eingriffe am Kopf	0,573	-
D24A	O	Komplexe Hautplastiken und große Eingriffe an Kopf und Hals mit äußerst schweren CC oder mit Kombinationseingriff ohne äußerst schwere CC	4,900	-
D24B	O	Komplexe Hautplastiken und große Eingriffe an Kopf und Hals ohne äußerst schwere CC, ohne Kombinationseingriff	2,041	-
D25A	O	Mäßig komplexe Eingriffe an Kopf und Hals bei bösartiger Neubildung oder mit Eingriff an den oberen Atemwegen mit äußerst schweren CC oder Strahlentherapie mit operativem Eingriff	5,217	-
D25B	O	Mäßig komplexe Eingriffe an Kopf und Hals bei BNB oder mit Eingriff an den oberen Atemwegen, mit Laryngektomie oder Exzision von Tumorgewebe, ohne äußerst schwere CC oder außer bei bösartiger Neubildung mit äußerst schweren CC	4,121	-
D25C	O	Mäßig komplexe Eingriffe an Kopf und Hals bei BNB oder mit Eingriff an den oberen Atemwegen, ohne Laryngektomie, ohne Exzision von Tumorgewebe, ohne äußerst schwere CC	1,649	-
D25D	O	Mäßig komplexe Eingriffe an Kopf und Hals außer bei bösartiger Neubildung ohne äußerst schwere CC	1,109	-
D28Z	O	Andere Eingriffe an Kopf und Hals mit komplexem Eingriff oder bei bösartiger Neubildung oder Rekonstruktion mit Gesichtsepithesen oder totale Auflagerungsplastik der Maxilla	1,203	-
D29Z	O	Operationen am Kiefer und andere Eingriffe an Kopf und Hals außer bei bösartiger Neubildung	0,968	-
D30A	O	Tonsillektomie außer bei BNB od. versch. Eingriffe Ohr, Nase, Mund, Hals oh. äuß. schw. CC, m. aufw. Eingr. od. Eingr. Mundh., Mund, Alter < 3 J. od. m. kompl. Diag. od. Alter < 16 J. m. äuß. schw. od. schw. CC od. m. Eingr. Ohr, Trachea m. äuß. schw. CC	0,765	-
D30B	O	Tonsillektomie außer bei BNB oder verschiedene Eingriffe an Ohr, Nase, Mund und Hals, Alter > 15 oder ohne äußerst schwere oder schwere CC, Alter < 12 Jahre oder Alter > 11 Jahre bei BNB oder mit anderem Eingriff oder ohne Eingriff an Hals, Trachea	0,622	-
D30C	O	Kleine Eingriffe an Ohr, Nase, Mund und Hals, Alter > 11 Jahre	0,364	-
D33Z	O	Mehrzeitige komplexe OR-Prozeduren bei Krankheiten und Störungen des Ohres, der Nase, des Mundes und des Halses	3,311	-
D35Z	O	Eingriffe an Nase, Nasennebenhöhlen bei bösartiger Neubildung	1,016	-
D36Z	O	Sehr komplexe Eingriffe an den Nasennebenhöhlen	0,952	-
D37A	O	Sehr komplexe Eingriffe an der Nase, Alter < 16 Jahre oder bei Gaumenspalte oder Spaltnase oder plastische Rekonstruktion der Nase mit Rippenknorpeltransplantation	1,455	-
D37B	O	Sehr komplexe Eingriffe an der Nase, Alter > 15 Jahre, außer bei Gaumenspalte oder Spaltnase, ohne plastische Rekonstruktion der Nase mit Rippenknorpeltransplantation	0,966	-
D38Z	O	Mäßig komplexe Eingriffe an Nase, Nasennebenhöhlen, Gesichtsschädelknochen	0,710	-
D39Z	O	Andere Eingriffe an der Nase	0,470	-
D40Z	A	Zahnextraktion und -wiederherstellung	0,552	-
D60A	M	Bösartige Neubildungen an Ohr, Nase, Mund und Hals, mehr als ein Belegungstag, mit äußerst schweren oder schweren CC	1,562	-
D60B	M	Bösartige Neubildungen an Ohr, Nase, Mund und Hals, ein Belegungstag oder ohne äußerst schwere oder schwere CC	0,594	-
D61Z	M	Gleichgewichtsstörung, Hörverlust und Tinnitus	0,469	-
D63A	M	Otitis media oder Infektionen der oberen Atemwege oder Blutung aus Nase und Rachen mit äußerst schweren CC	1,087	-
D63B	M	Otitis media oder Infektionen der oberen Atemwege oder Blutung aus Nase und Rachen ohne äußerst schwere CC	0,368	-
D64Z	M	Laryngotracheitis, Laryngospasmus und Epiglottitis	0,305	-
D65Z	M	Andere Krankheiten an Ohr, Nase, Mund und Hals oder Verletzung und Deformität der Nase	0,437	-
D67Z	M	Erkrankungen von Zähnen und Mundhöhle	0,437	-
MDC 04 Krankheiten und Störungen der Atmungsorgane				
E01A	O	Revisionseingriffe, beidseitige Lobektomie, erweiterte Lungenresektionen und andere komplexe Eingriffe mit komplizierender Konstellation, hochkomplexem Eingriff oder komplizierender Diagnose	5,349	-
E01B	O	Revisionseingriffe, beidseitige Lobektomie, erweiterte Lungenresektionen und andere komplexe Eingriffe ohne komplizierende Konstellation, ohne hochkomplexen Eingriff, ohne komplizierende Diagnose	3,448	-

Mittlere Verweildauer [1]	Untere Grenzverweildauer: Erster Tag mit Abschlag [2, 5]	Untere Grenzverweildauer: Bewertungsrelation pro Tag	Obere Grenzverweildauer: Erster Tag mit zusätzlichem Entgelt [3, 5]	Obere Grenzverweildauer: Bewertungsrelation pro Tag	Externe Verlegung Abschlag pro Tag (Bewertungsrelation)	Verlegungsfallpauschale	Ausnahme von Wiederaufnahme [4]	Pflegeerlös Bewertungsrelation pro Tag
6	7	8	9	10	11	12	13	14
2,9	1	0,165	6	0,079	0,084	-	-	0,8943
19,8	6	0,356	38	0,088	0,120	-	-	1,2386
7,6	2	0,280	15	0,078	0,098	-	-	0,8557
34,0	10	0,345	52	0,137	0,109	-	-	1,0844
19,4	5	0,348	35	0,075	0,102	-	-	1,1357
6,3	1	0,378	14	0,164	0,104	-	-	0,8726
4,4	1	0,493	9	0,079	0,092	-	-	0,8681
3,8	1	0,447	8	0,184	-	x	-	0,8808
3,7	1	0,297	8	0,080	0,090	-	-	0,8033
3,2	1	0,135	7	0,072	0,079	-	-	0,8677
3,7	1	0,188	7	0,066	0,074	-	-	0,8185
2,8	1	0,018	6	0,070	0,074	-	-	0,7674
16,3	4	0,335	30	0,165	0,097	-	-	1,2840
3,5	1	0,220	8	0,163	0,098	-	-	0,8096
4,1	1	0,210	9	0,073	0,083	-	-	0,7782
3,7	1	0,177	7	0,067	0,075	-	-	0,7064
3,0	1	0,231	6	0,068	0,073	-	-	0,7318
2,8	1	0,270	6	0,069	0,073	-	-	0,7837
2,7	1	0,121	6	0,073	0,076	-	-	0,8485
2,4	1	0,067	5	0,080	0,081	-	-	1,0620
13,5	3	0,364	28	0,108	0,101	-	x	1,0811
4,0	1	0,242	10	0,080	0,092	-	x	0,9272
3,5	1	0,212	8	0,093	0,103	-	-	0,7730
9,1	2	0,349	21	0,080	0,103	-	-	1,1330
3,3	1	0,155	7	0,076	0,083	-	-	1,0110
2,3	1	0,120	4	0,093	0,093	-	-	1,4110
3,4	1	0,126	8	0,077	0,085	-	-	0,8769
3,3	1	0,134	7	0,077	0,085	-	-	0,9342
23,7	7	0,406	42	0,096	0,132	-	-	1,2516
13,6	4	0,349	27	0,090	0,120	-	-	1,0711

Anlage 1

Fallpauschalen-Katalog und Pflegeerlöskatalog
Teil a) Bewertungsrelationen bei Versorgung durch Hauptabteilungen

DRG	Partition	Bezeichnung[6]	Bewertungsrelation bei Hauptabteilung	Bewertungsrelation bei Hauptabteilung und Beleghebamme
1	2	3	4	5
E02A	O	Andere OR-Prozeduren an den Atmungsorganen mit aufwendigem Eingriff oder schwersten CC oder IntK > 196 / 184 / 368 Punkte oder Alter < 10 Jahre	2,359	-
E02B	O	Andere OR-Prozeduren an den Atmungsorganen, Alter > 9 Jahre, mit mäßig aufwendigem Eingriff bei Krankheiten und Störungen der Atmungsorgane oder mehr als ein Belegungstag mit bestimmtem Eingriff an Larynx oder Trachea oder mit äußerst schweren CC	1,772	-
E02C	O	Andere OR-Prozeduren an den Atmungsorganen, Alter > 9 J., mehr als 1 BT, ohne best. Eingr. an Larynx oder Trachea, ohne mäßig aufwend. Eingr., ohne äuß. schw. CC, mit best. endoskop. Lungenvolumenred. oder anderem mäßig kompl. Eingr. oder Alter < 18 J.	0,979	-
E02D	O	Andere OR-Prozeduren an den Atmungsorganen, Alter > 17 Jahre, mehr als 1 BT, ohne bestimmten Eingriff an Larynx oder Trachea, ohne mäßig aufwendigen Eingriff, ohne äußerst schwere CC, ohne endoskop. Lungenvolumenred., ohne anderen mäßig kompl. Eingriff	0,967	-
E02E	O	Andere OR-Prozeduren an den Atmungsorganen, Alter > 17 J., ohne best. Eingriff an Larynx oder Trachea, ohne mäßig aufwendigen Eingriff, ohne äußerst schwere CC, ohne endoskop. Lungenvolumenreduktion, ohne andere mäßig kompl. Eingriffe, ein Belegungstag	0,573	-
E03Z	O	Brachytherapie oder Therapie mit offenen Nukliden bei Krankheiten und Störungen der Atmungsorgane, mehr als ein Belegungstag	0,701	-
E05A	O	Andere große Eingriffe am Thorax mit bestimmten Eingriffen bei Brustkorbdeformität oder äußerst schweren CC	4,421	-
E05B	O	Andere große Eingriffe am Thorax bei bösartiger Neubildung oder Alter < 18 Jahre oder Perikarddrainage mit äußerst schweren CC	2,731	-
E05C	O	Andere große Eingriffe am Thorax oder bestimmte Revisionseingriffe ohne bestimmte Eingriffe bei Brustkorbdeformität, ohne äußerst schwere CC, außer bei bösartiger Neubildung, Alter > 17 Jahre	2,208	-
E06A	O	Andere Lungenresektionen, bestimmte Eingriffe an Thoraxorganen, Thoraxwand, Gefäßsystem oder Mediastinum, Alter < 10 Jahre oder Eingriff am Thorax mit äußerst schweren CC oder bestimmte Lobektomie oder Exzision intrakranielles Tumorgewebe	3,237	-
E06B	O	And. Lungenresek., best. Eingr. an Thoraxorg., Thoraxw., Gefäßsystem od. Mediast., Alter > 9 und < 16 J. od. m. offen chirurg. Pleurolyse m. Eingr. an Lunge/Pleura od. best. atyp. Lungenresek. od. best. Brustkorbkorr. od. best. chirurg. Stab. d. Thoraxw.	2,265	-
E06C	O	Andere Lungenresektionen, best. Eingriffe an Thoraxorganen, Thoraxwand, Gefäßsystem od. Mediastinum, Alter > 15 J., ohne offen chirurgische Pleurolyse mit Eingr. an Lunge/Pleura, mit komplexem Eingriff an Atmungsorganen, Mediastinum und Brustkorb	1,658	-
E06D	O	Andere Lungenresektionen, best. Eingriffe an Thoraxorganen, Thoraxwand, Gefäßsystem od. Mediastinum, Alter > 15 J., ohne offen chirurgische Pleurolyse mit Eingr. an Lunge/Pleura, mit bestimmtem Eingriff an Atmungsorganen, Mediastinum und Brustkorb	1,309	-
E07Z	O	Aufwendige Eingriffe bei Schlafapnoesyndrom	0,865	-
E08A	O	Strahlentherapie bei Krankheiten und Störungen der Atmungsorgane mit operativem Eingriff oder Beatmung > 24 Stunden	3,507	-
E08B	O	Strahlentherapie bei Krankheiten und Störungen der Atmungsorgane ohne operativen Eingriff oder Beatmung > 24 Stunden, mehr als ein Belegungstag, Bestrahlungen an mindestens 9 Tagen	3,078	-
E08C	O	Strahlentherapie bei Krankheiten und Störungen der Atmungsorgane ohne operativen Eingriff od. Beatmung > 24 Stunden, mehr als ein Belegungstag, Bestrahlungen an mindestens 5 Tagen od. mindestens 10 Bestrahlungen od. zerebrale, stereotaktische Bestrahlung	1,632	-
E08D	O	Strahlentherapie bei Krankheiten und Störungen der Atmungsorgane ohne operativen Eingr. oder Beatmung > 24 Stunden, mehr als ein Belegungstag, Bestrahlungen an weniger als 5 Tagen, weniger als 10 Bestrahlungen, ohne zerebrale, stereotaktische Bestrahlung	1,127	-
E36Z	O	Intensivmedizinische Komplexbehandlung > 588 / 552 / 552 Aufwandspunkte oder hochaufwendiges Implantat bei Krankheiten und Störungen der Atmungsorgane	5,121	-
E40A	A	Krankheiten und Störungen der Atmungsorgane mit Beatmung > 24 Stunden, mehr als 2 Belegungstage, mit komplexer Prozedur oder int. Komplexbehandlung > 196 / 368 / - Punkte oder komplizierender Diagnose oder Alter < 16 Jahre, mit äußerst schw. CC oder ARDS	3,599	-
E40B	A	Krankheiten und Störungen der Atmungsorgane mit Beatmung > 24 Stunden, mehr als 2 Belegungstage, mit komplexer Prozedur, mit äußerst schweren CC, Alter > 15 Jahre oder bei bestimmter Para- / Tetraplegie	2,790	-

aG-DRG Version 2026 Anlage 1: Fallpauschalen-Katalog und Pflegeerlöskatalog

Mittlere Verweildauer [1]	Untere Grenzverweildauer: Erster Tag mit Abschlag [2], [5]	Untere Grenzverweildauer: Bewertungsrelation pro Tag	Obere Grenzverweildauer: Erster Tag mit zusätzlichem Entgelt [3], [5]	Obere Grenzverweildauer: Bewertungsrelation pro Tag	Externe Verlegung Abschlag pro Tag (Bewertungsrelation)	Verlegungsfallpauschale	Ausnahme von Wiederaufnahme [4]	Pflegeerlös Bewertungsrelation pro Tag
6	7	8	9	10	11	12	13	14
13,7	4	0,336	29	0,086	0,114	-	-	1,0521
12,1	3	0,324	26	0,075	0,099	-	-	0,8412
5,5	1	0,297	14	0,076	0,092	-	-	0,8349
5,6	-	-	14	0,087	0,105	-	-	0,7136
1,0	-	-	-	-	-	-	-	1,2978
2,5	-	-	5	0,197	0,201	-	x	1,0318
18,6	5	0,441	35	0,100	0,135	-	-	1,3016
8,7	2	0,381	17	0,092	0,118	-	-	0,9557
8,7	2	0,381	19	0,092	0,117	-	-	1,0069
15,8	4	0,391	31	0,086	0,116	-	-	1,1203
8,5	2	0,344	17	0,085	0,109	-	-	1,0173
7,8	2	0,293	16	0,079	0,100	-	-	0,8612
6,7	1	0,368	15	0,077	0,096	-	-	0,7867
4,2	1	0,214	8	0,072	0,083	-	-	0,7599
20,6	6	0,426	39	0,144	-	x	x	1,0005
23,3	7	0,369	41	0,127	-	x	x	0,7790
12,9	3	0,392	27	0,122	0,113	-	x	0,8395
8,5	2	0,354	21	0,125	-	x	x	0,8584
21,2	6	0,700	38	0,231	0,221	-	x	2,7485
16,8	5	0,563	32	0,141	0,190	-	x	2,2405
16,3	4	0,521	32	0,112	0,151	-	x	1,8605

Anlage 1

Fallpauschalen-Katalog und Pflegeerlöskatalog
Teil a) Bewertungsrelationen bei Versorgung durch Hauptabteilungen

DRG	Parti-tion	Bezeichnung [6]	Bewertungsrelation bei Hauptabteilung	Bewertungsrelation bei Hauptabteilung und Beleghebamme
1	2	3	4	5
E40C	A	Krankheiten und Störungen der Atmungsorgane mit Beatmung > 24 h, mehr als 2 BT, mit kompl. Prozedur, IntK > - / 184 / - und < 197 / 369 /- Punkte bei akuter Exazerb. best. interstit. LungenKh, ohne äußerst schwere CC, außer bei best. Para- / Tetraplegie	1,787	-
E42A	A	Geriatrische frührehabilitative Komplexbehandlung bei Krankheiten und Störungen der Atmungsorgane bei traumatischem Hämato-/Pneumothorax oder Komplexbehandlung bei isolationspflichtigen Erregern, COVID-19, Virus nachgewiesen	1,978	-
E42B	A	Geriatrische frührehabilitative Komplexbehandlung bei Krankheiten und Störungen der Atmungsorgane, außer bei traumatischem Hämato-/Pneumothorax	1,504	-
E60A	M	Zystische Fibrose (Mukoviszidose), Alter < 16 Jahre oder mit äußerst schweren CC oder bestimmte Lungenembolie oder komplexe respiratorische Insuffizienz, Alter < 16 Jahre	1,366	-
E60B	M	Zystische Fibrose (Mukoviszidose), Alter > 15 Jahre, ohne äußerst schwere CC	0,923	-
E63A	M	Schlafapnoesyndrom oder Polysomnographie oder kardiorespir. Polygraphie bis 2 Belegungstage, Alter < 18 Jahre oder mit best. invasiver kardiologischer Diagnostik oder Kontrolle oder Optimierung einer bestehenden häusl. Beatmung bis 2 BT, Alter < 18 Jahre	0,407	-
E63B	M	Schlafapnoesyndrom oder Polysomnographie oder kardiorespiratorische Polygraphie bis 2 Belegungstage, Alter > 17 Jahre, ohne bestimmte invasive kardiologische Diagnostik	0,290	-
E64A	M	Respiratorische Insuffizienz, mehr als ein Belegungstag, mit äußerst schweren CC oder bestimmte Lungenembolie mit IntK > 196 / 184 / 184 Aufwandspunkte oder Komplexbehandlung bei isolationspflichtigen Erregern, Alter > 15 Jahre	1,001	-
E64B	M	Respiratorische Insuffizienz, mehr als ein Belegungstag, mit IntK > 0 / 0 / - Aufwandspunkten, ohne IntK > 196 / 184 / 184 Aufwandspunkten, ohne äußerst schwere CC, Alter < 16 Jahre	0,816	-
E64C	M	Respiratorische Insuffizienz, mehr als ein Belegungstag, ohne äußerst schwere CC, IntK < - / - / 185 Aufwandspunkten, Alter > 15 Jahre	0,602	-
E64D	M	Respiratorische Insuffizienz, ein Belegungstag	0,244	-
E65A	M	Chron.-obstr. Atemwegserkrankung od. best. Atemwegsinfekt. mit äuß. schw. CC od. best. hochaufw. Beh. od. kompliz. Fakt. od. Bronchitis u. Asthma bronch., > 1 BT, mit äuß. schw. od. schw. CC, Alter < 1 J., mit RS-V.-Infekt., mit IntK > 196 / 184 / - P.	1,767	-
E65B	M	Chronisch-obstruktive Atemwegserkrankung oder best. Atemwegsinfektion ohne äußerst schwere CC, mit komplizierender Diagnose oder mit FEV1 < 35% und mehr als ein Belegungstag oder Alter < 1 J. oder mit best. mäßig aufwendiger /and. aufwendiger Behandlung	0,734	-
E65C	M	Chronisch-obstruktive Atemwegserkrankung ohne äußerst schwere CC, ohne komplizierende Diagnose, ohne FEV1 < 35% oder ein Belegungstag oder Alter > 1 Jahr, ohne bestimmte mäßig aufwendige / andere aufwendige Behandlung	0,566	-
E66A	M	Schweres Thoraxtrauma mit komplizierender Diagnose	0,591	-
E66B	M	Schweres Thoraxtrauma ohne komplizierende Diagnose	0,435	-
E69A	M	Bronchitis und Asthma bronchiale, mehr als ein Belegungstag, mit äußerst schweren oder schweren CC oder bestimmte aufwendige / hochaufwendige Behandlung, Alter < 1 Jahr ohne RS-Virus-Infektion oder bei Para- / Tetraplegie	0,765	-
E69B	M	Bronchitis und Asthma bronchiale, mehr als 1 BT u. Alter > 55 J. od. mit äuß. schw. od. schw. CC, Alter > 0 J. od. 1 BT od. oh. äuß. schw. od. schw. CC, Alter < 1 J. od. flex. Bronchoskopie, Alter < 16 J. od. andere mäßig aufw. Beh., mit RS-Virus-Infekt.	0,534	-
E69C	M	Bronchitis und Asthma bronchiale, ein Belegungstag oder ohne äuß. schw. CC oder Alter < 56 Jahre oder Beschwerden und Symptome der Atmung oder Störungen der Atmung mit Ursache in der Neonatalperiode, ohne bestimmte aufw./hochaufw. Behandlung	0,405	-
E70Z	M	Keuchhusten und akute Bronchiolitis	0,459	-
E71A	M	Neubildungen der Atmungsorgane mit intensivmedizinischer Komplexbehandlung > 196 / 184 / - Aufwandspunkten oder mehr als ein Belegungstag mit äußerst schweren CC	1,558	-
E71B	M	Neubildungen der Atmungsorgane, ein Belegungstag oder ohne äußerst schwere CC, mit Ösophagusprothese oder endoskopischer Stufenbiopsie oder endoskopischer Biopsie am Respirationstrakt mit Chemotherapie ohne int. Komplexbeh. > 196 / 184 / - Punkten	1,001	-
E71C	M	Neubildungen der Atmungsorgane, ein Belegungstag oder ohne äußerst schwere CC, ohne Ösophagusproth., ohne Stufenbiop., ohne Chemotherapie od. ohne endoskop. Biop. am Respir.-Trakt, mit Bronchoskop. mit starrem Instr. oder perkut. Biop. am Respir.-Trakt	0,722	-

aG-DRG Version 2026   Anlage 1: Fallpauschalen-Katalog und Pflegeerlöskatalog

Mittlere Verweildauer [1]	Untere Grenzverweildauer: Erster Tag mit Abschlag [2],[5]	Untere Grenzverweildauer: Bewertungsrelation pro Tag	Obere Grenzverweildauer: Erster Tag mit zusätzlichem Entgelt [3],[5]	Obere Grenzverweildauer: Bewertungsrelation pro Tag	Externe Verlegung Abschlag pro Tag (Bewertungsrelation)	Verlegungsfallpauschale	Ausnahme von Wiederaufnahme [4]	Pflegeerlös Bewertungsrelation pro Tag
6	7	8	9	10	11	12	13	14
10,6	3	0,432	22	0,114	0,149	-	x	1,9911
23,6	-	-	39	0,058	0,079	-	-	0,8548
19,7	-	-	30	0,053	0,072	-	-	0,7482
8,5	2	0,442	20	0,156	-	x	-	1,3134
7,1	1	0,590	17	0,125	-	x	-	0,8887
2,1	1	0,178	4	0,131	0,127	-	-	1,4655
2,1	1	0,120	4	0,096	0,093	-	-	0,9212
8,2	2	0,324	17	0,083	0,106	-	-	1,1840
4,3	-	-	10	0,179	0,145	-	-	1,9229
5,6	-	-	12	0,073	0,088	-	-	0,8292
1,0	-	-	-	-	-	-	-	1,3949
16,6	5	0,283	30	0,072	0,096	-	-	1,1607
7,6	2	0,234	16	0,065	0,082	-	-	0,8217
5,9	1	0,307	13	0,065	0,080	-	-	0,7734
5,0	1	0,296	12	0,082	0,097	-	-	0,8677
3,8	1	0,181	9	0,080	0,090	-	-	0,8027
5,9	1	0,372	13	0,088	0,107	-	-	1,5301
5,5	1	0,320	12	0,066	0,080	-	-	0,8278
3,1	1	0,170	7	0,087	0,094	-	-	1,1319
4,0	1	0,250	9	0,079	0,091	-	-	1,4096
14,3	4	0,296	29	0,072	0,096	-	x	1,0109
7,0	1	0,479	18	0,079	0,099	-	x	0,7221
4,7	1	0,356	12	0,090	0,106	-	x	0,7988

Anlage 1

Fallpauschalen-Katalog und Pflegeerlöskatalog
Teil a) Bewertungsrelationen bei Versorgung durch Hauptabteilungen

DRG	Partition	Bezeichnung[6]	Bewertungsrelation bei Hauptabteilung	Bewertungsrelation bei Hauptabteilung und Beleghebamme
1	2	3	4	5
E71D	M	Neubildungen der Atmungsorgane, ein Belegungstag od. ohne äußerst schwere CC, ohne Ösophagusproth., ohne Stufenbiopsie, ohne Chemoth. od. ohne endoskop. Biop. am Respir.-Trakt, ohne Bronchoskopie mit starrem Instr., ohne perkut. Biopsie am Respir.-Trakt	0,573	-
E73A	M	Pleuraerguss mit äußerst schweren CC	1,666	-
E73B	M	Pleuraerguss ohne äußerst schwere CC	0,606	-
E74Z	M	Interstitielle Lungenerkrankung	0,666	-
E75A	M	Andere Krankheiten der Atmungsorgane mit äußerst schweren CC, Alter < 16 Jahre	1,313	-
E75B	M	Andere Krankheiten der Atmungsorgane mit äußerst schweren CC, Alter > 15 Jahre oder best. andere Krankheiten der Atmungsorgane oder intensivmed. Komplexbehandlung > 196 / 184 / 368 Aufwandspunkten od. Komplexbehandlung bei isolationspflichtigen Erregern	1,114	-
E75C	M	Andere Krankheiten der Atmungsorgane ohne äußerst schwere CC, ohne best. andere Krankheiten der Atmungsorgane, ohne IntK > 196 / 184 / 368 P., ohne Komplexbeh. bei isolationspfl. Erregern oder Beschwerden und Symptome der Atmung mit komplexer Diagnose	0,520	-
E76B	M	Tuberkulose bis 14 Belegungstage oder Alter < 18 Jahre mit äußerst schweren oder schweren CC	1,125	-
E76C	M	Tuberkulose bis 14 Belegungstag, Alter > 17 Jahre oder ohne äußerst schwere oder schwere CC oder Pneumothorax	0,735	-
E77A	M	Bestimmte andere Infektionen und Entzündungen der Atmungsorgane mit intensivmedizinischer Komplexbehandlung > 392 / 368 / - Aufwandspunkte	3,819	-
E77B	M	Bestimmte andere Infektionen und Entzündungen der Atmungsorgane mit bestimmter komplizierender Konstellation oder hochkomplexer Diagnose oder intensivmedizinischer Komplexbehandlung > 196 / - / - Aufwandspunkte	2,735	-
E77C	M	Bestimmte andere Infektionen und Entzündungen der Atmungsorgane mit Komplexbehandlung bei isolationspflichtigen Erregern oder bestimmter hochaufwendiger Behandlung oder schwersten CC oder weiteren komplizierenden Faktoren	1,983	-
E77D	M	Bestimmte andere Infektionen und Entzündungen der Atmungsorgane, Alter > 9 Jahre	1,286	-
E78Z	M	Kontrolle oder Optimierung einer bestehenden häuslichen Beatmung, bis 2 Belegungstage, Alter > 17 Jahre	0,300	-
E79A	M	Infektionen und Entzündungen der Atmungsorgane mit komplexer Diagnose oder äußerst schweren CC, mehr als ein Belegungstag oder mit äußerst schweren CC mit bestimmten Infektionen oder Entzündungen	1,130	-
E79B	M	Infektionen und Entzündungen der Atmungsorgane ohne komplexe Diagnose, ohne äußerst schwere CC oder ein Belegungstag, bei Para- / Tetraplegie oder mit bestimmter mäßig aufwendiger Behandlung oder mit bestimmter Pneumonie, mehr als ein Belegungstag	1,031	-
E79C	M	Infektionen und Entzündungen der Atmungsorgane ohne komplexe Diagnose, ohne äußerst schwere CC oder ein Belegungstag, außer bei Para- / Tetraplegie, ohne bestimmte mäßig aufwendige Behandlung	0,622	-
MDC 05 Krankheiten und Störungen des Kreislaufsystems				
F01A	O	Implantation Kardioverter / Defibrillator (AICD), Dreikammer-Stim. od. Defibrillator mit subk. Elektrode od. intrak. Pulsgen. mit kompliz. Fakt. od. myokardstim. Sys. od. aufwendige Sondenentf. mit kompliz. Fakt. od. Zweikammer-Stim. mit kompliz. Fakt.	4,856	-
F01B	O	Implantation Kardioverter / Defibrillator (AICD), Zweikammer-Stimulation mit komplizierenden Faktoren oder neurologische Komplexbehandlung des akuten Schlaganfalls mehr als 24 Stunden mit komplizierenden Faktoren	3,750	-
F01C	O	Implantation Kardioverter / Defibrillator (AICD), Dreikammer-Stimulation oder Defibrillator oder intrakardialer Pulsgenerator, ohne komplizierende Faktoren oder Implantation eines Drucksensors in die Pulmonalarterie	2,968	-
F01D	O	Implantation Kardioverter / Defibrillator (AICD), Zwei- oder Einkammer-Stim. mit äußerst schweren CC oder Einkammer-Stim. mit zusätzlichem Herz- oder Gefäßeingriff oder mit IntK > 392 / 368 / - AP oder best. Sondenentfernung oder Alter < 18 Jahre	3,526	-
F01E	O	Implantation Kardioverter / Defibrillator (AICD), Zweikammer-Stimulation oder aufwendige Sondenentfernung, ohne Implantation eines Drucksensors in Pulmonalarterie, ohne Implantation eines intrakardialen Pulsgenerators, Alter > 17 Jahre	2,453	-

aG-DRG Version 2026　　　　　　　　　　　Anlage 1: Fallpauschalen-Katalog und Pflegeerlöskatalog

Mittlere Verweildauer [1]	Untere Grenzverweildauer: Erster Tag mit Abschlag [2), 5)]	Untere Grenzverweildauer: Bewertungsrelation pro Tag	Obere Grenzverweildauer: Erster Tag mit zusätzlichem Entgelt [3), 5)]	Obere Grenzverweildauer: Bewertungsrelation pro Tag	Externe Verlegung Abschlag pro Tag (Bewertungsrelation)	Verlegungsfallpauschale	Ausnahme von Wiederaufnahme [4)]	Pflegeerlös Bewertungsrelation pro Tag
6	7	8	9	10	11	12	13	14
5,5	1	0,320	14	0,070	0,084	-	x	0,9217
14,6	4	0,315	30	0,076	0,101	-	-	1,0138
5,4	1	0,354	13	0,073	0,088	-	-	0,7810
5,7	1	0,322	14	0,073	0,089	-	-	0,7953
8,8	2	0,435	18	0,214	0,133	-	-	2,1628
10,0	2	0,354	21	0,074	0,096	-	-	1,0536
4,9	1	0,236	11	0,070	0,082	-	-	0,9006
7,7	2	0,347	16	0,094	0,119	-	-	1,2353
6,2	1	0,459	14	0,078	0,096	-	-	0,9307
18,4	5	0,627	34	0,143	0,194	-	-	2,2091
21,5	6	0,380	39	0,087	0,118	-	-	1,2384
13,6	4	0,383	27	0,099	0,131	-	-	1,4712
10,7	3	0,309	23	0,081	0,105	-	-	0,9978
2,0	1	0,126	3	0,102	0,097	-	-	1,2795
11,4	3	0,272	23	0,067	0,088	-	-	0,9917
11,0	3	0,249	22	0,063	0,083	-	-	1,0361
6,4	1	0,378	13	0,067	0,083	-	-	0,9056
14,0	4	0,374	29	0,094	0,125	-	-	1,3148
12,2	3	0,375	25	0,086	0,113	-	-	1,1431
7,2	1	0,167	18	0,070	0,087	-	-	0,9492
12,9	3	0,387	26	0,084	0,112	-	-	1,2351
8,2	2	0,300	18	0,077	0,098	-	-	1,0062

Anlage 1

Fallpauschalen-Katalog und Pflegeerlöskatalog
Teil a) Bewertungsrelationen bei Versorgung durch Hauptabteilungen

DRG	Parti-tion	Bezeichnung[6]	Bewertungsrelation bei Hauptabteilung	Bewertungsrelation bei Hauptabteilung und Beleghebamme
1	2	3	4	5
F01F	O	Impl. Kardioverter / Defibrillator (AICD), Einkammer-Stimulation, ohne zusätzl. Herz- od. Gefäßeingriff, ohne IntK > 392 / 368 / - P., ohne äuß. schw. CC, ohne aufw. Sondenentf., ohne Impl. Drucksens. in Pulmonalart., ohne Impl. Pulsgen., Alter > 17 J.	2,153	-
F02A	O	Aggregatwechsel eines Kardioverters / Defibrillators (AICD), Zwei- oder Dreikammer-Stimulation	2,009	-
F02B	O	Aggregatwechsel eines Kardioverters / Defibrillators (AICD), Einkammer-Stimulation	1,712	-
F03A	O	Herzklappeneingriff mit Herz-Lungen-Maschine, mit bestimmter komplizierender Konstellation	8,776	-
F03B	O	Herzklappeneingriff mit Herz-Lungen-Maschine, mit Mehrfacheingriff oder Alter < 1 Jahr oder Eingriff in tiefer Hypothermie oder IntK > 392 / 368 / - Aufwandspunkte oder bestimmter anderer komplizierender Konstellation oder pulmonale Endarteriektomie	7,267	-
F03C	O	Herzklappeneingriff mit Herz-Lungen-Maschine, Alter > 0 J., IntK < 196 / 184 / - P. und IntK < 393 / 369 / - P., mit Zweifacheingriff od. bei angeborenem Herzfehler, mit kompl. Eingr. od. best. Herzklappeneingriff oder andere komplizierende Konstellation	6,145	-
F03D	O	Herzklappeneingriff mit HLM, Alter > 0 J., IntK < 197 / 185 / - P., mit Zweifacheingr. od. bei angeb. Herzfehler, oh. kompl. Eingr. oder Alter < 16 J. od. oh. Zweifacheingr., auß. bei angeb. Herzfehler, Alter > 15 J. mit Impl. klappentr. Gefäßprothese	4,729	-
F03E	O	Herzklappeneingriff mit Herz-Lungen-Maschine, ohne kompliz. Konst., Alter > 15 J., ohne Eingr. in tiefer Hypoth., IntK < 197 / 185 / - P., ohne Zweifacheingr., auß. bei Endokarditis, auß. b. angeb. Herzfehler, ohne Impl. klappentr. Gefäßpr.	4,024	-
F05Z	O	Koronare Bypass-Operation mit invasiver kardiologischer Diagnostik oder intraoperativer Ablation, mit komplizierender Konstellation oder Karotiseingriff oder bestimmte Eingriffe mit Herz-Lungen-Maschine in tiefer Hypothermie	5,587	-
F06A	O	Koronare Bypass-Operation mit bestimmten mehrzeitigen komplexen OR-Prozeduren, mit komplizierender Konstellation oder Karotiseingriff oder intensivmedizinischer Komplexbehandlung > 392 / 368 / - Aufwandspunkte	11,099	-
F06B	O	Koronare Bypass-Operation mit anderen mehrzeitigen komplexen OR-Prozeduren, ohne komplizierende Konstellation, ohne Karotiseingriff, ohne intensivmedizinische Komplexbehandlung > 392 / 368 / - Aufwandspunkte	7,679	-
F06C	O	Koronare Bypass-Operation ohne mehrzeitige komplexe OR-Prozeduren, mit komplizierender Konstellation oder IntK > 392 / 368 / - Aufwandspunkte oder Karotiseingriff	6,085	-
F06D	O	Koronare Bypass-Operation ohne mehrzeitige komplexe OR-Prozeduren, ohne komplizierende Konstellation, mit invasiver kardiologischer Diagnostik oder mit intraoperativer Ablation oder schwersten CC oder Implantation eines herzunterstützenden Systems	4,444	-
F06E	O	Koronare Bypass-Operation ohne mehrzeitige komplexe OR-Prozeduren, ohne komplizierende Konstellation, ohne invasive kardiologische Diagnostik, ohne intraoperative Ablation, ohne schwerste CC, ohne Implantation eines herzunterstützenden Systems	3,429	-
F07A	O	Andere Eingriffe mit Herz-Lungen-Maschine, Alter < 1 Jahr oder mit best. kompliz. Konstellation od. kompl. Operation oder IntK > - / 368 /- P. oder Alter < 18 Jahre mit Reop. Herz od. Perikard oder and. kompliz. Konstellation, mit best. kompl. Eingriffen	6,570	-
F07B	O	And. Eingr. mit HLM, Alter < 1 J. od. mit best. kompl. Konst. od. IntK > -/368 /- P., oh. best. kompl. Eingr. od. Alter > 0 J., IntK < -/369/- P., m. and. kompl. Eingr. mit Reop. Herz od. Perik. od. best. and. kompliz. Konst. od. mit best. Aortklers.	5,287	-
F07C	O	Andere Eingr. mit HLM, Alter > 0 J., IntK < - / 369/- P. oder Alter > 17 J. od. ohne Reop. od. ohne and. kompliz. Konst., ohne and. kompl. Eingriffe od. ohne Reop. an Herz od. Perikard od. ohne best. and. kompliz. Konst. od. ohne best. Aortklers.	4,017	-
F08A	O	Rekonstruktive Gefäßeingriffe mit komplizierender Konstellation oder komplexe Vakuumbehandlung oder komplexer Aorteneingriff	8,348	-
F08B	O	Rekonstruktive Gefäßeingriffe ohne komplizierende Konstellationen, ohne komplexe Vakuumbehandlung, ohne komplexen Aorteneingriff, mit komplexem Eingriff mit Mehretagen- oder Aorteneingriff oder Re-OP oder bestimmten Bypässen, mit äußerst schweren CC	5,711	-
F08C	O	Rekonstruktive Gefäßeingriffe ohne kompl. Vakuumbeh., ohne kompl. Aorteneingriff, mit kompl. Eingriff ohne Mehretagen- od. Aorteneingriff, ohne Reop., ohne best. Bypass, mit äußerst schweren CC oder mit best. Aorteneingriff od. best. kompl. Konstellation	4,232	-

Mittlere Verweildauer [1]	Untere Grenzverweildauer: Erster Tag mit Abschlag [2, 5]	Untere Grenzverweildauer: Bewertungsrelation pro Tag	Obere Grenzverweildauer: Erster Tag mit zusätzlichem Entgelt [3, 5]	Obere Grenzverweildauer: Bewertungsrelation pro Tag	Externe Verlegung Abschlag pro Tag (Bewertungsrelation)	Verlegungsfallpauschale	Ausnahme von Wiederaufnahme [4]	Pflegeerlös Bewertungsrelation pro Tag
6	7	8	9	10	11	12	13	14
7,2	1	0,647	16	0,078	0,098	-	-	0,9978
5,6	1	0,441	14	0,067	0,081	-	-	0,9159
5,2	1	0,246	12	0,066	0,080	-	-	0,8666
19,5	5	0,736	37	0,261	0,215	-	-	1,9495
16,9	5	0,614	32	0,250	0,206	-	-	1,9323
15,9	4	0,574	29	0,227	0,170	-	-	1,6877
12,7	3	0,478	23	0,213	0,139	-	-	1,3589
10,7	3	0,394	18	0,248	0,135	-	-	1,3334
14,3	4	0,540	26	0,221	-	x	-	1,6482
23,0	7	0,723	41	0,251	0,241	-	-	2,2296
23,7	7	0,468	42	0,199	0,152	-	-	1,4909
16,4	4	0,715	31	0,226	-	x	-	2,0271
12,8	3	0,532	24	0,212	-	x	-	1,6034
10,1	2	0,499	18	0,216	-	x	-	1,3852
14,3	4	0,634	28	0,279	0,207	-	-	2,0223
13,8	4	0,450	26	0,225	0,152	-	-	1,4625
10,8	3	0,414	19	0,248	0,140	-	-	1,3876
38,1	12	0,345	56	0,082	0,115	-	-	1,0991
22,9	7	0,348	41	0,085	0,117	-	-	1,1082
18,2	5	0,357	36	0,082	0,111	-	-	1,0321

Anlage 1

Fallpauschalen-Katalog und Pflegeerlöskatalog
Teil a) Bewertungsrelationen bei Versorgung durch Hauptabteilungen

DRG	Parti-tion	Bezeichnung [6]	Bewertungsrelation bei Hauptabteilung	Bewertungsrelation bei Hauptabteilung und Beleghebamme
1	2	3	4	5
F08D	O	Rekonstruktive Gefäßeingriffe ohne kompl. Konst., ohne kompl. Aorteneingriff, mit kompl. Eingr. mit Mehretagen- oder Aorteneingriff oder Reop. oder best. Byp., ohne äuß. schw. CC, ohne best. Aorteneingriff oder bestimmter Bypass mit äußerst schweren CC	2,992	-
F08E	O	Rekonstruktive Gefäßeingriffe ohne kompl. Konst., ohne kompl. Vakuumbeh., ohne kompl. Aorteneingriff, mit komplex. Eingriff, ohne Mehretagen- oder Aorteneingriff, ohne Reop., ohne bestimmten Bypass, ohne äußerst schwere CC, ohne bestimmten Aorteneingriff	2,445	-
F08F	O	Rekonstruktive Gefäßeingriffe ohne komplizierende Konstellation, ohne komplexe Vakuumbehandlung, ohne komplexen Aorteneingriff, ohne komplexen Eingriff, ohne bestimmten Aorteneingriff, mit bestimmtem Eingriff	1,972	-
F08G	O	Rekonstruktive Gefäßeingriffe ohne komplizierende Konstellation, ohne komplexe Vakuumbehandlung, ohne komplexen Aorteneingriff, ohne komplexen Eingriff, ohne bestimmten Aorteneingriff, ohne bestimmten Eingriff	1,755	-
F09A	O	Andere kardiothorakale Eingriffe, Alter < 16 Jahre, mit komplizierender Konstellation oder Exzision am Vorhof	3,239	-
F09B	O	Andere kardiothorakale Eingriffe, Alter > 15 Jahre, ohne kompl. Konst., ohne Exzision am Vorhof, mit mäßig kompl. kardiothorakalen Eingriffe. mit äußerst schweren CC oder best. kardiothorakalem Eingriff oder best. Perikardektomie bei chron. Perikarditis	3,507	-
F09C	O	Andere kardiothorakale Eingriffe, Alter > 15 Jahre, ohne kompl. Konst., ohne Exzision am Vorhof, ohne äußerst schwere CC oder ohne mäßig kompl. kardiothorakale Eingr., ohne best. kardiothorakalen Eingr., ohne best. Perikardektomie bei chron. Perikarditis	2,099	-
F12A	O	Implantation eines Herzschrittmachers, Dreikammersystem mit äuß. schw. CC oder ablativ. Maßnahmen oder PTCA oder mit aufwendiger Sondenentfernung oder mit kompliz. Faktoren oder mit Revision eines Herzschrittm. oder AICD ohne Aggregatw. mit kompliz. Faktoren	3,736	-
F12B	O	Implantation eines Herzschrittmachers, Dreikammersystem ohne äußerst schwere CC, ohne ablative Maßnahme, ohne PTCA oder Implantation eines Herzschrittmachers ohne aufwendige Sondenentfernung mit komplizierenden Faktoren	1,994	-
F12C	O	Implantation eines Herzschrittmachers, Zweikammersystem, mit komplexem Eingriff oder Alter < 16 Jahre	2,481	-
F12D	O	Implantation eines Herzschrittmachers, Zweikammersystem, ohne komplexen Eingriff, Alter > 15 Jahre, mit äußerst schweren CC oder isolierter offen chirurgischer Sondenimplantation oder aufwendiger Sondenentfernung oder mäßig komplexer PTCA	2,200	-
F12E	O	Implantation eines Herzschrittmachers, Einkammersystem oder Implantation eines Ereignisrekorders, Alter > 15 Jahre, mit invasiver kardiologischer Diagnostik bei bestimmten Eingriffen	1,574	-
F12F	O	Impl. HSM, Zweikammersys., oh. äuß. schwere CC, oh. isol. offen chir. Sondenimpl., oh. aufw. Sondenentf., oh. mäßig kompl. PTCA od. Impl. HSM, Einkammersys. od. Impl. Ereignisrekorder, oh. invasive kardiol. Diagnostik bei best. Eingriffen, Alter > 15 J.	1,208	-
F13A	O	Amputation bei Kreislauferkrankungen an oberer oder unterer Extremität oder Revisionseingriff mit äußerst schweren CC und mehrzeitigen Revisions- oder Rekonstruktionseingriffen	5,151	-
F13B	O	Amputation bei Kreislauferkrankungen an oberer oder unterer Extremität oder Revisionseingriff mit äußerst schweren CC, ohne mehrzeitige Revisions- oder Rekonstruktionseingriffe	2,659	-
F13C	O	Amputation bei Kreislauferkrankungen an oberer Extremität oder komplexe Amputation an unterer Extremität oder Revisionseingriff ohne äußerst schwere CC	1,659	-
F13D	O	Amputation bei Kreislauferkrankungen an unterer Extremität ohne komplexe Amputationen, ohne äußerst schwere CC	0,975	-
F14A	O	Komplexe oder mehrfache Gefäßeingriffe außer große rekonstruktive Eingriffe mit äußerst schweren CC	4,669	-
F14B	O	Komplexe oder mehrfache Gefäßeingriffe außer große rekonstruktive Eingriffe, ohne äußerst schwere CC	2,288	-
F15Z	O	Perkutane Koronarangioplastie mit komplizierender Konstellation oder komplexer Diagn. u. hochkompl. Intervention od. m. best. Rekanalisationsverf., Alt. < 16 J. od. inv. kardiolog. Diagnostik, m. kompliz. Konst. od. Endokarditis, mehr als 2 Belegungstage	2,880	-
F17A	O	Wechsel eines Herzschrittmachers, Dreikammersystem oder Alter < 16 Jahre	1,336	-
F17B	O	Wechsel eines Herzschrittmachers, Einkammer- oder Zweikammersystem, Alter > 15 Jahre	0,761	-

aG-DRG Version 2026 — Anlage 1: Fallpauschalen-Katalog und Pflegeerlöskatalog

Mittlere Verweildauer [1]	Untere Grenzverweildauer: Erster Tag mit Abschlag [2), 5)]	Untere Grenzverweildauer: Bewertungsrelation pro Tag	Obere Grenzverweildauer: Erster Tag mit zusätzlichem Entgelt [3), 5)]	Obere Grenzverweildauer: Bewertungsrelation pro Tag	Externe Verlegung Abschlag pro Tag (Bewertungsrelation)	Verlegungsfallpauschale	Ausnahme von Wiederaufnahme [4)]	Pflegeerlös Bewertungsrelation pro Tag
6	7	8	9	10	11	12	13	14
13,0	3	0,331	25	0,071	0,094	-	-	0,8972
10,4	2	0,329	22	0,066	0,086	-	-	0,7805
8,7	2	0,261	17	0,063	0,081	-	-	0,7471
6,9	1	0,329	13	0,067	0,084	-	-	0,7440
8,6	2	0,533	18	0,185	0,166	-	-	1,7071
11,1	3	0,408	22	0,103	0,134	-	-	1,4456
7,5	2	0,370	17	0,103	0,130	-	-	1,2458
14,5	4	0,324	30	0,078	0,105	-	-	1,0668
5,2	1	0,313	13	0,073	0,088	-	-	0,8352
8,4	2	0,323	17	0,081	0,103	-	-	1,1216
11,5	3	0,330	24	0,080	0,105	-	-	1,1897
8,0	2	0,263	17	0,069	0,088	-	-	0,8432
5,5	1	0,394	12	0,074	0,090	-	-	0,9402
35,2	11	0,283	53	0,068	0,094	-	-	0,9511
20,2	6	0,290	37	0,071	0,096	-	-	1,0076
13,4	3	0,301	27	0,063	0,084	-	-	0,7065
8,9	2	0,240	19	0,056	0,072	-	-	0,7028
23,3	7	0,336	41	0,081	0,111	-	-	1,0704
11,6	3	0,272	24	0,066	0,086	-	-	0,7740
21,8	6	0,334	40	0,075	0,103	-	-	1,0609
3,2	1	0,218	8	0,077	0,084	-	-	1,1153
3,0	1	0,162	7	0,072	0,077	-	-	0,9501

Anlage 1

Fallpauschalen-Katalog und Pflegeerlöskatalog
Teil a) Bewertungsrelationen bei Versorgung durch Hauptabteilungen

DRG	Parti-tion	Bezeichnung[6]	Bewertungsrelation bei Hauptabteilung	Bewertungsrelation bei Hauptabteilung und Beleghebamme
1	2	3	4	5
F18A	O	Revision eines Herzschrittmachers oder Kardioverters / Defibrillators (AICD) ohne Aggregatwechsel, Alter < 16 Jahre oder mit äußerst schweren CC, mit komplexem Eingriff oder mit aufwendiger Sondenentfernung	3,246	-
F18B	O	Revision Herzschrittmacher od. Kardioverter / Defibrillator (AICD) oh. Aggregatw., Alt. < 16 J. mit äuß. schw. CC, oh. kompl. Eingr., oh. aufwend. Sondenentf. od. Alt. > 15 J., oh. äuß. schw. CC mit kompl. Eingr., mit intralum. exp. Extraktionshilfe	2,683	-
F18C	O	Revision eines Herzschrittmachers oder Kardioverters / Defibrillators (AICD) ohne Aggregatwechsel, Alter > 15 Jahre, ohne äußerst schwere CC, ohne aufwendige Sondenentfernung, mit komplexem Eingriff, ohne intraluminale expandierende Extraktionshilfe	1,181	-
F18D	O	Revision eines Herzschrittmachers oder Kardioverters / Defibrillators (AICD) ohne Aggregatwechsel, Alter > 15 Jahre, ohne äußerst schwere CC, ohne aufwendige Sondenentfernung, ohne komplexen Eingriff	0,828	-
F19A	O	Andere transluminale Intervention an Herz, Aorta und Lungengefäßen mit äußerst schweren CC	4,028	-
F19B	O	Andere transluminale Intervention an Herz, Aorta und Lungengefäßen ohne äußerst schwere CC oder Ablation über A. renalis oder komplexe Rekanalisation von Koronargefäßen	1,661	-
F21A	O	Andere OR-Prozeduren bei Kreislauferkrankungen mit hochkomplexem Eingriff oder komplizierender Konstellation	4,099	-
F21B	O	Andere OR-Prozeduren bei Kreislauferkrankungen ohne hochkomplexen Eingriff, mit komplexem Eingriff oder bestimmter komplizierender Konstellation	2,994	-
F21C	O	Andere OR-Prozeduren bei Kreislauferkrankungen ohne komplexen Eingriff, mit mäßig komplexem Eingriff oder anderer komplizierender Konstellation oder IntK > 196 / 184 / 368 Punkte	1,988	-
F21D	O	Andere OR-Prozeduren bei Kreislauferkrankungen ohne komplexen Eingriff, ohne komplizierende Konstellationen, ohne IntK > 196 / 184 / 368 Punkte, ohne mäßig komplexen Eingriff, mit bestimmtem anderen Eingriff	1,403	-
F21E	O	Andere OR-Prozeduren bei Kreislauferkrankungen ohne komplexen Eingriff, ohne komplizierende Konstellationen, ohne IntK > 196 / 184 / 368 Punkte, ohne mäßig komplexen Eingriff, ohne bestimmten anderen Eingriff	0,912	-
F24A	O	Perkutane Koronarangioplastie mit komplexer Diagnose und hochkomplexer Intervention oder mit bestimmten Rekanalisationsverfahren, Alter > 15 Jahre, mit äußerst schweren CC	3,190	-
F24B	O	Perkutane Koronarangioplastie mit komplexer Diagnose und hochkomplexer Intervention oder mit bestimmten Rekanalisationsverfahren, Alter > 15 Jahre, ohne äußerst schwere CC	1,410	-
F27A	O	Verschiedene Eingriffe bei Diabetes mellitus mit Komplikationen, mit äußerst schweren CC oder Gefäßeingriff oder bestimmter Amputation oder komplexer Arthrodese des Fußes oder komplexem Hauteingriff oder Ringfixateur	2,453	-
F27B	O	Verschiedene Eingriffe bei Diabetes mellitus mit Komplikationen, ohne äußerst schwere CC, ohne Gefäßeingriff, ohne bestimmte Amputation, ohne komplexe Arthrodese des Fußes, ohne komplexen Hauteingriff, ohne Ringfixateur, mit mäßig komplexem Eingriff	1,776	-
F27C	O	Verschiedene Eingriffe bei Diabetes mellitus mit Komplikationen, ohne äußerst schwere CC, ohne Gefäßeingriff, ohne best. Amputation, ohne komplexe Arthrodese des Fußes, ohne Ringfixateur, ohne mäßig komplexen Eingriff, mit bestimmtem aufwendigen Eingriff	1,062	-
F28A	O	Bestimmte Amputation bei Kreislauferkrankungen an unterer Extremität mit zusätzlichem Gefäßeingriff oder mit Hauttransplantation mit äußerst schweren oder schweren CC	3,881	-
F28B	O	Bestimmte Amputation bei Kreislauferkrankungen an unterer Extremität ohne zusätzlichen Gefäßeingriff, ohne Hauttransplantation, mit äußerst schweren oder schweren CC	2,291	-
F28C	O	Bestimmte Amputation bei Kreislauferkrankungen an unterer Extremität, ohne zusätzlichen Gefäßeingriff, ohne äußerst schwere oder schwere CC	1,835	-
F30Z	O	Operation bei komplexem angeborenen Herzfehler oder Hybridchirurgie bei Kindern	5,503	-
F36A	O	Intensivmedizinische Komplexbehandlung bei Krankheiten und Störungen des Kreislaufsystems mit komplizierenden Faktoren, > 1176 / 1380 / - Aufwandspunkte oder > 588 / 828 / 1104 Aufwandspunkte mit aufwendigem Eingriff	14,305	-
F36B	O	Intensivmed. Komplexbeh. bei Krankh. und Störungen d. Kreislaufsyst. m. kompliz. Fakt., > 588 / 828 / - P. od. > - / - / 1104 P. m. best. OR-Proz., ohne aufwend. Eingr. od. > - / 552 / 552 P. m. best. Aortenstent od. minimalinv. Eingr. an mehrer. Herzkl.	10,302	-

Mittlere Verweildauer [1]	Untere Grenz-verweildauer: Erster Tag mit Abschlag [2), 5)]	Untere Grenz-verweildauer: Bewertungs-relation pro Tag	Obere Grenz-verweildauer: Erster Tag mit zusätzlichem Entgelt [3), 5)]	Obere Grenz-verweildauer: Bewertungs-relation pro Tag	Externe Verlegung Abschlag pro Tag (Bewertungsrelation)	Verlegungs-fallpauschale	Ausnahme von Wiederaufnahme [4)]	Pflegeerlös Bewertungs-relation pro Tag
6	7	8	9	10	11	12	13	14
11,6	3	0,344	26	0,118	0,109	-	-	1,1532
12,8	3	0,400	27	0,087	0,116	-	-	1,0961
4,9	1	0,363	12	0,077	0,091	-	-	1,0134
4,3	1	0,423	11	0,073	0,084	-	-	0,8349
16,9	5	0,410	33	0,102	0,138	-	-	1,3384
4,4	1	0,435	11	0,086	0,100	-	-	1,0643
25,9	8	0,254	44	0,062	0,085	-	-	0,8676
20,3	6	0,263	38	0,064	0,087	-	-	0,8428
16,8	5	0,228	33	0,057	0,077	-	-	0,7579
11,8	3	0,241	25	0,057	0,076	-	-	0,7438
9,3	2	0,257	19	0,058	0,075	-	-	0,7561
15,7	4	0,426	31	0,095	0,128	-	-	1,3975
5,5	1	0,467	12	0,082	0,099	-	-	1,0648
19,4	5	0,276	37	0,060	0,081	-	-	0,7836
14,9	4	0,261	30	0,061	0,082	-	-	0,6982
9,8	2	0,270	20	0,058	0,075	-	-	0,7110
23,5	7	0,285	42	0,068	0,093	-	-	0,8499
18,7	5	0,275	36	0,062	0,084	-	-	0,8380
15,7	4	0,262	30	0,058	0,079	-	-	0,8065
11,9	3	0,672	24	0,278	0,209	-	-	2,1046
34,9	11	0,841	53	0,289	-	x	x	3,0052
24,9	7	0,843	43	0,271	-	x	x	2,7610

Anlage 1

Fallpauschalen-Katalog und Pflegeerlöskatalog
Teil a) Bewertungsrelationen bei Versorgung durch Hauptabteilungen

DRG	Partition	Bezeichnung [6]	Bewertungsrelation bei Hauptabteilung	Bewertungsrelation bei Hauptabteilung und Beleghebamme
1	2	3	4	5
F36C	O	Intensivmedizinische Komplexbehandlung bei Krankheiten und Störungen des Kreislaufsystems mit komplizierenden Faktoren, > - / 552 / 552 Aufwandspunkte ohne bestimmte OR-Prozedur, ohne bestimmten Aortenstent oder bestimmter mehrzeitiger komplexer Eingriff	8,168	-
F39A	O	Unterbindung und Stripping von Venen mit beidseitigem Eingriff oder bestimmter Diagnose oder äußerst schweren oder schweren CC	0,824	-
F39B	O	Unterbindung und Stripping von Venen ohne beidseitigen Eingriff, ohne bestimmte Diagnose, ohne äußerst schwere oder schwere CC	0,681	-
F41Z	A	Invasive kardiologische Diagnostik bei akutem Myokardinfarkt	0,773	-
F42Z	O	Operation b. kompl. angeb. Herzfehler, Hybridchirurgie, best. Herzklappeneingriffe od. and. Eingriffe m. Herz-Lungen-Maschine m. invas. kardiolog. Diagnostik bei Kindern od. best. rekonstruktive Gefäßeingriffe oh. Herz-Lungen-Maschine m. kompl. Eingriff	5,275	-
F43A	A	Beatmung > 24 Stunden bei Krankheiten und Störungen des Kreislaufsystems, Alter < 6 Jahre oder intensivmedizinische Komplexbehandlung > 392 / 552 / 552 Aufwandspunkte oder best. Impl. herzunterst. System	5,359	-
F43B	A	Beatmung > 24 Stunden bei Krankheiten und Störungen des Kreislaufsystems oh. IntK > 392 / 552 / 552 Pkte, Alter > 5 J. und Alter < 16 J. od. mit kompl. Konstell. od. best. OR-Prozedur od. IntK > - / 368 / - Punkte, ohne best. Impl. herzunterst. System	4,354	-
F43C	A	Beatmung > 24 Stunden bei Krankheiten und Störungen des Kreislaufsystems, Alter > 15 J., ohne intensivmed. Komplexbehandlung > 392 / 368 / 552 Aufwandspunkte, ohne komplizierende Konstellation, ohne best. OR-Prozedur, ohne best. Impl. herzunterst. System	2,041	-
F48Z	A	Geriatrische frührehabilitative Komplexbehandlung bei Krankheiten und Störungen des Kreislaufsystems	1,411	-
F49A	A	Invasive kardiologische Diagnostik außer bei akutem Myokardinfarkt, mit äußerst schweren CC oder IntK > 196 / 184 / 368 Aufwandspunkten	2,735	-
F49B	A	Invasive kardiologische Diagnostik außer bei akutem Myokardinfarkt, ohne äußerst schwere CC, ohne IntK > 196 / 184 / 368 Aufwandspunkte, Alter < 18 Jahre	1,033	-
F49C	A	Invasive kardiologische Diagnostik außer bei akutem Myokardinfarkt, ohne äußerst schwere CC, ohne IntK > 196 / 184 / 368 Aufwandspunkte, Alter > 17 Jahre, mit schweren CC, mehr als ein Belegungstag	1,735	-
F49D	A	Invasive kardiologische Diagnostik außer bei akutem Myokardinfarkt, ohne IntK > 196 / 184 / 368 Aufwandspunkte, Alter > 17 Jahre, ohne schwere CC bei BT > 1, mit kardialem Mapping oder best. andere kardiologische Diagnostik oder best. komplexer Diagnose	1,150	-
F49E	A	Invasive kardiolog. Diagnostik außer bei akutem Myokardinfarkt, o. äußerst schwere CC, ohne IntK > 196 / 184 / 368 P., Alter > 17 J., o. kard. Mapping, o. best. and. kard. Diagnostik, o. schwere CC bei BT > 1, o. best. kompl. Diagnose, mit best. Eingr.	0,915	-
F49F	A	Invasive kardiolog. Diagnostik außer bei akutem Myokardinfarkt, o. äußerst schwere CC, ohne IntK > 196 / 184 / 368 P., Alter > 17 J., o. kard. Mapping, o. best. and. kard. Diagnostik, o. schwere CC bei BT > 1, o. best. kompl. Diagnose, ohne best. Eingr.	0,678	-
F50A	O	Ablative Maßnahmen bei Herzrhythmusstörungen mit hochkomplexer Ablation im linken Vorhof, Ventrikel oder Pulmonalvenen oder Implantation eines Ereignisrekorders oder Alter < 16 Jahre oder best. angeb. Herzfehler oder mit kompl. Ablation, Alter < 18 Jahre	1,961	-
F50B	O	Ablative Maßnahmen bei Herzrhythmusstörungen ohne hochkomplexe Ablation im linken Vorhof, Ventrikel oder Pulmonalvenen, ohne Implantation eines Ereignisrekorders, ohne best. angeb. Herzfehler, mit komplexer Ablation, Alter > 17 Jahre	1,598	-
F50C	O	Ablative Maßnahmen bei Herzrhythmusstörungen ohne hochkomplexe Ablation im linken Vorhof, Ventrikel oder Pulmonalvenen, ohne Implantation eines Ereignisrekorders, ohne best. angeb. Herzfehler, ohne komplexe Ablation, Alter > 15 Jahre	1,187	-
F51A	O	Endovaskuläre Implantation von Stent-Prothesen an der Aorta, thorakal oder mit bestimmter Aortenprothesenkombination	4,445	-
F51B	O	Endovaskuläre Implantation von Stent-Prothesen an der Aorta, nicht thorakal, ohne bestimmte Aortenprothesenkombination	3,205	-
F52A	O	Perkutane Koronarangioplastie mit komplexer Diagnose, mit äußerst schweren CC	2,963	-
F52B	O	Perkutane Koronarangioplastie mit komplexer Diagnose, ohne äußerst schwere CC oder mit intrakoronarer Brachytherapie oder bestimmte Intervention	1,052	-
F56A	O	Perkutane Koronarangioplastie mit bestimmter hochkomplexer Intervention, mit äußerst schweren CC	2,884	-

aG-DRG Version 2026 Anlage 1: Fallpauschalen-Katalog und Pflegeerlöskatalog

Mittlere Verweildauer [1]	Untere Grenzverweildauer: Erster Tag mit Abschlag [2), 5)]	Untere Grenzverweildauer: Bewertungsrelation pro Tag	Obere Grenzverweildauer: Erster Tag mit zusätzlichem Entgelt [3), 5)]	Obere Grenzverweildauer: Bewertungsrelation pro Tag	Externe Verlegung Abschlag pro Tag (Bewertungsrelation)	Verlegungsfallpauschale	Ausnahme von Wiederaufnahme [4)]	Pflegeerlös Bewertungsrelation pro Tag
6	7	8	9	10	11	12	13	14
22,5	6	0,785	40	0,245	-	x	x	2,5163
5,4	1	0,282	14	0,056	0,068	-	-	0,7535
2,5	1	0,142	5	0,082	0,083	-	-	1,0562
4,8	1	0,305	11	0,081	0,095	-	-	0,9339
11,3	3	0,426	24	0,278	0,139	-	-	1,4688
22,4	6	0,676	40	0,212	0,203	-	x	2,4337
16,2	4	0,589	31	0,127	0,171	-	x	1,8860
10,6	3	0,459	24	0,121	0,158	-	x	1,9226
19,4	-	-	29	0,050	0,068	-	-	0,7048
18,0	5,000	0,394	34	0,092	0,124	-	-	1,3930
2,6	1	0,219	7	0,165	0,120	-	-	1,7681
14,1	4	0,288	28	0,071	0,095	-	-	0,9336
8,3	2	0,271	17	0,068	0,087	-	-	0,7264
6,8	1	0,342	15	0,066	0,082	-	-	0,7227
4,7	1	0,248	10	0,069	0,081	-	-	0,6863
4,5	1	0,415	11	0,076	0,089	-	-	0,8895
4,8	1	0,388	11	0,074	0,087	-	-	0,8495
5,0	1	0,318	12	0,071	0,085	-	-	0,8786
7,7	2	0,358	16	0,139	0,123	-	-	1,2475
5,9	1	0,357	12	0,085	0,104	-	-	0,9292
18,3	5	0,360	34	0,083	0,112	-	-	1,2305
4,9	1	0,351	11	0,082	0,098	-	-	1,0658
14,1	4	0,365	27	0,091	0,121	-	-	1,2869

Anlage 1

Fallpauschalen-Katalog und Pflegeerlöskatalog
Teil a) Bewertungsrelationen bei Versorgung durch Hauptabteilungen

DRG	Parti- tion	Bezeichnung[6]	Bewertungsrelation bei Hauptabteilung	Bewertungsrelation bei Hauptabteilung und Beleghebamme
1	2	3	4	5
F56B	O	Perkutane Koronarangioplastie mit hochkomplexer Intervention, ohne bestimmte hochkomplexe Intervention oder ohne äußerst schwere CC oder Kryoplastie oder koronare Lithoplastie	1,222	-
F58A	O	Perkutane Koronarangioplastie oder bestimmte kardiologische Diagnostik mit Gefäßeingriff, mit äußerst schweren CC	2,251	-
F58B	O	Perkutane Koronarangioplastie oder bestimmte kardiologische Diagnostik mit Gefäßeingriff, ohne äußerst schwere CC	0,898	-
F59A	O	Mäßig komplexe Gefäßeingriffe mit äußerst schweren CC	3,701	-
F59B	O	Mäßig komplexe Gefäßeingriffe mit aufwendiger Gefäßintervention, ohne äußerst schwere CC	1,743	-
F59C	O	Mäßig komplexe Gefäßeingriffe ohne äußerst schwere CC, ohne aufwendige Gefäßintervention, mit aufwendigem Eingriff oder Mehrfacheingriff oder bestimmter Diagnose oder Alter < 16 Jahre, mehr als ein Belegungstag	1,558	-
F59D	O	Mäßig komplexe Gefäßeingriffe ohne äußerst schwere CC, ohne aufwendige Gefäßintervention, mit bestimmtem Eingriff oder anderem Mehrfacheingriff, Alter > 15 Jahre oder ein Belegungstag oder mit pAVK mit Gangrän, mehr als ein Belegungstag	1,247	-
F59E	O	Mäßig komplexe Gefäßeingriffe ohne äußerst schwere CC, ohne aufwend. Gefäßinterv., mit best. anderen Eingriff oder best. Mehrfacheingriff oder PTA, mehr als ein Belegungstag, ohne aufwendigen oder bestimmten Eingr., Alter > 15 Jahre oder ein Belegungstag	1,003	-
F59F	O	Mäßig komplexe Gefäßeingriffe ohne äußerst schwere CC, ohne aufwendige Gefäßintervention, ohne aufwendigen, bestimmten oder bestimmten anderen Eingriff, ohne Mehrfacheingriff, Alter > 15 Jahre oder ein Belegungstag	0,716	-
F60A	M	Akuter Myokardinfarkt ohne invasive kardiologische Diagnostik mit äußerst schweren CC	1,559	-
F60B	M	Akuter Myokardinfarkt ohne invasive kardiologische Diagnostik ohne äußerst schwere CC	0,544	-
F61A	M	Infektiöse Endokarditis mit komplizierender Diagnose oder mit komplizierender Konstellation	2,737	-
F61B	M	Infektiöse Endokarditis ohne komplizierende Diagnose, ohne komplizierende Konstellation	2,223	-
F62A	M	Herzinsuffizienz und Schock mit äußerst schweren CC, mit Dialyse oder komplizierender Diagnose oder mit bestimmter hochaufwendiger Behandlung mit intensivmedizinischer Komplexbehandlung > 196 / 184 / 368 Punkte oder komplizierender Konstellation	3,023	-
F62B	M	Herzinsuff. und Schock mit äuß. schw. CC, mit Dialyse oder kompliz. Diag. od. mit best. hochaufw. Beh. od. ohne kompliz. Konst., ohne best. hochaufw. Beh., mehr als 1 BT bei best. akuten Nierenvers. mit äuß. schw. CC, ohne Komplexbeh. des akut. Schlaganf.	1,907	-
F62C	M	Herzinsuffizienz und Schock ohne äuß. schw. CC od. ohne Dialyse, ohne kompliz. Diagnose, ohne kompliz. Konst., ohne best. hochaufw. Beh., mehr als 1 Belegungstag, ohne best. akut. Nierenvers. od. ohne äuß. schw. CC. ohne Komplexbeh. des akut. Schlaganf.	0,681	-
F62D	M	Herzinsuffizienz und Schock ohne äußerst schwere CC oder ohne Dialyse, ohne komplizierende Diagnose, ohne komplizierende Konstellation, ohne bestimmte hochaufwendige Behandlung, ein Belegungstag	0,215	-
F63A	M	Venenthrombose mit äußerst schweren CC	1,196	-
F63B	M	Venenthrombose ohne äußerst schwere CC	0,470	-
F64Z	M	Hautulkus bei Kreislauferkrankungen	0,651	-
F65A	M	Periphere Gefäßkrankheiten mit komplexer Diagnose und äußerst schweren CC oder intensivmedizinische Komplexbehandlung > 196 / 184 / 184 Aufwandspunkte	2,111	-
F65B	M	Periphere Gefäßkrankheiten ohne komplexe Diagnose oder ohne äußerst schwere CC, ohne intensivmedizinische Komplexbehandlung > 196 / 184 / 184 Aufwandspunkte	0,605	-
F66A	M	Koronararteriosklerose mit äußerst schweren CC	1,280	-
F66B	M	Koronararteriosklerose ohne äußerst schwere CC	0,438	-
F67A	M	Hypertonie mit komplizierender Diagnose oder äußerst schweren oder schweren CC oder bestimmter hochaufwendiger / mäßig aufwendiger / aufwendiger Behandlung	0,892	-
F67B	M	Hypertonie ohne komplizierende Diagnose, ohne äußerst schwere oder schwere CC, ohne bestimmte hochaufwendige / mäßig aufwendige / aufwendige Behandlung, bei primärer Überfunktion von Nebenschilddrüse oder Nebenniere oder Alter < 18 Jahre	0,481	-

Mittlere Verweildauer [1]	Untere Grenzverweildauer: Erster Tag mit Abschlag [2, 5]	Untere Grenzverweildauer: Bewertungsrelation pro Tag	Obere Grenzverweildauer: Erster Tag mit zusätzlichem Entgelt [3, 5]	Obere Grenzverweildauer: Bewertungsrelation pro Tag	Externe Verlegung Abschlag pro Tag (Bewertungsrelation)	Verlegungsfallpauschale	Ausnahme von Wiederaufnahme [4]	Pflegeerlös Bewertungsrelation pro Tag
6	7	8	9	10	11	12	13	14
4,7	1	0,409	10	0,075	0,088	-	-	0,8797
13,0	3	0,379	26	0,082	0,109	-	-	1,2206
4,3	1	0,306	9	0,069	0,080	-	-	0,7954
20,2	6	0,362	38	0,088	0,120	-	-	1,0562
4,6	1	0,559	12	0,143	0,168	-	-	0,9074
6,2	1	0,389	14	0,088	0,108	-	-	0,8305
5,8	1	0,403	15	0,086	0,104	-	-	0,8031
4,9	1	0,298	12	0,091	0,108	-	-	0,7988
3,5	1	0,162	8	0,110	0,122	-	-	0,8588
12,9	3	0,361	26	0,078	0,103	-	-	1,1887
5,0	1	0,350	11	0,074	0,088	-	-	0,9337
27,5	8	0,281	45	0,064	0,089	-	-	0,9325
25,1	7	0,267	43	0,060	0,082	-	-	0,7845
20,2	6	0,414	38	0,100	0,136	-	-	1,4682
16,8	5	0,300	33	0,075	0,101	-	-	1,0995
7,9	2	0,221	16	0,059	0,075	-	-	0,7916
1,0	-	-	-	-	-	-	-	1,2871
12,7	3	0,290	28	0,064	0,085	-	-	0,8289
4,4	1,000	0,264	10,000	0,072	0,083	-	-	0,7301
7,6	2	0,214	15	0,059	0,074	-	-	0,7342
17,4	5	0,341	33	0,082	0,111	-	-	1,2757
5,9	1	0,313	14	0,068	0,083	-	-	0,8172
15,3	4	0,250	29	0,057	0,076	-	-	0,9972
3,7	1	0,239	9	0,080	0,090	-	-	0,7181
8,9	2	0,285	20	0,067	0,086	-	-	0,8350
3,6	1	0,247	8	0,092	0,103	-	-	1,0465

Anlage 1

Fallpauschalen-Katalog und Pflegeerlöskatalog
Teil a) Bewertungsrelationen bei Versorgung durch Hauptabteilungen

DRG	Parti-tion	Bezeichnung[6]	Bewertungsrelation bei Hauptabteilung	Bewertungsrelation bei Hauptabteilung und Beleghebamme
1	2	3	4	5
F67C	M	Hypertonie ohne komplizierende Diagnose, ohne äußerst schwere oder schwere CC, ohne bestimmte hochaufwendige / mäßig aufwendige / aufwendige Behandlung, ohne primäre Überfunktion von Nebenschilddrüse oder Nebenniere, Alter > 17 Jahre	0,382	-
F68A	M	Angeborene Herzkrankheit, Alter < 6 Jahre oder intensivmedizinische Komplexbehandlung > 196 / - / - Aufwandspunkte oder Alter < 16 Jahre mit äußerst schweren oder schweren CC	0,703	-
F68B	M	Angeborene Herzkrankheit ohne intensivmedizinische Komplexbehandlung > 196 / - / - Aufwandspunkte, Alter > 5 Jahre und Alter < 16 Jahre, ohne äußerst schwere oder schwere CC oder Alter > 15 Jahre	0,521	-
F69A	M	Herzklappenerkrankungen mit äußerst schweren oder schweren CC	1,363	-
F69B	M	Herzklappenerkrankungen ohne äußerst schwere oder schwere CC	0,482	-
F70A	M	Schwere Arrhythmie und Herzstillstand mit äußerst schweren CC	1,692	-
F70B	M	Schwere Arrhythmie und Herzstillstand ohne äußerst schweren CC	0,560	-
F71A	M	Nicht schwere kardiale Arrhythmie und Erregungsleitungsstörungen mit äußerst schweren CC, mehr als ein Belegungstag oder mit kathetergestützter elektrophysiologischer Untersuchung des Herzens oder bestimmter hochaufwendiger Behandlung	1,201	-
F71B	M	Nicht schwere kardiale Arrhythmie und Erregungsleitungsstörungen ohne äußerst schwere CC oder ein Belegungstag, ohne kathetergestützte elektrophysiologische Untersuchung des Herzens, ohne bestimmte hochaufwendige Behandlung	0,392	-
F72A	M	Angina pectoris mit äußerst schweren CC	1,332	-
F72B	M	Angina pectoris ohne äußerst schwere CC	0,379	-
F73A	M	Synkope und Kollaps, Alter < 14 Jahre, ein Belegungstag	0,241	-
F73B	M	Synkope und Kollaps, Alter > 13 Jahre oder mehr als ein Belegungstag	0,454	-
F74Z	M	Thoraxschmerz und sonstige und nicht näher bezeichnete Krankheiten des Kreislaufsystems	0,343	-
F75A	M	Andere Krankheiten des Kreislaufsystems mit äußerst schweren CC, mehr als ein Belegungstag	2,051	-
F75B	M	Andere Krankheiten des Kreislaufsystems ohne äußerst schwere CC oder ein Belegungstag, Alter < 10 Jahre oder Alter < 16 Jahre mit schweren CC	1,028	-
F75C	M	Andere Krankheiten des Kreislaufsystems ohne äußerst schwere CC oder ein Belegungstag, Alter > 9 Jahre und Alter < 16 Jahre, ohne schwere CC oder Alter > 15	0,734	-
F77Z	M	Komplexbehandlung bei isolationspflichtigen Erregern bei Krankheiten und Störungen des Kreislaufsystems	2,446	-
F95A	O	Interventioneller Septumverschluss oder Verschluss einer paravalvulären Leckage mit einem kardialen Okkluder, Alter < 18 Jahre oder Vorhofohrverschluss	2,014	-
F95B	O	Interventioneller Septumverschluss oder Verschluss einer paravalvulären Leckage mit einem kardialen Okkluder, Alter > 17 Jahre, ohne Vorhofohrverschluss	1,766	-
F98A	O	Komplexe minimalinvasive Operationen an Herzklappen oder minimalinvasiven Eingriff an mehreren Herzklappen, mit hochkomplexem Eingriff oder komplexer Diagnose oder Alter < 30 Jahre oder Implantation eines Wachstumsstents	6,889	-
F98B	O	Komplexe minimalinvasive Operationen an Herzklappen oder minimalinvasiven Eingriff an mehreren Herzklappen, ohne hochkomplexen Eingriff, ohne komplexe Diagnose, Alter > 29 Jahre, ohne Implantation eines Wachstumsstents, mit sehr komplexem Eingriff	4,995	-
F98C	O	Komplexe minimalinvasive Operationen an Herzklappen ohne minimalinvasiven Eingriff an mehreren Herzklappen, ohne hochkomplexen Eingriff, ohne komplexe Diagnose, Alter > 29 Jahre, ohne Implantation eines Wachstumsstents, ohne sehr komplexen Eingriff	6,927	-
MDC 06 Krankheiten und Störungen der Verdauungsorgane				
G01Z	O	Eviszeration des kleinen Beckens	5,324	-
G02A	O	Bestimmte Eingriffe an den Verdauungsorganen bei angeb. Fehlbildung, Alter < 2 Jahre oder sehr komplexe Eingriffe an Dünn- und Dickdarm, Alter < 10 Jahre oder best. Eingriffe an Dünn- und Dickdarm mit kompliz. Diagnose, mit bestimmten komplizi. Faktoren	3,945	-
G02B	O	Bestimmte komplexe Eingriffe an Dünn- und Dickdarm oder andere Eingriffe an den Verdauungsorganen bei angeb. Fehlbildung, Alter < 2 Jahre oder bestimmte Eingriffe an Dünn- und Dickdarm mit komplizierender Diagnose, ohne bestimmte komplizierende Faktoren	2,799	-
G02C	O	Andere komplexe Eingriffe an Dünn- und Dickdarm oder andere Eingriffe an Dünn- und Dickdarm mit komplizierender Diagnose, ohne Eingriffe an den Verdauungsorganen bei angeborener Fehlbildung, Alter < 2 Jahre	2,274	-

aG-DRG Version 2026   Anlage 1: Fallpauschalen-Katalog und Pflegeerlöskatalog

Mittlere Verweildauer [1]	Untere Grenzverweildauer: Erster Tag mit Abschlag [2], [5]	Untere Grenzverweildauer: Bewertungsrelation pro Tag	Obere Grenzverweildauer: Erster Tag mit zusätzlichem Entgelt [3], [5]	Obere Grenzverweildauer: Bewertungsrelation pro Tag	Externe Verlegung Abschlag pro Tag (Bewertungsrelation)	Verlegungsfallpauschale	Ausnahme von Wiederaufnahme [4]	Pflegeerlös Bewertungsrelation pro Tag
6	7	8	9	10	11	12	13	14
3,6	1	0,185	8	0,073	0,082	-	-	0,7041
5,1	1	0,419	13	0,137	0,114	-	-	1,7356
3,6	1	0,240	9	0,096	0,107	-	-	1,2631
12,7	3	0,313	26	0,069	0,091	-	-	0,9286
4,6	1	0,260	11	0,071	0,083	-	-	0,7476
12,2	3	0,410	23	0,094	0,124	-	-	1,3174
4,8	1	0,381	11	0,080	0,095	-	-	0,9997
12,0	3	0,285	24	0,066	0,088	-	-	0,9637
3,5	1	0,190	8	0,075	0,084	-	-	0,8049
11,6	3	0,297	22	0,072	0,094	-	-	1,0093
3,3	1	0,163	7	0,080	0,087	-	-	0,7444
1,0	-	-	-	-	-	-	-	1,5491
3,9	1	0,224	9	0,081	0,092	-	-	0,7817
2,8	1,000	0,155	6,000	0,086	0,090	-	-	0,8044
16,5	4	0,372	31	0,079	0,106	-	-	0,9847
6,3	1	0,737	17	0,137	0,118	-	-	1,6271
5,7	1	0,436	14	0,077	0,094	-	-	0,8276
25,0	-	-	43	0,060	0,083	-	-	0,9462
4,5	1	0,150	11	0,074	0,087	-	-	0,9793
4,0	1,000	0,041	9	0,081	0,092	-	-	0,9839
11,4	3,000	0,358	25	0,088	0,116	-	-	1,2995
8,0	2	0,317	16	0,084	0,106	-	-	1,0992
7,7	2	0,252	19	0,069	0,087	-	-	0,9520
19,2	5	0,418	37	0,131	0,124	-	-	1,1544
18,5	5	0,373	36	0,085	0,115	-	-	1,1491
13,3	3	0,358	26	0,075	0,100	-	-	0,9326
11,2	3	0,295	23	0,073	0,096	-	-	0,9301

Anlage 1: Fallpauschalen-Katalog und Pflegeerlöskatalog   aG-DRG Version 2026

Anlage 1

Fallpauschalen-Katalog und Pflegeerlöskatalog
Teil a) Bewertungsrelationen bei Versorgung durch Hauptabteilungen

DRG	Parti-tion	Bezeichnung [6]	Bewertungsrelation bei Hauptabteilung	Bewertungsrelation bei Hauptabteilung und Beleghebamme
1	2	3	4	5
G03A	O	Große Eingriffe an Magen, Ösophagus und Duodenum oder bestimmte Eingriffe an Dünn- und Dickdarm oder an Magen, Ösophagus und Duodenum mit komplexer Prozedur mit hochkomplexem Eingriff oder intensivmedizinischer Komplexbehandlung > - / 368 / - Aufwandsp.	5,586	-
G03B	O	Große Eingriffe an Magen, Ösophagus und Duodenum oder bestimmte Eingriffe an Magen, Ösophagus und Duodenum mit komplexer Prozedur ohne hochkomplexen Eingriff, ohne intensivmedizinische Komplexbehandlung > - / 368 / - Aufwandspkt., mit komplexem Eingriff	4,260	-
G03C	O	Große Eingriffe an Magen, Ösophagus und Duodenum oder bestimmte Eingriffe an Magen, Ösophagus und Duodenum mit komplexer Prozedur ohne hochkomplexen Eingriff, ohne intensivmedizinische Komplexbehandlung > - / 368 / - Aufwandspkt., ohne komplexen Eingriff	3,703	-
G04Z	O	Adhäsiolyse am Peritoneum, Alter < 4 Jahre od. mit äuß. schw. od. schw. CC oder kleine Eingriffe an Dünn- und Dickdarm oder best. Eingriffe an abd. Gefäßen mit äuß. schw. CC oder Implantation eines Antireflux-Stimulationssystems od. best. Gastrektomie	3,918	-
G07A	O	Appendektomie oder laparoskopische Adhäsiolyse bei Peritonitis mit äuß. schw. od. schw. CC od. kl. Eingr. an Dünn- / Dickdarm od. an abdom. Gefäßen, oh. äuß. schw. CC od. best. Anorektoplastik, Alter < 10 Jahre od. mit best. Eingr. an abdominalen Gefäßen	1,988	-
G07B	O	Appendekt. od. laparoskop. Adhäsiolyse bei Peritonitis mit äuß. schw. od. schw. CC od. kl. Eingr. an Dünn-/Dickdarm, oh. äuß. schw. CC od. best. Anorektopl., Alt. > 9 J. u. Alt. < 16 J. od. mit laparoskop. Adhäsiolyse od. Rektopexie od. best. Magenexz.	1,724	-
G07C	O	Appendektomie bei Peritonitis mit äußerst schweren oder schweren CC oder kleine Eingriffe an Dünn- und Dickdarm ohne äußerst schwere CC oder bestimmte Anorektoplastik, Alter > 15 Jahre, ohne laparoskopische Adhäsiolyse, ohne Rektopexie	1,255	-
G08A	O	Komplexe Rekonstruktion der Bauchwand, Alter > 0 Jahre, mit äußerst schweren CC	3,765	-
G08B	O	Komplexe Rekonstruktion der Bauchwand, Alter > 0 Jahre, ohne äußerst schwere CC	1,215	-
G09Z	O	Beidseitige Eingriffe bei Leisten- und Schenkelhernien, Alter > 55 Jahre oder komplexe Herniotomien oder Operation einer Hydrocele testis oder andere kleine Eingriffe an Dünn- und Dickdarm	1,044	-
G10Z	O	Bestimmte Eingriffe an hepatobiliärem System, Pankreas, Niere und Milz	2,981	-
G11A	O	Pyloromyotomie oder Anoproktoplastik und Rekonstruktion von Anus und Sphinkter außer bei Analfissuren und Hämorrhoiden, Alter < 6 Jahre	1,155	-
G11B	O	Pyloromyotomie oder Anoproktoplastik und Rekonstruktion von Anus und Sphinkter außer bei Analfissuren und Hämorrhoiden, Alter > 5 Jahre	0,715	-
G12A	O	Andere OR-Prozeduren an den Verdauungsorganen mit komplexer OR-Prozedur oder mit mäßig komplexer OR-Prozedur, mehr als ein Belegungstag, Alter < 16 Jahre	2,872	-
G12B	O	Andere OR-Prozeduren an den Verdauungsorganen mit mäßig komplexer OR-Prozedur, mehr als ein Belegungstag, Alter > 15 Jahre	2,041	-
G12C	O	Andere OR-Prozeduren an den Verdauungsorganen mit wenig komplexer OR-Prozedur, mehr als ein Belegungstag	1,503	-
G12D	O	Andere OR-Prozeduren an den Verdauungsorganen ohne komplexe OR-Prozedur, ein Belegungstag oder ohne mäßig komplexe OR-Prozedur, mit bestimmtem Eingriff oder Alter < 14 Jahre oder bei bösartiger Neubildung der Verdauungsorgane	1,236	-
G12E	O	Andere OR-Prozeduren an den Verdauungsorganen ohne komplexe OR-Prozedur, ein Belegungstag oder ohne mäßig komplexe OR-Prozedur, ohne bestimmten Eingriff, Alter > 13 Jahre, außer bei bösartiger Neubildung der Verdauungsorgane	0,910	-
G13A	O	Implantation und Wechsel von Neurostimulatoren und Neurostimulationselektroden bei Krankheiten und Störungen der Verdauungsorgane ohne Implantation oder Wechsel eines permanenten Elektrodensystems	1,059	-
G13B	O	Implantation und Wechsel von Neurostimulatoren und Neurostimulationselektroden bei Krankheiten und Störungen der Verdauungsorgane mit Implantation oder Wechsel eines permanenten Elektrodensystems	1,278	-
G14Z	O	Geriatrische frührehabilitative Komplexbehandlung mit bestimmter OR-Prozedur bei Krankheiten und Störungen der Verdauungsorgane	3,460	-
G15Z	O	Strahlentherapie mit großem abdominellen Eingriff	5,000	-
G16A	O	Komplexe Rektumresektion od. and. Rektumres. m. best. Eingr. od. kompl. Diagnose od. mehrz. Enterostomaanlage und -rückverlagerung, m. kompliz. Konstell. od. plast. Rekonstruktion m. myokut. Lappen od. IntK > 196/ 368/ - P. od. endorektale Vakuumtherapie	6,344	-

aG-DRG Version 2026   Anlage 1: Fallpauschalen-Katalog und Pflegeerlöskatalog

Mittlere Verweildauer [1]	Untere Grenzverweildauer: Erster Tag mit Abschlag [2), 5)]	Untere Grenzverweildauer: Bewertungsrelation pro Tag	Obere Grenzverweildauer: Erster Tag mit zusätzlichem Entgelt [3), 5)]	Obere Grenzverweildauer: Bewertungsrelation pro Tag	Externe Verlegung Abschlag pro Tag (Bewertungsrelation)	Verlegungsfallpauschale	Ausnahme von Wiederaufnahme [4)]	Pflegeerlös Bewertungsrelation pro Tag
6	7	8	9	10	11	12	13	14
18,5	5	0,457	36	0,148	0,141	-	-	1,3569
15,4	4	0,410	29	0,093	0,125	-	-	1,1951
14,1	4	0,356	27	0,089	0,118	-	-	1,1395
19,9	6	0,348	37	0,086	0,116	-	-	1,1402
8,5	2	0,425	18	0,105	0,134	-	-	1,2920
7,5	2	0,264	16	0,074	0,093	-	-	0,9557
7,0	1	0,560	15	0,067	0,083	-	-	0,7656
17,5	5	0,353	34	0,085	0,114	-	-	1,1274
4,7	1	0,435	10	0,065	0,076	-	-	0,7568
3,5	1	0,281	8	0,074	0,082	-	-	0,9834
12,8	3	0,375	25	0,082	0,109	-	-	1,0117
5,1	1	0,336	10	0,093	0,111	-	-	1,6566
3,8	1	0,295	9	0,067	0,076	-	-	0,7831
11,9	3	0,389	27	0,091	0,120	-	-	1,1285
13,7	4	0,271	29	0,069	0,092	-	-	0,8846
11,5	3	0,281	24	0,068	0,090	-	-	0,8648
9,5	2	0,321	21	0,071	0,092	-	-	0,8044
4,6	1	0,341	11	0,076	0,089	-	-	0,8766
2,3	1	0,120	4	0,075	0,074	-	-	0,9088
2,3	1	0,066	4	0,080	0,079	-	-	0,8759
27,8	-	-	44	0,062	0,085	-	-	0,8559
29,8	9	0,348	48	0,140	0,113	-	-	0,8651
28,9	9	0,326	47	0,079	0,109	-	-	1,1052

Anlage 1

Fallpauschalen-Katalog und Pflegeerlöskatalog
Teil a) Bewertungsrelationen bei Versorgung durch Hauptabteilungen

DRG	Partition	Bezeichnung[6]	Bewertungsrelation bei Hauptabteilung	Bewertungsrelation bei Hauptabteilung und Beleghebamme
1	2	3	4	5
G16B	O	Komplexe Rektumresektion od. andere Rektumres. mit best. Eingr. od. kompl. Diag. od. mehrz. Enterostomaanlage u. -rückverlagerung, ohne kompliz. Konstell. od. plast. Rekonstruktion m. myokut. Lappen od. IntK > 196/ 368/ - P. ohne endorekt. Vakuumtherapie	3,654	-
G17A	O	Andere Rektumresektion ohne bestimmten Eingriff oder Implantation eines künstlichen Analsphinkters, bei bösartiger Neubildung oder Alter < 16 Jahre	3,013	-
G17B	O	Andere Rektumresektion ohne bestimmten Eingriff oder Implantation eines künstlichen Analsphinkters, außer bei bösartiger Neubildung, Alter > 15 Jahre	2,398	-
G18A	O	Bestimmte Eingriffe an Dünn- und Dickdarm oder Anlegen eines Enterostoma oder andere Eingriffe am Darm oder an abdominalen Gefäßen mit bestimmtem hochkomplexen Eingriff oder Diagnose oder mit endorektaler Vakuumtherapie	4,115	-
G18B	O	Bestimmte Eingriffe an Dünn- und Dickdarm oder Anlegen eines Enterostoma oder andere Eingriffe am Darm oder an abdominalen Gefäßen mit bestimmter sehr komplexer Prozedur oder Diagnose	2,537	-
G18C	O	Bestimmte Eingriffe an Dünn- und Dickdarm oder Anlegen eines Enterostoma oder andere Eingriffe am Darm mit äußerst schweren CC, mit komplexem Eingriff	2,072	-
G18D	O	Bestimmte Eingriffe an Dünn- und Dickdarm oder Anlegen eines Enterostoma oder andere Eingriffe am Darm mit äußerst schweren CC, ohne komplexen Eingriff	1,561	-
G19A	O	Andere Eingriffe an Magen, Ösophagus und Duodenum außer bei angeborener Fehlbildung oder Alter > 1 Jahr, mit komplizierender Konstellation oder bei bösartiger Neubildung oder Alter < 16 Jahre ohne bestimmten Operationen an Pharynx oder Magenband	3,009	-
G19B	O	Andere Eingriffe an Magen, Ösophagus und Duodenum außer bei angeborener Fehlbildung oder Alter > 1 Jahr, ohne komplizierende Konstellation, außer bei bösartiger Neubildung, Alter > 15 Jahre, mit komplexem Eingriff	2,031	-
G19C	O	Andere Eingriffe an Magen, Ösophagus und Duodenum außer bei angeborener Fehlbildung oder Alter > 1 Jahr, ohne komplizierende Konstellation, außer bei bösartiger Neubildung, Alter > 15 Jahre, ohne komplexen Eingriff	1,343	-
G21A	O	Best. kompl. Adhäsiolyse am Peritoneum, Alter > 3 J., ohne äuß. schw. oder schw. CC od. andere Eingriffe an Darm u. Enterostoma od. best. Eingriffe am Pharynx od. Verschluss Darmfistel m. äuß. schw. CC od. aufw. Eingriff am Darm oder Alter < 16 Jahre	1,644	-
G21B	O	Andere Eingriffe an Darm und Enterostoma oder bestimmte Eingriffe am Pharynx oder Verschluss Darmfistel ohne äußerst schwere CC, ohne aufwendigen Eingriff am Darm, Alter > 15 Jahre	0,844	-
G22A	O	Appendektomie oder laparoskopische Adhäsiolyse bei Peritonitis oder mit äußerst schweren oder schweren CC, Alter < 6 Jahre oder bei bösartiger Neubildung	1,550	-
G22B	O	Appendektomie oder laparoskopische Adhäsiolyse bei Peritonitis oder mit äußerst schweren oder schweren CC, Alter > 5 Jahre, außer bei bösartiger Neubildung, mit laparoskopischer Adhäsiolyse oder sekundärer Appendektomie oder Alter < 16 Jahre	1,351	-
G22C	O	Appendektomie oder laparoskopische Adhäsiolyse bei Peritonitis oder mit äußerst schweren oder schweren CC, Alter > 15 Jahre, außer bei bösartiger Neubildung, ohne laparoskopische Adhäsiolyse, ohne sekundäre Appendektomie	1,034	-
G23A	O	Appendektomie oder andere komplexe oder laparoskopische Adhäsiolyse außer bei Peritonitis oder Exzision erkranktes Gewebe Dickdarm ohne äußerst schwere oder schwere CC, Alter < 10 Jahre oder bei bösartiger Neubildung oder Endometriose am Darm	0,927	-
G23B	O	Appendektomie oder andere komplexe oder laparoskopische Adhäsiolyse außer bei Peritonitis oder Exzision erkranktes Gewebe Dickdarm ohne äußerst schwere oder schwere CC, Alter > 9 Jahre, außer bei bösartiger Neubildung oder Endometriose am Darm	0,848	-
G24A	O	Eingriffe bei Hernien mit plastischer Rekonstruktion der Bauchwand oder bestimmte partielle Resektion des Dickdarmes	1,205	-
G24B	O	Eingriffe bei Hernien ohne plastische Rekonstruktion der Bauchwand, mit beidseitigem oder komplexem Eingriff oder Alter < 14 Jahre mit äußerst schweren oder schweren CC	1,027	-
G24C	O	Eingriffe bei Hernien ohne plastische Rekonstruktion der Bauchwand, ohne beidseitigen Eingriff, ohne komplexen Eingriff, Alter > 13 Jahre und Alter < 18 Jahre oder ohne äußerst schwere oder schwere CC	0,728	-
G24D	O	Eingriffe bei Hernien ohne plastische Rekonstruktion der Bauchwand, ohne beidseitigen Eingriff, ohne komplexen Eingriff, Alter > 17 Jahre	0,940	-
G26A	O	Andere Eingriffe am Anus oder Anoproktoplastik und Rekonstruktion von Anus und Sphinkter bei Analfissuren und Hämorrhoiden, Alter < 18 Jahre oder mit komplexer Diagnose oder mit kleinem Eingriff am Rektum	0,756	-

aG-DRG Version 2026 Anlage 1: Fallpauschalen-Katalog und Pflegeerlöskatalog

Mittlere Verweildauer [1]	Untere Grenzverweildauer: Erster Tag mit Abschlag [2), 5)]	Untere Grenzverweildauer: Bewertungsrelation pro Tag	Obere Grenzverweildauer: Erster Tag mit zusätzlichem Entgelt [3), 5)]	Obere Grenzverweildauer: Bewertungsrelation pro Tag	Externe Verlegung Abschlag pro Tag (Bewertungsrelation)	Verlegungsfallpauschale	Ausnahme von Wiederaufnahme [4)]	Pflegeerlös Bewertungsrelation pro Tag
6	7	8	9	10	11	12	13	14
15,1	4,000	0,324	30	0,075	0,101	-	-	0,9310
10,9	3	0,293	22	0,075	0,099	-	-	0,8723
9,6	2	0,313	20	0,068	0,088	-	-	0,8531
18,7	5	0,364	36	0,082	0,111	-	-	1,0695
11,7	3	0,314	24	0,075	0,099	-	-	0,9220
9,7	2	0,308	20	0,067	0,086	-	-	0,8235
7,6	2	0,268	17	0,074	0,093	-	-	0,9009
13,8	4	0,321	29	0,082	0,109	-	-	1,0311
9,2	2	0,332	20	0,076	0,098	-	-	0,9757
4,8	1	0,412	11	0,069	0,081	-	-	0,8353
8,3	2	0,280	17	0,071	0,091	-	-	0,8898
4,7	1	0,380	11	0,064	0,076	-	-	0,7706
7,6	2	0,294	16	0,081	0,102	-	-	1,1472
6,5	1	0,357	14	0,077	0,095	-	-	1,0444
5,0	1	0,258	10	0,073	0,086	-	-	0,7200
3,5	1	0,160	7	0,085	0,094	-	-	0,9972
3,7	1	0,150	7	0,077	0,086	-	-	0,7926
4,5	1	0,216	9	0,068	0,079	-	-	0,7587
3,8	1	0,316	8	0,070	0,079	-	-	0,8791
2,3	1	0,267	4	0,097	0,096	-	-	1,0992
4,4	1	0,257	10	0,067	0,078	-	-	0,8132
4,2	1	0,330	10	0,074	0,085	-	-	0,9128

Anlage 1

Fallpauschalen-Katalog und Pflegeerlöskatalog
Teil a) Bewertungsrelationen bei Versorgung durch Hauptabteilungen

DRG	Parti-tion	Bezeichnung[6]	Bewertungsrelation bei Hauptabteilung	Bewertungsrelation bei Hauptabteilung und Beleghebamme
1	2	3	4	5
G26B	O	Andere Eingriffe am Anus oder Anoproktoplastik und Rekonstruktion von Anus und Sphinkter bei Analfissuren und Hämorrhoiden, Alter > 17 Jahre, ohne komplexe Diagnose, ohne kleinen Eingriff am Rektum	0,615	-
G27A	O	Strahlentherapie bei Krankheiten und Störungen der Verdauungsorgane, Bestrahlungen an mindestens 8 Tagen, mit äußerst schweren CC	5,443	-
G27B	O	Strahlentherapie bei Krankheiten und Störungen der Verdauungsorgane, Bestrahlungen an mindestens 8 Tagen, ohne äußerst schwere CC	2,472	-
G29A	O	Strahlentherapie bei Krankheiten und Störungen der Verdauungsorgane, mehr als ein Belegungstag, Bestrahlungen an mindestens 5 Tagen	1,044	-
G29B	O	Strahlentherapie bei Krankheiten und Störungen der Verdauungsorgane, mehr als ein Belegungstag, Bestrahlungen an weniger als 5 Tagen	0,681	-
G33Z	O	Mehrzeitige komplexe OR-Prozeduren oder hochaufwendiges Implantat bei Krankheiten und Störungen der Verdauungsorgane	7,347	-
G35Z	O	Komplexe Vakuumbehandlung bei Krankheiten und Störungen der Verdauungsorgane	10,673	-
G36A	O	Intensivmedizinische Komplexbehandlung bei Krankheiten und Störungen der Verdauungsorgane > 1470 / 1380 / - Aufwandspunkte oder > 1176 / 1104 / 1104 und < 1471 / 1381 / - Aufwandspunkte oder mit endoösophagealer Vakuumtherapie, mit aufwendigem Eingriff	13,216	-
G36B	O	Intensivmedizinische Komplexbehandlung bei Krankheiten und Störungen der Verdauungsorgane > 1176 / 1104 / 1104 Aufwandspunkte und < 1471 / 1381 / - Aufwandspunkte oder mit endoösophagealer Vakuumtherapie, ohne aufwendigen Eingriff	10,494	-
G36C	O	Intensivmedizinische Komplexbehandlung > 392 / 552 / - Aufwandspunkte und < 1177 / 1105 / - Aufwandspunkte bei Krankheiten und Störungen der Verdauungsorgane	7,250	-
G37Z	O	Multiviszeraleingriff bei Krankheiten und Störungen der Verdauungsorgane	4,701	-
G38Z	O	Komplizierende Konstellation mit bestimmtem operativen Eingriff bei Krankheiten und Störungen der Verdauungsorgane oder mehrzeitiger komplexer Eingriff am Gastrointestinaltrakt und anderem Organsystem	6,395	-
G40A	A	Bestimmte komplizierende Konstellation mit bestimmtem endoskopischen Eingriff bei Krankheiten und Störungen der Verdauungsorgane	3,931	-
G40B	A	Andere komplizierende Konstellation mit bestimmtem endoskopischen Eingriff bei Krankheiten und Störungen der Verdauungsorgane	2,947	-
G46A	A	Komplexe therapeutische Gastroskopie bei schweren Krankheiten der Verdauungsorgane, mit äußerst schweren CC oder mit schweren CC oder andere Gastroskopie bei schw. Krankh. der Verd.organe, mit äußerst schweren CC, Alter < 15 Jahre, mehr als ein BT	2,201	-
G46B	A	Komplexe therapeutische Gastroskopie mit schw. CC od. and. Gastroskopie mit äuß. schw. CC, bei schw. Krankh. der Verd.organe, Alter > 14 J., mehr als 1 BT od. best. Gastroskopie, Alter < 15 J. od. mit kompliz. Faktoren od. ERCP mit and. endoskop. Eingr.	1,714	-
G46C	A	Verschiedenartige komplexe und andere Gastroskopie, ohne komplexe therapeutische Gastroskopie bei schw. Krankheiten der Verdauungsorgane und äuß. schw. oder schw. CC, ohne bestimmte Gastroskopie mit kompliz. Faktoren, mit anderem aufwendigen Eingriff	1,081	-
G46D	A	Verschiedenartige komplexe und andere Gastroskopie, ohne komplexe therapeutische Gastroskopie bei schw. Krankheiten der Verdauungsorgane und äuß. schw. oder schw. CC, ohne bestimmte Gastroskopie mit kompliz. Faktoren, ohne anderen aufwendigen Eingriff	0,849	-
G47A	A	Andere Gastroskopie oder bestimmte koloskopische Eingriffe, mit bestimmter endoskopischer Maßnahme, ein Belegungstag	0,608	-
G47B	A	Andere Gastroskopie oder bestimmte koloskopische Eingriffe, ohne bestimmte endoskopische Maßnahme oder mehr als ein Belegungstag	0,752	-
G48A	A	Koloskopie mit äußerst schweren oder schweren CC, komplizierendem Eingriff oder Alter < 15 Jahre oder mehrzeitige endoskopische Blutstillung, mit schwerer Darminfektion oder bei bösartiger Neubildung oder bestimmter Darminfektion mit äußerst schweren CC	1,781	-
G48B	A	Koloskopie mit äußerst schweren oder schweren CC, komplizierendem Eingriff oder Alter < 15 Jahre oder mehrzeitige endoskopische Blutstillung, ohne schwere Darminfektion, außer bei bösartiger Neubildung od. best. Darminfektion od. ohne äußerst schwere CC	1,297	-
G50Z	A	Komplexe therapeutische Gastroskopie und bestimmte andere Gastroskopie bei nicht schweren Krankheiten der Verdauungsorgane, mit äußerst schweren oder schweren CC, mehr als ein Belegungstag, Alter > 14 Jahre	1,475	-

aG-DRG Version 2026　　　　　　　　　　　Anlage 1: Fallpauschalen-Katalog und Pflegeerlöskatalog

Mittlere Verweildauer [1]	Untere Grenzverweildauer: Erster Tag mit Abschlag [2, 5]	Untere Grenzverweildauer: Bewertungsrelation pro Tag	Obere Grenzverweildauer: Erster Tag mit zusätzlichem Entgelt [3, 5]	Obere Grenzverweildauer: Bewertungsrelation pro Tag	Externe Verlegung Abschlag pro Tag (Bewertungsrelation)	Verlegungsfallpauschale	Ausnahme von Wiederaufnahme [4]	Pflegeerlös Bewertungsrelation pro Tag
6	7	8	9	10	11	12	13	14
3,6	1	0,203	8	0,068	0,076	-	-	0,8207
42,7	13	0,344	61	0,167	0,110	-	x	0,8857
19,2	5	0,402	37	0,125	0,119	-	x	0,7296
7,1	-	-	16	0,143	0,125	-	x	0,8080
4,1	-	-	11	0,159	0,128	-	x	0,9295
31,1	9,000	0,389	49	0,185	0,121	-	-	1,2204
49,7	16,000	0,364	68	0,125	0,122	-	-	1,2787
40,6	13	0,726	59	0,250	-	x	x	2,6726
34,5	11	0,691	53	0,240	-	x	x	2,6007
25,2	7	0,710	43	0,225	-	x	x	2,3841
16,9	5	0,384	32	0,096	0,129	-	-	1,1701
24,0	7	0,490	42	0,177	0,157	-	-	1,3762
25,3	7	0,437	43	0,097	0,133	-	-	1,1880
17,1	5	0,415	34	0,102	0,137	-	-	1,2214
16,1	4	0,369	31	0,080	0,108	-	-	1,1467
12,8	3	0,349	27	0,076	0,101	-	-	0,9907
6,6	1	0,566	15	0,068	0,084	-	-	0,6797
5,4	1	0,438	13	0,069	0,083	-	-	0,7868
1,0	-	-	-	-	-	-	-	1,0517
5,1	1	0,369	12	0,074	0,088	-	-	0,7288
16,7	5,000	0,261	33,000	0,066	0,089	-	-	0,8755
9,1	2	0,327	20	0,075	0,097	-	-	0,9087
12,3	3	0,304	27	0,069	0,091	-	-	0,9818

Anlage 1

Fallpauschalen-Katalog und Pflegeerlöskatalog
Teil a) Bewertungsrelationen bei Versorgung durch Hauptabteilungen

DRG	Partition	Bezeichnung [6]	Bewertungsrelation bei Hauptabteilung	Bewertungsrelation bei Hauptabteilung und Beleghebamme
1	2	3	4	5
G52Z	A	Geriatrische frührehabilitative Komplexbehandlung bei Krankheiten und Störungen der Verdauungsorgane	1,482	-
G60A	M	Bösartige Neubildung der Verdauungsorgane, mehr als ein Belegungstag mit äußerst schweren CC oder bestimmte hochaufwendige Behandlung	1,341	-
G60B	M	Bösartige Neubildung der Verdauungsorgane, ein Belegungstag oder ohne äußerst schwere CC, ohne bestimmte hochaufwendige Behandlung	0,483	-
G64A	M	Entzündliche Darmerkrankung oder andere schwere Erkrankungen der Verdauungsorgane, mit äußerst schweren CC oder Alter < 16 Jahre mit schweren CC	2,423	-
G64B	M	Entzündliche Darmerkrankung oder andere schwere Erkrankungen der Verdauungsorgane, ohne äußerst schwere CC, Alter > 15 Jahre oder ohne schwere CC	0,596	-
G66Z	M	Abdominalschmerz oder mesenteriale Lymphadenitis, Alter > 55 Jahre und mit CC	0,576	-
G67A	M	Ösophagitis, Gastroenteritis, gastrointestinale Blutung, Ulkuserkrankung und verschiedene Erkrankungen der Verdauungsorgane oder Obstruktion des Verdauungstraktes mit bestimmten komplizierenden Faktoren	0,669	-
G67B	M	Ösophagitis, Gastroenteritis, gastrointestinale Blutung, Ulkuserkrankung und verschiedene Erkrankungen der Verdauungsorgane oder Obstruktion des Verdauungstraktes mit anderen komplizierenden Faktoren oder mit äußerst schweren CC	0,505	-
G67C	M	Ösophagitis, Gastroenteritis, gastrointestinale Blutung, Ulkuserkrankung und verschiedene Erkrankungen der Verdauungsorgane ohne bestimmte oder andere komplizierende Faktoren, ohne äußerst schwere CC	0,427	-
G70A	M	Andere schwere Erkrankungen der Verdauungsorgane ohne äußerst schwere CC, Alter < 18 Jahre oder mit komplexer Diagnose	0,874	-
G70B	M	Andere schwere Erkrankungen der Verdauungsorgane ohne äußerst schwere CC, Alter > 17 Jahre, ohne komplexe Diagnose	0,651	-
G71Z	M	Andere mäßig schwere Erkrankungen der Verdauungsorgane	0,503	-
G72A	M	Andere leichte bis moderate Erkrankungen der Verdauungsorgane oder Abdominalschmerz oder mesenteriale Lymphadenitis, Alter < 3 Jahre	0,391	-
G72B	M	Andere leichte bis moderate Erkrankungen der Verdauungsorgane, Alter > 2 Jahre oder Abdominalschmerz oder mesenteriale Lymphadenitis, Alter > 2 Jahre und Alter < 56 Jahre oder ohne CC	0,362	-
G73Z	M	Gastrointestinale Blutung oder Ulkuserkrankung mit äußerst schweren CC, mehr als ein Belegungstag	0,667	-
G74Z	M	Hämorrhoiden oder andere wenig schwere Erkrankungen der Verdauungsorgane	0,433	-
G77A	M	Bestimmte Komplexbehandlung bei isolationspflichtigen Erregern bei Krankheiten und Störungen der Verdauungsorgane	1,812	-
G77B	M	Andere Komplexbehandlung bei isolationspflichtigen Erregern bei Krankheiten und Störungen der Verdauungsorgane	1,122	-
MDC 07 Krankheiten und Störungen an hepatobiliärem System und Pankreas				
H01A	O	Eingriffe an Pankreas und Leber und portosystemische Shuntoperationen mit großem Eingriff oder Strahlentherapie oder komplexer Eingriff an Gallenblase und Gallenwegen, Alter < 14 J., mit kompl. Eingriff oder intensivmed. Komplexbeh. > 392 / 368 / - P.	6,498	-
H01B	O	Eingriffe an Pankreas und Leber und portosystemische Shuntoperationen mit großem Eingriff oder Strahlentherapie oder komplexer Eingriff an Gallenblase und Gallenwegen, Alter < 14 J., ohne kompl. Eingriff, ohne intensivmed. Komplexbeh. > 392 / 368 / - P.	4,291	-
H02A	O	Komplexe Eingriffe an Gallenblase und Gallenwegen, Alter > 13 Jahre, bei bösartiger Neubildung oder mit bestimmter biliodigestiver Anastomose	3,692	-
H02B	O	Komplexe Eingriffe an Gallenblase und Gallenwegen, Alter > 13 Jahre, außer bei bösartiger Neubildung, ohne bestimmte biliodigestive Anastomose	3,291	-
H05Z	O	Laparotomie und mäßig komplexe Eingriffe an Gallenblase und Gallenwegen	2,458	-
H06A	O	Andere OR-Prozeduren an hepatobiliärem System und Pankreas mit aufwendigem Eingriff und bestimmten komplizierenden Faktoren	3,118	-
H06B	O	Andere OR-Prozeduren an hepatobiliärem System und Pankreas mit bestimmtem Eingriff und komplexer Diagnose, Dialyse, komplexer OR-Prozedur oder komplizierender Konstellation	1,830	-
H06C	O	Andere OR-Prozeduren an hepatobiliärem System und Pankreas ohne bestimmten Eingriff und komplexe Diagnose, Dialyse, komplexe OR-Prozedur oder komplizierende Konstellation	0,965	-
H07A	O	Cholezystektomie und wenig komplexe Eingriffe an Gallenblase, Gallenwegen, Leber mit sehr komplexer Diagnose oder komplizierender Konstellation	2,616	-
H07B	O	Cholezystektomie und wenig komplexe Eingriffe an Gallenblase, Gallenwegen, Leber ohne sehr komplexe Diagnose, ohne komplizierende Konstellation	1,656	-

aG-DRG Version 2026 Anlage 1: Fallpauschalen-Katalog und Pflegeerlöskatalog

Mittlere Verweildauer [1]	Untere Grenzverweildauer: Erster Tag mit Abschlag [2], [5]	Untere Grenzverweildauer: Bewertungsrelation pro Tag	Obere Grenzverweildauer: Erster Tag mit zusätzlichem Entgelt [3], [5]	Obere Grenzverweildauer: Bewertungsrelation pro Tag	Externe Verlegung Abschlag pro Tag (Bewertungsrelation)	Verlegungsfallpauschale	Ausnahme von Wiederaufnahme [4]	Pflegeerlös Bewertungsrelation pro Tag
6	7	8	9	10	11	12	13	14
20,1	-	-	31	0,049	0,067	-	-	0,7135
12,8	3	0,314	26	0,069	0,091	-	x	1,0105
4,2	1,000	0,201	11	0,073	0,084	-	x	0,9000
18,3	5	0,368	35	0,084	0,114	-	-	1,1559
5,3	1	0,345	12	0,069	0,083	-	-	0,7041
5,2	1	0,349	12	0,071	0,085	-	-	0,7862
5,5	1	0,329	13	0,069	0,084	-	-	0,8788
4,3	1	0,231	9	0,070	0,081	-	-	0,7620
3,4	1	0,190	8	0,077	0,085	-	-	0,8723
7,0	1	0,457	16	0,113	0,099	-	-	1,0360
5,5	1	0,365	12	0,070	0,085	-	-	0,7753
3,2	1	0,180	8	0,073	0,079	-	-	0,8110
2,4	1	0,102	5	0,141	0,099	-	-	1,4254
2,6	1	0,147	5	0,086	0,089	-	-	0,8628
5,2	1	0,268	12	0,073	0,087	-	-	0,8420
3,1	1	0,198	7	0,075	0,081	-	-	0,8175
19,8	6,000	0,248	34	0,062	0,084	-	-	0,9756
12,7	-	-	21	0,059	0,079	-	-	0,9677
23,2	7,000	0,474	41	0,188	0,157	-	-	1,4861
16,9	5,000	0,368	32	0,164	0,123	-	-	1,0800
16,2	4	0,377	32	0,081	0,110	-	-	0,9183
15,6	4	0,318	30	0,071	0,096	-	-	0,9001
11,8	3	0,332	25	0,079	0,104	-	-	0,9469
15,3	4	0,363	30	0,083	0,111	-	-	1,0079
15,0	4	0,332	30	0,077	0,104	-	-	0,9475
7,0	1	0,392	18	0,083	0,103	-	-	0,7831
11,3	3	0,332	24	0,082	0,108	-	-	1,0056
8,3	2	0,283	18	0,072	0,092	-	-	0,8428

Anlage 1

Fallpauschalen-Katalog und Pflegeerlöskatalog
Teil a) Bewertungsrelationen bei Versorgung durch Hauptabteilungen

DRG	Partition	Bezeichnung[6]	Bewertungsrelation bei Hauptabteilung	Bewertungsrelation bei Hauptabteilung und Beleghebamme
1	2	3	4	5
H08A	O	Laparoskopische Cholezystektomie oder bestimmte Eingriffe an Leber und Bauchwand mit komplexer Diagnose oder komplizierender Konstellation	1,828	-
H08B	O	Laparoskopische Cholezystektomie oder bestimmte Eingriffe an Leber und Bauchwand, Alter < 12 Jahre oder mit endoskopischer Steinentfernung oder mit bestimmter Diagnose	1,573	-
H08C	O	Laparoskopische Cholezystektomie oder bestimmte Eingriffe an Leber und Bauchwand, Alter > 11 Jahre	0,944	-
H09A	O	Eingriffe an Pankreas und Leber und portosystemische Shuntoperationen, ohne großen Eingriff, ohne Strahlentherapie, mit bestimmtem Eingriff mit äußerst schweren CC oder aufwendiger Eingriff am Dünndarm mit bestimmten komplizierenden Faktoren	5,817	-
H09B	O	Eingriffe an Pankreas und Leber und portosystemische Shuntoperationen, ohne großen Eingriff, ohne Strahlentherapie, ohne bestimmten Eingriff oder ohne äußerst schwere CC, ohne aufwendigen Eingriff am Dünndarm mit bestimmten komplizierenden Faktoren	2,362	-
H12A	O	Verschiedene Eingriffe am hepatobiliären System oder Eingriffe an abdominalen oder pelvinen Gefäßen mit äußerst schweren CC	4,326	-
H12B	O	Verschiedene Eingriffe am hepatobiliären System oder Eingriffe an abdominalen oder pelvinen Gefäßen ohne äußerst schwere CC, mit komplexem Eingriff	2,817	-
H12C	O	Verschiedene Eingriffe am hepatobiliären System oder Eingriffe an abdominalen oder pelvinen Gefäßen ohne äußerst schwere CC, ohne komplexen Eingriff	1,599	-
H15Z	O	Strahlentherapie bei Krankheiten und Störungen an hepatobiliärem System und Pankreas, Bestrahlungen an mindestens 8 Tagen	2,703	-
H16A	O	Strahlentherapie bei Krankheiten und Störungen an hepatobiliärem System und Pankreas, mehr als ein Belegungstag, Bestrahlungen an mindestens 5 Tagen	1,471	-
H16B	O	Strahlentherapie bei Krankheiten und Störungen an hepatobiliärem System und Pankreas, mehr als ein Belegungstag, Bestrahlungen an weniger als 5 Tagen	0,744	-
H29Z	O	Bestimmte selektive Embolisation oder SIRT	1,207	-
H33Z	O	Mehrzeitige komplexe OR-Prozeduren bei Krankheiten und Störungen an hepatobiliärem System und Pankreas	7,417	-
H36A	O	Intensivmedizinische Komplexbehandlung > 980 / 828 / - Aufwandspunkte bei Krankheiten und Störungen an hepatobiliärem System und Pankreas	8,323	-
H36B	O	Intensivmedizinische Komplexbehandlung > 588 / 552 / 552 und < 981 / 829 / - Aufwandspunkte bei Krankheiten und Störungen an hepatobiliärem System und Pankreas	5,888	-
H38A	O	Bestimmte komplizierende Konstellation mit bestimmtem operativen Eingriff bei Krankheiten und Störungen an hepatobiliärem System und Pankreas	9,933	-
H38B	O	Andere komplizierende Konstellation mit bestimmtem operativen Eingriff bei Krankheiten und Störungen an hepatobiliärem System und Pankreas	7,356	-
H40A	A	Endoskopische Eingriffe bei Ösophagusvarizenblutung mit äußerst schweren CC	2,064	-
H40B	A	Endoskopische Eingriffe bei Ösophagusvarizenblutung ohne äußerst schwere CC	1,060	-
H41A	A	Bestimmte ERCP mit äußerst schweren CC oder mit schweren CC oder komplexer Eingriff oder Alter < 16 Jahre, mit komplexer Prozedur, mit Zugang durch retrograde Endoskopie	3,762	-
H41B	A	Bestimmte ERCP mit schweren CC oder komplexer Eingriff oder Alter < 16 Jahre, mit komplexer Prozedur, ohne Zugang durch retrograde Endoskopie	2,286	-
H41C	A	Bestimmte ERCP mit schweren CC oder komplexem Eingriff oder Alter < 16 J. oder andere ERCP mit Radiofrequenzablation und endoskopischer Stentimplantation oder andere aufwendige ERCP oder bestimmter endoskopischer Eingriff mit bestimmter BNB	1,454	-
H41D	A	Andere aufwendige ERCP oder bestimmter endoskopischer Eingriff ohne bestimmter BNB	0,946	-
H41E	A	Andere ERCP ohne bestimmte oder andere aufwendige ERCP, Alter > 15 Jahre, mit bestimmter BNB oder bestimmter Pankreatitis	0,847	-
H41F	A	Andere ERCP ohne bestimmte oder andere aufwendige ERCP, Alter > 15 Jahre, ohne bestimmte BNB oder bestimmte Pankreatitis	0,705	-
H44Z	A	Geriatrische frührehabilitative Komplexbehandlung bei Krankheiten und Störungen an hepatobiliärem System und Pankreas	1,466	-
H60Z	M	Leberzirrhose und bestimmte nichtinfektiöse Hepatitiden mit äußerst schweren CC oder komplizierende Konstellation bei bestimmten Krankheiten und Störungen an hepatobiliärem System und Pankreas	1,902	-
H61A	M	Bösartige Neubildung an hepatobiliärem System und Pankreas, mehr als ein Belegungstag, mit komplexer Diagnose, mit äußerst schweren CC	1,310	-
H61B	M	Bösartige Neubildung an hepatobiliärem System und Pankreas, Alter < 18 Jahre oder mehr als ein Belegungstag, mit komplexer Diagnose, mit Pfortaderthrombose	0,720	-
H61C	M	Bösartige Neubildung an hepatobiliärem System und Pankreas, Alter > 17 Jahre	0,561	-

aG-DRG Version 2026   Anlage 1: Fallpauschalen-Katalog und Pflegeerlöskatalog

Mittlere Verweildauer [1]	Untere Grenzverweildauer: Erster Tag mit Abschlag [2], [5]	Untere Grenzverweildauer: Bewertungsrelation pro Tag	Obere Grenzverweildauer: Erster Tag mit zusätzlichem Entgelt [3], [5]	Obere Grenzverweildauer: Bewertungsrelation pro Tag	Externe Verlegung Abschlag pro Tag (Bewertungsrelation)	Verlegungsfallpauschale	Ausnahme von Wiederaufnahme [4]	Pflegeerlös Bewertungsrelation pro Tag
6	7	8	9	10	11	12	13	14
9,2	2	0,321	20	0,073	0,094	-	-	0,8762
7,9	2	0,250	16	0,066	0,084	-	-	0,6927
4,3	1	0,388	9	0,069	0,080	-	-	0,7433
25,6	8	0,392	44	0,157	0,133	-	-	1,1451
8,5	2	0,375	18	0,092	0,118	-	-	0,9267
27,1	8	0,353	45	0,082	0,113	-	-	1,0380
17,0	5	0,272	33	0,067	0,091	-	-	0,7777
11,7	3	0,291	25	0,069	0,091	-	-	0,7692
19,5	5	0,438	35	0,135	0,128	-	x	0,7340
10,3	2	0,476	23	0,138	0,126	-	x	0,8297
3,0	1	0,025	8	0,248	0,186	-	x	0,9643
3,6	1	0,272	9	0,217	0,244	-	-	0,9587
28,6	9	0,411	47	0,193	0,139	-	-	1,3171
29,7	9	0,725	48	0,244	-	x	x	2,6371
25,1	7	0,655	43	0,209	-	x	x	2,2335
32,8	10	0,576	51	0,236	0,188	-	-	1,8887
24,8	7	0,551	43	0,125	0,171	-	-	1,4961
13,3	3	0,454	29	0,096	0,127	-	-	1,2886
7,0	1	0,617	15	0,087	0,109	-	-	1,0537
25,4	7	0,334	43	0,074	0,101	-	-	0,9620
15,3	4	0,295	31	0,067	0,091	-	-	0,7670
10,3	2	0,323	22	0,066	0,086	-	-	0,7533
6,3	1	0,487	13	0,064	0,079	-	-	0,6823
6,2	1	0,448	14	0,069	0,085	-	-	0,6947
5,2	1	0,295	11	0,067	0,081	-	-	0,6706
19,9	-	-	30	0,049	0,067	-	-	0,6922
14,7	4	0,359	30	0,085	0,114	-	-	1,1466
12,6	3,000	0,307	26	0,068	0,090	-	x	0,9659
5,8	1	0,332	14	0,115	0,098	-	x	0,8540
4,8	1	0,299	12	0,075	0,089	-	x	0,8634

Anlage 1

Fallpauschalen-Katalog und Pflegeerlöskatalog
Teil a) Bewertungsrelationen bei Versorgung durch Hauptabteilungen

DRG	Partition	Bezeichnung[6]	Bewertungsrelation bei Hauptabteilung	Bewertungsrelation bei Hauptabteilung und Beleghebamme
1	2	3	4	5
H62A	M	Erkrankungen des Pankreas außer bösartige Neubildung oder Leberzirrhose und bestimmte nichtinfektiöse Hepatitiden ohne äußerst schwere CC, Alter < 16 Jahre oder Erkrankungen von Gallenblase und Gallenwegen, Alter < 10 Jahre	0,635	-
H62B	M	Erkrankungen des Pankreas außer bösartige Neubildung, mit akuter Pankreatitis mit Organkomplikation oder Leberzirrhose oder bestimmter nichtinfektiöser Hepatitis, Alter > 15 Jahre	0,728	-
H62C	M	Erkrankungen des Pankreas außer bösartige Neubildung, ohne akute Pankreatitis mit Organkomplikation, ohne Leberzirrhose, ohne bestimmte nichtinfektiöse Hepatitis, Alter > 15 Jahre	0,518	-
H63A	M	Erkrankungen der Leber auß. bösart. Neubild., Leberzirr. u. best. nichtinfekt. Hepatitiden u. best. Erkrank. der Gallenwege, mehr als ein Belegungstag, mit kompl. Diag. u. äuß. schw. o. schw. CC od. kompl. Diag. od. äuß. schw. od. schw. CC, Alter < 1 J.	1,640	-
H63B	M	Erkrankungen der Leber außer bösartige Neubildung, Leberzirrhose und bestimmte nichtinfektiöse Hepatitiden und best. Erkrankungen der Gallenwege, mehr als ein Belegungstag, mit kompl. Diagnose oder äuß. schw. o. schw. CC oder Leberbiopsie, Alter < 18 J.	1,025	-
H63C	M	Erkrankungen der Leber außer bösartige Neubildung, Leberzirrhose und bestimmte nichtinfektiöse Hepatitiden und bestimmte Erkrankungen der Gallenwege, ein Belegungstag oder ohne komplexe Diagnose und ohne äußerst schwere oder schwere CC	0,581	-
H64Z	M	Erkrankungen von Gallenblase und Gallenwegen	0,484	-
H77Z	M	Komplexbehandlung bei isolationspflichtigen Erregern bei Krankheiten und Störungen an hepatobiliärem System und Pankreas	2,018	-
H78Z	M	Bestimmte komplizierende Konstellation bei bestimmten Krankheiten und Störungen an hepatobiliärem System und Pankreas	4,852	-
MDC 08 Krankheiten und Störungen an Muskel-Skelett-System und Bindegewebe				
I01Z	O	Beidseitige Eingriffe oder mehrere große Eingriffe an Gelenken der unteren Extremität mit komplexer Diagnose	4,487	-
I02A	O	Großflächige Gewebe- / Hauttransplantation außer an der Hand, mit komplizierender Konstellation, Eingriff an mehreren Lokalisationen oder mit schwerem Weichteilschaden, mit äußerst schweren CC und komplexer OR-Prozedur	12,333	-
I02B	O	Großfl. Gewebe- / Hauttransplantation m. kompliz. Konst., Eingr. an mehr. Lokal. od. schw. Weichteilsch., m. äuß. schw. CC od. kompl. OR-Proz. od. mit hochkompl. Gewebe-Tx od. Vakuumbeh. od. BNB u. kompl. OR-Proz. od. kompl. Gewebe-Tx m. äuß. schw. CC	7,944	-
I02C	O	Großfl. Gewebe- / Hauttransplantation außer an der Hand, mit komplizierender Konst., Eingriff an mehreren Lokalisationen oder schw. Weichteilschaden, bei BNB und kompl. OR-Proz. m. äußerst schweren oder schweren CC od. komplexer Gewebe-Tx m. äußerst schweren CC	6,137	-
I02D	O	Kleinflächige oder großflächige Gewebe- / Hauttransplantation außer an der Hand, mit äußerst schweren CC	4,479	-
I03A	O	Revision oder Ersatz des Hüftgelenkes mit kompl. Diagnose od. Arthrodese od. Alter < 16 Jahre od. beidseitige od. mehrere gr. Eingr. an Gelenken der unt. Extr. mit kompl. Eingriff, mit äuß. schw. CC oder mehrzeitigem Wechsel oder Eingr. an mehr. Lok.	5,820	-
I03B	O	Revision oder Ersatz des Hüftgelenkes mit kompl. Diagnose od. Arthrodese od. Alter < 16 Jahre od. beidseitige od. mehrere gr. Eingr. an Gelenken der unt. Extr. mit kompl. Eingriff, ohne äuß. schw. CC, ohne mehrzeit. Wechsel, ohne Eingr. an mehr. Lok.	2,735	-
I04Z	O	Implantation, Wechsel oder Entfernung einer Endoprothese am Kniegelenk mit komplizierender Diagnose oder Arthrodese oder Implantation einer Endoprothese nach vorheriger Explantation oder periprothetische Fraktur an der Schulter oder am Knie	3,015	-
I05A	O	Revision oder Ersatz des Hüftgelenkes ohne komplizierende Diagnose, ohne Arthrodese, ohne komplexen Eingriff, mit äußerst schweren CC	3,843	-
I05B	O	Implantation oder Wechsel einer inversen Endoprothese am Schultergelenk oder Implantation einer Sprunggelenkendoprothese	1,923	-
I05C	O	Anderer großer Gelenkersatz ohne Implantation oder Wechsel einer inversen Endoprothese am Schultergelenk, ohne Implantation einer Sprunggelenkendoprothese	1,676	-
I06A	O	Komplexe Eingriffe an der Wirbelsäule mit hochkomplexem Korrektureingriff oder bestimmtem mehrzeitigen Eingriff oder mit Eingriff an mehreren Lokalisationen oder mit komplizierender Konstellation oder bei Para- / Tetraplegie mit äußerst schweren CC	7,055	-

aG-DRG Version 2026 Anlage 1: Fallpauschalen-Katalog und Pflegeerlöskatalog

Mittlere Verweildauer [1]	Untere Grenzverweildauer: Erster Tag mit Abschlag [2,5]	Untere Grenzverweildauer: Bewertungsrelation pro Tag	Obere Grenzverweildauer: Erster Tag mit zusätzlichem Entgelt [3,5]	Obere Grenzverweildauer: Bewertungsrelation pro Tag	Externe Verlegung Abschlag pro Tag (Bewertungsrelation)	Verlegungsfallpauschale	Ausnahme von Wiederaufnahme [4]	Pflegeerlös Bewertungsrelation pro Tag
6	7	8	9	10	11	12	13	14
4,4	1	0,298	11	0,138	0,112	-	-	1,1961
6,7	1	0,471	16	0,069	0,085	-	-	0,7626
5,2	1	0,289	11	0,066	0,079	-	-	0,7075
12,8	3	0,382	27	0,084	0,111	-	-	1,0571
8,4	2	0,304	18	0,076	0,097	-	-	0,8348
5,1	1	0,322	11	0,076	0,090	-	-	0,7228
4,5	1	0,278	10	0,070	0,082	-	-	0,7548
18,0	-	-	35	0,069	0,093	-	-	1,0043
29,1	9	0,411	47	0,156	0,136	-	-	1,2701
28,4	8	0,276	46	0,061	0,085	-	-	0,8018
54,5	17	0,362	72	0,177	0,118	-	-	1,1515
43,5	13	0,309	61	0,070	0,097	-	-	1,0103
34,1	10	0,332	52	0,075	0,104	-	-	1,0255
27,8	8	0,322	46	0,073	0,101	-	-	1,0221
35,0	11	0,281	53	0,068	0,094	-	-	0,9869
16,1	4	0,287	31	0,062	0,084	-	-	0,7993
15,1	4	0,281	29	0,065	0,087	-	-	0,8195
23,9	7	0,330	42	0,077	0,106	-	-	1,0799
6,2	1	0,289	13	0,065	0,080	-	-	0,7960
5,1	1	0,243	10	0,067	0,080	-	-	0,7786
25,6	8	0,359	44	0,088	0,121	-	-	1,2573

Anlage 1

Fallpauschalen-Katalog und Pflegeerlöskatalog
Teil a) Bewertungsrelationen bei Versorgung durch Hauptabteilungen

DRG	Partition	Bezeichnung[6]	Bewertungsrelation bei Hauptabteilung	Bewertungsrelation bei Hauptabteilung und Beleghebamme
1	2	3	4	5
I06B	O	Komplexe Eingriffe an Wirbelsäule, Kopf und Hals mit sehr komplexem Eingriff bei schwerer entzündlicher Erkrankung oder bestimmte bösartige Neubildung am Knochen oder Alter < 19 Jahre	4,243	-
I06C	O	Komplexe Eingriffe an Wirbelsäule, Kopf und Hals, Alter > 18 Jahre, ohne Para- / Tetraplegie oder ohne äußerst schwere CC, ohne bösartige Neubildung am Knochen, mit bestimmtem Eingriff ohne schwere entzündliche Erkrankung oder ohne bestimmten Eingriff	3,726	-
I07A	O	Amputation bei Krankheiten und Störungen an Muskel-Skelett-System und Bindegewebe mit komplexer Amputation oder bei bestimmter bösartigen Neubildung oder Alter < 18 Jahre	2,175	-
I07B	O	Bestimmte Amputation bei Krankheiten und Störungen an Muskel-Skelett-System und Bindegewebe ohne komplexe Amputation, außer bei bestimmter bösartigen Neubildung, Alter > 17 Jahre	1,985	-
I08A	O	Andere Eingriffe an Hüftgelenk und Femur mit hochkomplexem Eingriff bei Beckenfraktur, mit bösartiger Neubildung, mit äußerst schweren CC oder mit weiteren komplizierenden Faktoren	4,987	-
I08B	O	Andere Eingriffe an Hüftgelenk und Femur mit sehr komplexem Eingriff oder äußerst schweren CC oder bei komplexer Diagnose oder Ersatz des Hüftgelenkes mit Eingriff an oberer Extremität oder Wirbelsäule mit bestimmten komplizierenden Faktoren	4,400	-
I08C	O	Andere Eingriffe an Hüftgelenk und Femur mit Einbringen von Abstandshaltern od. and. komplexen Eingriffen od. äuß. schw. CC od. bei kompl. Diagnose od. Ersatz des Hüftgelenks mit Eingriff an oberer Extremität od. Wirbelsäule ohne best. kompliz. Faktoren	3,170	-
I08D	O	Andere Eingriffe an Hüftgelenk und Femur mit komplexer Diagnose oder Prozedur oder äußerst schweren CC	2,745	-
I08E	O	Andere Eingriffe an Hüftgelenk und Femur ohne komplexe Diagnose oder Prozedur, ohne äußerst schwere CC, mit bestimmten Eingriffen an Becken und Femur oder mit bestimmten komplizierenden Diagnosen	2,085	-
I08F	O	Andere Eingriffe an Hüftgelenk und Femur ohne komplexe Diagnose oder Prozedur, ohne äußerst schwere CC, mehr als ein Belegungstag, mit bestimmten anderen Eingriffen an Hüftgelenk und Femur	1,511	-
I08G	O	Andere Eingriffe an Hüftgelenk und Femur ohne komplexe Diagnose oder Prozedur, ohne äußerst schwere CC, mehr als ein Belegungstag, mit mäßig komplexem Eingriff	1,083	-
I08H	O	Andere Eingriffe an Hüftgelenk und Femur, ein Belegungstag oder ohne mäßig komplexen Eingriff, mit bestimmtem anderen Eingriff oder Alter < 12 Jahre oder Eingriff an der unteren Extremität	0,900	-
I08I	O	Andere Eingriffe an Hüftgelenk und Femur, ein Belegungstag oder ohne mäßig komplexen Eingriff, ohne bestimmten anderen Eingriff, Alter > 11 Jahre, ohne Eingriff an der unteren Extremität	0,687	-
I09A	O	Bestimmte Eingriffe an der Wirbelsäule mit sehr komplexer Osteosynthese und äußerst schweren CC oder bestimmter Spondylodese ab 10 Segmenten oder aufwendiger intensivmedizinischer Komplexbehandlung ab 369 Punkten	6,176	-
I09B	O	Bestimmte Eingriffe an der Wirbelsäule mit bestimmten expandierbaren Implantaten oder bestimmter langstreckigen Spondylodese oder mehrzeitigen komplexen Eingriffen	5,408	-
I09C	O	Bestimmte Eingriffe an der Wirbelsäule mit best. kompl. Faktoren, mit Wirbelkörperersatz oder komplexer Spondylodese oder andere mehrzeitige komplexe Eingriffe an der Wirbelsäule mit aufwendiger intensmed. Komplexbehandlung ab 185 Aufwandspunkten	4,769	-
I09D	O	Bestimmte Eingriffe an der Wirbelsäule mit best. kompl. Faktoren, bei Frakturen der Halswirbelsäule oder sek. bösartiger Neub. des Knochens oder mit anderen mehrz. kompl. Eingriffen ohne aufwendige intensmed. Komplexbehandlung ab 185 Aufwandspunkten	4,603	-
I09E	O	Bestimmte Eingriffe an der Wirbelsäule und best. komplizierende Faktoren oder best. Eingriffe an der WS mit best. anderen kompl. Faktoren und Eingriffe ZNS oder transpleuraler Zugang BWS oder best. langstreckige Spondylodese/Osteosynthese oder Diszitis	3,219	-
I09F	O	Best. Eingriffe an der Wirbelsäule, best. kompliz. Faktoren od. Alter < 16 Jahre oder knöcherne Dekompression Spinalkanal / best. Osteosynthese > 3 Segm. oder Impl. eines Schrauben-Band-Systems oder Schrauben-Stab-Systems, 1 Segment bei Diszitis	2,504	-

aG-DRG Version 2026　　Anlage 1: Fallpauschalen-Katalog und Pflegeerlöskatalog

Mittlere Verweildauer [1]	Untere Grenzverweildauer: Erster Tag mit Abschlag [2], [5]	Untere Grenzverweildauer: Bewertungsrelation pro Tag	Obere Grenzverweildauer: Erster Tag mit zusätzlichem Entgelt [3], [5]	Obere Grenzverweildauer: Bewertungsrelation pro Tag	Externe Verlegung Abschlag pro Tag (Bewertungsrelation)	Verlegungsfallpauschale	Ausnahme von Wiederaufnahme [4]	Pflegeerlös Bewertungsrelation pro Tag
6	7	8	9	10	11	12	13	14
9,7	2	0,422	19	0,131	0,119	-	-	1,2672
11,7	3	0,313	24	0,075	0,098	-	-	0,9342
15,7	4	0,284	31	0,063	0,085	-	-	0,8660
16,2	4	0,273	31	0,059	0,080	-	-	0,7727
25,6	8	0,330	44	0,081	0,112	-	-	1,1089
24,3	7	0,325	42	0,075	0,103	-	-	1,0475
17,8	5	0,286	34	0,068	0,091	-	-	0,9357
15,5	4	0,302	31	0,068	0,092	-	-	0,9097
9,8	2	0,327	19	0,070	0,091	-	-	0,9218
8,2	2	0,268	17	0,069	0,088	-	-	0,8717
4,3	1	0,226	10	0,074	0,086	-	-	0,8455
3,3	1	0,112	7	0,082	0,089	-	-	1,0759
2,4	1	0,035	5	0,081	0,082	-	-	1,2147
24,9	7	0,407	43	0,091	0,125	-	-	1,2517
18,9	5	0,322	35	0,072	0,097	-	-	0,9394
18,3	5	0,336	34	0,077	0,104	-	-	1,0352
22,3	6	0,344	40	0,076	0,103	-	-	1,0020
13,0	3	0,303	26	0,065	0,086	-	-	0,8198
10,1	2	0,309	21	0,064	0,083	-	-	0,7532

Anlage 1

Fallpauschalen-Katalog und Pflegeerlöskatalog
Teil a) Bewertungsrelationen bei Versorgung durch Hauptabteilungen

DRG	Parti-tion	Bezeichnung[6]	Bewertungsrelation bei Hauptabteilung	Bewertungsrelation bei Hauptabteilung und Beleghebamme
1	2	3	4	5
I09G	O	Bestimmte Eingriffe an der Wirbelsäule mit bestimmten anderen kompliz. Faktoren oder mit anderen kompl. Faktoren und Frakturen Halswirbelsäule oder BNB der Wirbelsäule mit Kyphoplastie, mit Radiofrequenzablation oder komplexer Eingriff an der Wirbelsäule	2,221	-
I09H	O	Bestimmte Eingriffe an der Wirbelsäule mit bestimmten anderen kompliz. Faktoren oder mit anderen kompliz. Faktoren, ohne Frakturen HWS, ohne BNB der Wirbelsäule oder ohne Kyphoplastie od. ohne Radiofrequenzabl., ohne komplexen Eingriff an der Wirbelsäule	1,604	-
I09I	O	Bestimmte Eingriffe an der Wirbelsäule ohne komplizierende Faktoren	1,267	-
I10A	O	Andere Eingriffe an der Wirbelsäule mit bestimmtem Eingriff an Rückenmark, Spinalkanal, Wirbelsäule, Rumpf mit äußerst schweren CC	4,163	-
I10B	O	Andere Eingriffe WS m. best. kompl. Eingriffen od. Para- / Tetrapl. od. Wirbelfraktur m. best. Eingriffen oh. äuß. schw. CC od. best. andere Operationen WS m. äuß. schw. CC u. > 1 BT od. mäßig kompl. Eingriffe u. Diszitis od. Exzision spin. Tumorgewebe	2,274	-
I10C	O	Andere Eingriffe an der Wirbelsäule bei Bandscheibeninfektion oder mit bestimmtem Eingriff an der Wirbelsäule	1,485	-
I10D	O	Andere Eingriffe an der Wirbelsäule mit komplexem Eingriff an der Wirbelsäule oder mit äußerst schweren oder schweren CC ohne Bandscheibeninfektion, ohne Diszitis, ohne bestimmten anderen Eingriff an der Wirbelsäule	1,171	-
I10E	O	Andere Eingriffe an der Wirbelsäule mit mäßig komplexem Eingriff, mit bestimmtem kleinen Eingriff oder wenig komplexer Eingriff, mehr als 1 Belegungstag, Alter < 18 Jahre oder mit bestimmtem anderen kleinen Eingriff ohne äußerst schwere oder schwere CC	0,989	-
I10F	O	Andere Eingriffe an der Wirbelsäule ohne mäßig komplexen Eingriff an der Wirbelsäule mit bestimmtem kleinen Eingriff oder wenig komplexer Eingriff, mehr als ein Belegungstag oder ohne bestimmten anderen kleinen Eingriff, Alter > 17 Jahre	0,938	-
I10G	O	Andere Eingriffe an der Wirbelsäule mit mäßig komplexem Eingriff an der Wirbelsäule, ohne bestimmten kleinen Eingriff, ohne wenig komplexen Eingriff oder ein Belegungstag, mit anderem kleinen Eingriff	0,754	-
I10H	O	Andere Eingriffe an der Wirbelsäule ohne mäßig komplexen Eingriff, ohne bestimmten kleinen Eingriff, ohne anderen kleinen Eingriff	0,578	-
I11Z	O	Eingriffe zur Verlängerung einer Extremität	2,057	-
I12A	O	Knochen- und Gelenkinfektion / -entzündung mit verschiedenen Eingriffen am Muskel-Skelett-System und Bindegewebe mit äußerst schweren CC	3,979	-
I12B	O	Knochen- und Gelenkinfektion / -entzündung mit verschiedenen Eingriffen am Muskel-Skelett-System und Bindegewebe mit schweren CC, mit Revision des Kniegelenkes, mit Einbringen oder Wechsel von Abstandshaltern oder Osteomyelitis, Alter < 16 Jahre	2,434	-
I12C	O	Knochen- und Gelenkinfektion / -entzündung mit verschiedenen Eingriffen am Muskel-Skelett-System und Bindegewebe mit schweren CC, ohne Revision des Kniegelenkes, ohne Einbringen oder Wechsel von Abstandshaltern, ohne Osteomyelitis, Alter > 15 Jahre	1,423	-
I13A	O	Bestimmte Eingriffe an den Extremitäten mit komplexem Mehrfacheingriff, mit komplizierendem Eingriff an der unteren Extremität oder aufwendiger Osteosynthese	2,811	-
I13B	O	Bestimmte Eingriffe an den Extremitäten mit best. Mehrfacheingriff oder kompliz. Diagnose oder bei Endoprothese der oberen Extremität oder mit Fixateur ext., mit best. BNB od. mit Einbringen von Abstandshalt. od. Alter < 18 J. mit äuß. schw. od. schw. CC	2,449	-
I13C	O	Bestimmte Eingriffe an den Extremitäten mit best. Mehrfacheingr. od. kompliz Diag. od. bei Endopr. der oberen Extrem. od. m. Fix. ext., m. kompl. Eingr. od. schw. Weichteilsch., m. best. kompl. Osteot. od. BNB od. Alter < 18 J. m. äuß. schw. od. schw. CC	1,882	-
I13D	O	Bestimmte Eingriffe an den Extremitäten mit bestimmtem anderen Mehrfacheingriff oder komplizierender Diagnose oder bei endoprothetischem Eingriff an der oberen Extremität od. mit Fixateur externe oder mit and. kompl. Eingr. od. bei sek. BNB Knochen/-mark	1,552	-
I13E	O	Bestimmte Eingriffe an den Extremitäten od. bei Endoproth. am Knie m. kompl. Eingr. od. schw. Weichteilsch. od. Pseudarthrose od. best. Osteotom. od. best. Eingr. Kniproth. od. Epiphyseodese od. bei BNB od. Alter > 17 J. od. ohne äuß. schw. od. schw. CC	1,278	-
I13F	O	Bestimmte Eingriffe an den Extremitäten mit bestimmtem anderen Eingriff an den Extremitäten oder bei bösartiger Neubildung oder kleiner Eingriff bei Knochen- und Gelenkinfektion oder Alter < 18 Jahre mit äußerst schweren oder schweren CC	1,024	-

Mittlere Verweildauer [1]	Untere Grenzverweildauer: Erster Tag mit Abschlag [2,5]	Untere Grenzverweildauer: Bewertungsrelation pro Tag	Obere Grenzverweildauer: Erster Tag mit zusätzlichem Entgelt [3,5]	Obere Grenzverweildauer: Bewertungsrelation pro Tag	Externe Verlegung Abschlag pro Tag (Bewertungsrelation)	Verlegungsfallpauschale	Ausnahme von Wiederaufnahme [4]	Pflegeerlös Bewertungsrelation pro Tag
6	7	8	9	10	11	12	13	14
7,3	1	0,346	15	0,067	0,084	-	-	0,7526
6,5	1	0,308	15	0,067	0,083	-	-	0,7434
6,8	1	0,472	16	0,068	0,085	-	-	0,7394
21,3	6	0,335	39	0,077	0,105	-	-	0,9772
10,9	3	0,269	24	0,069	0,090	-	-	0,7886
5,4	1	0,260	12	0,067	0,081	-	-	0,7342
4,8	1	0,411	11	0,067	0,079	-	-	0,7325
4,6	1	0,338	10	0,068	0,079	-	-	0,6891
4,3	1	0,347	9	0,066	0,077	-	-	0,6985
4,7	1	0,225	12	0,071	0,084	-	-	0,7047
2,6	1	0,123	6	0,075	0,077	-	-	0,8587
6,8	1	0,360	16	0,074	0,092	-	-	0,8862
24,6	7	0,329	43	0,075	0,103	-	-	1,0044
16,6	5	0,256	31	0,064	0,087	-	-	0,7901
10,4	2	0,292	22	0,059	0,077	-	-	0,6943
14,4	4	0,242	26	0,059	0,079	-	-	0,7061
11,9	3	0,247	23	0,058	0,077	-	-	0,7078
8,3	2	0,249	19	0,063	0,080	-	-	0,7533
6,6	1	0,638	15	0,064	0,079	-	-	0,7179
5,2	1	0,399	12	0,066	0,079	-	-	0,7603
4,1	1	0,251	10	0,069	0,079	-	-	0,7639

Anlage 1

Fallpauschalen-Katalog und Pflegeerlöskatalog
Teil a) Bewertungsrelationen bei Versorgung durch Hauptabteilungen

DRG	Parti-tion	Bezeichnung[6]	Bewertungsrelation bei Hauptabteilung	Bewertungsrelation bei Hauptabteilung und Beleghebamme
1	2	3	4	5
I13G	O	Bestimmte Eingriffe an den Extremitäten ohne bestimmten anderen Eingriff an den Extremitäten, außer bei bösartiger Neubildung, ohne kleinen Eingriff bei Knochen- und Gelenkinfektion oder Alter > 17 Jahre oder ohne äußerst schwere oder schwere CC	0,995	-
I14Z	O	Revision eines Amputationsstumpfes	1,256	-
I15A	O	Operationen am Hirn- und Gesichtsschädel, mit bestimmtem intrakraniellen Eingriff oder komplexem Eingriff an der Mandibula, Alter < 16 Jahre	2,247	-
I15B	O	Operationen am Hirn- und Gesichtsschädel, ohne bestimmten intrakraniellen Eingriff, ohne bestimmten Eingriff an der Mandibula oder Alter > 15 Jahre	1,466	-
I16A	O	Andere Eingriffe an der Schulter und bestimmte Eingriffe an der oberen Extremität mit bestimmtem Eingriff an Schulter, Oberarm und Ellenbogen	0,839	-
I16B	O	Andere Eingriffe an der Schulter und bestimmte Eingriffe an der oberen Extremität ohne bestimmten Eingriff an Schulter, Oberarm und Ellenbogen, mit bestimmtem anderem Eingriff an Klavikula, Schulter und Ellenbogen	0,796	-
I16C	O	Andere Eingriffe an der Schulter und bestimmte Eingriffe an der oberen Extremität ohne bestimmten Eingriff an Schulter, Oberarm und Ellenbogen, ohne bestimmten anderen Eingriff an Klavikula, Schulter und Oberarm	0,578	-
I17A	O	Aufwendige Operationen am Gesichtsschädel oder Alter < 16 Jahre	1,538	-
I17B	O	Operationen am Gesichtsschädel ohne aufwendige Operationen, Alter > 15 Jahre	0,860	-
I18A	O	Wenig komplexe Eingriffe an Kniegelenk, Ellenbogengelenk und Unterarm, Alter < 16 Jahre oder mit mäßig komplexem Eingriff oder mit beidseitigem Eingriff am Kniegelenk	0,783	-
I18B	O	Wenig komplexe Eingriffe an Kniegelenk, Ellenbogengelenk und Unterarm, Alter > 15 Jahre, ohne mäßig komplexen Eingriff, ohne beidseitigen Eingriff am Kniegelenk	0,726	-
I19A	O	Implantation und Wechsel von Neurostimulatoren und Neurostimulationselektroden bei Krankheiten und Störungen an Muskel-Skelett-System und Bindegewebe ohne Implantation oder Wechsel eines permanenten Elektrodensystems	1,210	-
I19B	O	Implantation und Wechsel von Neurostimulatoren und Neurostimulationselektroden bei Krankheiten und Störungen an Muskel-Skelett-System und Bindegewebe mit Implantation oder Wechsel eines permanenten Elektrodensystems	1,577	-
I20A	O	Eingriffe am Fuß mit mehreren hochkomplexen Eingriffen oder Teilwechsel Endoprothese des unteren Sprunggelenks, mit hochkomplexem Eingriff und komplexer Diagnose oder bestimmter Arthrodese	1,963	-
I20B	O	Eingriffe am Fuß mit mehreren komplexen Eingriffen od. hochkompl. Eingriff od. Teilwechsel Endoprothese d. unteren Sprunggelenks od. bei Zerebralparese od. mit kompl. Eingriff und kompl. Diagnose od. mit Eingriff an Sehnen des Rückfußes, Alter < 12 Jahre	1,494	-
I20C	O	Eingriffe am Fuß ohne mehrere komplexe Eingriffe, ohne hochkomplexen Eingriff, mit bestimmten komplizierenden Faktoren oder Alter > 11 Jahre	1,111	-
I20D	O	Eingriffe am Fuß ohne bestimmte komplizierende Faktoren, mit Knochentransplantation oder schwerem Weichteilschaden oder bestimmtem Eingriff am Fuß oder Kalkaneusfraktur	1,033	-
I20E	O	Andere Eingriffe am Fuß oder chronische Polyarthritis oder Diabetes Mellitus mit Komplikationen oder Alter < 16 Jahre	0,860	-
I20F	O	Eingriffe am Fuß ohne komplexe Eingriffe oder komplizierende Faktoren, Alter > 15 Jahre	0,684	-
I21Z	O	Lokale Exzision und Entfernung von Osteosynthesematerial an Hüftgelenk, Femur und Wirbelsäule oder komplexe Eingriffe an Ellenbogengelenk und Unterarm oder bestimmte Eingriffe an der Klavikula	0,938	-
I22A	O	Gewebe- / Hauttransplantation, außer an der Hand, mit großfläch. Gewebetransplantation, mit komplizierender Konstellation, Eingriff an mehreren Lokalisationen, schwerem Weichteilschaden oder komplexer Gewebetransplantation mit schweren CC	4,211	-
I22B	O	Gewebe- / Hauttransplantation, außer an der Hand, mit kleinflächiger Gewebetransplantation od. mit großflächiger Gewebetransplantation ohne kompliz. Konst., oh. Eingr. an mehreren Lokal., oh. schw. Weichteilschaden, oh. kompl. Gewebetranspl. m. schw. CC	3,303	-
I23A	O	Andere kleine Eingriffe an Knochen und Weichteilen mit bestimmten kleinen Eingriffen am Knochen oder Revision mit Osteosynthese an der oberen Extremität oder Alter < 18 Jahre mit äußerst schweren oder schweren CC	1,003	-
I23B	O	Andere kleine Eingriffe an Knochen und Weichteilen mit bestimmten kleinen Eigriffen an Knochen und Weichteilen, Alter > 17 Jahre oder ohne äußerst schwere oder schwere CC	0,768	-
I23C	O	Andere kleine Eingriffe an Knochen und Weichteilen ohne bestimmte kleine Eingriffe an Knochen und Weichteilen, Alter > 17 Jahre oder ohne äußerst schwere oder schwere CC	0,566	-

aG-DRG Version 2026 — Anlage 1: Fallpauschalen-Katalog und Pflegeerlöskatalog

Mittlere Verweildauer [1]	Untere Grenzverweildauer: Erster Tag mit Abschlag [2, 5]	Untere Grenzverweildauer: Bewertungsrelation pro Tag	Obere Grenzverweildauer: Erster Tag mit zusätzlichem Entgelt [3, 5]	Obere Grenzverweildauer: Bewertungsrelation pro Tag	Externe Verlegung Abschlag pro Tag (Bewertungsrelation)	Verlegungsfallpauschale	Ausnahme von Wiederaufnahme [4]	Pflegeerlös Bewertungsrelation pro Tag
6	7	8	9	10	11	12	13	14
4,1	1	0,289	10	0,070	0,080	-	-	0,8105
10,8	3	0,214	23	0,056	0,073	-	-	0,7217
6,8	1	0,488	15	0,144	0,125	-	-	1,3907
5,6	1	0,327	13	0,081	0,099	-	-	1,0573
2,4	1	0,145	5	0,083	0,084	-	-	0,9509
2,7	1	0,193	6	0,084	0,088	-	-	0,9302
2,3	1	0,052	4	0,079	0,079	-	-	1,0177
5,7	1	0,290	13	0,072	0,087	-	-	0,8388
3,8	1	0,417	9	0,081	0,092	-	-	0,8391
3,2	1	0,159	8	0,074	0,080	-	-	0,8668
3,1	1	0,182	7	0,079	0,085	-	-	0,9086
2,9	1	0,074	6	0,079	0,084	-	-	0,9561
2,9	1	0,123	7	0,080	0,085	-	-	0,8208
9,1	2	0,265	20	0,061	0,078	-	-	0,7378
6,5	1	0,804	16	0,065	0,080	-	-	0,7376
5,2	1	0,402	13	0,065	0,078	-	-	0,7624
3,4	1	0,244	7	0,075	0,083	-	-	0,8675
3,2	1	0,251	7	0,076	0,083	-	-	0,9881
2,9	1	0,147	6	0,071	0,075	-	-	0,8814
3,4	1	0,273	8	0,075	0,083	-	-	0,8522
24,8	7	0,269	43	0,061	0,084	-	-	0,7717
23,0	7	0,252	41	0,061	0,084	-	-	0,8038
3,6	1	0,273	9	0,079	0,088	-	-	0,9624
2,8	1	0,188	6	0,076	0,080	-	-	0,9969
2,6	1	0,095	6	0,070	0,072	-	-	0,9743

Anlage 1

Fallpauschalen-Katalog und Pflegeerlöskatalog
Teil a) Bewertungsrelationen bei Versorgung durch Hauptabteilungen

DRG	Parti-tion	Bezeichnung[6]	Bewertungsrelation bei Hauptabteilung	Bewertungsrelation bei Hauptabteilung und Beleghebamme
1	2	3	4	5
I24A	O	Arthroskopie oder andere Eingriffe an den Extremitäten oder Eingriffe am Weichteilgewebe oder Alter < 18 Jahre	0,646	-
I24B	O	Arthroskopie oder andere Eingriffe an den Extremitäten oder Eingriffe am Weichteilgewebe ohne komplexen Eingriff, Alter > 17 Jahre	0,503	-
I26A	O	Intensivmedizinische Komplexbehandlung > 785 / 829 / - Aufwandspunkte bei Krankheiten und Störungen an Muskel-Skelett-System und Bindegewebe	9,414	-
I26B	O	Intensivmedizinische Komplexbehandlung > 588 / 552 / 552 Aufwandspunkte bei Krankheiten und Störungen an Muskel-Skelett-System und Bindegewebe oder bestimmte hochaufwendige Implantate	7,481	-
I27A	O	Eingriffe am Weichteilgew. od. kleinfl. Gewebe-Tx m. best. Diagn. u. best. Eingr. od. m. äuß. schw. CC od. b. BNB m. schw. CC, m. best. Diagn. u. kompl. Eingr. od. Nephrekt. od. best. BNB m. best. Eingr. Abdomen od. Thorax od. Tx e. Zehe als Fingerersatz	3,365	-
I27B	O	Eingriffe am Weichteilgewebe oder kleinflächige Gewebe-Tx mit äußerst schweren CC oder bei BNB mit schweren CC oder mit kompliz. Faktoren, mit schweren CC oder bei BNB oder mit best. Eingr. am Weichteilgewebe, > 1 Belegungstag oder best. Eingriff	3,029	-
I27C	O	Eingriffe am Weichteilgewebe oder kleinflächige Gewebetransplantationen mit schweren CC oder bei BNB oder mit bestimmtem Eingriff am Weichteilgewebe, mehr als ein Belegungstag oder bestimmter Eingriff ohne komplizierende Faktoren	1,460	-
I27D	O	Bestimmte andere Eingriffe am Weichteilgewebe oder ein Belegungstag	0,950	-
I27E	O	Bestimmte kleine Eingriffe am Weichteilgewebe oder ein Belegungstag	0,743	-
I28A	O	Andere Eingriffe an Muskel-Skelett-System und Bindegewebe mit bestimmter offen chirurgischer Stabilisierung der Thoraxwand oder bestimmtem Eingriff am Zwerchfell oder Alter < 18 Jahre bei bösartiger Neubildung	2,103	-
I28B	O	Andere Eingriffe an Muskel-Skelett-System und Bindegewebe mit komplexem Eingriff an Thorax und Abdomen oder Implantation/Wechsel best. Medikamentenpumpen oder Eingriff bei bösartiger Neubildung an Knochen und Gelenken, mehr als ein Belegungstag	1,639	-
I28C	O	Andere Eingriffe an Muskel-Skelett-System und Bindegewebe mit bestimmtem Eingriff an Knochen, Weichteilen oder Bindegewebe, mehr als ein Belegungstag oder Alter < 10 Jahre	1,623	-
I28D	O	Andere Eingriffe an Muskel-Skelett-System und Bindegewebe mit mäßig komplexem Eingriff, mehr als ein Belegungstag, Alter > 9 Jahre	1,111	-
I28E	O	Andere Eingriffe an Muskel-Skelett-System und Bindegewebe, ohne bestimmte, mäßig komplexe und komplexe Eingriffe, Alter > 9 Jahre oder ein Belegungstag	0,903	-
I29A	O	Komplexe Eingriffe am Schultergelenk oder bestimmte Osteosynthesen an der Klavikula, bei komplizierender Diagnose oder Eingriff an mehreren Lokalisationen	1,230	-
I29B	O	Komplexe Eingriffe am Schultergelenk oder best. Osteosynthesen an der Klavikula ohne kompliz. Diagnose, ohne Eingriff an mehreren Lokalisationen oder sonst. arthroskopische Rekonstruktion der Rotatorenmanschette mit bestimmten Eingriffen an der Schulter	0,972	-
I29C	O	Sonstige arthroskopische Rekonstruktion der Rotatorenmanschette ohne bestimmte Eingriffe an der Schulter	0,844	-
I30A	O	Arthroskopischer Eingriff am Hüftgelenk, Alter < 16 Jahre oder komplexe Eingriffe am Kniegelenk mit sehr komplexem Eingriff oder bestimmte komplexe Eingriffe am Kniegelenk, Alter < 18 Jahre, mit äußerst schweren oder schweren CC	1,268	-
I30B	O	Arthroskopischer Eingriff am Hüftgelenk, Alter > 15 Jahre oder komplexe Eingriffe am Kniegelenk, Alter > 17 Jahre oder ohne äußerst schwere oder schwere CC	0,949	-
I30C	O	Komplexe Eingriffe am Kniegelenk ohne bestimmte komplexe Eingriffe am Kniegelenk, Alter > 17 Jahre oder ohne äußerst schwere oder schwere CC oder bestimmte arthroskopische Eingriffe am Hüftgelenk, Alter > 15 Jahre	0,685	-
I31A	O	Mehrere komplexe Eingriffe an Ellenbogengelenk und Unterarm oder gelenkübergreifende Weichteildistraktion bei angeborenen Anomalien der Hand, mit aufwendigen Eingriffen am Unterarm	2,132	-
I31B	O	Mehrere komplexe Eingriffe an Ellenbogengelenk und Unterarm oder gelenkübergreifende Weichteildistraktion bei angeborenen Anomalien der Hand oder bestimmte Eingriffe bei Mehrfragmentfraktur der Patella, mit bestimmten komplexen Eingriffen am Unterarm	1,363	-
I31C	O	Mehrere komplexe Eingriffe an Ellenbogengelenk und Unterarm ohne gelenkübergreifende Weichteildistraktion bei angeborenen Anomalien der Hand, ohne bestimmte Eingriffe bei Mehrfragmentfraktur der Patella, ohne bestimmte komplexe Eingriffe am Unterarm	1,208	-

aG-DRG Version 2026 Anlage 1: Fallpauschalen-Katalog und Pflegeerlöskatalog

Mittlere Verweildauer [1]	Untere Grenzverweildauer: Erster Tag mit Abschlag [2, 5]	Untere Grenzverweildauer: Bewertungsrelation pro Tag	Obere Grenzverweildauer: Erster Tag mit zusätzlichem Entgelt [3, 5]	Obere Grenzverweildauer: Bewertungsrelation pro Tag	Externe Verlegung Abschlag pro Tag (Bewertungsrelation)	Verlegungsfallpauschale	Ausnahme von Wiederaufnahme [4]	Pflegeerlös Bewertungsrelation pro Tag
6	7	8	9	10	11	12	13	14
2,8	1	0,158	7	0,081	0,086	-	-	1,0211
2,3	1	0,053	5	0,081	0,081	-	-	1,0664
32,9	10	0,697	51	0,233	-	x	x	2,3541
27,5	8	0,651	46	0,213	-	x	x	2,2244
12,4	3	0,418	25	0,135	0,125	-	-	1,1928
16,5	5	0,303	33	0,077	0,104	-	-	0,9474
7,7	2	0,266	18	0,072	0,092	-	-	0,8419
3,6	1	0,277	9	0,076	0,085	-	-	0,8178
3,4	1	0,171	8	0,072	0,080	-	-	0,8589
7,4	1	0,534	16	0,144	0,127	-	-	1,2808
7,8	2	0,292	19	0,079	0,100	-	-	0,8016
11,4	3	0,291	25	0,072	0,094	-	-	0,7897
8,0	2	0,274	17	0,072	0,092	-	-	0,7171
5,2	1	0,311	13	0,068	0,081	-	-	0,8031
3,4	1	0,289	8	0,075	0,083	-	-	0,8416
2,6	1	0,195	5	0,081	0,083	-	-	0,9114
2,4	1	0,134	5	0,082	0,083	-	-	0,9471
4,2	1	0,260	10	0,070	0,081	-	-	0,7682
2,6	1	0,085	5	0,077	0,080	-	-	0,8900
2,8	1	0,116	6	0,071	0,075	-	-	0,9851
8,2	2	0,259	17	0,066	0,084	-	-	0,7131
4,8	1	0,391	11	0,068	0,081	-	-	0,7507
4,3	1	0,339	10	0,072	0,083	-	-	0,8044

Anlage 1

Fallpauschalen-Katalog und Pflegeerlöskatalog
Teil a) Bewertungsrelationen bei Versorgung durch Hauptabteilungen

DRG	Partition	Bezeichnung[6]	Bewertungsrelation bei Hauptabteilung	Bewertungsrelation bei Hauptabteilung und Beleghebamme
1	2	3	4	5
I32A	O	Eingr. an Handgelenk u. Hand mit mehrzeitigem kompl. od. mäßig kompl. Eingr. od. mit Komplexbehandl. Hand od. mit aufwendigem rekonstruktivem Eingr. bei angeborener Fehlbildung der Hand oder mit best. gefäßgestielten Knochentx. bei Pseudarthrose der Hand	1,893	-
I32B	O	Eingriffe an Handgelenk und Hand mit komplexem Eingriff oder bei angeborener Anomalie der Hand oder Pseudarthrose, Alter < 6 Jahre oder bei schweren Weichteilschäden oder mit komplexen Eingriffen bei angeborener Fehlbildung der Hand, Alter < 16 Jahre	1,111	-
I32C	O	Eingriffe an Handgelenk und Hand mit komplexem Eingriff oder bei angeborener Anomalie der Hand oder Pseudarthrose, Alter > 5 Jahre oder mit hochkomplexem Eingriff bei angeb. Fehlbildung der Hand, Alter < 16 Jahre oder mit best. Eingr. od. kompl. Diagnose	1,422	-
I32D	O	Eingriffe an Handgelenk und Hand mit komplexem Eingriff, ohne komplexe Diagnose oder ohne sehr komplexen Eingriff oder mit komplexer Diagnose oder mit bestimmtem oder beidseitigem Eingriff	1,026	-
I32E	O	Bestimmte mäßig komplexe Eingriffe an Handgelenk und Hand, mehr als ein Belegungstag oder Alter < 6 Jahre	0,789	-
I32F	O	Eingriffe an Handgelenk und Hand ohne komplexe oder mäßig komplexe Eingriffe oder ohne bestimmtem mäßig komplexen Eingriff, Alter > 5 Jahre, ein Belegungstag	0,622	-
I33Z	O	Rekonstruktion von Extremitätenfehlbildungen	1,407	-
I34Z	O	Geriatrische frührehabilitative Komplexbehandlung mit bestimmter OR-Prozedur bei Krankheiten und Störungen an Muskel-Skelett-System und Bindegewebe	2,555	-
I36Z	O	Beidseitige oder kombinierte Implantation oder Wechsel einer Endoprothese an Hüft-, Kniegelenk und/oder an der oberen Extremität	2,208	-
I39Z	O	Strahlentherapie bei Krankheiten und Störungen an Muskel-Skelett-System und Bindegewebe, Bestrahlungen an mindestens 8 Tagen	2,688	-
I41Z	A	Geriatrische frührehabilitative Komplexbehandlung bei Krankheiten und Störungen an Muskel-Skelett-System und Bindegewebe	1,377	-
I42A	A	Multimodale Schmerztherapie bei Krankheiten und Störungen an Muskel-Skelett-System und Bindegewebe, mindestens 14 Tage	1,153	-
I42B	A	Multimodale Schmerztherapie bei Krankheiten und Störungen an Muskel-Skelett-System und Bindegewebe, weniger als 14 Tage	0,884	-
I43A	O	Implantation oder Wechsel bestimmter Endoprothesen am Knie- oder am Ellenbogengelenk oder Prothesenwechsel am Schulter- oder am Sprunggelenk oder Entfernung bestimmter Endoprothesen am Kniegelenk, mit äußerst schweren CC	5,192	-
I43B	O	Implantation oder Wechsel bestimmter Endoprothesen am Knie- oder am Ellenbogengelenk oder Prothesenwechsel am Schulter- oder am Sprunggelenk oder Entfernung bestimmter Endoprothesen am Kniegelenk, ohne äußerst schwere CC	2,372	-
I44A	O	Bestimmte Endoprotheseneingriffe am Kniegelenk mit äußerst schweren CC oder Implantation bestimmter schaftverankerten Prothese am Knie oder Korrektur einer Brustkorbdeformität	2,165	-
I44B	O	Bestimmte Endoprotheseneingriffe am Kniegelenk ohne äußerst schwere CC, mit bestimmtem Wechsel von Endoprothesen oder Implantation einer patientenindividuell angefertigten Endoprothese am Kniegelenk oder Einbringen oder Wechsel von Abstandshaltern	2,118	-
I44C	O	Bestimmte Endoprotheseneingriffe am Kniegelenk ohne äußerst schwere CC, ohne bestimmten Wechsel von Endoprothesen oder Prothesenkomponenten, ohne Impl. e. patientenindiv. angefertigten Endoprothese am Knie, ohne Einbringen od. Wechsel von Abstandshaltern	1,531	-
I44D	O	Bestimmte Endoprotheseneingriffe am Kniegelenk oder Einbringen einer Entlastungsfeder am Kniegelenk	1,397	-
I44E	O	Andere Endoprotheseneingriffe am Kniegelenk	1,193	-
I45A	O	Implantation und Ersatz einer Bandscheibenendoprothese, mehr als ein Segment	2,031	-
I45B	O	Implantation und Ersatz einer Bandscheibenendoprothese, weniger als 2 Segmente	1,456	-
I46A	O	Prothesenwechsel am Hüftgelenk mit äußerst schweren CC oder Eingriff an mehreren Lokalisationen	4,745	-
I46B	O	Prothesenwechsel am Hüftgelenk ohne äußerst schwere CC, ohne Eingriff an mehreren Lokalisationen, mit periprothetischer Fraktur	3,179	-
I46C	O	Prothesenwechsel am Hüftgelenk ohne äußerst schwere CC, ohne Eingriff an mehreren Lokalisationen, ohne periprothetische Fraktur	2,237	-

aG-DRG Version 2026 Anlage 1: Fallpauschalen-Katalog und Pflegeerlöskatalog

Mittlere Verweildauer [1]	Untere Grenzverweildauer: Erster Tag mit Abschlag [2), 5)]	Untere Grenzverweildauer: Bewertungsrelation pro Tag	Obere Grenzverweildauer: Erster Tag mit zusätzlichem Entgelt [3), 5)]	Obere Grenzverweildauer: Bewertungsrelation pro Tag	Externe Verlegung Abschlag pro Tag (Bewertungsrelation)	Verlegungsfallpauschale	Ausnahme von Wiederaufnahme [4)]	Pflegeerlös Bewertungsrelation pro Tag
6	7	8	9	10	11	12	13	14
10,9	3	0,223	22	0,138	0,075	-	-	0,6953
3,5	1	0,440	8	0,109	0,085	-	-	0,9399
4,4	1	0,437	11	0,069	0,080	-	-	0,7377
2,8	1	0,206	6	0,080	0,084	-	-	0,8189
3,0	1	0,186	7	0,076	0,081	-	-	0,7465
2,5	1	0,068	5	0,082	0,084	-	-	0,9838
3,6	1	0,308	7	0,121	0,135	-	-	1,0150
21,7	-	-	32	0,057	0,077	-	-	0,7588
7,6	2	0,233	13	0,065	0,081	-	-	0,7405
18,8	5,000	0,439	34	0,140	-	x	x	0,8161
18,8	-	-	27	0,051	0,069	-	-	0,6957
15,3	-	-	18	0,057	0,070	-	x	0,4549
10,1	-	-	16	0,057	0,079	-	x	0,4904
30,1	9,000	0,261	48	0,061	0,084	-	-	0,9009
8,2	2,000	0,257	16	0,066	0,084	-	-	0,7548
8,2	2	0,241	15	0,062	0,078	-	-	0,7640
10,5	3	0,231	21	0,061	0,080	-	-	0,7517
6,4	1	0,302	11	0,066	0,081	-	-	0,7366
5,4	1	0,269	9	0,070	0,084	-	-	0,7150
6,1	1	0,291	12	0,067	0,082	-	-	0,7293
3,3	1	0,205	6	0,086	0,095	-	-	0,7091
3,4	1	0,187	7	0,076	0,084	-	-	0,7327
25,4	7	0,340	43	0,075	0,103	-	-	1,0255
17,5	5	0,277	33	0,067	0,090	-	-	0,9118
9,9	2	0,307	20	0,065	0,084	-	-	0,8367

Anlage 1

Fallpauschalen-Katalog und Pflegeerlöskatalog
Teil a) Bewertungsrelationen bei Versorgung durch Hauptabteilungen

DRG	Parti-tion	Bezeichnung[6]	Bewertungsrelation bei Hauptabteilung	Bewertungsrelation bei Hauptabteilung und Beleghebamme
1	2	3	4	5
I47A	O	Revision oder Ersatz des Hüftgelenkes ohne komplizierende Diagnose, ohne Arthrodese, ohne äußerst schwere CC, Alter > 15 Jahre, mit komplizierendem Eingriff	2,113	-
I47B	O	Revision oder Ersatz des Hüftgelenkes ohne best. kompliz. Faktoren, mit kompl. Diagnose an Becken/Oberschenkel, mit best. endoproth. oder gelenkplast. Eingr. od. m. Impl. od. Wechsel Radiuskopfproth. od. m. kompl. Erstimpl. od. m. Entf. Osteosynthesemat.	1,749	-
I47C	O	Revision oder Ersatz des Hüftgelenkes ohne best. kompliz. Faktoren, ohne komplexe Diagnose an Becken/OS, ohne best. endoproth. Eingriff, ohne gelenkpl. Eingriff am Hüftgelenk, ohne Impl. oder Wechsel einer Radiuskopfprothese, ohne Entf. Osteosynthesemat.	1,396	-
I50A	O	Gewebe- / Haut-Transplantation außer an der Hand, ohne bestimmte komplizierende Faktoren, mit bestimmtem Eingriff oder bestimmter Vakuumbehandlung mit kontinuierlicher Sogbehandlung ab 8 Tagen	2,630	-
I50B	O	Gewebe- / Haut-Transplantation außer an der Hand, ohne bestimmte komplizierende Faktoren, ohne bestimmten Eingriff, mit bestimmter Vakuumbehandlung oder Alter < 16 Jahre	1,466	-
I50C	O	Gewebe- / Haut-Transplantation außer an der Hand, ohne bestimmte komplizierende Faktoren, ohne bestimmten Eingriff, ohne bestimmte Vakuumbehandlung, Alter > 15 Jahre	0,758	-
I54A	O	Strahlentherapie bei Krankheiten und Störungen an Muskel-Skelett-System und Bindegewebe, bei bösartiger Neubildung, Bestrahlungen an mindestens 5 Tagen oder Alter < 18 Jahre	1,262	-
I54B	O	Strahlentherapie bei Krankheiten und Störungen an Muskel-Skelett-System und Bindegewebe, bei bösartiger Neubildung, Bestrahlungen an weniger als 5 Tagen, Alter > 17 Jahre	0,891	-
I59Z	O	Andere Eingriffe an den Extremitäten oder am Gesichtsschädel	0,707	-
I64A	M	Osteomyelitis, Alter < 16 Jahre	0,824	-
I64B	M	Osteomyelitis, Alter > 15 Jahre, mit äußerst schweren oder schweren CC oder Tuberkulose der Knochen und Gelenke	1,374	-
I64C	M	Osteomyelitis, Alter > 15 Jahre, ohne äußerst schwere oder schwere CC	0,654	-
I65A	M	Bösartige Neubildung des Bindegewebes einschließlich pathologischer Fraktur, Alter < 17 Jahre oder mit äußerst schweren CC oder Alter < 16 Jahre mit äußerst schweren oder schweren CC	1,491	-
I65B	M	Bösartige Neubildung des Bindegewebes einschließlich pathologischer Fraktur, Alter < 17 Jahre oder mit äußerst schweren CC, Alter > 15 Jahre oder ohne äußerst schwere oder schwere CC	0,879	-
I65C	M	Bösartige Neubildung des Bindegewebes einschließlich pathologischer Fraktur, Alter > 16 Jahre, ohne äußerst schwere CC	0,626	-
I66A	M	Andere Erkrankungen des Bindegewebes oder Frakturen an Becken und Schenkelhals, mit komplizierender Konstellation oder intensivmedizinischer Komplexbehandlung > 392 / 368 / 368 Aufwandspunkte	3,440	-
I66B	M	Andere Erkrankungen des Bindegewebes, mit äußerst schweren CC oder intensivmedizinischer Komplexbehandlung > 196 / 184 / - Aufwandspunkte oder anderen komplizierenden Konstellationen	2,167	-
I66C	M	Frakturen an Becken und Schenkelhals, mit äußerst schweren CC oder bestimmte kinder-/jugendrheumatologische Behandlung, Alter < 1 Jahr oder multisystemisches Entzündungssyndrom bei COVID-19 mit intensivmedizinischer Komplexbehandlung im Kindesalter	1,406	-
I66D	M	Kinder-/jugendrheum. Komplexbeh. 7 bis 13 BT, Alter > 0 J. od. Amyloidose, adulte Form des Morbus Still, best. Vaskulitiden od. syst. rheum. Erkrankungen, Alter < 76 J. od. m. multisystem. Entzündungssyndrom bei COVID-19, Alter < 18 J., > 1 BT	0,957	-
I66E	M	Amyloidose, bestimmte Vaskulitiden oder adulte Form des Morbus Still, Alter > 15 Jahre	0,763	-
I66F	M	Frakturen an Becken und Schenkelhals oder bestimmte Systemkrankheiten des Bindegewebes	0,635	-
I66G	M	Andere Erkrankungen des Bindegewebes, > 1 BT, ohne bestimmte Erkrankungen, ohne äußerst schwere CC, ohne intensivmed. Komplexbeh. > 196 / 184 / - Aufwandsp. od. multisystemisches Entzündungssyndrom bei COVID-19, Alter < 18 J. od. Alter < 6 J., 1 BT	0,559	-
I66H	M	Andere Erkrankungen des Bindegewebes oder Frakturen an Becken und Schenkelhals, Alter > 5 Jahre, ein Belegungstag	0,185	-

Mittlere Verweildauer [1]	Untere Grenzverweildauer: Erster Tag mit Abschlag [2] [5]	Untere Grenzverweildauer: Bewertungsrelation pro Tag	Obere Grenzverweildauer: Erster Tag mit zusätzlichem Entgelt [3] [5]	Obere Grenzverweildauer: Bewertungsrelation pro Tag	Externe Verlegung Abschlag pro Tag (Bewertungsrelation)	Verlegungsfallpauschale	Ausnahme von Wiederaufnahme [4]	Pflegeerlös Bewertungsrelation pro Tag
6	7	8	9	10	11	12	13	14
10,0	2	0,303	20	0,063	0,082	-	-	0,8417
9,0	2	0,290	17	0,068	0,087	-	-	0,8829
6,1	1	0,281	11	0,065	0,079	-	-	0,7332
17,9	5	0,241	34	0,056	0,076	-	-	0,6702
9,7	2	0,270	19	0,059	0,076	-	-	0,6977
4,5	1	0,223	11	0,069	0,081	-	-	0,6687
8,8	2	0,413	20	0,099	0,126	-	x	0,8946
6,2	1	0,433	17	0,139	0,120	-	x	0,8780
2,4	1	0,131	5	0,088	0,089	-	-	1,0770
6,5	1	0,578	17	0,124	0,107	-	-	0,9878
12,6	3	0,334	27	0,074	0,098	-	-	0,9330
7,1	1	0,414	16	0,063	0,079	-	-	0,6960
8,2	2	0,479	18	0,175	0,156	-	x	1,5843
5,2	1	0,514	13	0,163	0,137	-	x	1,4731
5,1	1	0,324	12	0,082	0,098	-	x	0,8192
20,2	6	0,475	37	0,115	0,157	-	-	1,1762
17,9	5	0,342	34	0,080	0,109	-	-	0,9283
11,6	3	0,347	25	0,084	0,110	-	-	1,2206
7,1	1	0,469	15	0,092	0,116	-	-	0,9820
6,3	1	0,224	15	0,082	0,101	-	-	0,7059
6,4	1	0,312	15	0,069	0,085	-	-	0,7540
5,7	1	0,288	13	0,066	0,081	-	-	0,6230
1,0	-	-	-	-	-	-	-	1,1152

Anlage 1

Fallpauschalen-Katalog und Pflegeerlöskatalog
Teil a) Bewertungsrelationen bei Versorgung durch Hauptabteilungen

DRG	Parti- tion	Bezeichnung [6]	Bewertungsrelation bei Hauptabteilung	Bewertungsrelation bei Hauptabteilung und Beleghebamme
1	2	3	4	5
I68A	M	Nicht operativ behandelte Erkrankungen und Verletzungen im Wirbelsäulenbereich, mehr als 1 BT, mit äußerst schw. oder schw. CC od. intensivmed. Komplexbeh. > 196 / 184 / - P. od. bei Para- / Tetraplegie, bei Diszitis od. infektiöser Spondylopathie	2,361	-
I68B	M	Nicht operativ behandelte Erkrankungen und Verletzungen im Wirbelsäulenbereich, mehr als 1 BT, mit äuß. schw. oder schw. CC od. bei Para- / Tetraplegie, mit kompl. Diagn. oder ohne äuß. schw. oder schw. CC, ohne Para- / Tetraplegie bei Diszitis	1,377	-
I68C	M	Nicht operativ behandelte Erkrankungen und Verletzungen WS, > 1 BT od. and. Femurfraktur, bei Para- / Tetraplegie od. mit äuß. schw. CC od. schw. CC od. Alter > 65 J., oh. kompl. Diagn. od. Kreuzbeinfraktur od. best. mäßig aufw., aufw. od. hochaufw. Beh.	0,772	-
I68D	M	Nicht operativ behandelte Erkrankungen und Verletzungen WS, > 1 Belegungstag oder andere Femurfraktur, außer bei Diszitis oder infektiöser Spondylopathie, ohne Kreuzbeinfraktur, ohne best. mäßig aufw., aufw. od. hochaufw. Beh., mit Wirbelsäulenfraktur	0,574	-
I68E	M	Nicht operativ behandelte Erkrankungen und Verletzungen WS, > 1 Belegungstag oder andere Femurfraktur, außer bei Diszitis oder infektiöser Spondylopathie, ohne Kreuzbeinfraktur, ohne best. mäßig aufw., aufw. od. hochaufw. Beh., oh. Wirbelsäulenfraktur	0,445	-
I68F	M	Nicht operativ behandelte Erkrankungen und Verletzungen im Wirbelsäulenbereich, ein Belegungstag oder Prellung am Oberschenkel	0,231	-
I69A	M	Knochenkrankheiten und spezifische Arthropathie mit bestimmter Arthropathie oder Muskel- / Sehnenerkrankung bei Para- /Tetraplegie	0,624	-
I69B	M	Knochenkrankheiten und spezifische Arthropathie ohne bestimmte Arthropathie, ohne Muskel- / Sehnenerkrankung bei Para- /Tetraplegie	0,506	-
I71A	M	Muskel- und Sehnenerkrankungen außer bei Para- / Tetraplegie oder Verstauchung, Zerrung, Luxation an Hüftgelenk, Becken und Oberschenkel, mit Zerebralparese oder Kontraktur	0,754	-
I71B	M	Muskel- und Sehnenerkrankungen außer bei Para- / Tetraplegie oder Verstauchung, Zerrung, Luxation an Hüftgelenk, Becken und Oberschenkel, ohne Zerebralparese, ohne Kontraktur	0,459	-
I72Z	M	Entzündung von Sehnen, Muskeln und Schleimbeuteln mit äußerst schweren oder schweren CC oder Frakturen am Femurschaft	1,051	-
I73Z	M	Nachbehandlung bei Erkrankungen des Bindegewebes	0,626	-
I74A	M	Verletzungen an Unterarm, Handgelenk, Hand oder Fuß oder leichte bis moderate Verletzungen von Schulter, Arm, Ellenbogen, Knie, Bein und Sprunggelenk mit unspezifischen Arthropathien, mit äußerst schweren oder schweren CC	1,220	-
I74B	M	Verletzungen an Unterarm, Handgelenk, Hand oder Fuß oder leichte bis moderate Verletzungen von Schulter, Arm, Ellenbogen, Knie, Bein und Sprunggelenk mit unspezifischen Arthropathien ohne äußerst schwere oder schwere CC	0,546	-
I74C	M	Verletzungen an Unterarm, Handgelenk, Hand oder Fuß oder leichte bis moderate Verletzungen von Schulter, Arm, Ellenbogen, Knie, Bein und Sprunggelenk ohne äußerst schwere oder schwere CC, Alter < 10 Jahre	0,487	-
I74D	M	Verletzungen an Unterarm, Handgelenk, Hand oder Fuß oder leichte bis moderate Verletzungen von Schulter, Arm, Ellenbogen, Knie, Bein und Sprunggelenk ohne äußerst schwere oder schwere CC, Alter > 9 Jahre	0,424	-
I75A	M	Schwere Verletzungen von Schulter, Arm, Ellenbogen, Knie, Bein und Sprunggelenk mit CC	1,120	-
I75B	M	Schwere Verletzungen von Schulter, Arm, Ellenbogen, Knie, Bein und Sprunggelenk ohne CC oder Entzündung von Sehnen, Muskeln und Schleimbeuteln ohne äußerst schwere oder schwere CC	0,501	-
I76A	M	Andere Erkrankungen des Bindegewebes mit komplizierender Diagnose oder äußerst schwere CC oder Alter < 16 Jahre mit septischer Arthritis	1,345	-
I76B	M	Andere Erkrankungen des Bindegewebes ohne komplizierende Diagnose, ohne äußerst schwere CC, ohne septische Arthritis oder Alter > 15 Jahre	0,615	-
I77Z	M	Mäßig schwere Verletzungen von Schulter, Arm, Ellenbogen, Knie, Bein und Sprunggelenk	0,462	-
I79Z	M	Fibromyalgie	0,667	-
I87A	M	Komplexbehandlung bei isolationspflichtigen Erregern bei Krankheiten und Störungen an Muskel-Skelett-System und Bindegewebe, COVID-19, Virus nachgewiesen	2,116	-
I87B	M	Komplexbehandlung bei isolationspflichtigen Erregern bei Krankheiten und Störungen an Muskel-Skelett-System und Bindegewebe	1,288	-

aG-DRG Version 2026　　　Anlage 1: Fallpauschalen-Katalog und Pflegeerlöskatalog

Mittlere Verweildauer [1]	Untere Grenzverweildauer: Erster Tag mit Abschlag [2), 5)]	Untere Grenzverweildauer: Bewertungsrelation pro Tag	Obere Grenzverweildauer: Erster Tag mit zusätzlichem Entgelt [3), 5)]	Obere Grenzverweildauer: Bewertungsrelation pro Tag	Externe Verlegung Abschlag pro Tag (Bewertungsrelation)	Verlegungsfallpauschale	Ausnahme von Wiederaufnahme [4)]	Pflegeerlös Bewertungsrelation pro Tag
6	7	8	9	10	11	12	13	14
22,4	6	0,328	40	0,072	0,098	-	-	0,9843
14,5	4,000	0,268	29,000	0,065	0,086	-	-	0,8150
8,0	2	0,254	17	0,066	0,084	-	-	0,7841
5,3	1	0,284	12	0,075	0,090	-	-	0,7469
4,1	1	0,218	10	0,071	0,082	-	-	0,6663
1,0	-	-	-	-	-	-	-	1,1327
6,9	1	0,405	15	0,062	0,077	-	-	0,6036
5,5	1,000	0,315	13,000	0,063	0,076	-	-	0,6780
5,2	1	0,269	14	0,084	0,101	-	-	1,0675
4,1	1	0,235	10	0,073	0,084	-	-	0,7650
10,0	2	0,337	24	0,071	0,092	-	-	1,0206
7,0	1	0,386	16	0,060	0,075	-	-	0,7761
11,9	3	0,295	23	0,070	0,092	-	-	0,8887
5,4	1	0,327	12	0,069	0,083	-	-	0,6618
2,2	1	0,147	4	0,106	0,104	-	-	1,2517
3,4	1	0,178	8	0,083	0,092	-	-	0,8351
10,5	3	0,275	23	0,073	0,095	-	-	1,0012
4,9	1	0,266	11	0,070	0,083	-	-	0,7729
11,1	3	0,318	25	0,080	0,105	-	-	1,1492
5,4	1	0,316	13	0,074	0,089	-	-	0,9116
4,3	1	0,228	10	0,073	0,085	-	-	0,7986
8,4	2	0,220	16	0,055	0,070	-	-	0,4992
26,1	-	-	37	0,055	0,076	-	-	0,7904
13,8	-	-	27	0,065	0,086	-	-	0,9566

83

Anlage 1

Fallpauschalen-Katalog und Pflegeerlöskatalog
Teil a) Bewertungsrelationen bei Versorgung durch Hauptabteilungen

DRG	Partition	Bezeichnung[6]	Bewertungsrelation bei Hauptabteilung	Bewertungsrelation bei Hauptabteilung und Beleghebamme
1	2	3	4	5
I95A	O	Implantation einer Tumorendoprothese mit Implantation oder Wechsel einer bestimmten Endoprothese oder Knochentotalersatz am Femur oder resezierende Eingriffe am Becken bei bösartiger Neubildung oder Alter < 18 Jahre	4,299	-
I95B	O	Implantation einer Tumorendoprothese ohne Implantation oder Wechsel einer bestimmten Endoprothese, ohne Knochentotalersatz am Femur, ohne resezierende Eingriffe am Becken bei bösartiger Neubildung, Alter > 17 Jahre	3,587	-
I97Z	A	Rheumatologische Komplexbehandlung bei Krankheiten und Störungen an Muskel-Skelett-System und Bindegewebe	1,059	-
I98Z	O	Komplexe Vakuumbehandlung bei Krankheiten und Störungen an Muskel-Skelett-System und Bindegewebe	5,279	-
MDC 09 Krankheiten und Störungen an Haut, Unterhaut und Mamma				
J01Z	O	Gewebetransplantation mit mikrovaskulärer Anastomosierung bei bösartiger Neubildung an Haut, Unterhaut und Mamma	2,838	-
J02A	O	Hauttransplantation oder bestimmte Lappenplastik an der unteren Extremität bei Ulkus oder Infektion oder ausgedehnte Lymphadenektomie oder Gewebetransplantation mit mikrovaskulärer Anastomose, mit äußerst schweren CC, mit komplexem Eingriff	5,739	-
J02B	O	Hauttransplantation oder bestimmte Lappenplastik an der unteren Extr. bei Ulkus od. Infektion od. ausgedehnte Lymphadenekt. oder Gewebetransplant. mit mikrovask. Anastomose, mit äuß. schw. CC, oh. kompl. Eingr. od. oh. äuß. schw. CC, m. kompl. Eingr.	3,491	-
J02C	O	Hauttransplantation oder bestimmte Lappenplastik an der unteren Extremität bei Ulkus oder Infektion oder ausgedehnte Lymphadenektomie, ohne äußerst schwere CC, ohne komplexen Eingriff	1,805	-
J03Z	O	Eingriffe an der Haut der unteren Extremität bei Ulkus oder Infektion / Entzündung	0,942	-
J04Z	O	Eingriffe an der Haut der unteren Extremität außer bei Ulkus oder Infektion / Entzündung	0,568	-
J06Z	O	Mastektomie mit Prothesenimplantation und plastischer Operation bei bösartiger Neubildung oder komplexe Prothesenimplantation	1,617	-
J07A	O	Best. Eingr. an der Mamma mit Lymphknotenex. oder PCCL >2 oder Impl. Hautexpander oder best. Eingr. an Ovar/Plexus brachialis oder Lymphknotenex. mit Hauttransplantation oder Debridement, mit beidseitigem Eingr. oder best. Eingr. Ovar/Plexus brachialis	1,332	-
J07B	O	Best. Eingr. an der Mamma mit Lymphknotenex. oder PCCL >2 oder Impl. Hautexpander oder best. Eingr. an Ovar/Plexus brachialis oder Lymphknotenex. mit Hauttransplantation oder Debridement, ohne beidseitigen Eingr., ohne best. Eingr. Ovar/Plexus brachialis	1,001	-
J08A	O	Bestimmte Hauttransplantation oder Debridement mit Eingriff an Kopf und Hals oder mit bestimmtem Eingriff an Haut und Unterhaut oder Eingriffe an der Haut der unteren Extremität bei Ulkus oder Infektion / Entzündung, mit äußerst schweren CC	3,320	-
J08B	O	Bestimmte Hauttransplantation oder Debridement ohne Eingriff an Kopf und Hals, ohne bestimmten Eingriff an Haut und Unterhaut oder ohne äußerst schwere CC	1,085	-
J09A	O	Eingriffe bei Sinus pilonidalis und perianal, Alter < 16 Jahre	0,634	-
J09B	O	Eingriffe bei Sinus pilonidalis und perianal, Alter > 15 Jahre	0,669	-
J10A	O	Plastische Operationen an Haut, Unterhaut und Mamma mit äußerst schweren oder schweren CC oder mit komplexem Eingriff	0,950	-
J10B	O	Plastische Operationen an Haut, Unterhaut und Mamma ohne äußerst schwere oder schwere CC, ohne komplexen Eingriff	0,614	-
J11A	O	Andere Eingriffe an Haut, Unterhaut und Mamma mit komplexem Eingriff bei komplizierender Diagnose oder bei Para-/ Tetraplegie oder selektive Embolisation bei Hämangiom	1,243	-
J11B	O	Andere Eingriffe an Haut, Unterhaut und Mamma mit komplizierender Diagnose oder mit mäßig komplexer Prozedur oder Diagnose oder Alter < 18 Jahre mit äußerst schweren oder schweren CC oder mit bestimmtem Eingriff bei bösartiger Neubildung oder Pemphigoid	0,851	-
J11C	O	And. Eingr. an Haut, Unterhaut u. Mamma oh. kompliz. Diag., oh. mäßig kompl. Proz. od. Diagn., Alter > 17 J. od. oh. äuß. schw. oder schw. CC, m. best. Eingr. od. m. Hidradenitis suppurativa od. bei BNB/Pemphigoid od. mit kl. Eingr. an d. Haut u. Weicht.	0,563	-
J11D	O	And. Eingr. an Haut, Unterhaut u. Mamma oh. kompliz. Diag., oh. mäßig kompl. Proz. od. Diag., Alter > 17 J. od. oh. äuß. schw. od. schw. CC, oh. best. Eingr., oh. Hidradenitis suppurativa, auß. b. BNB od. Pemphigoid, oh. kl. Eingr. an d. Haut od. Weicht.	0,509	-
J12Z	O	Komplexe beidseitige plastische Rekonstruktion der Mamma	3,691	-

aG-DRG Version 2026　　Anlage 1: Fallpauschalen-Katalog und Pflegeerlöskatalog

Mittlere Verweildauer [1]	Untere Grenzverweildauer: Erster Tag mit Abschlag [2), 5)]	Untere Grenzverweildauer: Bewertungsrelation pro Tag	Obere Grenzverweildauer: Erster Tag mit zusätzlichem Entgelt [3), 5)]	Obere Grenzverweildauer: Bewertungsrelation pro Tag	Externe Verlegung Abschlag pro Tag (Bewertungsrelation)	Verlegungsfallpauschale	Ausnahme von Wiederaufnahme [4)]	Pflegeerlös Bewertungsrelation pro Tag
6	7	8	9	10	11	12	13	14
14,4	4,000	0,326	29	0,175	0,106	-	-	0,9459
12,8	3,000	0,322	26	0,171	0,093	-	-	0,8434
14,9	4	0,210	17	0,071	0,066	-	-	0,4030
35,3	11	0,241	53	0,082	0,080	-	-	0,7904
7,5	1	0,394	13	0,074	0,093	-	-	0,9172
33,9	10	0,295	52	0,067	0,093	-	-	1,1136
21,1	6	0,281	39	0,065	0,089	-	-	0,9726
15,9	4	0,242	31	0,053	0,072	-	-	0,7918
8,3	2	0,230	18	0,058	0,074	-	-	0,8091
3,3	1	0,258	8	0,078	0,085	-	-	0,7101
5,4	1	0,360	11	0,094	0,113	-	-	0,7874
3,8	1	0,310	8	0,114	0,129	-	-	0,7430
3,2	1	0,202	7	0,120	0,131	-	-	0,8405
22,9	7	0,294	41	0,072	0,098	-	-	1,0208
6,8	1	0,320	17	0,066	0,082	-	-	0,7732
2,5	1	0,196	5	0,093	0,095	-	-	1,1354
3,8	1	0,292	8	0,069	0,078	-	-	0,7613
5,2	1	0,258	12	0,069	0,083	-	-	0,7394
3,5	1	0,162	7	0,068	0,076	-	-	0,7307
10,1	2	0,321	22	0,067	0,087	-	-	0,7465
5,2	1	0,331	13	0,070	0,083	-	-	0,8329
3,2	1	0,166	7	0,071	0,078	-	-	0,7299
3,0	1	0,181	7	0,072	0,077	-	-	0,7772
8,0	2	0,285	13	0,074	0,095	-	-	0,9348

Anlage 1

Fallpauschalen-Katalog und Pflegeerlöskatalog
Teil a) Bewertungsrelationen bei Versorgung durch Hauptabteilungen

DRG	Parti-tion	Bezeichnung [6]	Bewertungsrelation bei Hauptabteilung	Bewertungsrelation bei Hauptabteilung und Beleghebamme
1	2	3	4	5
J14Z	O	Plastische Rekonstruktion der Mamma bei BNB mit aufwend. Rekonstr. oder beidseit. Mastektomie bei BNB oder Strahlenther. mit operat. Proz. bei Krankh. und Störungen an Haut, Unterhaut und Mamma, mit beidseit. Prothesenimpl. oder Impl. eines Hautexpanders	2,012	-
J16A	O	Beidseitige Mastektomie bei bösartiger Neubildung	1,471	-
J16B	O	Strahlentherapie mit operativer Prozedur bei Krankheiten und Störungen an Haut, Unterhaut und Mamma	1,519	-
J17Z	O	Strahlentherapie bei Krankheiten und Störungen an Haut, Unterhaut und Mamma, Bestrahlungen an mindestens 9 Tagen	3,381	-
J18A	O	Strahlentherapie bei Krankheiten und Störungen an Haut, Unterhaut und Mamma, mehr als ein Belegungstag, Bestrahlungen an mindestens 5 Tagen	1,953	-
J18B	O	Strahlentherapie bei Krankheiten und Störungen an Haut, Unterhaut und Mamma, mehr als ein Belegungstag, Bestrahlungen an weniger als 5 Tagen	1,339	-
J21Z	O	Andere Hauttransplantation oder Debridement mit Lymphknotenexzision oder schweren CC	1,562	-
J22Z	O	Andere Hauttransplantation oder Debridement ohne komplexen Eingriff, ohne komplexe Diagnose, ohne äußerst schwere oder schwere CC oder mit Weichteildeckung oder Mehrfachtumoren der Haut oder Erysipel	0,812	-
J23Z	O	Große Eingriffe an der Mamma bei bösartiger Neubildung ohne komplexen Eingriff, ohne bestimmten Eingriff an den weiblichen Geschlechtsorganen bei bösartiger Neubildung	1,183	-
J24A	O	Eingriffe an der Mamma außer bei bösartiger Neubildung mit ausgedehntem Eingriff, mit Prothesenimplantation oder bestimmter Mammareduktionsplastik oder beidseitiger Mastopexie	1,267	-
J24B	O	Eingriffe an der Mamma außer bei bösartiger Neubildung mit ausgedehntem Eingriff, mit Prothesenimplantation, ohne bestimmte Mammareduktionsplastik, ohne beidseitige Mastopexie	1,094	-
J24C	O	Eingriffe an der Mamma außer bei bösartiger Neubildung ohne ausgedehnten Eingriff, mit komplexem Eingriff	0,964	-
J24D	O	Eingriffe an der Mamma außer bei bösartiger Neubildung ohne ausgedehnten Eingriff, ohne komplexen Eingriff	0,707	-
J25Z	O	Kleine Eingriffe an der Mamma und andere Eingriffe bei bösartiger Neubildung ohne äußerst schwere oder schwere CC	0,764	-
J26Z	O	Plastische Rekonstruktion der Mamma mit komplexer Hauttransplantation oder große Eingriffe an der Mamma bei bösartiger Neubildung mit komplexem Eingriff oder bestimmtem Eingriff an den weiblichen Geschlechtsorganen bei bösartiger Neubildung	2,794	-
J35Z	O	Komplexe Vakuumbehandlung bei Krankheiten und Störungen an Haut, Unterhaut und Mamma	3,299	-
J44Z	A	Geriatrische frührehabilitative Komplexbehandlung bei Krankheiten und Störungen an Haut, Unterhaut und Mamma	1,482	-
J61A	M	Schwere Erkrankungen der Haut, mehr als ein BT, Alter > 17 Jahre oder mit kompl. Diagn., mit äuß. schw. CC od. Hautulkus bei Para-/Tetraplegie od. hochkompl. Diagn. od. Epid. bullosa, Alter < 10 Jahre oder mit schwerer Erkr. der Haut, mit aufw. Behandl.	1,294	-
J61B	M	Schwere Erkrankungen der Haut, mehr als ein Belegungstag, Alter > 17 Jahre, ohne äußerst schwere CC, ohne hochkomplexe Diagnose, mit schwerer Erkrankung der Haut, ohne aufwendige Behandlung	0,755	-
J61C	M	Schwere Erkrankungen der Haut, mehr als ein Belegungstag, Alter < 18 Jahre, ohne hochkomplexe Diagnose oder mäßig schwere Hauterkrankungen, mehr als ein Belegungstag	0,541	-
J62A	M	Bösartige Neubildungen der Mamma, mehr als ein Belegungstag, mit äußerst schweren CC	1,565	-
J62B	M	Bösartige Neubildungen der Mamma, ein Belegungstag oder ohne äußerst schwere CC	0,727	-
J64A	M	Infektion / Entzündung der Haut und Unterhaut oder Hautulkus mit äußerst schweren CC	1,641	-
J64B	M	Bestimmte Infektion / Entzündung der Haut und Unterhaut oder Hautulkus ohne äußerst schwere CC oder Alter < 6 Jahre mit komplexer Diagnose	0,551	-
J64C	M	Andere Infektion / Entzündung der Haut und Unterhaut oder Alter > 5 Jahre oder ohne komplexe Diagnose	0,471	-
J65A	M	Verletzung der Haut, Unterhaut und Mamma, mehr als 1 Belegungstag	0,407	-
J65B	M	Verletzung der Haut, Unterhaut und Mamma, ein Belegungstag	0,225	-
J67A	M	Bestimmte Erkrankungen der Mamma außer bösartige Neubildung oder moderate Hauterkrankungen	0,495	-

aG-DRG Version 2026   Anlage 1: Fallpauschalen-Katalog und Pflegeerlöskatalog

Mittlere Verweildauer [1]	Untere Grenzverweildauer: Erster Tag mit Abschlag [2), 5)]	Untere Grenzverweildauer: Bewertungsrelation pro Tag	Obere Grenzverweildauer: Erster Tag mit zusätzlichem Entgelt [3), 5)]	Obere Grenzverweildauer: Bewertungsrelation pro Tag	Externe Verlegung Abschlag pro Tag (Bewertungsrelation)	Verlegungsfallpauschale	Ausnahme von Wiederaufnahme [4)]	Pflegeerlös Bewertungsrelation pro Tag
6	7	8	9	10	11	12	13	14
5,9	1	0,376	11	0,089	0,109	-	-	0,8157
5,9	1	0,392	12	0,093	0,114	-	-	0,8097
4,3	1	0,738	11	0,190	0,154	-	-	0,9091
25,4	7	0,404	43	0,131	0,123	-	x	0,8193
14,8	4	0,376	31	0,127	0,119	-	x	0,9026
9,9	2	0,427	23	0,129	0,117	-	x	0,9043
11,5	3	0,263	26	0,064	0,084	-	-	0,7771
5,4	1	0,381	13	0,060	0,072	-	-	0,6673
4,7	1	0,448	10	0,091	0,108	-	-	0,8185
3,9	1	0,373	9	0,073	0,084	-	-	0,8677
3,3	1	0,323	7	0,087	0,095	-	-	0,8129
3,5	1	0,313	8	0,074	0,082	-	-	0,8497
2,4	1	0,176	5	0,101	0,102	-	-	1,1039
2,5	1	0,198	5	0,109	0,111	-	-	1,0251
8,4	2	0,289	15	0,072	0,092	-	-	0,9816
25,9	8	0,229	44	0,079	0,076	-	-	0,7740
19,8	-	-	29	0,052	0,070	-	-	0,7286
13,7	4	0,254	27	0,092	0,086	-	-	1,1346
8,4	2,000	0,247	17	0,062	0,079	-	-	0,5995
5,9	-	-	13	0,063	0,076	-	-	0,6482
14,4	4	0,300	29	0,073	0,097	-	x	1,0524
6,8	1,000	0,480	16	0,072	0,090	-	x	0,9329
15,7	4	0,317	31	0,071	0,095	-	-	1,0946
6,5	1	0,340	13	0,058	0,072	-	-	0,7167
4,5	1	0,189	10	0,066	0,077	-	-	0,7808
3,4	-	-	9	0,078	0,087	-	-	0,8408
1,0	-	-	-	-	-	-	-	1,2737
5,2	1,000	0,232	12	0,063	0,075	-	-	0,7051

Anlage 1: Fallpauschalen-Katalog und Pflegeerlöskatalog aG-DRG Version 2026

Anlage 1

Fallpauschalen-Katalog und Pflegeerlöskatalog
Teil a) Bewertungsrelationen bei Versorgung durch Hauptabteilungen

DRG	Partition	Bezeichnung[6]	Bewertungsrelation bei Hauptabteilung	Bewertungsrelation bei Hauptabteilung und Beleghebamme
1	2	3	4	5
J67B	M	Andere Erkrankungen der Mamma außer bösartige Neubildung oder leichte Hauterkrankungen	0,373	-
J68A	M	Erkrankungen der Haut, ein Belegungstag, mit komplexer Diagnose oder Alter < 16 Jahre mit anderer komplexer Diagnose	0,221	-
J68B	M	Erkrankungen der Haut, ein Belegungstag, ohne komplexe Diagnose, Alter > 15 Jahre	0,197	-
J77Z	M	Komplexbehandlung bei isolationspflichtigen Erregern bei Krankheiten und Störungen an Haut, Unterhaut und Mamma	1,455	-
MDC 10 Endokrine, Ernährungs- und Stoffwechselkrankheiten				
K03A	O	Eingriffe an der Nebenniere bei bösartiger Neubildung oder Eingriff an der Hypophyse, Alter < 18 Jahre oder bestimmte zweizeitige Eingriffe an der Hypophyse	3,481	-
K03B	O	Eingriffe an der Nebenniere bei bösartiger Neubildung oder Eingriff an der Hypophyse, Alter > 17 Jahre, ohne bestimmte zweizeitige Eingriffe an der Hypophyse	1,856	-
K04Z	O	Große Eingriffe bei Adipositas	1,331	-
K06A	O	Eingriffe an Schilddrüse, Nebenschilddrüse und Ductus thyreoglossus mit IntK > 392 / 368 / - Punkte oder bei BNB, mit äußerst schweren CC oder Parathyreoidektomie oder äußerst schwere oder schwere CC, mit Thyreoidektomie durch Sternotomie	3,610	-
K06B	O	Eingriffe an Schilddrüse, Nebenschilddrüse und Ductus thyreoglossus ohne IntK > 392 / 368 / - Punkte, bei BNB oder mit äuß. schw. oder schw. CC oder Eingr. an der Schilddrüse außer kl. Eingr., mit Thyreoidektomie durch Sternotomie oder Alter < 16 Jahre	1,148	-
K06C	O	Eingriffe an Schilddrüse, Nebenschilddrüse u. Ductus thyreogl. ohne IntK > 392 / 368 / - P., auß. bei BNB, oh. äuß. schw. od. schw. CC, mit Eingr. an d. Schilddrüse auß. kl. Eingr., ohne Thyreoidektomie durch Sternotomie, Alter > 15 J. od. < 18 J.	1,007	-
K06D	O	Andere Eingriffe an Schilddrüse, Nebenschilddrüse und Ductus thyreoglossus ohne IntK > 392 / 368 / - Punkte, außer bei bösartiger Neubildung, ohne äußerst schwere oder schwere CC oder bestimmte Reduktionseingriffe an Haut und Unterhaut	0,870	-
K06E	O	Kleine Eingriffe an Schilddrüse, Nebenschilddrüse und Ductus thyreoglossus ohne IntK > 392 / 368 / - Punkte, außer bei bösartiger Neubildung, ohne äußerst schwere oder schwere CC, ohne bestimmte Reduktionseingriffe an Haut und Unterhaut	0,758	-
K07A	O	Andere Eingriffe bei Adipositas mit bestimmten größeren Eingriffen am Magen oder Darm	1,275	-
K07B	O	Andere Eingriffe bei Adipositas ohne bestimmte größere Eingriffe am Magen oder Darm	0,996	-
K09A	O	Andere Prozeduren bei endokrinen, Ernährungs- und Stoffwechselkrankheiten mit hochkomplexem Eingriff oder mit bestimmtem Eingriff, mit äußerst schweren CC oder Alter < 7 Jahre	3,620	-
K09B	O	Andere Prozeduren bei endokrinen, Ernährungs- und Stoffwechselkrankheiten mit bestimmtem Eingriff, mit äußerst schweren CC oder Alter < 7 Jahre oder mit mäßig komplexem Eingriff, Alter < 16 Jahre	2,836	-
K09C	O	Andere Prozeduren bei endokrinen, Ernährungs- und Stoffwechselkrankheiten mit mäßig komplexem Eingriff, Alter > 15 Jahre	1,580	-
K09D	O	Andere Prozeduren bei endokrinen, Ernährungs- und Stoffwechselkrankheiten ohne mäßig komplexen Eingriff	0,923	-
K14Z	O	Andere Eingriffe an der Nebenniere oder ausgedehnte Lymphadenektomie	1,569	-
K15A	O	Strahlentherapie bei endokrinen, Ernährungs- und Stoffwechselkrankheiten, mehr als ein Belegungstag, mit hochkomplexer Radiojodtherapie	0,938	-
K15B	O	Strahlentherapie bei endokrinen, Ernährungs- und Stoffwechselkrankheiten, mehr als ein Belegungstag, ohne hochkomplexe Radiojodtherapie	1,612	-
K15C	O	Strahlentherapie bei endokrinen, Ernährungs- und Stoffwechselkrankheiten, mehr als ein Belegungstag, mit mäßig komplexer Radiojodtherapie bei bösartiger Neubildung oder mit bestimmter nuklearmedizinischer Therapie	0,679	-
K15D	O	Strahlentherapie bei endokrinen, Ernährungs- und Stoffwechselkrankheiten, mehr als ein Belegungstag, mit mäßig komplexer Radiojodtherapie, außer bei bösartiger Neubildung, ohne bestimmte nuklearmedizinische Therapie	0,813	-
K15E	O	Strahlentherapie bei endokrinen, Ernährungs- und Stoffwechselkrankheiten, mehr als ein Belegungstag, mit anderer Radiojodtherapie	0,483	-
K25Z	O	Komplexbehandlung bei multiresistenten Erregern mit bestimmter OR-Prozedur bei endokrinen, Ernährungs- und Stoffwechselkrankheiten	2,857	-

aG-DRG Version 2026 — Anlage 1: Fallpauschalen-Katalog und Pflegeerlöskatalog

Mittlere Verweildauer [1]	Untere Grenzverweildauer: Erster Tag mit Abschlag [2,5]	Untere Grenzverweildauer: Bewertungsrelation pro Tag	Obere Grenzverweildauer: Erster Tag mit zusätzlichem Entgelt [3,5]	Obere Grenzverweildauer: Bewertungsrelation pro Tag	Externe Verlegung Abschlag pro Tag (Bewertungsrelation)	Verlegungsfallpauschale	Ausnahme von Wiederaufnahme [4]	Pflegeerlös Bewertungsrelation pro Tag
6	7	8	9	10	11	12	13	14
3,6	1,000	0,050	8,000	0,067	0,075	-	-	0,8611
1,0	-	-	-	-	-	-	x	1,1555
1,0	-	-	-	-	-	-	-	1,0978
15,0	-	-	29,000	0,060	0,080	-	-	0,9713
12,8	3,000	0,425	28	0,132	0,123	-	-	1,2170
8,0	2,000	0,333	15	0,173	0,111	-	-	0,9473
3,1	1	0,197	6	0,088	0,095	-	-	0,8164
14,1	4	0,438	30	0,109	0,145	-	-	1,3677
3,0	1	0,187	7	0,086	0,093	-	-	0,9238
2,6	1	0,160	5	0,084	0,087	-	-	0,8656
2,4	1	0,036	5	0,089	0,089	-	-	0,8619
2,5	1	0,184	5	0,085	0,087	-	-	0,8419
3,8	1	0,186	8	0,068	0,077	-	-	0,8130
2,7	1	0,141	6	0,072	0,076	-	-	0,9447
19,3	5	0,416	37	0,091	0,123	-	-	1,1850
15,9	4	0,393	31	0,086	0,116	-	-	1,0836
8,8	2	0,312	21	0,074	0,095	-	-	0,9346
4,0	1	0,324	11	0,073	0,083	-	-	0,8631
4,6	1	0,274	11	0,083	0,098	-	-	0,9053
3,0	-	-	5	0,217	0,233	-	x	0,8511
12,7	3	0,386	26	0,124	0,113	-	x	0,8097
3,2	-	-	6	0,211	0,161	-	x	0,9739
5,6	-	-	12	0,144	0,122	-	x	0,6415
3,0	-	-	6	0,162	0,121	-	x	0,8056
25,5	-	-	43	0,062	0,085	-	-	0,9382

Anlage 1

Fallpauschalen-Katalog und Pflegeerlöskatalog
Teil a) Bewertungsrelationen bei Versorgung durch Hauptabteilungen

DRG	Partition	Bezeichnung[6]	Bewertungsrelation bei Hauptabteilung	Bewertungsrelation bei Hauptabteilung und Beleghebamme
1	2	3	4	5
K33Z	O	Mehrzeitige komplexe OR-Prozeduren bei endokrinen, Ernährungs- und Stoffwechselkrankheiten	4,836	-
K38Z	O	Hämophagozytäre Erkrankungen	3,345	-
K44Z	A	Geriatrische frührehabilitative Komplexbehandlung bei endokrinen, Ernährungs- und Stoffwechselkrankheiten	1,460	-
K60A	M	Diabetes mellitus und schwere Ernährungsstörungen, Alter < 6 Jahre, mit multimodaler Komplexbehandlung bei Diabetes mellitus oder intensivmedizinischer Komplexbehandlung > 196 / 184 / - Aufwandspunkte	1,802	-
K60B	M	Diabetes mellitus und schwere Ernährungsstörungen, Alter > 5 Jahre und Alter < 18 Jahre und multimodale Komplexbehandlung bei Diabetes mellitus, ohne intensivmedizinische Komplexbehandlung > 196 / 184 / - Aufwandspunkte	1,079	-
K60C	M	Diabetes mellitus und schwere Ernährungsstörungen, Alter > 17 Jahre oder ohne multimodale Komplexbehandlung bei Diabetes mellitus oder schwerste Ernährungsstörungen oder äußerst schwere CC, mehr als ein Belegungstag	1,500	-
K60D	M	Diabetes mellitus ohne äußerst schwere CC, Alter < 11 Jahre oder Alter < 16 Jahre mit schweren CC oder multiplen Komplikationen oder Ketoazidose oder Koma, ohne multimodale Komplexbehandlung bei Diabetes mellitus	0,499	-
K60E	M	Diabetes mellitus mit schweren CC oder mit komplexer Diagnose, Alter > 15 Jahre, mehr als ein Belegungstag	0,794	-
K60F	M	Diabetes mellitus, Alter > 10 Jahre, ein Belegungstag oder ohne äußerst schwere oder schwere CC oder ohne komplexe Diagnose	0,576	-
K62A	M	Verschiedene Stoffwechselerkrankungen bei Para- / Tetrapleg. oder mit kompliz. Diagnose oder endoskopischer Einlage eines Magenballons oder Alter < 16 Jahre, mit äußerst schweren CC oder best. aufwendiger / hochaufw. Behandlung, mehr als ein Belegungstag	1,572	-
K62B	M	Verschiedene Stoffwechselerkrankungen bei Para- / Tetrapleg. oder mit kompliz. Diagnose oder endoskop. Einlage eines Magenballons oder Alter < 16 Jahre, ein Belegungstag od. ohne äußerst schwere CC od. ohne best. aufwendige / hochaufwendige Behandlung	0,622	-
K62C	M	Verschiedene Stoffwechselerkrankungen außer bei Para- / Tetraplegie, ohne kompliz. Diagnose, ohne endoskopische Einlage eines Magenballons, ohne äußerst schwere CC oder ein Belegungstag, ohne best. aufwendige / hochaufwendige Behandlung, Alter > 15 Jahre	0,519	-
K63A	M	Angeborene Stoffwechselstörungen, mehr als ein Belegungstag, Alter < 6 Jahre oder mit komplexer Diagnose oder intensivmedizinischer Komplexbehandlung > 196 / 184 / - Aufwandspunkte	0,943	-
K63B	M	Angeborene Stoffwechselstörungen, mehr als ein Belegungstag, Alter > 5 Jahre, ohne komplexe Diagnose, ohne intensivmedizinische Komplexbehandlung > 196 / 184 / - Aufwandspunkte oder ein Belegungstag, Alter < 6 Jahre	0,636	-
K63C	M	Angeborene Stoffwechselstörungen, ein Belegungstag, Alter > 5 Jahre	0,221	-
K64A	M	Endokrinopathien mit komplexer Diagnose und äußerst schweren CC oder intensivmedizinischer Komplexbehandlung > 196 / 184 / - Aufwandspunkte	2,143	-
K64B	M	Endokrinopathien mit komplexer Diagnose oder äußerst schweren CC, Alter < 6 Jahre, ohne intensivmedizinische Komplexbehandlung > 196 / 184 / - Aufwandspunkte	1,364	-
K64C	M	Endokrinopathien mit komplexer Diagnose oder äußerst schweren CC, Alter > 5 Jahre oder mit bestimmter komplexer Diagnose oder mit invasiver endokrinologischer Diagnostik oder Alter < 18 Jahre bei bösartiger Neubildung oder Alter < 1 Jahr	0,765	-
K64D	M	Endokrinopathien ohne komplexe Diagnose, ohne bestimmte Diagnose, ohne äußerst schwere CC, ohne invasive endokrinologische Diagnostik, Alter > 17 Jahre oder außer bei bösartiger Neubildung, Alter > 0 Jahre	0,520	-
K77Z	M	Komplexbehandlung bei isolationspflichtigen Erregern bei endokrinen, Ernährungs- und Stoffwechselkrankheiten	1,953	-
MDC 11 Krankheiten und Störungen der Harnorgane				
L02A	O	Operatives Einbringen eines Peritonealkatheters, Alter < 10 Jahre oder Blasenrekonstruktion und kontinenter Pouch bei Neubildung mit Multiviszeraleingriff oder Verschluss einer Blasenekstrophie	3,698	-
L02B	O	Operatives Einbringen eines Peritonealkatheters, Alter > 9 Jahre mit akuter Niereninsuffizienz oder mit chronischer Niereninsuffizienz mit Dialyse	1,373	-
L02C	O	Operatives Einbringen eines Peritonealkatheters, Alter > 9 Jahre mit akuter Niereninsuffizienz oder mit chronischer Niereninsuffizienz mit Dialyse oder transurethrale Injektion bei Ostiuminsuffizienz	0,768	-
L03Z	O	Bestimmte Nieren-, Ureter- und große Harnblaseneingriffe bei Neubildung, Alter < 19 Jahre oder mit äußerst schweren CC oder bestimmter Kombinationseingriff, ohne großen Eingriff am Darm	3,716	-

Mittlere Verweildauer [1]	Untere Grenzverweildauer: Erster Tag mit Abschlag [2, 5]	Untere Grenzverweildauer: Bewertungsrelation pro Tag	Obere Grenzverweildauer: Erster Tag mit zusätzlichem Entgelt [3, 5]	Obere Grenzverweildauer: Bewertungsrelation pro Tag	Externe Verlegung Abschlag pro Tag (Bewertungsrelation)	Verlegungsfallpauschale	Ausnahme von Wiederaufnahme [4]	Pflegeerlös Bewertungsrelation pro Tag
6	7	8	9	10	11	12	13	14
18,8	5,000	0,415	37	0,156	0,125	-	-	1,1248
17,6	5,000	0,538	36	0,184	0,174	-	-	1,1419
19,3	-	-	29	0,052	0,071	-	-	0,7588
12,8	3	0,445	24	0,097	0,129	-	-	1,6765
9,3	2,000	0,358	15	0,116	0,105	-	-	1,1504
13,7	4	0,290	28	0,074	0,099	-	-	1,0431
4,0	1	0,298	9	0,086	0,098	-	-	1,3549
8,4	2	0,260	16	0,065	0,083	-	-	0,7544
6,2	1	0,373	13	0,064	0,078	-	-	0,6764
15,0	4	0,303	29	0,071	0,095	-	-	1,0943
5,6	1	0,377	14	0,075	0,091	-	-	1,0685
5,2	1	0,294	12	0,067	0,080	-	-	0,8813
5,1	-	-	14	0,175	0,146	-	-	1,5079
4,7	-	-	11	0,089	0,104	-	-	1,0132
1,0	-	-	-	-	-	-	-	1,1208
12,9	3,000	0,514	25	0,159	0,148	-	x	1,7221
6,7	1,000	0,953	14,000	0,196	0,171	-	x	1,8698
6,7	1	0,485	16	0,077	0,096	-	x	1,0016
4,5	1	0,287	11	0,078	0,091	-	x	0,8345
22,3	-	-	37	0,060	0,082	-	-	1,0372
15,1	4,000	0,465	27	0,108	0,145	-	-	1,9321
11,5	3,000	0,226	24	0,055	0,072	-	-	0,7506
3,6	1	0,194	8	0,065	0,073	-	-	0,8571
16,1	4	0,366	29	0,164	0,107	-	-	1,0561

Anlage 1

Fallpauschalen-Katalog und Pflegeerlöskatalog
Teil a) Bewertungsrelationen bei Versorgung durch Hauptabteilungen

DRG	Partition	Bezeichnung[6]	Bewertungsrelation bei Hauptabteilung	Bewertungsrelation bei Hauptabteilung und Beleghebamme
1	2	3	4	5
L04A	O	Bestimmte komplexe Nieren-, Ureter- und große Harnblaseneingriffe außer bei Neubildung, ohne äußerst schwere CC, ohne Kombinationseingriff oder bestimmte Harnblaseneingriffe oder Alter < 16 Jahre	1,851	-
L04B	O	Andere Nieren-, Ureter- und große Harnblaseneingriffe außer bei Neubildung, ohne äußerst schwere CC, ohne Kombinationseingriff, ohne bestimmte Harnblaseneingriffe oder Exzision und Resektion von retroperitonealem Gewebe, Alter > 15 Jahre	1,398	-
L06A	O	Bestimmte kleine Eingriffe an den Harnorganen mit äußerst schweren CC	2,974	-
L06B	O	Kleine Eingriffe an den Harnorganen ohne äußerst schwere CC oder ohne bestimmte Prozeduren oder Alter < 16 Jahre	0,980	-
L06C	O	Andere kleine Eingriffe an den Harnorganen, Alter > 15 Jahre	0,646	-
L07Z	O	Andere Nieren-, Ureter-, Prostata- und große Harnblaseneingriffe bei Neubildung, Alter < 19 J. od. mit äußerst schw. CC od. anderer Kombinationseingriff od. best. Zystektomien, ohne gr. Eingriff am Darm od. kompl. Harnblasenplastik od. Autotranspl. Niere	3,370	-
L08Z	O	Komplexe Eingriffe an der Urethra oder Ureter	1,251	-
L09A	O	And. Eingr. bei Erkr. der Harnorg. mit Anl. Dialyseshunt bei akut. Niereninsuff. od. bei chron. Niereninsuff. mit Dialyse od. auß. Anl. Dialyseshunt, m. Kalziphylaxie od. best. Laparotomie od. m. kompl. OR-Proz. od. kompl. Eingr., Alt. < 2 J. od. äuß. schw. CC	3,621	-
L09B	O	Andere Eingriffe bei Erkrankungen der Harnorgane mit Anlage Dialyseshunt bei akuter Niereninsuffizienz od. bei chronischer Niereninsuff. mit Dialyse od. außer Anlage Dialyseshunt, m. Kalziphylaxie od. best. Laparotomie, Alter > 1 Jahr, ohne äuß. schw. CC	1,782	-
L09C	O	Andere Eingriffe bei Erkrankungen der Harnorgane auß. Anlage Dialyseshunt, ohne Kalziphylaxie, ohne best. Laparotomie, ohne best. Eingriff an Präputium od. Nebenschilddrüse, Alter < 2 J. od. mit äuß. schw. CC, ohne kompl. OR-Proz., ohne kompl. Eingriff	2,773	-
L09D	O	Andere Eingriffe bei Erkrankungen der Harnorgane ohne Anlage eines Dialyseshunts bei akuter Niereninsuffizienz od. bei chronischer Niereninsuffizienz mit Dialyse, ohne Kalziphylaxie, ohne best. Laparotomie, mit best. anderen Eingriff od. Alter < 18 Jahre	1,491	-
L09E	O	Andere Eingriffe bei Erkrankungen der Harnorgane ohne Anlage eines Dialyseshunts bei akuter Niereninsuffizienz oder bei chron. Niereninsuff. mit Dialyse, ohne Kalziphylaxie, ohne best. Laparotomie, ohne bestimmten anderen Eingriff, Alter > 17 Jahre	0,764	-
L10Z	O	Blasenrekonstr. u. kontinenter Pouch b. Neubildung ohne Multiviszeraleingr. od. Nieren-, Ureter- u. große Harnblaseneingr. b. Neubildung, Alter < 19 J. od. mit äußerst schweren CC od. Kombinationseingr., mit großem Eingr. am Darm od. kompl. Nephrektomie	4,639	-
L11Z	O	Komplex transurethrale, perkutan-transrenale und andere retroperitoneale Eingriffe mit extrakorporaler Stoßwellenlithotripsie (ESWL) oder äußerst schwere CC	1,663	-
L12A	O	Strahlentherapie bei Krankheiten und Störungen der Harnorgane, mehr als ein Belegungstag, Bestrahlungen an mindestens 9 Tagen	3,165	-
L12B	O	Strahlentherapie bei Krankheiten und Störungen der Harnorgane, mehr als ein Belegungstag, Bestrahlungen an weniger als 9 Tagen	1,307	-
L13A	O	Nieren-, Ureter- und große Harnblaseneingriffe bei Neubildung, Alter > 18 Jahre, ohne Kombinationseingriff, mit bestimmtem Eingriff mit CC oder mit komplexem Eingriff	2,173	-
L13B	O	Nieren-, Ureter- und große Harnblaseneingriffe bei Neubildung, Alter > 18 Jahre, ohne Kombinationseingriff, ohne CC, ohne komplexen Eingriff, mit anderem Eingriff	1,719	-
L13C	O	Nieren-, Ureter- und große Harnblaseneingriffe bei Neubildung, Alter > 18 Jahre, ohne Kombinationseingriff, ohne äußerst schwere CC, ohne bestimmten Eingriff oder ohne CC, ohne komplexen Eingriff, ohne anderen Eingriff	0,663	-
L16A	O	Implantation und Wechsel von Neurostimulatoren und Neurostimulationselektroden bei Krankheiten und Störungen der Harnorgane mit Implantation oder Wechsel eines Neurostimulators	1,041	-
L16B	O	Implantation und Wechsel von Neurostimulatoren und Neurostimulationselektroden bei Krankheiten und Störungen der Harnorgane mit Implantation oder Wechsel eines permanenten Elektrodensystems	1,364	-
L16C	O	Implantation und Wechsel von Neurostimulatoren und Neurostimulationselektroden bei Krankheiten und Störungen der Harnorgane mit Implantation oder Wechsel eines temporären Elektrodensystems	0,858	-
L17A	O	Andere Eingriffe an der Urethra außer bei Para- / Tetraplegie, kleine Eingriffe an den Harnorganen, mit bestimmten Eingriffen an der Urethra oder Alter < 16 Jahre	0,787	-

aG-DRG Version 2026　　　　Anlage 1: Fallpauschalen-Katalog und Pflegeerlöskatalog

Mittlere Verweil-dauer [1]	Untere Grenz-verweildauer: Erster Tag mit Abschlag [2, 5]	Untere Grenz-verweildauer: Bewertungs-relation pro Tag	Obere Grenz-verweildauer: Erster Tag mit zusätzlichem Entgelt [3, 5]	Obere Grenz-verweildauer: Bewertungs-relation pro Tag	Externe Verlegung Abschlag pro Tag (Bewertungsrelation)	Verlegungs-fallpauschale	Ausnahme von Wiederaufnahme [4]	Pflegeerlös Bewertungs-relation pro Tag
6	7	8	9	10	11	12	13	14
6,5	1	0,321	14	0,069	0,085	-	-	0,9063
6,3	1	0,270	14	0,060	0,074	-	-	0,7225
19,0	5	0,363	37	0,080	0,109	-	-	1,1498
5,5	1	0,439	13	0,067	0,082	-	-	0,8240
2,5	1	0,218	5	0,096	0,098	-	-	0,9284
15,2	4	0,359	30	0,083	0,111	-	-	1,0809
5,4	1	0,646	12	0,067	0,080	-	-	0,8285
22,3	6	0,348	40	0,077	0,105	-	-	1,1191
10,9	3	0,248	24	0,064	0,083	-	-	0,7801
20,8	6	0,341	39	0,080	0,109	-	-	1,0470
8,8	2	0,318	21	0,076	0,098	-	-	0,8169
3,7	1	0,201	10	0,067	0,075	-	-	0,8371
20,2	6	0,334	35	0,081	0,110	-	-	0,9971
5,7	1	0,361	14	0,089	0,108	-	-	0,8388
24,1	7	0,376	42	0,125	0,120	-	x	0,8722
9,3	2	0,414	22	0,133	0,120	-	x	0,8682
8,4	2	0,295	17	0,074	0,095	-	-	0,8571
5,6	1	0,294	10	0,074	0,090	-	-	0,8199
3,4	1	0,149	9	0,061	0,068	-	-	0,6145
2,3	1	0,025	4	0,081	0,080	-	-	0,8958
2,4	1	0,148	5	0,087	0,087	-	-	0,8391
2,1	1	0,175	4	0,114	0,111	-	-	0,7927
3,5	1	0,277	8	0,113	0,088	-	-	1,2304

Anlage 1

Fallpauschalen-Katalog und Pflegeerlöskatalog
Teil a) Bewertungsrelationen bei Versorgung durch Hauptabteilungen

DRG	Partition	Bezeichnung[6]	Bewertungsrelation bei Hauptabteilung	Bewertungsrelation bei Hauptabteilung und Beleghebamme
1	2	3	4	5
L17B	O	Andere Eingriffe an der Urethra außer bei Para- / Tetraplegie, kleine Eingriffe an den Harnorganen, ohne bestimmte Eingriffe an der Urethra, Alter > 15 Jahre	0,614	-
L18A	O	Komplexe transurethrale, perkutan-transrenale und andere retroperitoneale Eingriffe mit äußerst schweren CC	2,528	-
L18B	O	Komplexe transurethrale, perkutan-transrenale / andere retroperitoneale Eingriffe oh. ESWL, oh. äußerst schwere CC od. best. Eingriffe Niere od. transurethrale Eingriffe auß. Prostatares. u. kompl. Ureterorenoskop., b. Para-/Tetrapl., m. äuß. schw. CC	1,135	-
L19Z	O	Transurethrale Eingriffe außer Prostataresektion und komplexe Ureterorenoskopien mit extrakorporaler Stoßwellenlithotripsie (ESWL), ohne äußerst schwere CC oder perkutane Thermo- oder Kryoablation der Niere	0,958	-
L20A	O	Transurethrale Eingriffe außer Prostataresektion und komplexe Ureterorenoskopien oder bestimmte Eingriffe an den Harnorganen, mit äußerst schweren CC	2,398	-
L20B	O	Transurethrale Eingriffe außer Prostataresektion und komplexe Ureterorenoskopien oder bestimmte Eingriffe an den Harnorganen, ohne äußerst schwere CC oder Alter < 16 Jahre oder Alter > 89 Jahre	0,874	-
L20C	O	Transurethrale Eingriffe außer Prostataresektion und komplexe Ureterorenoskopien oder bestimmte Eingriffe an den Harnorganen, ohne äußerst schwere CC oder Alter > 15 Jahre oder Alter < 90 Jahre	0,699	-
L33Z	O	Mehrzeitige komplexe OR-Prozeduren oder hochaufwendiges Implantat bei Krankheiten und Störungen der Harnorgane	7,431	-
L36Z	O	Intensivmedizinische Komplexbehandlung > 588 / 552 / 552 Aufwandspunkte bei Krankheiten und Störungen der Harnorgane	5,671	-
L37Z	O	Multiviszeraleingriff bei Krankheiten und Störungen der Harnorgane	3,894	-
L38Z	O	Komplizierende Konstellation mit bestimmtem operativen Eingriff bei Krankheiten und Störungen der Harnorgane	5,952	-
L40Z	A	Diagnostische Ureterorenoskopie	0,618	-
L42A	A	Extrakorporale Stoßwellenlithotripsie (ESWL) bei Harnsteinen mit auxiliären Maßnahmen oder bei Para- / Tetraplegie	0,681	-
L42B	A	Extrakorporale Stoßwellenlithotripsie (ESWL) bei Harnsteinen ohne auxiliäre Maßnahmen, außer bei Para- / Tetraplegie	0,504	-
L44Z	A	Geriatrische frührehabilitative Komplexbehandlung bei Krankheiten und Störungen der Harnorgane	1,517	-
L60A	M	Niereninsuffizienz, mehr als ein Belegungstag, mit intensivmedizinischer Komplexbehandlung > 392 / 368 / - Aufwandspunkte oder mit Dialyse und akutem Nierenversagen und äußerst schweren CC oder mit Dialyse und komplizierenden Faktoren, Alter < 16 Jahre	2,920	-
L60B	M	Niereninsuffizienz, mehr als ein Belegungstag, mit Dialyse und komplizierenden Faktoren oder äußerst schweren CC oder mit intensivmedizinischer Komplexbehandlung > 196 / 184 / - Aufwandspunkte, Alter > 15 Jahre	1,774	-
L60C	M	Niereninsuffizienz, mehr als ein Belegungstag, mit Dialyse oder äußerst schweren CC oder Alter < 18 Jahre mit schweren CC, ohne intensivmedizinische Komplexbehandlung > 196 / 184 / - Aufwandspunkte	1,086	-
L60D	M	Niereninsuffizienz, mehr als ein Belegungstag, ohne Dialyse, ohne äußerst schwere CC, Alter > 17 Jahre oder ohne schwere CC, ohne intensivmedizinische Komplexbehandlung > 196 / 184 / - Aufwandspunkte	0,626	-
L62A	M	Neubildungen der Harnorgane mit äußerst schweren CC oder Alter < 16 Jahre mit schweren CC	1,697	-
L62B	M	Neubildungen der Harnorgane ohne äußerst schwere CC oder Alter < 16 Jahre ohne schwere CC	0,714	-
L62C	M	Neubildungen der Harnorgane ohne äußerst schwere CC, Alter > 15 Jahre	0,526	-
L63A	M	Infektionen der Harnorgane mit bestimmter hochaufwendiger Behandlung oder mit äußerst schweren CC, mit Komplexbehandlung bei isolationspflichtigen Erregern	2,205	-
L63B	M	Infektionen der Harnorgane ohne best. hochaufw. Beh., mit best. aufwendiger Beh. od. mit äußerst schw. CC, ohne Komplexbeh. bei isolationspfl. Erregern od. mit Komplexbeh. bei isolationspfl. Erregern od. bei TBC des Urogenitalsyst., ohne äußerst schw. CC	1,315	-
L63C	M	Infektionen der Harnorgane ohne äußerst schwere CC, ohne Komplexbeh. bei isolationspflichtigen Erregern, ohne best. aufw. / hochaufw. Behandl., außer bei TBC des Urogenitalsyst., Alter < 3 Jahre oder best. schwere Infektionen oder best. mäßig aufw. Beh.	0,554	-
L63D	M	Infektionen der Harnorgane oh. äuß. schwere CC, oh. best. mäßig aufwendige / aufwendige / hochaufw. Behandl., oh. Komplexbeh. b. isolationspfl. Erregern, oh. best. schw. Infektionen, Alter > 2 J. u. < 6 J. od. Alter < 18 J. mit schw. CC od. Alter > 89 J.	0,583	-

aG-DRG Version 2026　　　　Anlage 1: Fallpauschalen-Katalog und Pflegeerlöskatalog

Mittlere Verweildauer [1]	Untere Grenzverweildauer: Erster Tag mit Abschlag [2], [5]	Untere Grenzverweildauer: Bewertungsrelation pro Tag	Obere Grenzverweildauer: Erster Tag mit zusätzlichem Entgelt [3], [5]	Obere Grenzverweildauer: Bewertungsrelation pro Tag	Externe Verlegung Abschlag pro Tag (Bewertungsrelation)	Verlegungsfallpauschale	Ausnahme von Wiederaufnahme [4]	Pflegeerlös Bewertungsrelation pro Tag
6	7	8	9	10	11	12	13	14
3,9	1	0,114	8	0,066	0,075	-	-	0,8073
16,2	4	0,357	32	0,077	0,104	-	-	1,0931
5,5	1	0,533	13	0,069	0,083	-	-	0,7891
3,7	1	0,135	8	0,120	0,135	-	-	0,8950
16,5	4	0,344	32	0,073	0,098	-	-	1,0002
4,1	1	0,215	9	0,073	0,084	-	-	0,7881
4,1	1	0,206	9	0,068	0,078	-	-	0,7699
31,4	9	0,404	49	0,181	0,125	-	-	1,3998
24,7	7	0,638	43	0,206	-	x	x	2,3704
16,4	4	0,380	29	0,081	0,109	-	-	1,0424
27,2	8	0,451	45	0,171	0,144	-	-	1,4471
3,2	1	0,163	7	0,070	0,076	-	-	0,8492
3,6	1	0,233	8	0,089	0,100	-	-	1,0895
3,3	1	0,123	7	0,096	0,106	-	-	1,0717
19,9	-	-	30	0,052	0,071	-	-	0,7592
20,0	6	0,397	37	0,097	0,132	-	x	1,3862
13,8	4	0,333	28	0,085	0,113	-	x	1,1417
8,8	2,000	0,332	21	0,079	0,101	-	x	1,0596
6,4	1	0,300	14	0,066	0,081	-	x	0,8605
14,8	4	0,323	29	0,076	0,102	-	x	1,0934
3,8	1	0,457	8	0,189	0,140	-	x	1,6652
5,0	1	0,298	13	0,070	0,083	-	x	0,9293
20,0	6	0,306	37	0,075	0,102	-	-	1,1861
13,3	3	0,316	26	0,067	0,088	-	-	1,0670
4,8	1	0,338	10	0,081	0,095	-	-	1,2338
6,4	1	0,343	13	0,063	0,077	-	-	0,9381

Anlage 1

Fallpauschalen-Katalog und Pflegeerlöskatalog
Teil a) Bewertungsrelationen bei Versorgung durch Hauptabteilungen

DRG	Parti-tion	Bezeichnung[6]	Bewertungsrelation bei Hauptabteilung	Bewertungsrelation bei Hauptabteilung und Beleghebamme
1	2	3	4	5
L63E	M	Infektionen der Harnorgane ohne äußerst schwere CC, ohne best. mäßig aufw. / aufw. / hochaufw. Behandlung, ohne Komplexbeh. b. isolationspfl. Erregern, ohne best. schw. Infektionen, Alter > 5 und < 18 Jahre, ohne schwere CC od. Alter > 17 und < 90 Jahre	0,554	-
L64A	M	Andere Erkrankungen der Harnorgane mit äußerst schweren oder schweren CC oder bestimmter Diagnose, mehr als ein Belegungstag oder Urethrozystoskopie, bei angeborener Fehlbildung oder BNB der Harnorgane oder Alter < 3 Jahre	0,802	-
L64B	M	Andere Erkrankungen der Harnorgane mit äußerst schweren oder schweren CC oder bestimmter Diagnose, mehr als ein Belegungstag oder Urethrozystoskopie, außer bei angeborener Fehlbildung, außer bei BNB der Harnorgane, Alter > 2 Jahre	0,464	-
L64C	M	Andere Erkrankungen der Harnorgane ohne äußerst schwere oder schwere CC, ohne bestimmte Diagnose oder ein Belegungstag, bestimmte Eingriffe am Ureter oder Retroperitonealfibrose oder Alter < 16 Jahre	0,403	-
L64D	M	Andere Erkrankungen der Harnorgane ohne äußerst schwere oder schwere CC, ohne bestimmte Diagnose oder ein Belegungstag, ohne bestimmte Eingriffe am Ureter, Alter > 15 Jahre	0,311	-
L68A	M	Andere mäßig schwere Erkrankungen der Harnorgane, Alter < 18 Jahre	0,616	-
L68B	M	Andere mäßig schwere Erkrankungen der Harnorgane, Alter > 17 Jahre	0,483	-
L69A	M	Andere schwere Erkrankungen der Harnorgane, mehr als ein Belegungstag, Alter < 16 Jahre	0,951	-
L69B	M	Andere schwere Erkrankungen der Harnorgane, mehr als ein Belegungstag, Alter > 15 Jahre	0,682	-
L70A	M	Krankheiten und Störungen der Harnorgane, ein Belegungstag, Alter < 6 Jahre	0,274	-
L70B	M	Krankheiten und Störungen der Harnorgane, ein Belegungstag, Alter > 5 Jahre	0,218	-
L71Z	M	Niereninsuffizienz, ein Belegungstag mit Dialyse	0,329	-
L72Z	M	Thrombotische Mikroangiopathie oder hämolytisch-urämisches Syndrom	2,075	-
L73Z	M	Harnblasenlähmung, mehr als ein Belegungstag	0,479	-
L74Z	M	Bestimmte Krankheiten und Störungen der Harnorgane bei Para- / Tetraplegie	0,629	-
MDC 12 Krankheiten und Störungen der männlichen Geschlechtsorgane				
M01A	O	Große Eingriffe an den Beckenorganen beim Mann mit äußerst schwere CC	4,560	-
M01B	O	Große Eingriffe an den Beckenorganen beim Mann ohne äußerst schwere CC oder bestimmte Eingriffe an den Beckenorganen beim Mann mit äußerst schwere CC	2,065	-
M02A	O	Transurethrale Prostataresektion oder bestimmte andere Operationen an der Prostata mit äußerst schweren CC	2,225	-
M02B	O	Transurethrale Prostataresektion oder bestimmte andere Operationen an der Prostata ohne äußerst schwere CC	0,732	-
M03A	O	Komplexe Eingriffe am Penis, Alter < 6 Jahre oder aufwendige plastische Rekonstruktion des Penis, Alter < 18 Jahre oder totale Amputation des Penis oder partielle Amputation des Penis mit bestimmter Lymphadenektomie	1,499	-
M03B	O	Mäßig komplexe Eingriffe am Penis, Alter < 18 Jahre, ohne aufwendige plastische Rekonstruktion des Penis, ohne totale Amputation des Penis, ohne partielle Amputation des Penis mit bestimmter Lymphadenektomie	1,095	-
M03C	O	Eingriffe am Penis, Alter > 17 Jahre oder kleine Eingriffe an Urethra und Penis, Alter < 18 Jahre, ohne aufwendige plastische Rekonstruktion, ohne totale Amputation des Penis, ohne partielle Amputation mit bestimmter Lymphadenektomie	1,001	-
M04A	O	Eingriffe am Hoden oder bestimmte Eingriffe an Urethra und Prostata bei bösartiger Neubildung mit äußerst schweren CC oder bei Fournier-Gangrän oder bestimmte radikale Prostatovesikulektomien oder bestimmte Lymphadenektomie	1,992	-
M04B	O	Eingriffe am Hoden mit bestimmtem Eingriff bei Orchitis mit Abszess oder bösartiger Neubildung oder bestimmte Eingriffe am Hoden oder bestimmte Eingriffe an Urethra und Prostata bei bösartiger Neubildung	0,872	-
M04C	O	Eingriffe am Hoden mit mäßig komplexem Eingriff, Alter < 3 Jahre oder mit schweren CC oder beidseitigem Hodenhochstand, Alter < 14 Jahre	0,831	-
M04D	O	Eingriffe am Hoden ohne äußerst schwere CC, ohne bestimmten Eingriff, ohne mäßig komplexen Eingriff oder Alter > 2 Jahre, ohne schwere CC oder ohne beidseitigen Hodenhochstand oder Alter > 13 Jahre	0,713	-
M05Z	O	Zirkumzision, andere Eingriffe am Penis oder großflächige Ablationen der Haut	0,673	-
M06Z	O	Andere OR-Prozeduren an den männlichen Geschlechtsorganen oder Stanzbiopsie an der Prostata, ein Belegungstag	0,833	-
M07Z	O	Brachytherapie bei Krankheiten und Störungen der männlichen Geschlechtsorgane, Implantation von > 10 Seeds, Verweildauer < 4 Tage	1,287	-
M09A	O	OR-Prozeduren an den männlichen Geschlechtsorganen bei bösartiger Neubildung mit äußerst schweren CC oder bestimmte Eingriffe an den Beckenorganen beim Mann ohne äußerst schwere CC oder BNB des Penis oder bestimmte interstitielle Brachytherapie	1,496	-

Mittlere Verweildauer [1]	Untere Grenzverweildauer: Erster Tag mit Abschlag [2],[5]	Untere Grenzverweildauer: Bewertungsrelation pro Tag	Obere Grenzverweildauer: Erster Tag mit zusätzlichem Entgelt [3],[5]	Obere Grenzverweildauer: Bewertungsrelation pro Tag	Externe Verlegung Abschlag pro Tag (Bewertungsrelation)	Verlegungsfallpauschale	Ausnahme von Wiederaufnahme [4]	Pflegeerlös Bewertungsrelation pro Tag
6	7	8	9	10	11	12	13	14
5,6	1	0,310	12	0,065	0,079	-	-	0,8074
5,9	1	0,346	15	0,069	0,085	-	-	0,9335
3,2	1	0,081	7	0,073	0,080	-	-	0,8410
2,6	1	0,102	5	0,083	0,085	-	-	0,9861
2,6	1	0,108	5	0,082	0,085	-	-	0,8427
4,2	1	0,289	10	0,095	0,110	-	-	1,2645
4,0	1	0,234	10	0,073	0,084	-	-	0,8065
8,0	2	0,309	18	0,115	0,103	-	-	1,2612
6,4	1	0,328	15	0,071	0,088	-	-	0,6819
1,0	-	-	-	-	-	-	-	1,5214
1,0	-	-	-	-	-	-	-	1,1846
1,0	-	-	-	-	-	-	x	1,7568
11,6	3,000	0,514	25,000	0,177	0,163	-	-	1,1471
2,9	-	-	6,000	0,113	0,120	-	-	1,1658
5,9	1,000	0,321	12,000	0,069	0,084	-	-	1,0968
21,1	6,000	0,343	39	0,080	0,109	-	-	1,0520
6,4	1	0,362	11	0,079	0,097	-	-	0,7458
14,5	4,000	0,311	30	0,075	0,100	-	-	0,9697
3,8	1	0,258	8	0,064	0,073	-	-	0,7730
6,1	1	0,854	14	0,104	0,090	-	-	1,1675
3,9	1	0,439	9	0,110	0,088	-	-	1,2843
3,9	1	0,230	9	0,069	0,078	-	-	0,7713
6,6	1	0,344	13	0,073	0,091	-	-	0,8157
4,0	1	0,164	10	0,079	0,090	-	-	0,8243
2,1	1	0,189	4	0,092	0,090	-	-	1,5934
3,5	1	0,164	8	0,068	0,076	-	-	0,9493
3,4	1	0,218	8	0,071	0,078	-	-	0,9508
3,3	1	0,407	8	0,127	0,139	-	-	0,9046
1,0	-	-	-	-	-	-	x	1,1604
8,6	2	0,259	17	0,063	0,081	-	-	0,7424

Anlage 1

Fallpauschalen-Katalog und Pflegeerlöskatalog

Teil a) Bewertungsrelationen bei Versorgung durch Hauptabteilungen

DRG	Partition	Bezeichnung [6]	Bewertungsrelation bei Hauptabteilung	Bewertungsrelation bei Hauptabteilung und Beleghebamme
1	2	3	4	5
M09B	O	OR-Prozeduren an den männlichen Geschlechtsorganen bei bösartiger Neubildung, ohne äußerst schwere CC, ohne BNB des Penis, ohne bestimmte interstitielle Brachytherapie	0,845	-
M10A	O	Strahlentherapie bei Krankheiten und Störungen der männlichen Geschlechtsorgane, mehr als ein Belegungstag, Bestrahlungen an mindestens 8 Tagen	3,341	-
M10B	O	Radioligandentherapie mit Lutetium-177-PSMA-Liganden aus patientenindividueller Eigenherstellung	1,595	-
M10C	O	Radioligandentherapie mit Lutetium-177-PSMA-Liganden, ohne Lutetium-177-PSMA-Liganden aus patientenindividueller Eigenherstellung	0,878	-
M10D	O	Strahlentherapie bei Krankheiten und Störungen der männlichen Geschlechtsorgane, mehr als ein Belegungstag, Bestrahlungen an weniger als 8 Tagen oder interstitielle Brachytherapie	1,030	-
M11Z	O	Transurethrale Laserdestruktion und -resektion der Prostata	0,818	-
M37Z	O	Große Eingriffe an Darm oder Harnblase bei Erkrankungen und Störungen der männlichen Geschlechtsorgane oder Eingriffe am Hoden bei Fournier-Gangrän mit äußerst schweren CC	3,559	-
M38Z	O	Komplizierende Konstellation mit operativem Eingriff bei Krankheiten und Störungen der männlichen Geschlechtsorgane	5,139	-
M60A	M	Bösartige Neubildungen der männlichen Geschlechtsorgane, mehr als ein Belegungstag, Alter < 11 Jahre oder mit äußerst schweren CC	1,592	-
M60B	M	Bösartige Neubildungen der männlichen Geschlechtsorgane, ein Belegungstag oder Alter > 10 Jahre, ohne äußerst schwere CC	0,622	-
M61Z	M	Benigne Prostatahyperplasie	0,447	-
M62Z	M	Infektion / Entzündung der männlichen Geschlechtsorgane	0,427	-
M64Z	M	Andere Krankheiten der männlichen Geschlechtsorgane und Sterilisation beim Mann	0,428	-
MDC 13 Krankheiten und Störungen der weiblichen Geschlechtsorgane				
N01A	O	Beckeneviszeration bei der Frau und komplexe Vulvektomie oder bestimmte Lymphadenektomie mit äußerst schweren CC, ohne komplexen Eingriff, ohne komplizierende Konstellation, mit Multiviszeraleingriff	6,417	-
N01B	O	Beckeneviszeration bei der Frau und komplexe Vulvektomie oder bestimmte Lymphadenektomie mit äußerst schweren CC, ohne komplexen Eingriff, ohne komplizierende Konstellation, ohne Multiviszeraleingriff	4,939	-
N01C	O	Beckeneviszeration bei der Frau und komplexe Vulvektomie oder bestimmte Lymphadenektomie mit schweren CC	3,335	-
N01D	O	Beckeneviszeration bei der Frau und komplexe Vulvektomie oder bestimmte Lymphadenektomie ohne äußerst schwere oder schweren CC	2,459	-
N02A	O	Eingriffe an Uterus und Adnexen oder bestimmten Hernien und große operative Eingriffe an Vagina, Zervix und Vulva bei bösartiger Neubildung oder bestimmte Eingriffe am Darm oder Rekonstruktion von Vagina und Vulva, mit äußerst schweren CC	4,052	-
N02B	O	Eingriffe an Uterus und Adnexen oder bestimmten Hernien und große operative Eingriffe an Vagina, Zervix und Vulva bei BNB oder bestimmte Eingriffe am Darm oder Rekonstruktion von Vagina und Vulva, ohne äußerst schwere CC, mit komplexem Eingriff	2,637	-
N02C	O	Eingriffe an Uterus und Adnexen od. best. Hernien und große operative Eingriffe an Vagina, Zervix und Vulva bei BNB od. best. Eingriffe am Darm od. Rekonstruktion von Vagina und Vulva, ohne äuß. schw. CC, ohne kompl. Eingriff, mit mäßig kompl. Eingriff	1,870	-
N02D	O	Eingriffe an Uterus und Adnexen oder bestimmten Hernien und große operative Eingriffe an Vagina, Zervix und Vulva bei bösartiger Neubildung, ohne äußerst schwere CC, ohne komplexen Eingriff, ohne mäßig komplexen Eingriff	1,364	-
N04Z	O	Hysterektomie außer bei bösartiger Neubildung, mit äußerst schweren oder schweren CC oder mit komplexem Eingriff	2,046	-
N05A	O	Ovariektomien und komplexe Eingriffe an den Tubae uterinae außer bei bösartiger Neubildung, mit äußerst schweren oder schweren CC oder bestimmter Eingriff an der Harnblase	2,693	-
N05B	O	Ovariektomien und komplexe Eingriffe an den Tubae uterinae außer bei bösartiger Neubildung, ohne äußerst schwere oder schwere CC oder anderer Eingriff an der Harnblase oder Adhäsiolyse, Alter > 15 Jahre	1,010	-
N06Z	O	Komplexe rekonstruktive Eingriffe an den weiblichen Geschlechtsorganen oder bestimmte Embolisation an viszeralen u. anderen abdominalen Gefäßen auß. bei bösartiger Neubildung oder andere Hysterektomie auß. bei bösartiger Neubildung mit Beckenbodenplastik	1,070	-

Mittlere Verweil-dauer [1]	Untere Grenz-verweildauer: Erster Tag mit Abschlag [2), 5)]	Untere Grenz-verweildauer: Bewertungs-relation pro Tag	Obere Grenz-verweildauer: Erster Tag mit zusätzlichem Entgelt [3), 5)]	Obere Grenz-verweildauer: Bewertungs-relation pro Tag	Externe Verlegung Abschlag pro Tag (Bewertungsrelation)	Verlegungs-fallpauschale	Ausnahme von Wiederaufnahme [4)]	Pflegeerlös Bewertungs-relation pro Tag
6	7	8	9	10	11	12	13	14
3,7	1	0,530	9	0,072	0,081	-	-	0,8029
23,7	7	0,398	42	0,135	0,129	-	x	0,8015
2,5	1	0,806	5	0,454	0,463	-	-	0,9780
2,2	1	0,441	4	0,278	0,274	-	x	1,1718
5,7	1	0,337	17	0,098	0,119	-	x	0,9305
3,2	1	0,134	6	0,070	0,076	-	-	0,8091
18,9	5	0,342	36	0,076	0,103	-	-	1,0555
26,0	8	0,404	44	0,143	0,135	-	-	1,2460
13,9	4	0,299	29	0,075	0,100	-	x	1,0494
5,7	1	0,279	13	0,071	0,086	-	x	0,8694
3,6	1	0,077	8	0,071	0,080	-	-	0,8330
4,5	1	0,141	9	0,062	0,072	-	-	0,7141
3,3	1	0,170	8	0,073	0,080	-	-	0,8462
19,1	5	0,582	32	0,183	0,174	-	-	1,2982
18,5	5	0,457	35	0,104	0,141	-	-	1,2629
12,2	3	0,417	22	0,096	0,127	-	-	1,1116
7,9	2	0,351	16	0,093	0,119	-	-	0,9449
19,4	5	0,418	37	0,090	0,123	-	-	1,2116
10,7	3	0,307	22	0,080	0,105	-	-	0,9518
7,4	1	0,429	15	0,081	0,102	-	-	0,9300
4,4	1	0,630	10	0,089	0,104	-	-	0,8696
8,5	2	0,321	20	0,079	0,101	-	-	1,0535
13,2	3	0,373	28	0,079	0,105	-	-	1,0107
3,9	1	0,283	8	0,077	0,087	-	-	0,8822
3,7	1	0,342	7	0,074	0,083	-	-	0,8433

Anlage 1

Fallpauschalen-Katalog und Pflegeerlöskatalog
Teil a) Bewertungsrelationen bei Versorgung durch Hauptabteilungen

DRG	Partition	Bezeichnung [6]	Bewertungsrelation bei Hauptabteilung	Bewertungsrelation bei Hauptabteilung und Beleghebamme
1	2	3	4	5
N07A	O	Andere Eingriffe an Uterus und Adnexen oder bestimmten Hernien außer bei bösartiger Neubildung, mit komplexer Diagnose oder bestimmte Eingriffe am Uterus oder kleine rekonstruktive Eingriffe an den weiblichen Geschlechtsorganen, mit bestimmtem Eingriff	0,916	-
N07B	O	Andere Eingriffe an Uterus und Adnexen oder bestimmten Hernien außer bei bösartiger Neubildung, mit komplexer Diagnose oder bestimmte Eingriffe am Uterus oder kleine rekonstruktive Eingriffe an den weiblichen Geschlechtsorganen, ohne bestimmten Eingriff	0,638	-
N08Z	O	Endoskopische Eingriffe an den weiblichen Geschlechtsorg. oder andere Eingriffe an Uterus und Adnexen oder best. Hernien auß. bei bösartiger Neubildung, ohne kompl. Diagnose oder andere kleine Eingriffe an den weiblichen Geschlechtsorg., Alter < 14 Jahre	0,892	-
N09A	O	Brachytherapie bei Krankheiten und Störungen der weiblichen Geschlechtsorgane, ein Belegungstag	0,416	-
N09B	O	Andere Eingriffe an Vagina, Zervix und Vulva, kleine Eingriffe an Blase, Uterus, Bauchwand und Peritoneum	0,674	-
N10Z	O	Diagnostische Kürettage, Hysteroskopie, Sterilisation, Pertubation und kleine Eingriffe an Vagina und Vulva	0,590	-
N11A	O	Andere OR-Prozeduren an den weiblichen Geschlechtsorganen mit bestimmtem Eingriff oder komplexer Diagnose mit äußerst schweren CC	2,743	-
N11B	O	Andere OR-Prozeduren an den weiblichen Geschlechtsorganen, ohne bestimmten Eingriff, ohne komplexe Diagnose oder äußerst schwere CC	1,173	-
N13A	O	Große Eingriffe an Vagina, Zervix und Vulva auß. bei BNB od. kl. Eingriff an Vagina/Douglasr. od. best. Eingr. an der Harnblase, Alter > 80 J. od. äuß. schw. od. schw. CC od. best. Fistelverschl. od. best. Embolis. an visz. und and. abd. Gefäßen bei BNB	1,562	-
N13B	O	Große Eingriffe an Vagina, Zervix und Vulva außer bei BNB oder kleine Eingriffe an Vagina und Douglasraum oder best. Eingriff an der Harnblase, Alt. < 81 Jahre, oh. äußerst schwere oder schwere CC, oh. best. Fistelverschluss, mit aufwendigem Eingriff	0,864	-
N13C	O	Große Eingriffe an Vagina, Zervix und Vulva außer bei BNB oder kleine Eingriffe an Vagina und Douglasraum oder bestimmter Eingriff an der Harnblase, Alter < 81 Jahre, ohne äuß. schw. od. schw. CC, oh. best. Fistelverschluss, ohne aufwendigen Eingriff	0,642	-
N14Z	O	Best. Hysterektomie auß. bei BNB m. Beckenbodenpl. od. Brachytherapie b. Krankh./Stör. weibl. Geschlechtsorg., > 1 BT, m. äuß. schw. CC od. Ovariektomie u. kompl. Eingriffe an den Tubae uterinae auß. bei BNB, ohne äuß. schw. od. schw. CC, Alter < 16 J.	1,464	-
N15Z	O	Strahlentherapie bei Krankheiten und Störungen der weiblichen Geschlechtsorgane, Bestrahlungen an mindestens 9 Tagen	3,361	-
N16A	O	Strahlentherapie bei Krankheiten und Störungen der weiblichen Geschlechtsorgane, mehr als ein Belegungstag, Bestrahlungen an mindestens 5 Tagen	1,408	-
N16B	O	Strahlentherapie bei Krankheiten und Störungen der weiblichen Geschlechtsorgane, mehr als ein Belegungstag, Bestrahlungen an weniger als 5 Tagen oder Brachytherapie	0,700	-
N21A	O	Hysterektomie außer bei bösartiger Neubildung, ohne äuß. schw. oder schw. CC, ohne komplexen Eingriff, ohne Beckenbodenplastik oder subtotale und andere Hysterektomie bei bösartiger Neubildung oder komplexe Myomenukleation, mit aufwendigem Eingriff	1,128	-
N21B	O	Hysterektomie außer bei bösartiger Neubildung, ohne äuß. schw. oder schw. CC, ohne komplexen Eingriff, ohne Beckenbodenplastik oder subtotale und andere Hysterektomie bei bösartiger Neubildung oder komplexe Myomenukleation, ohne aufwendigen Eingriff	1,009	-
N23Z	O	Andere rekonstruktive Eingriffe an den weiblichen Geschlechtsorganen oder andere Myomenukleation	1,069	-
N25Z	O	Andere Eingriffe an Uterus und Adnexen oder bestimmten Hernien außer bei bösartiger Neubildung, ohne komplexe Diagnose oder andere kleine Eingriffe an den weiblichen Geschlechtsorganen, Alter > 13 Jahre	0,850	-
N33Z	O	Mehrzeitige komplexe OR-Prozeduren bei Krankheiten und Störungen der weiblichen Geschlechtsorgane	7,971	-
N34Z	O	Große Eingriffe an Darm oder Harnblase bei Krankheiten und Störungen der weiblichen Geschlechtsorgane	4,140	-

Mittlere Verweildauer [1]	Untere Grenzverweildauer: Erster Tag mit Abschlag [2,5]	Untere Grenzverweildauer: Bewertungsrelation pro Tag	Obere Grenzverweildauer: Erster Tag mit zusätzlichem Entgelt [3,5]	Obere Grenzverweildauer: Bewertungsrelation pro Tag	Externe Verlegung Abschlag pro Tag (Bewertungsrelation)	Verlegungsfallpauschale	Ausnahme von Wiederaufnahme [4]	Pflegeerlös Bewertungsrelation pro Tag
6	7	8	9	10	11	12	13	14
3,6	1	0,250	7	0,071	0,080	-	-	0,8565
3,1	1	0,129	6	0,070	0,076	-	-	0,9039
3,5	1	0,243	8	0,082	0,091	-	-	0,8981
1,0	-	-	-	-	-	-	x	1,1620
3,1	1	0,236	7	0,086	0,093	-	-	1,0804
2,8	1,000	0,202	6,000	0,093	0,098	-	-	1,1050
19,0	5	0,352	36	0,078	0,106	-	-	1,0921
9,6	2	0,315	22	0,069	0,089	-	-	0,8469
8,7	2	0,323	20	0,078	0,100	-	-	0,8900
3,6	1	0,306	9	0,078	0,088	-	-	0,8708
2,8	1	0,171	6	0,082	0,086	-	-	0,9595
3,6	1	0,195	7	0,076	0,085	-	-	0,8609
24,6	7	0,410	43	0,133	0,128	-	x	0,8173
9,2	2	0,452	18	0,148	0,133	-	x	0,7910
3,2	1	0,299	8	0,188	0,143	-	x	0,8802
3,6	1	0,249	7	0,076	0,085	-	-	0,8824
2,9	1	0,259	6	0,079	0,085	-	-	0,8989
3,4	1	0,025	7	0,075	0,082	-	-	0,8931
3,4	1	0,249	7	0,078	0,087	-	-	0,9358
29,2	9	0,429	47	0,196	0,142	-	-	1,3114
14,9	4	0,395	28	0,092	0,124	-	-	1,1568

Anlage 1

Fallpauschalen-Katalog und Pflegeerlöskatalog
Teil a) Bewertungsrelationen bei Versorgung durch Hauptabteilungen

DRG	Parti- tion	Bezeichnung[6]	Bewertungsrelation bei Hauptabteilung	Bewertungsrelation bei Hauptabteilung und Beleghebamme
1	2	3	4	5
N38Z	O	Komplizierende Konstellation mit best. op. Eingriff bei Krankheiten u. Störungen der weibl. Geschlechtsorg. od. Beckenevisz. bei der Frau u. radikale Vulvektomie od. best. Lymphadenekt. mit äuß. schw. CC, mit kompl. Eingriff od. kompliz. Konstellation	7,929	-
N60A	M	Bösartige Neubildung der weiblichen Geschlechtsorgane, mehr als ein Belegungstag, Alter < 19 Jahre oder äußerst schwere CC	1,667	-
N60B	M	Bösartige Neubildung der weiblichen Geschlechtsorgane, ein Belegungstag oder Alter > 18 Jahre, ohne äußerst schwere CC	0,657	-
N61Z	M	Infektion und Entzündung der weiblichen Geschlechtsorgane	0,427	-
N62A	M	Menstruationsstörungen und andere Erkrankungen der weiblichen Geschlechtsorgane mit komplexer Diagnose oder Alter < 16 Jahre	0,404	-
N62B	M	Menstruationsstörungen und andere Erkrankungen der weiblichen Geschlechtsorgane ohne komplexe Diagnose, Alter > 15 Jahre	0,312	-
MDC 14 Schwangerschaft, Geburt und Wochenbett				
O01A	O	Sekundäre Sectio caesarea mit mehreren komplizierenden Diagnosen, mit intrauteriner Therapie oder komplizierender Konstellation oder Sectio caesarea mit IntK > 196 / 184 / 184 Punkte	4,209	4,209
O01B	O	Sectio caesarea, Schwangerschaftsd. bis 25 vollend. W. (SSW), m. mehr. kompliz. Diag., m. intraut. Ther. od. kompliz. Konstell. od. Mehrlingsschw. od. bis 33 SSW od. m. kompl. Diag., m. od. oh. kompliz. Diag. m. best. Eingriff b. Sectio od. äuß. schw. CC	2,224	2,224
O01C	O	Sectio caesarea mit mehreren kompliz. Diag., Schwangerschaftsdauer 26 bis 33 SSW, oh. best. kompliz. Faktoren od. mit kompl. Diag., bis 25 SSW od. mit Tamponade einer Blutung od. Thromboembolie in Gestationsperiode m. OR-Proz., oh. äuß. schw. CC	1,290	1,290
O01D	O	Sekundäre Sectio caesarea m. mehrer. kompliz. Diagn., Schwangerschaftsdauer > 33 vollendete Wochen (SSW), oh. intraut. Ther., oh. kompliz. Konst., ohne Mehrlingsschw. od. bis 33 SSW od. m. kompl. Diag., mit od. ohne kompliz. Diag., oh. äuß. schw. CC	1,011	1,011
O01E	O	Primäre Sectio caesarea ohne äuß. schwere CC, mit komplizierender oder komplexer Diagnose oder Schwangerschaftsdauer bis 33 vollendete Wochen (SSW) oder sekundäre Sectio caesarea, ohne komplexe Diagnose, Schwangerschaftsdauer > 33 vollendete Wochen	0,842	0,842
O01F	O	Primäre Sectio caesarea ohne komplexe Diagnose, Schwangerschaftsdauer mehr als 33 vollendete Wochen (SSW)	0,704	0,704
O02A	O	Vaginale Entbindung mit komplizierender OR-Prozedur, Schwangerschaftsdauer bis 33 vollendete Wochen oder mit intrauteriner Therapie oder komplizierende Konstellation oder bestimmtem Eingriff oder komplizierender Diagnose oder mit äußerst schweren CC	1,040	1,040
O02B	O	Vaginale Entbindung mit komplizierender OR-Prozedur, Schwangerschaftsdauer mehr als 33 vollendete Wochen, ohne intrauterine Therapie, ohne komplizierende Konstellation, ohne bestimmten Eingriff, ohne komplizierende Diagnose, ohne äußerst schwere CC	0,711	0,711
O03Z	O	Eingriffe bei Extrauteringravidität	0,724	0,724
O04A	O	Stationäre Aufnahme nach Entbindung oder Abort mit OR-Prozedur oder bestimmtem Eingriff an der Mamma mit komplexem Eingriff	1,690	1,690
O04B	O	Stationäre Aufnahme nach Entbindung oder Abort mit OR-Prozedur oder bestimmtem Eingriff an der Mamma, ohne komplexen Eingriff	0,677	0,677
O04C	O	Stationäre Aufnahme nach Entbindung mit kleinem Eingriff an Uterus, Vagina, Perianalregion und Bauchwand oder Abort mit Dilatation und Kürettage, Aspirationskürettage oder Hysterotomie oder bestimmte Amnionpunktion	0,531	0,531
O05A	O	Bestimmte OR-Prozeduren in der Schwangerschaft mit intrauterinem operativen Verschluss des offenen Rückens	2,367	2,367
O05B	O	Cerclage und Muttermundverschluss oder komplexe OR-Prozedur oder bestimmte intrauterine Operation am Feten, mehr als ein Belegungstag	0,774	0,774
O05C	O	Bestimmte OR-Prozeduren in der Schwangerschaft, ein Belegungstag oder ohne Cerclage, ohne Muttermundverschluss, ohne komplexe OR-Prozedur und bestimmte intrauterine Operation am Feten, mit fetoskopischer Hochfrequenzablation von Gefäßen	0,751	0,751
O05D	O	Bestimmte OR-Prozeduren in der Schwangerschaft, ein Belegungstag oder ohne Cerclage, Muttermundverschluss, komplexe OR-Prozedur und bestimmte intrauterine Operation am Feten, mit wenig aufwendigem Eingriff oder intrauterine Therapie des Feten	0,576	0,576

Mittlere Verweildauer [1]	Untere Grenzverweildauer: Erster Tag mit Abschlag [2,5]	Untere Grenzverweildauer: Bewertungsrelation pro Tag	Obere Grenzverweildauer: Erster Tag mit zusätzlichem Entgelt [3,5]	Obere Grenzverweildauer: Bewertungsrelation pro Tag	Externe Verlegung Abschlag pro Tag (Bewertungsrelation)	Verlegungsfallpauschale	Ausnahme von Wiederaufnahme [4]	Pflegeerlös Bewertungsrelation pro Tag
6	7	8	9	10	11	12	13	14
30,9	9	0,476	49	0,191	0,149	-	-	1,4057
14,4	4	0,310	29	0,075	0,100	-	x	1,0443
5,9	1	0,393	15	0,073	0,089	-	x	0,9521
4,0	1	0,143	8	0,071	0,082	-	-	0,8026
3,2	1	0,175	7	0,080	0,086	-	-	0,9172
2,4	1	0,125	5	0,089	0,090	-	-	0,9158
13,8	4	0,545	29	0,198	-	x	x	1,6508
17,8	5	0,245	36	0,083	0,078	-	x	0,8618
11,0	3	0,195	25	0,077	0,065	-	x	0,8720
6,2	1	0,237	12	0,053	0,065	-	x	1,0968
4,4	1	0,232	8	0,054	0,063	-	x	1,2195
3,2	1	0,098	6	0,059	0,064	-	x	1,1538
5,4	1	0,541	13	0,068	0,082	-	x	1,2241
3,7	1	0,252	7	0,060	0,067	-	x	1,4918
2,5	1	0,157	5	0,085	0,087	-	x	0,9967
8,6	2	0,317	18	0,077	0,099	-	x	0,9024
4,1	1	0,276	9	0,071	0,081	-	x	0,9017
2,8	1	0,167	6	0,080	0,084	-	x	1,0674
6,0	1	0,410	9	0,096	0,117	-	x	1,1352
6,0	1	0,231	16	0,053	0,066	-	x	0,7672
3,7	1	0,335	8	0,072	0,081	-	x	0,9843
3,3	1	0,257	7	0,074	0,081	-	x	0,9851

Anlage 1

Fallpauschalen-Katalog und Pflegeerlöskatalog
Teil a) Bewertungsrelationen bei Versorgung durch Hauptabteilungen

DRG	Partition	Bezeichnung[6]	Bewertungsrelation bei Hauptabteilung	Bewertungsrelation bei Hauptabteilung und Beleghebamme
1	2	3	4	5
O60A	M	Vaginale Entbindung mit mehreren komplizierenden Diagnosen, mindestens eine schwer oder Maßnahmen bei postpart. Blutung, bis 19 vollendete SSW oder mit komplizierender Prozedur oder schwere oder mäßig schwere kompliz. Diagnose bis 33 vollendete SSW	1,765	1,765
O60B	M	Vaginale Entbindung mit mehr. kompliz. Diag., mind. eine schwer od. Maßn. bei postpart. Blutung, > 19 vollend. SSW, oh. kompliz. Proz. od. Thromboemb. während der Gestationsp. oh. OR-Proz. od. schwere od. mäßig schwere kompliz. Diag. bis 33 vollend. SSW	0,628	0,628
O60C	M	Vaginale Entbindung mit schwerer oder mäßig schwerer komplizierender Diagnose oder Schwangerschaftsdauer bis 33 vollendete Wochen oder Alter < 18 Jahre	0,523	0,523
O60D	M	Vaginale Entbindung ohne komplizierende Diagnose, Schwangerschaftsdauer mehr als 33 vollendete Wochen, Alter > 17 Jahre	0,441	0,441
O61Z	M	Stationäre Aufnahme nach Entbindung oder Abort ohne OR-Prozedur, ohne bestimmten Eingriff an der Mamma	0,345	0,345
O63Z	M	Abort ohne Dilatation und Kürettage, Aspirationskürettage oder Hysterotomie	0,303	0,303
O65A	M	Andere vorgeburtliche stationäre Aufnahme mit Komplexbehandlung bei isolationspflichtigen Erregern, COVID-19, Virus nachgewiesen	0,692	0,692
O65B	M	Andere vorgeburtliche stationäre Aufnahme mit äußerst schweren oder schweren CC oder komplexer Diagnose oder komplizierendem Eingriff oder ein Belegungstag	0,376	0,376
O65C	M	Andere vorgeburtliche stationäre Aufnahme ohne äußerst schwere oder schwere CC, ohne komplexe Diagnose, ohne komplizierenden Eingriff, mehr als ein Belegungstag	0,346	0,346
MDC 15 Neugeborene				
P01Z	O	Neugeborenes, verstorben < 5 Tage nach Aufnahme mit signifikanter OR-Prozedur	2,329	-
P02A	O	Kardiothorakale oder Gefäßeingriffe mit Beatmung > 480 Stunden oder bestimmte Eingriffe bei angeborenen Fehlbildungen mit Beatmung > 899 Stunden	18,461	-
P02B	O	Kardiothorakale oder Gefäßeingriffe bei Neugeborenen, Beatmung > 180 und < 481 Stunden oder bestimmte Eingriffe bei angeborenen Fehlbildungen, Beatmung > 280 und < 900 Stunden oder Eingriff bei univentrikulärem Herzen, Beatmung < 481 Stunden	10,150	-
P02C	O	Kardiothorakale oder Gefäßeingriffe bei Neugeborenen ohne Eingriff bei univentrikulärem Herzen oder bestimmte Eingriffe bei angeborenen Fehlbildungen, ohne Beatmung > 180 Stunden	7,276	-
P03A	O	Aufnahmegewicht 1000 - 1499 g, mehrere schwere Probleme mit signifikanter OR-Prozedur oder mehrzeitige komplexe OR-Prozeduren, mit Beatmung > 479 Stunden oder mehrere schwere Probleme ohne signifikante OR-Prozedur mit Beatmung > 599 Stunden	13,315	-
P03B	O	Aufnahmegewicht 1000 - 1499 g mit sig. OR-Prozedur oder Beat. > 120 Std., oh. Beat. > 599 Std. oder oh. mehrere schwere Probleme, oh. Beat. > 479 Std. oder oh. mehrere schwere Probleme oder oh. sig. OR-Prozedur oder oh. mehrzeitige komplexe OR-Prozedur	8,036	-
P04A	O	Aufnahmegewicht 1500 - 1999 g, mehrere schwere Probleme mit sig. OR-Prozedur oder mehrz. kompl. OR-Prozeduren, mit Beatmung > 240 Std. oder mehrere schwere Probleme mit Beatmung > 320 Std. oder temporärer Verschluss eines Bauchwanddefektes	10,245	-
P04B	O	Aufnahmegew. 1500 - 1999 g, sig. OR-Proz. od. Beat. > 120 Std., oh. meh. schw. Probl. od. oh. Beat. > 320 Std., oh. mehrz. kompl. OR-Proz. od. oh. Beat. > 240 Std., oh. sig. OR-Proz. od. oh. Beat. > 240 Std., oh. temp. Verschluss BW-Defekt	5,360	-
P05A	O	Aufnahmegewicht 2000 - 2499 g mit sig. OR-Prozedur oder Beatmung > 95 Stunden, mit mehreren schweren Problemen oder temporärem Verschluss eines Bauchwanddefektes, mit Beatmung > 275 Stunden oder mit mehrzeitigen komplexen OR-Prozeduren	11,402	-
P05B	O	Aufnahmegewicht 2000 - 2499 g mit signifikanter OR-Prozedur oder Beatmung > 95 Stunden, mit mehreren schweren Problemen oder temporärem Verschluss eines Bauchwanddefektes, ohne Beatmung > 275 Stunden, ohne mehrzeitige komplexe OR-Prozeduren	4,534	-
P05C	O	Aufnahmegewicht 2000 - 2499 g mit signifikanter OR-Prozedur oder Beatmung > 95 Stunden, ohne mehrere schwere Probleme, ohne mehrzeitige komplexe OR-Prozeduren, ohne temporären Verschluss eines Bauchwanddefektes	3,284	-
P06A	O	Neugeborenes, Aufnahmegewicht > 2499 g, sig. OR-Proz. oder Beatmung > 95 Std., best. mehrere schwere Probleme mit sig. OR-Proz. oder mit Beatmung > 120 Std. oder best. aufwendige OR-Proz., mit Beatmung > 240 Std. oder mehrz. kompl. OR-Proz. oder Dialyse	8,015	-

aG-DRG Version 2026 — Anlage 1: Fallpauschalen-Katalog und Pflegeerlöskatalog

Mittlere Verweildauer [1]	Untere Grenzverweildauer: Erster Tag mit Abschlag [2],[5]	Untere Grenzverweildauer: Bewertungsrelation pro Tag	Obere Grenzverweildauer: Erster Tag mit zusätzlichem Entgelt [3],[5]	Obere Grenzverweildauer: Bewertungsrelation pro Tag	Externe Verlegung Abschlag pro Tag (Bewertungsrelation)	Verlegungsfallpauschale	Ausnahme von Wiederaufnahme [4]	Pflegeerlös Bewertungsrelation pro Tag
6	7	8	9	10	11	12	13	14
24,3	7	0,190	41	0,067	0,060	-	x	0,6797
4,4	1	0,275	9	0,053	0,062	-	x	1,2988
3,7	1	0,183	7	0,054	0,060	-	x	1,3741
3,0	1	0,159	6	0,058	0,062	-	x	1,5024
3,4	1	0,152	7	0,065	0,072	-	x	0,8440
2,5	1	0,125	5	0,080	0,081	-	x	1,0387
7,9	2	0,212	17	0,056	0,071	-	x	0,8957
3,5	1	0,203	8	0,063	0,070	-	x	1,1475
3,5	-	-	9	0,060	0,067	-	x	0,8398
2,9	-	-	-	-	-	x	x	4,4945
61,2	19,000	0,718	79,000	0,333	-	x	x	3,6534
25,6	8,000	0,761	44,000	0,306	-	x	x	3,1984
20,9	6	0,687	36	0,242	0,220	-	x	2,5953
62,5	20	0,624	80	0,224	-	x	x	3,2738
43,5	14	0,532	62	0,185	-	x	x	2,7660
43,6	14	0,644	62	0,239	-	x	x	3,0365
29,9	9	0,526	48	0,176	-	x	x	2,4621
44,7	14	0,698	63	0,234	-	x	x	3,2967
20,7	6	0,581	38	0,196	-	x	x	2,6033
17,9	5	0,534	33	0,179	0,170	-	x	2,6368
29,3	9	0,723	47	0,268	-	x	x	3,3761

Anlage 1

Fallpauschalen-Katalog und Pflegeerlöskatalog
Teil a) Bewertungsrelationen bei Versorgung durch Hauptabteilungen

DRG	Partition	Bezeichnung[6]	Bewertungsrelation bei Hauptabteilung	Bewertungsrelation bei Hauptabteilung und Beleghebamme
1	2	3	4	5
P06B	O	Neugeborenes, Aufnahmegewicht > 2499 g, sig. OR-Proz. oder Beatmung > 95 Std., mehrere schwere Probleme mit sig. OR-Proz. od. mit Beatmung > 120 Std. od. best. aufwendige OR-Proz., oder mit Beatmung > 240 Std. oder mehrz. kompl. OR-Proz. oder Dialyse	3,960	-
P06C	O	Neugeborenes, Aufnahmegewicht > 2499 g mit signifikanter OR-Prozedur oder Beatmung > 95 Stunden, ohne mehrere schwere Probleme oder ohne sig. OR-Prozedur oder ohne Beatmung > 120 Std., ohne bestimmte aufwendige OR-Prozeduren	2,573	-
P60A	M	Neugeborenes, verstorben < 5 Tage nach Aufnahme ohne signifikante OR-Prozedur	0,331	-
P60B	M	Neugeborenes, verlegt < 5 Tage nach Aufnahme ohne signifikante OR-Prozedur, zuverlegt oder Beatmung > 24 Stunden	0,457	-
P60C	M	Neugeborenes, verlegt < 5 Tage nach Aufnahme ohne signifikante OR-Prozedur, nicht zuverlegt, ohne Beatmung > 24 Stunden (Mindestverweildauer 24 Stunden für das Krankenhaus, in dem die Geburt stattfindet)	0,199	-
P61A	M	Neugeborenes, Aufnahmegewicht < 600 g mit signifikanter OR-Prozedur	31,404	-
P61B	M	Neugeborenes, Aufnahmegewicht < 600 g ohne signifikante OR-Prozedur	19,848	-
P61C	M	Neugeborenes, Aufnahmegewicht 600 - 749 g mit signifikanter OR-Prozedur	28,540	-
P61D	M	Neugeborenes, Aufnahmegewicht 600 - 749 g ohne signifikante OR-Prozedur	17,475	-
P61E	M	Neugeborenes, Aufnahmegewicht < 750 g, verstorben < 29 Tage nach Aufnahme	5,561	-
P62A	M	Aufnahmegewicht 750 - 999 g mit signifikanter OR-Prozedur	19,928	-
P62B	M	Aufnahmegewicht 750 - 874 g ohne signifikante OR-Prozedur	14,967	-
P62C	M	Aufnahmegewicht 875 - 999 g ohne signifikante OR-Prozedur	12,305	-
P62D	M	Aufnahmegewicht 750 - 999 g, verstorben < 29 Tage nach Aufnahme	3,514	-
P63Z	M	Aufnahmegewicht 1000 - 1249 g ohne signifikante OR-Prozedur, ohne Beatmung > 120 Stunden	5,333	-
P64Z	M	Aufnahmegewicht 1250 - 1499 g ohne signifikante OR-Prozedur, ohne Beatmung > 120 Stunden	4,032	-
P65A	M	Aufnahmegewicht 1500 - 1999 g ohne signifikante OR-Prozedur, ohne Beatmung > 120 Stunden, mit mehreren schweren Problemen oder Beatmung > 95 Stunden	4,566	-
P65B	M	Aufnahmegewicht 1500 - 1999 g ohne signifikante OR-Prozedur, ohne Beatmung > 95 Stunden, mit schwerem Problem	3,007	-
P65C	M	Aufnahmegewicht 1500 - 1999 g ohne signifikante OR-Prozedur, ohne Beatmung > 120 Stunden, mit anderem Problem	1,937	-
P65D	M	Aufnahmegewicht 1500 - 1999 g ohne signifikante OR-Prozedur, ohne Beatmung > 120 Stunden, ohne Problem	1,096	-
P66A	M	Neugeborenes ohne sign. OR-Prozedur, ohne Beatmung > 95 Std., Aufnahmegew. 2000 - 2499 g mit mehr. schw. Probl. oder Krampfanfall mit best. diag. Maßnahmen oder Beatmung > 48 Std. od. Aufnahmegew. > 2499 g, m. mehr. schw. Probl., m. Hypothermiebehandlung	2,521	-
P66B	M	Aufnahmegewicht 2000 - 2499 g ohne signifikante OR-Prozedur, ohne Beatmung > 95 Stunden, mit schwerem Problem, ohne Krampfanfall mit bestimmten diagnostischen Maßnahmen, ohne Beatmung > 48 Stunden	1,763	-
P66C	M	Aufnahmegewicht 2000 - 2499 g ohne signifikante OR-Prozedur, ohne Beatmung > 95 Stunden, mit anderem Problem	1,005	-
P66D	M	Aufnahmegewicht 2000 - 2499 g ohne signifikante OR-Prozedur, ohne Beatmung > 95 Stunden, ohne Problem	0,235	-
P67A	M	Neugeborenes, Aufnahmegewicht > 2499 g ohne signifikante OR-Prozedur, ohne Beatmung > 95 Stunden, mit mehreren schweren Problemen oder mit Hypothermiebehandlung oder Krampfanfall mit bestimmten diagnostischen Maßnahmen oder Beatmung > 24 Stunden	1,220	-
P67B	M	Neugeborenes, Aufnahmegew. > 2499 g mit schw. Prob., oh. Hypothermiebeh., oh. Krampfanfall mit best. diag. Maßnah., oh. Beatmung > 24 Std. od. mit anderem Prob., mehr als ein Belegungstag, neugeb. Mehrling od. mit bestimmter aufwendiger Prozedur	0,701	-
P67C	M	Neugeborenes, Aufnahmegew. > 2499 g oh. sig. OR-Proz., oh. Beatmung > 95 Std., ohne schw. Prob., anderes Problem und mehr als ein Belegungstag oder nicht signifikante OR-Prozedur, ohne Mehrling, ohne bestimmte aufwendige Prozeduren	0,473	-
P67D	M	Neugeborenes, Aufnahmegew. > 1999 g ohne OR-Prozedur, ohne Beatmung > 95 Stunden, ohne schweres Problem, ohne anderes Problem oder ein Belegungstag, mit bestimmter Prozedur oder best. Diagnose beim Neugeborenen oder neugeborener Mehrling	0,246	-
P67E	M	Neugeborener Einling, Aufnahmegewicht > 2499 g ohne OR-Prozedur, ohne Beatmung > 95 Stunden, ohne schweres Problem, ohne anderes Problem oder ein Belegungstag, ohne bestimmte Prozedur ohne bestimmte Diagnosen beim Neugeborenen	0,181	-

aG-DRG Version 2026 Anlage 1: Fallpauschalen-Katalog und Pflegeerlöskatalog

Mittlere Verweildauer [1]	Untere Grenzverweildauer: Erster Tag mit Abschlag [2),5)]	Untere Grenzverweildauer: Bewertungsrelation pro Tag	Obere Grenzverweildauer: Erster Tag mit zusätzlichem Entgelt [3),5)]	Obere Grenzverweildauer: Bewertungsrelation pro Tag	Externe Verlegung Abschlag pro Tag (Bewertungsrelation)	Verlegungsfallpauschale	Ausnahme von Wiederaufnahme [4)]	Pflegeerlös Bewertungsrelation pro Tag
6	7	8	9	10	11	12	13	14
15,8	4	0,672	32	0,216	-		x	x	2,6118
11,5	3	0,595	23	0,207	-		x	x	2,8075
1,3	-	-	-	-	-		x	x	2,3748
1,8	-	-	-	-	-		x	x	2,9278
1,8	-	-	-	-	-		x	x	1,0361
117,7	38,000	0,774	136,000	0,264	0,254	-	x	3,6703
89,7	29,000	0,660	108,000	0,228	0,218	-	x	3,4589
107,8	35	0,768	126	0,256	0,254	-	x	4,0428
77,5	25	0,670	95	0,225	0,222	-	x	3,3908
13,3	-	-	27	0,403	-	x	x	5,0218
87,5	28	0,638	105	0,247	0,209	-	x	3,4243
73,0	23,000	0,622	91	0,205	0,202	-	x	3,1569
61,9	20	0,584	80	0,199	0,195	-	x	3,0981
10,2	-	-	20	0,326	-	x	x	4,2936
34,4	10	0,483	52	0,154	0,150	-	x	2,2873
27,5	8,000	0,447	44	0,146	0,141	-	x	2,2202
27,3	8	0,506	45	0,167	0,161	-	x	2,3052
21,2	6	0,428	37	0,142	0,135	-	x	2,0687
15,3	4	0,386	28	0,126	0,118	-	x	1,8840
9,1	2	0,364	20	0,084	0,108	-	x	1,7040
16,2	4	0,503	31	0,155	0,146	-	x	2,1553
12,0	3	0,439	24	0,146	0,135	-	x	2,0017
8,6	2	0,334	18	0,118	0,105	-	x	1,6907
3,2	1	0,107	7	0,051	0,055	-	x	0,7996
7,2	1	0,606	16	0,169	-	x	x	2,2946
5,2	1	0,383	11	0,133	0,111	-	x	1,7825
4,1	1	0,236	9	0,081	0,093	-	x	1,4017
3,6	1	0,016	7	0,048	0,054	-	x	0,7353
2,7	1	0,075	5	0,046	0,048	-	x	0,6125

Anlage 1

Fallpauschalen-Katalog und Pflegeerlöskatalog

Teil a) Bewertungsrelationen bei Versorgung durch Hauptabteilungen

DRG	Partition	Bezeichnung [6]	Bewertungsrelation bei Hauptabteilung	Bewertungsrelation bei Hauptabteilung und Beleghebamme
1	2	3	4	5
MDC 16 Krankheiten des Blutes, der blutbildenden Organe und des Immunsystems				
Q01Z	O	Eingriffe an der Milz	2,270	-
Q02A	O	Verschiedene OR-Prozeduren bei Krankheiten des Blutes, der blutbildenden Organe und des Immunsystems mit äußerst schweren CC oder bestimmter hochaufwendiger Behandlung	3,422	-
Q02B	O	Verschiedene OR-Prozeduren bei Krankheiten des Blutes, der blutbildenden Organe u. des Immunsystems oh. äußerst schwere CC, Alter < 6 J. od. best. Exzisionen u. Resektionen Mediastinum od. Thymus od. mit best. mäßig aufwendiger / aufwendiger Behandlung	1,461	-
Q02C	O	Verschiedene OR-Prozeduren bei Krankheiten des Blutes, der blutbildenden Organe u. des Immunsystems oh. äußerst schwere CC, Alter > 5 Jahre, oh. bestimmte Exzisionen u. Resektionen Mediastinum od. Thymus, oh. best. aufwendige / hochaufwendige Behandlung	1,109	-
Q03A	O	Kleine Eingriffe bei Krankheiten des Blutes, der blutbildenden Organe und des Immunsystems, Alter < 10 Jahre	1,023	-
Q03B	O	Kleine Eingriffe bei Krankheiten des Blutes, der blutbildenden Organe und des Immunsystems, Alter > 9 Jahre	0,760	-
Q60A	M	Erkrankungen des retikuloendothelialen Systems, des Immunsystems und Gerinnungsstörungen mit komplexer Diagnose oder äußerst schweren oder schweren CC, mit bestimmter Milzverletzung oder Granulozytenstörung, Alter < 16 Jahre	0,772	-
Q60B	M	Erkrankungen des retikuloendothelialen Systems, des Immunsystems und Gerinnungsstörungen mit kompl. Diagnose oder äußerst schweren oder schweren CC, oh. Granulozytenstörung, Alter < 1 Jahr oder Alter < 16 Jahre mit äußerst schweren CC	0,704	-
Q60C	M	Erkrankungen des retikuloendothelialen Systems, des Immunsystems und Gerinnungsstörungen mit komplexer Diagnose oder schweren CC, Alter > 15 J. oder ohne Granulozytenstörung oder äußerst schwere CC oder ohne kompl. Diagnose, ohne schwere CC, Alter < 3 J.	0,652	-
Q60D	M	Erkrankungen des retikuloendothelialen Systems, des Immunsystems und Gerinnungsstörungen ohne komplexe Diagnose, ohne äußerst schwere oder schweren CC, Alter > 2 Jahre	0,477	-
Q61A	M	Andere Erkrankungen der Erythrozyten mit äußerst schweren CC	1,533	-
Q61B	M	Andere Erkrankungen der Erythrozyten, ohne äußerst schwere CC	0,630	-
Q62Z	M	Andere Anämie	0,886	-
Q63A	M	Aplastische Anämie, Alter < 16 Jahre oder bestimmte Anämie	1,408	-
Q63B	M	Aplastische Anämie, Alter > 15 Jahre, ohne bestimmte Anämie	0,885	-
MDC 17 Hämatologische und solide Neubildungen				
R01A	O	Lymphom und Leukämie mit großen OR-Prozeduren, mit äußerst schweren CC, mit komplexer OR-Prozedur	4,457	-
R01B	O	Lymphom und Leukämie mit großen OR-Prozeduren, mit äußerst schweren CC, ohne komplexe OR-Prozedur oder ohne äußerst schwere CC, mit aufwendigem Eingriff an Wirbelsäule oder Gehirn	3,471	-
R01C	O	Lymphom und Leukämie mit großen OR-Prozeduren, ohne äußerst schwere CC, mit komplexer OR-Prozedur, ohne aufwendigen Eingriff an Wirbelsäule oder Gehirn	2,303	-
R01D	O	Lymphom und Leukämie mit großen OR-Prozeduren, ohne äußerst schwere CC, ohne komplexe OR-Prozedur	1,755	-
R02Z	O	Große OR-Prozeduren mit äußerst schweren CC, mit komplexer OR-Prozedur bei hämatologischen und soliden Neubildungen	5,268	-
R03Z	O	Lymphom und Leukämie mit bestimmter OR-Prozedur, mit äußerst schweren CC oder mit bestimmter OR-Prozedur mit schweren CC oder mit anderen OR-Prozeduren mit äußerst schweren CC, Alter < 16 Jahre	4,151	-
R04A	O	Andere hämatologische und solide Neubildungen mit bestimmter OR-Prozedur, mit äußerst schweren oder schweren CC	2,457	-
R04B	O	Andere hämatologische und solide Neubildungen mit anderer OR-Prozedur, mit äußerst schweren oder schweren CC	1,783	-
R05Z	O	Strahlentherapie bei hämatologischen und soliden Neubildungen, Bestrahlungen an mindestens 9 Tagen oder bei akuter myeloischer Leukämie, Alter < 19 Jahre oder mit äußerst schweren CC	5,611	-
R06Z	O	Strahlentherapie bei hämatologischen und soliden Neubildungen, Bestrahlungen an mindestens 9 Tagen oder bei akuter myeloischer Leukämie, Alter > 18 Jahre, ohne äußerst schwere CC	3,121	-
R07A	O	Strahlentherapie bei hämatologischen und soliden Neubildungen, außer bei akuter myeloischer Leukämie, Alter < 19 Jahre oder mit äußerst schweren CC oder Bestrahlungen an mindestens 7 Tagen	2,154	-

aG-DRG Version 2026 Anlage 1: Fallpauschalen-Katalog und Pflegeerlöskatalog

Mittlere Verweildauer [1]	Untere Grenzverweildauer: Erster Tag mit Abschlag [2], [5]	Untere Grenzverweildauer: Bewertungsrelation pro Tag	Obere Grenzverweildauer: Erster Tag mit zusätzlichem Entgelt [3], [5]	Obere Grenzverweildauer: Bewertungsrelation pro Tag	Externe Verlegung Abschlag pro Tag (Bewertungsrelation)	Verlegungsfallpauschale	Ausnahme von Wiederaufnahme [4]	Pflegeerlös Bewertungsrelation pro Tag
6	7	8	9	10	11	12	13	14
9,0	2	0,433	20	0,101	0,130	-	-	1,2503
20,8	6	0,376	39	0,089	0,121	-	-	1,0982
5,5	1	0,341	13	0,124	0,105	-	-	1,1452
6,7	1	0,559	17	0,073	0,091	-	-	0,7553
4,7	1	0,327	11	0,139	0,114	-	-	1,2664
3,6	1	0,191	9	0,086	0,096	-	-	0,7837
4,8	1	0,374	10	0,156	0,129	-	-	1,3797
4,1	1	0,332	9	0,163	0,131	-	-	1,6724
5,6	1	0,394	13	0,079	0,096	-	-	0,8740
3,7	1	0,213	8	0,083	0,093	-	-	0,8985
13,6	4	0,281	27	0,072	0,096	-	-	0,9549
4,8	1	0,354	11	0,074	0,087	-	-	0,7682
6,5	1	0,610	15	0,091	0,112	-	-	0,9869
7,2	1	0,983	19	0,188	0,165	-	-	1,2588
7,0	1	0,631	17	0,083	0,104	-	-	0,8511
21,9	6	0,446	40	0,151	0,137	-	-	1,0004
14,4	4	0,349	29	0,177	0,113	-	-	0,8820
11,1	3	0,345	24	0,124	0,114	-	-	0,9155
8,4	2	0,336	19	0,084	0,108	-	-	0,7493
25,2	7	0,445	43	0,155	0,136	-	-	1,1640
23,6	7	0,431	42	0,146	0,140	-	-	1,0622
15,0	4	0,350	31	0,082	0,110	-	-	0,9286
10,9	3	0,370	24	0,095	0,124	-	-	0,8891
34,9	11	0,441	53	0,152	0,147	-	x	0,9670
21,9	6	0,435	40	0,139	0,133	-	x	0,7987
14,6	4	0,417	29	0,143	0,134	-	x	0,9333

Anlage 1

Fallpauschalen-Katalog und Pflegeerlöskatalog
Teil a) Bewertungsrelationen bei Versorgung durch Hauptabteilungen

DRG	Parti-tion	Bezeichnung [6]	Bewertungsrelation bei Hauptabteilung	Bewertungsrelation bei Hauptabteilung und Beleghebamme
1	2	3	4	5
R07B	O	Strahlentherapie bei hämatologischen und soliden Neubildungen, außer bei akuter myeloischer Leukämie, Alter > 18 Jahre, ohne äußerst schwere CC, Bestrahlungen an weniger als 7 Tagen	0,857	-
R11A	O	Lymphom und Leukämie mit bestimmter OR-Prozedur, mit schweren CC oder mit anderen OR-Prozeduren, mit äußerst schweren CC, Alter > 15 Jahre	2,950	-
R11B	O	Lymphom und Leukämie mit bestimmter OR-Prozedur, ohne äußerst schwere oder schwere CC oder mit anderen OR-Prozeduren, mit schweren CC	1,168	-
R11C	O	Lymphom und Leukämie mit anderen OR-Prozeduren ohne äußerst schwere oder schwere CC	0,891	-
R12A	O	Andere hämatologische und solide Neubildungen mit großen OR-Prozeduren, mit äußerst schweren CC oder komplexem Eingriff, ohne komplexe OR-Prozedur	3,560	-
R12B	O	Andere hämatologische und solide Neubildungen mit großen OR-Prozeduren ohne äußerst schwere CC, ohne komplexen Eingriff, mit komplexer OR-Prozedur	1,880	-
R12C	O	Andere hämatologische und solide Neubildungen mit großen OR-Prozeduren ohne äußerst schwere CC, ohne komplexen Eingriff, ohne komplexe OR-Prozedur	1,356	-
R13A	O	Andere hämatologische und solide Neubildungen mit bestimmter OR-Prozedur, ohne äußerst schwere oder schwere CC, mit komplexer OR-Prozedur oder komplizierender Konstellation	1,088	-
R13B	O	Andere hämatologische und solide Neubildungen mit bestimmter OR-Prozedur, ohne äußerst schwere oder schwere CC, ohne komplexe OR-Prozedur, ohne komplizierende Konstellation	0,966	-
R14Z	O	Andere hämatologische und solide Neubildungen mit anderen OR-Prozeduren ohne äußerst schwere oder schwere CC oder Therapie mit offenen Nukliden bei hämatologischen und soliden Neubildungen, mehr als ein Belegungstag	0,796	-
R16Z	O	Hochkomplexe Chemotherapie mit operativem Eingriff bei hämatologischen und soliden Neubildungen	4,188	-
R60A	M	Akute myeloische Leukämie m. hochkomplexer Chemoth., Alter > 17 J. od. m. int. Chemoth. m. kompliz. Diagnose od. Dialyse od. Portimpl. od. intensivmed. Komplexbeh. > 392 / 368 / - P. od. schwerste CC od. best. kompl. Diagnostik bei Leuk., Alter < 16 J.	7,962	-
R60B	M	Akute myeloische Leukämie mit intensiver Chemotherapie mit komplizierender Diagnose od. Dialyse od. Portimplantation od. intensivmed. Komplexbehandlung > 392 / 368 / - Aufwandspunkte od. schwerste CC od. best. kompl. Diagnostik bei Leuk., Alter > 15 J.	6,087	-
R60C	M	Akute myel. Leukämie m. int. Chemo, äuß. schw. CC od. kompl. Diagnostik b. Leuk. od. Port od. m. mäß. kompl. Chemo m. best. kompliz. Fakt. od. m. äuß. schw. CC m. kompl. Diagnost. od. KomplBeh. isolat.pfl. Erreg. m. Dial. od. äuß. schw. od. schwerste CC	3,836	-
R60D	M	Akute myeloische Leukämie mit intensiver Chemoth., ohne kompliz. Diagnose, ohne Dialyse, ohne Portimpl., oh. intensivmed. Komplexbeh. > 392 / 368 / - AufwP., oh. äuß. schwere CC, oh. kompl. Diagnostik b. Leukämie od. mit Dialyse od. äußerst schwere CC	1,850	-
R60E	M	Akute myeloische Leukämie ohne komplizierende Diagnose, ohne Dialyse, ohne Portimplantation, ohne äußerst schwere CC	1,034	-
R61A	M	Lymphom und nicht akute Leukämie mit Sepsis oder bestimmter komplizierender Konstellation oder mit Agranulozytose, intrakranieller Metastase oder Portimplantation, mit äuß. schw. CC, Alter > 15 Jahre, mit hochkompl. Chemotherapie oder schwersten CC	5,882	-
R61B	M	Lymphom und nicht akute Leukämie mit Sepsis oder anderer kompliz. Konstell. oder mit kompl. Diagnose oder Portimpl., äuß. schw. CC, Alter > 15 Jahre od. mit äuß. schw. CC od. Tumorlyse-Syndrom, mit kompl. Diagnostik bei Leukämie od. mit schwersten CC	3,190	-
R61C	M	Lymphom und nicht akute Leukämie ohne Sepsis, ohne komplizierende Konstellation, mit Agranulozytose oder Portimplantation oder Komplexbehandlung bei isolationspflichtigen Erregern oder komplexer Diagnostik bei Leukämie, Alter < 16 Jahre	2,404	-
R61D	M	Lymphom u. nicht akute Leukämie m. Agranuloz., Portimpl., Komplbeh. bei isolationspfl. Erregern od. kompl. Diag. bei Leukämie, > 15 J., mit intens. Chemo od. < 18 J. od. m. äuß. schw. CC od. Blastenkrise, oh. kompl. Diag. bei Leukämie, oh. schwerste CC	2,011	-
R61E	M	Lymph. u. nicht akute Leukämie mit best. kompliz. Faktoren, oh. äuß. schw. CC, Alt. > 17 J., oh. intensive Chemoth. od. kompl. Diag., kompliz. Proz., Alt. < 16 J. od. best. Lymph. mit best. Chemo. od. kompl. Diag., and. Komplbeh. b. isolat.pfl. Erregern	1,506	-

aG-DRG Version 2026 — Anlage 1: Fallpauschalen-Katalog und Pflegeerlöskatalog

Mittlere Verweildauer [1]	Untere Grenzverweildauer: Erster Tag mit Abschlag [2,5]	Untere Grenzverweildauer: Bewertungsrelation pro Tag	Obere Grenzverweildauer: Erster Tag mit zusätzlichem Entgelt [3,5]	Obere Grenzverweildauer: Bewertungsrelation pro Tag	Externe Verlegung Abschlag pro Tag (Bewertungsrelation)	Verlegungsfallpauschale	Ausnahme von Wiederaufnahme [4]	Pflegeerlös Bewertungsrelation pro Tag
6	7	8	9	10	11	12	13	14
5,6	1	0,425	15	0,151	0,128	-	x	0,9022
19,0	5	0,408	36	0,090	0,122	-	-	0,8903
5,9	1	0,517	16	0,085	0,103	-	-	0,7591
4,5	1	0,311	12	0,097	0,114	-	-	0,7321
15,5	4	0,396	32	0,148	0,120	-	-	1,1003
7,0	1	0,400	16	0,151	0,100	-	-	0,8958
5,2	1	0,739	12	0,137	0,099	-	-	0,8158
4,2	1	0,263	10	0,133	0,100	-	-	0,7887
3,9	1	0,408	9	0,134	0,095	-	-	0,8075
3,5	1	0,212	8	0,098	0,109	-	x	0,8021
22,7	7	0,438	40	0,172	0,148	-	-	1,0369
48,7	15	0,477	67	0,157	0,153	-	x	1,0682
37,8	12	0,464	56	0,160	0,156	-	x	1,0006
26,1	8	0,419	43	0,145	0,139	-	x	0,9597
13,3	3	0,456	28	0,138	0,128	-	x	1,0270
8,0	2	0,338	18	0,127	0,113	-	x	0,8755
34,6	11	0,464	53	0,161	-	x	x	1,2149
21,6	6	0,440	39	0,143	-	x	x	1,0125
11,3	3	0,512	25	0,184	0,167	-	x	1,5623
14,6	4	0,387	29	0,132	0,124	-	x	0,9879
9,9	2	0,459	22	0,139	0,126	-	x	0,7866

Anlage 1

Fallpauschalen-Katalog und Pflegeerlöskatalog
Teil a) Bewertungsrelationen bei Versorgung durch Hauptabteilungen

DRG	Parti-tion	Bezeichnung[6]	Bewertungsrelation bei Hauptabteilung	Bewertungsrelation bei Hauptabteilung und Beleghebamme
1	2	3	4	5
R61F	M	Lymphom und nicht akute Leukämie ohne bestimmte kompliz. Faktoren, oh. äuß. schw. CC, mit kompl. Diagnose od. kompliz. Prozedur, Alter < 16 J. od. best. Lymphom mit best. Chemotherapie od. kompl. Diagnose od. andere Komplexbeh. b. isolationspfl. Erregern	1,191	-
R61G	M	Lymphom und nicht akute Leukämie oh. best. kompliz. Faktoren, oh. äuß. schw. CC, Alter < 16 J. od. mit kompl. Diag. od. kompliz. Prozedur, Alter > 15 J., oh. best. Lymphom m. best. Chemoth., oh. kompl. Diagnose, oh. and. Komplbeh. b. isolat.pfl. Erregern	1,067	-
R61H	M	Lymphom und nicht akute Leukämie ohne bestimmte komplizierende Faktoren, ohne äußerst schwere CC, ohne komplexe Diagnose, ohne komplizierende Prozedur, Alter > 15 Jahre	0,616	-
R62A	M	Andere hämatologische und solide Neubildungen mit kompliz. Diagnose oder Portimplantation oder mit Knochenaffektionen oder best. Metastasen oder äußerst schweren CC oder Dialyse oder Alter < 1 Jahr, mit komplexer Diagnose oder kompliz. Konstellation	1,790	-
R62B	M	Andere hämatologische und solide Neubildungen ohne kompliz. Diagnose, ohne Portimplantation, mit Knochenaffektionen oder bestimmten Metastasen oder äußerst schweren CC oder Dialyse oder Alter < 1 Jahr, ohne komplexe Diagnose, ohne kompliz. Konstellation	1,084	-
R62C	M	Andere hämatologische und solide Neubildungen ohne komplizierende Diagnose, ohne Portimplantation, ohne Knochenaffektionen, ohne bestimmte Metastasen, ohne äußerst schwere CC, ohne Dialyse, Alter > 0 Jahre	0,655	-
R63A	M	Andere akute Leukämie oder bestimmtes Lymphom mit hochkomplexer Chemotherapie, Alter > 17 Jahre	8,024	-
R63B	M	Andere akute Leukämie oder bestimmtes Lymphom mit Chemotherapie, mit Dialyse oder Sepsis oder mit Agranulozytose oder Portimplantation, Alter < 16 Jahre oder schwerste CC	5,520	-
R63C	M	Andere akute Leukämie mit intensiver Chemotherapie, mit Dialyse oder Sepsis oder mit Agranulozytose oder Portimplantation, oder mit äußerst schweren CC oder mit komplizierender Konstellation oder Alter < 16 Jahre	5,273	-
R63D	M	Andere akute Leukämie mit intens. Chemoth. mit Dialyse od. Sepsis od. mit Agranuloz. od. Portimpl. od. mit äuß. schw. CC od. mit kompliz. Konstell. oder mit mäßig komplexer Chemoth., mit Dialyse od. Sepsis od. mit Agranuloz. od. Portimpl., Alter < 16 J.	3,469	-
R63E	M	Andere akute Leukämie mit mäßig komplexer Chemoth., mit Dialyse oder Sepsis oder Agranulozytose oder Portimplantat. oder mit lokaler Chemoth. oder best. Agranulozytose mit äuß. schw. CC, mit Dialyse oder Sepsis oder Portimplant. oder äuß. schw. CC	3,239	-
R63F	M	Andere akute Leukämie ohne Dialyse, ohne Sepsis, ohne Agranulozytose, ohne Portimplantation, mit mäßig komplexer od. lokaler Chemoth., mit äußerst schweren CC oder ohne Chemoth. mit Dialyse od. Sepsis od. and. Agranulozyt. od. Portimpl. od. äuß. schw. CC	1,982	-
R63G	M	Andere akute Leukämie ohne Dialyse, ohne Sepsis, ohne Agranulozytose, ohne Portimplantation, ohne äußerst schwere CC	0,848	-
R65Z	M	Hämatologische und solide Neubildungen, ein Belegungstag	0,290	-
R66Z	M	Akute myeloische Leukämie oder andere akute Leukämie oder bestimmtes Lymphom mit hochkomplexer Chemotherapie, Alter < 18 Jahre	10,990	-
R77Z	M	Komplexbehandlung bei isolationspflichtigen Erregern bei bestimmten hämatologischen und soliden Neubildungen	4,605	-
MDC 18A HIV				
S01Z	O	HIV-Krankheit mit OR-Prozedur	2,086	-
S60Z	M	HIV-Krankheit, ein Belegungstag	0,290	-
S62Z	M	Bösartige Neubildung bei HIV-Krankheit	0,909	-
S63A	M	Infektion bei HIV-Krankheit mit komplexer Diagnose und äußerst schweren CC oder mit komplizierender Konstellation	3,451	-
S63B	M	Infektion bei HIV-Krankheit ohne komplexe Diagnose oder ohne äußerst schwere CC, ohne komplizierende Konstellation	1,342	-
S65A	M	Andere Erkrankungen bei HIV-Krankheit oder andere HIV-Krankheit, mit äußerst schweren CC	2,509	-
S65B	M	Andere Erkrankungen bei HIV-Krankheit oder andere HIV-Krankheit, ohne äußerst schwere CC	1,081	-
MDC 18B Infektiöse und parasitäre Krankheiten				
T01A	O	OR-Prozedur bei infektiösen und parasitären Krankheiten mit bestimmter komplexer Prozedur oder komplizierender Konstellation, außer bei sonstiger Sepsis	4,944	-

Mittlere Verweildauer [1]	Untere Grenzverweildauer: Erster Tag mit Abschlag [2,5]	Untere Grenzverweildauer: Bewertungsrelation pro Tag	Obere Grenzverweildauer: Erster Tag mit zusätzlichem Entgelt [3,5]	Obere Grenzverweildauer: Bewertungsrelation pro Tag	Externe Verlegung Abschlag pro Tag (Bewertungsrelation)	Verlegungsfallpauschale	Ausnahme von Wiederaufnahme [4]	Pflegeerlös Bewertungsrelation pro Tag
6	7	8	9	10	11	12	13	14
9,0	2	0,392	20	0,131	0,118	-	x	1,0112
7,9	2	0,342	18	0,129	0,115	-	x	0,8175
5,1	1	0,298	13	0,082	0,098	-	x	0,8665
12,8	3	0,376	27	0,118	0,109	-	x	0,9085
9,4	2	0,332	22	0,074	0,096	-	x	0,9149
5,3	1	0,284	13	0,075	0,091	-	x	0,8399
55,1	17	0,439	73	0,144	0,141	-	x	0,9059
28,1	8	0,565	46	0,182	0,175	-	x	1,6044
33,1	10	0,463	51	0,154	0,149	-	x	1,1690
18,5	5	0,533	34	0,173	0,164	-	x	1,3294
18,8	5	0,518	37	0,165	0,157	-	x	1,2075
11,2	3	0,470	23	0,168	0,154	-	x	1,3628
5,4	1	0,419	13	0,155	0,131	-	x	1,2527
1,0	-	-	-	-	-	-	x	1,3093
50,4	16	0,602	68	0,231	0,199	-	x	1,6870
30,6	9	0,447	49	0,102	0,141	-	-	1,0591
12,7	3,000	0,418	26,000	0,148	0,122	-	x	0,9668
1,0	-	-	-	-	-	-	x	1,3406
6,5	1	0,447	15	0,138	0,120	-	x	0,9250
26,8	8	0,357	45	0,120	0,115	-	x	1,0434
11,6	3	0,322	25	0,111	0,102	-	x	0,8848
21,0	6,000	0,343	36,000	0,114	0,109	-	x	0,7870
8,6	2	0,343	20	0,120	0,107	-	x	0,8410
26,3	8	0,333	44	0,158	-	x	-	1,0848

Anlage 1

Fallpauschalen-Katalog und Pflegeerlöskatalog
Teil a) Bewertungsrelationen bei Versorgung durch Hauptabteilungen

DRG	Parti-tion	Bezeichnung[5]	Bewertungsrelation bei Hauptabteilung	Bewertungsrelation bei Hauptabteilung und Beleghebamme
1	2	3	4	5
T01B	O	OR-Prozedur bei infektiösen und parasitären Krankheiten mit bestimmter komplexer Prozedur oder komplizierender Konstellation bei sonstiger Sepsis oder mit bestimmtem komplexen Eingriff oder mit äußerst schweren CC	4,037	-
T01C	O	OR-Prozedur bei infektiösen und parasitären Krankheiten mit bestimmter komplexer Prozedur oder komplizierender Konstellation, ohne bestimmten komplexen Eingriff, ohne äußerst schwere CC	2,842	-
T01D	O	OR-Prozedur bei infektiösen und parasitären Krankheiten ohne bestimmte komplexe Prozedur, ohne komplizierende Konstellation, ohne bestimmten komplexen Eingriff, ohne äußerst schwere CC mit bestimmtem anderen Eingriff	1,917	-
T01E	O	OR-Prozedur bei infektiösen und parasitären Krankheiten ohne bestimmte komplexe Prozedur, ohne komplizierende Konstellation, ohne bestimmten komplexen Eingriff, ohne äußerst schwere CC, ohne bestimmten anderen Eingriff	1,032	-
T36Z	O	Intensivmedizinische Komplexbeh. > 588 / 552 / 552 Aufwandsp. bei infektiösen und parasitären Krankheiten oder OR-Prozedur bei inf. u. parasitären Krankh. mit best. komplexer Prozedur oder kompliz. Konstellation mit IntK > 392 / 368 / - Aufwandspunkte	5,236	-
T44Z	A	Geriatrische frührehabilitative Komplexbehandlung bei infektiösen und parasitären Krankheiten	1,766	-
T60A	M	Sepsis mit komplizierender Konstellation oder bei Zustand nach Organtransplantation, mit äußerst schweren CC oder intensivmedizinische Komplexbehandlung > 392 / 368 / - Aufwandspunkte	3,576	-
T60B	M	Sepsis mit komplizierender Konstellation oder bei Z. n. Organtransplantation oder mit komplexer Diagnose oder äuß. schw. CC, Alter < 18 J. oder bei best. Para- / Tetraplegie oder mit best. ERCP od. mit schwersten CC oder mit IntK > 196 / 184 / 368 Punkte	2,960	-
T60C	M	Sepsis mit komplizierender Konstellation oder bei Z. n. Organtransplantation oder mit kompl. Diagnose oder äuß. schweren CC, Alter > 17 Jahre, außer bei best. Para- / Tetraplegie, ohne best. ERCP, ohne schwerste CC oder mit IntK > 196 / 184 / 368 Punkte	2,239	-
T60D	M	Sepsis mit anderer komplizierender Konstellation, außer bei Z. n. Organtransplantation, ohne komplexe Diagnose, ohne äußerst schwere CC, ohne intensivmedizinische Komplexbehandlung > 196 / 184 / 368 Aufwandspunkte oder Alter < 10 Jahre	1,463	-
T60E	M	Sepsis ohne komplizierende Konstellation, außer bei Zustand nach Organtransplantation, ohne komplexe Diagnose, ohne äußerst schwere CC, Alter > 9 Jahre, ohne intensivmedizinische Komplexbehandlung > 196 / 184 / - Aufwandspunkte, mehr als ein Belegungstag	1,097	-
T60F	M	Sepsis, verstorben < 5 Tage nach Aufnahme, ohne intensivmedizinische Komplexbehandlung > 196/ 184 / - Aufwandspunkte	0,471	-
T60G	M	Sepsis ohne komplizierende Konstellation, außer bei Zustand nach Organtransplantation, ohne komplexe Diagnose, ohne äußerst schwere CC, Alter > 9 Jahre, ohne intensivmedizinische Komplexbehandlung > 196 / 184 / - Aufwandspunkte, ein Belegungstag	0,317	-
T61Z	M	Postoperative und posttraumatische Infektionen	0,537	-
T62A	M	Fieber unbekannter Ursache mit äußerst schweren oder schweren CC, Alter > 5 Jahre	0,786	-
T62B	M	Fieber unbekannter Ursache ohne äußerst schwere oder schwere CC oder Alter < 6 Jahre	0,438	-
T63A	M	Virale Erkrankung bei Zustand nach Organtransplantation oder mit intensivmedizinischer Komplexbehandlung > 196 / 184 / - Aufwandspunkte oder Alter < 14 Jahre mit komplexer Diagnose	1,596	-
T63B	M	Schwere virale Erkrankung, außer bei Zustand nach Organtransplantation, ohne intensivmedizinische Komplexbehandlung > 196 / 184 / - Aufwandspunkte, Alter > 13 Jahre oder ohne komplexe Diagnose	0,909	-
T63C	M	Mäßig schwere virale Erkrankung, außer bei Zustand nach Organtransplantation, ohne intensivmedizinische Komplexbehandlung > 196 / 184 / - Aufwandspunkte, Alter > 13 Jahre oder ohne komplexe Diagnose	0,447	-
T63D	M	Andere virale Erkrankung, außer bei Zustand nach Organtransplantation ohne intensivmedizinische Komplexbehandlung > 196 / 184 / - Aufwandspunkte, Alter > 13 Jahre oder ohne komplexe Diagnose	0,400	-
T64A	M	Andere infektiöse und parasitäre Krankheiten mit bestimmter komplexer Diagnose, Alter < 16 Jahre oder mit intensivmedizinischer Komplexbehandlung > 196 / 184 / - Aufwandspunkte	1,494	-
T64B	M	Andere infektiöse und parasitäre Krankheiten mit komplexer Diagnose, Alter > 15 Jahre, mehr als ein Belegungstag, ohne intensivmedizinische Komplexbehandlung > 196 / 184 / - Aufwandspunkte	0,935	-

aG-DRG Version 2026 — Anlage 1: Fallpauschalen-Katalog und Pflegeerlöskatalog

Mittlere Verweildauer [1]	Untere Grenzverweildauer: Erster Tag mit Abschlag [2,5]	Untere Grenzverweildauer: Bewertungsrelation pro Tag	Obere Grenzverweildauer: Erster Tag mit zusätzlichem Entgelt [3,5]	Obere Grenzverweildauer: Bewertungsrelation pro Tag	Externe Verlegung Abschlag pro Tag (Bewertungsrelation)	Verlegungsfallpauschale	Ausnahme von Wiederaufnahme [4]	Pflegeerlös Bewertungsrelation pro Tag
6	7	8	9	10	11	12	13	14
25,4	7	0,371	43	0,082	0,113	-	-	1,2101
19,1	5	0,367	36	0,081	-	x	-	1,1408
14,5	4	0,253	29	0,061	0,082	-	-	0,7691
7,9	2	0,244	18	0,065	0,082	-	-	0,7914
21,4	6	0,696	39	0,228	-	x	x	2,5077
22,0	-	-	36	0,055	0,075	-	-	0,8186
18,0	5	0,563	36	0,187	0,177	-	-	1,8953
15,6	4	0,553	32	0,177	0,166	-	-	1,8220
14,2	4	0,424	29	0,105	0,140	-	-	1,5812
10,5	2,000	0,469	22	0,094	0,123	-	-	1,4391
9,5	2	0,349	19	0,077	0,099	-	-	1,1394
1,6	-	-	-	-	-	x	-	2,0974
1,0	-	-	-	-	-	-	-	1,7139
5,4	1	0,306	12	0,064	0,077	-	-	0,7363
6,5	1	0,386	16	0,083	0,102	-	-	0,9740
3,8	1,000	0,214	9,000	0,079	0,090	-	-	0,9617
10,1	2,000	0,508	22,000	0,151	0,137	-	-	1,2420
9,0	2	0,291	19	0,068	0,087	-	-	0,7386
4,1	1	0,209	9	0,076	0,087	-	-	0,8818
3,3	1	0,193	7	0,084	0,092	-	-	1,0583
8,9	2	0,485	21	0,163	0,146	-	-	1,7480
8,2	2	0,306	18	0,078	0,100	-	-	0,8092

Anlage 1

Fallpauschalen-Katalog und Pflegeerlöskatalog
Teil a) Bewertungsrelationen bei Versorgung durch Hauptabteilungen

DRG	Parti-tion	Bezeichnung [6]	Bewertungsrelation bei Hauptabteilung	Bewertungsrelation bei Hauptabteilung und Beleghebamme
1	2	3	4	5
T64C	M	Andere infektiöse und parasitäre Krankheiten mit komplexer Diagnose, Alter > 15 Jahre, ein Belegungstag oder ohne komplexe Diagnose, ohne intensivmedizinische Komplexbehandlung > 196 / 184 / - Aufwandspunkte	0,671	-
T77Z	M	Komplexbehandlung bei isolationspflichtigen Erregern bei infektiösen und parasitären Krankheiten	1,503	-
MDC 19 Psychische Krankheiten und Störungen				
U40Z	A	Geriatrische frührehabilitative Komplexbehandlung bei psychischen Krankheiten und Störungen	1,250	-
U42B	A	Multimodale Schmerztherapie bei psychischen Krankheiten und Störungen, Alter > 18 Jahre, mindestens 14 Behandlungstage	1,571	-
U42C	A	Multimodale Schmerztherapie bei psychischen Krankheiten und Störungen, Alter > 18 Jahre, weniger als 14 Behandlungstage	0,970	-
U60A	M	Psychiatrische Behandlung, ein Belegungstag, Alter < 16 Jahre	0,275	-
U60B	M	Psychiatrische Behandlung, Alter > 15 Jahre	0,235	-
U61Z	M	Schizophrene, wahnhafte und akut psychotische Störungen	0,626	-
U63Z	M	Schwere affektive Störungen	0,585	-
U64Z	M	Angststörungen oder andere affektive und somatoforme Störungen	0,547	-
U66Z	M	Ess-, Zwangs- und Persönlichkeitsstörungen und akute psychische Reaktionen oder psychische Störungen in der Kindheit	0,653	-
MDC 20 Alkohol- und Drogengebrauch und alkohol- und drogeninduzierte psychische Störungen				
V40Z	A	Qualifizierter Entzug	0,856	-
V60A	M	Alkoholintoxikation und Alkoholentzug oder Störungen durch Alkoholmissbrauch und Alkoholabhängigkeit mit bestimmten psychischen und Verhaltensstörungen durch Alkohol oder HIV-Krankheit	0,776	-
V60B	M	Alkoholintoxikation und Alkoholentzug oder Störungen durch Alkoholmissbrauch und Alkoholabhängigkeit ohne bestimmte psychische und Verhaltensstörungen durch Alkohol, ohne HIV-Krankheit	0,420	-
V61Z	M	Drogenintoxikation und -entzug	0,513	-
V63Z	M	Störungen durch Opioidgebrauch und Opioidabhängigkeit	0,462	-
V64Z	M	Störungen durch anderen Drogengebrauch und Medikamentenmissbrauch und andere Drogen- und Medikamentenabhängigkeit	0,440	-
MDC 21A Polytrauma				
W01B	O	Polytrauma mit Beatmung > 72 Stunden oder komplexen Eingriffen oder IntK > 392 / 368 / 552 Aufwandspunkte, ohne Frührehabilitation, mit Beatmung > 263 Stunden oder mit komplexer Vakuumbehandlung oder mit IntK > 588 / 552 / - Aufwandspunkte	9,401	-
W01C	O	Polytrauma mit Beatmung > 72 Stunden oder komplexen Eingriffen oder IntK > 392 / 368 / 552 Aufwandspunkte, ohne Frührehabilitation, ohne Beatmung > 263 Stunden, ohne komplexe Vakuumbehandlung, ohne IntK > 588 / 552 / - Aufwandspunkte	3,817	-
W02A	O	Polytrauma mit anderen komplexen Eingriffen mit komplizierender Konstellation oder Eingriffen an mehreren Lokalisationen oder mit intensivmedizinischer Komplexbehandlung > 392 / 368 / - Aufwandspunkte	7,821	-
W02B	O	Polytrauma mit anderen komplexen Eingriffen ohne komplizierende Konstellation, ohne Eingriffe an mehreren Lokalisationen, ohne intensivmedizinische Komplexbehandlung > 392 / 368 / - Aufwandspunkte	4,498	-
W04A	O	Polytrauma mit anderen Eingriffen oder Beatmung > 24 Stunden, mit komplizierender Konstellation oder Eingriffen an mehreren Lokalisationen oder Alter < 6 Jahre	5,004	-
W04B	O	Polytrauma mit anderen Eingriffen oder Beatmung > 24 Stunden, ohne komplizierende Konstellation, ohne Eingriffe an mehreren Lokalisationen, mit bestimmten anderen Eingriffen oder Beatmung mehr als 24 Stunden, Alter > 5 Jahre	3,177	-
W04C	O	Polytrauma mit anderen Eingriffen oder Beatmung > 24 Stunden, ohne komplizierende Konstellation, ohne Eingriffe an mehreren Lokalisationen, ohne bestimmte andere Eingriffe, ohne Beatmung > 24 Stunden, Alter > 5 Jahre	2,362	-
W36Z	O	Intensivmedizinische Komplexbehandlung > 784 / 828 / 828 Aufwandspunkte bei Polytrauma oder Polytrauma mit Beatmung oder Kraniotomie mit endovaskulärer Implantation von Stent-Prothesen an der Aorta	12,060	-
W60Z	M	Polytrauma, verstorben < 5 Tage nach Aufnahme, ohne komplizierende Konstellationen, ohne Beatmung > 24 Stunden, ohne komplexe oder bestimmte andere Eingriffe	0,714	-
W61A	M	Polytrauma ohne signifikante Eingriffe mit komplizierender Diagnose oder mit intensivmedizinischer Komplexbehandlung > 196 / 184 / - Aufwandspunkte oder Alter < 12 Jahre	1,847	-

aG-DRG Version 2026 — Anlage 1: Fallpauschalen-Katalog und Pflegeerlöskatalog

Mittlere Verweildauer [1]	Untere Grenzverweildauer: Erster Tag mit Abschlag [2),5)]	Untere Grenzverweildauer: Bewertungsrelation pro Tag	Obere Grenzverweildauer: Erster Tag mit zusätzlichem Entgelt [3),5)]	Obere Grenzverweildauer: Bewertungsrelation pro Tag	Externe Verlegung Abschlag pro Tag (Bewertungsrelation)	Verlegungsfallpauschale	Ausnahme von Wiederaufnahme [4)]	Pflegeerlös Bewertungsrelation pro Tag
6	7	8	9	10	11	12	13	14
6,9	1	0,437	15	0,066	0,082	-	-	0,8291
15,5	-	-	29	0,066	0,089	-	-	1,0884
16,8	-	-	23	0,051	0,069	-	-	0,6527
18,8	-	-	30	0,058	0,079	-	x	0,3924
10,0	-	-	14	0,067	0,087	-	x	0,6426
1,0	-	-	-	-	-	-	-	1,5654
1,0	-	-	-	-	-	-	-	1,2474
4,7	1,000	0,310	11	0,093	0,109	-	-	1,0165
5,4	1,000	0,283	13	0,073	0,088	-	-	0,7546
4,3	1,000	0,270	10,000	0,088	0,102	-	-	0,7537
7,2	1,000	0,317	18,000	0,062	0,078	-	-	1,0002
11,9	3	0,213	18	0,050	0,066	-	-	0,4790
7,1	1	0,540	16	0,075	0,094	-	-	1,0940
4,2	1	0,248	9	0,069	0,079	-	-	0,8127
4,8	1	0,317	11	0,074	0,088	-	-	0,9712
4,0	1	0,273	9	0,080	0,091	-	-	1,1505
2,5	1	0,252	5	0,120	0,123	-	-	1,3679
25,3	7	0,787	43	0,269	-	x	-	2,5360
12,0	3	0,733	26	0,244	-	x	-	2,2576
23,0	7	0,479	40	0,117	-	x	-	1,4729
16,7	5	0,406	32	0,102	0,138	-	-	1,3045
17,4	5	0,462	32	0,111	0,150	-	-	1,3924
14,3	4	0,386	28	0,094	0,126	-	-	1,2183
15,0	4	0,327	31	0,076	0,102	-	-	1,0611
28,4	8	0,970	46	0,308	-	x	x	3,1549
1,4	-	-	-	-	-	x	-	1,7922
10,7	3	0,443	22	0,116	0,152	-	-	1,5186

Anlage 1

Fallpauschalen-Katalog und Pflegeerlöskatalog
Teil a) Bewertungsrelationen bei Versorgung durch Hauptabteilungen

DRG	Parti-tion	Bezeichnung[6]	Bewertungsrelation bei Hauptabteilung	Bewertungsrelation bei Hauptabteilung und Beleghebamme
1	2	3	4	5
W61B	M	Polytrauma ohne signifikante Eingriffe, ohne komplizierende Diagnose, ohne intensivmedizinische Komplexbehandlung > 196 / 184 / - Aufwandspunkte, Alter > 11 Jahre	1,358	-
MDC 21B Verletzungen, Vergiftungen und toxische Wirkungen von Drogen und Medikamenten				
X01A	O	Rekonstruktive Operation bei Verletzungen mit komplizierender Konstellation oder freier Lappenplastik mit mikrovaskulärer Anastomosierung oder mit schweren Weichteilschäden oder komplexer OR-Prozedur oder best. komplexem Eingriff, mit äuß. schweren CC	4,346	-
X01B	O	Rekonstruktive Operation bei Verletzungen ohne kompliz. Konstellation, ohne freie Lappenplastik mit mikrovask. Anastomosierung, mit schweren Weichteilschäden oder komplex. OR-Prozedur oder best. mäßig kompl. Eingriff oder äußerst schw. CC, mehr als 1 BT	1,940	-
X01C	O	Rekonstr. Operation bei Verletzungen ohne kompliz. Konst., ohne freie Lappenplastik mit mikrovask. Anastomosierung, ohne schw. Weichteilschäden, ohne kompl. OR-Prozedur, ohne äuß. schw. CC, mit best. Nervennaht od. Hautplastik, > 1 BT od. Alter < 18 J.	1,123	-
X01D	O	Rekonstr. Operation bei Verletzungen ohne kompliz. Konst., ohne freie Lappenplastik mit mikrovask. Anastomosierung, ohne schw. Weichteilschäden, ohne kompl. OR-Prozedur, ohne äuß. schw. CC, ohne best. Nervennaht oder Hautplastik oder 1 BT, Alter > 17 J.	0,859	-
X04Z	O	Andere Eingriffe bei Verletzungen der unteren Extremität	1,107	-
X05A	O	Andere Eingriffe bei Verletzungen der Hand, mit komplexem Eingriff	0,887	-
X05B	O	Andere Eingriffe bei Verletzungen der Hand, ohne komplexen Eingriff	0,605	-
X06A	O	Andere Eingriffe bei anderen Verletzungen mit äußerst schweren CC	2,724	-
X06B	O	Andere Eingriffe bei anderen Verletzungen ohne äußerst schwere CC, mit komplexer OR-Prozedur oder Alter > 65 Jahre mit bestimmtem Eingriff oder mit schweren CC	1,216	-
X06C	O	Andere Eingriffe bei anderen Verletzungen ohne äußerst schwere oder schwere CC, ohne komplexe OR-Prozedur, Alter < 66 Jahre oder ohne bestimmten Eingriff	0,771	-
X07A	O	Replantation bei traumatischer Amputation, mit Replantation mehr als einer Zehe oder mehr als eines Fingers	5,450	-
X07B	O	Replantation bei traumatischer Amputation, mit Replantation eines Fingers oder einer Zehe	2,579	-
X33Z	O	Mehrzeitige komplexe OR-Prozeduren bei Verletzungen, Vergiftungen und toxischen Wirkungen von Drogen und Medikamenten	5,692	-
X60A	M	Bestimmte Verletzungen	0,463	-
X60B	M	Verletzungen und allergische Reaktionen ohne bestimmte Verletzungen	0,366	-
X62Z	M	Vergiftungen / Toxische Wirkungen von Drogen, Medikamenten und anderen Substanzen oder Folgen einer medizinischen Behandlung oder bestimmte Erfrierungen und andere Traumata	0,483	-
X64Z	M	Andere Krankheit verursacht durch Verletzung, Vergiftung oder toxische Wirkung	0,347	-
MDC 22 Verbrennungen				
Y02A	O	Andere Verbrennungen mit Hauttransplantation oder anderen Eingriffen bei Sepsis oder mit kompliz. Konst., hochkomplexem Eingriff, vierzeitigen bestimmten OR-Prozeduren oder intensivmedizinischer Komplexbehandlung > 588 / 552 / 552 Aufwandspunkte	9,589	-
Y02B	O	Andere Verbrenn. m. Haut-Tx. od. and. Eingr. auß. b. Sep., oh. kompliz. Konst., oh. hochkompl. Eingr., oh. vierz. best. OR-Proz., oh. IntK > 588 / 552 / 552 Aufwandsp., m. äuß. schw. CC, kompliz. Diagn., kompl. Proz., Dialyse od. Beatm. > 24 Std.	5,837	-
Y02C	O	Andere Verbrenn. m. Haut-Tx. od. and. Eingr. oh. äuß. schw. CC, oh. kompliz. Diagn., oh. komplexe Proz., oh. Dialyse, oh. Beat. > 24 Std., oh. kompliz. Konst., oh. IntK > 588 / 552 / 552 Aufwandsp., oh. best. Spalthauttranspl., Alter < 18 J.	2,010	-
Y02D	O	Andere Verbrenn. m. Hauttr. od. and. Eingr. oh. äuß. schw. CC, oh. kompliz. Diagn., oh. komplexe Proz., oh. Dialyse, oh. Beat. > 24 Std., oh. kompliz. Konst., oh. IntK > 588 / 552 / 552 Aufwandsp., oh. best. Spalthauttranspl., Alter > 17 J.	1,894	-
Y03Z	O	Andere Verbrennungen mit anderen Eingriffen	0,773	-
Y62Z	M	Andere Verbrennungen	0,513	-
Y63Z	M	Verbrennungen, ein Belegungstag	0,208	-
MDC 23 Faktoren, die den Gesundheitszustand beeinflussen, und andere Inanspruchnahme des Gesundheitswesens				
Z01A	O	OR-Prozeduren bei anderen Zuständen, die zur Inanspruchnahme des Gesundheitswesens führen mit komplexem Eingriff oder komplizierender Konstellation	1,886	-
Z01B	O	OR-Prozeduren bei anderen Zuständen, die zur Inanspruchnahme des Gesundheitswesens führen ohne komplexen Eingriff, ohne komplizierende Konstellation, mit bestimmtem Eingriff	0,895	-

aG-DRG Version 2026 Anlage 1: Fallpauschalen-Katalog und Pflegeerlöskatalog

Mittlere Verweildauer [1]	Untere Grenzverweildauer: Erster Tag mit Abschlag [2,5]	Untere Grenzverweildauer: Bewertungsrelation pro Tag	Obere Grenzverweildauer: Erster Tag mit zusätzlichem Entgelt [3,5]	Obere Grenzverweildauer: Bewertungsrelation pro Tag	Externe Verlegung Abschlag pro Tag (Bewertungsrelation)	Verlegungsfallpauschale	Ausnahme von Wiederaufnahme [4]	Pflegeerlös Bewertungsrelation pro Tag
6	7	8	9	10	11	12	13	14
10,6	3	0,333	24	0,088	0,114	-	-	1,0244
22,8	7,000	0,295	41,000	0,072	-	x	-	0,9886
14,2	4	0,227	29	0,056	-	x	-	0,6884
4,7	1	0,501	12	0,068	0,080	-	-	0,7251
4,5	1	0,251	10	0,065	0,076	-	-	0,7504
7,0	1	0,619	18	0,065	0,081	-	-	0,7566
3,4	1	0,312	8	0,079	0,087	-	-	0,7758
3,1	1	0,168	7	0,075	0,081	-	-	0,7559
14,7	4	0,396	31	0,094	0,126	-	-	1,2701
6,7	1	0,558	16	0,070	0,086	-	-	0,8501
4,5	1	0,318	11	0,068	0,079	-	-	0,7852
15,4	4	0,381	32	0,123	0,116	-	-	0,9840
8,5	2	0,279	17	0,069	0,088	-	-	0,8356
30,8	9	0,303	49	0,138	0,095	-	-	1,0242
3,5	1	0,192	8	0,080	0,089	-	-	0,8888
2,8	1	0,175	6	0,089	0,093	-	-	1,0974
3,7	1	0,263	9	0,078	0,088	-	-	1,0234
2,8	1	0,165	6	0,084	0,088	-	-	1,1629
31,9	10	0,587	50	0,202	0,196	-	-	1,8983
20,4	6	0,619	37	0,149	0,202	-	-	2,0358
9,4	2	0,329	22	0,105	0,095	-	-	1,1183
12,1	3	0,313	25	0,072	0,095	-	-	0,9820
4,4	1	0,386	11	0,080	0,093	-	-	1,1727
4,7	-	-	12	0,073	0,086	-	-	0,9783
1,0	-	-	-	-	-	-	-	1,3638
7,8	2	0,305	20	0,083	0,105	-	-	0,9660
2,8	1,000	0,218	6	0,075	0,078	-	-	0,9244

Anlage 1

Fallpauschalen-Katalog und Pflegeerlöskatalog
Teil a) Bewertungsrelationen bei Versorgung durch Hauptabteilungen

DRG	Parti-tion	Bezeichnung [6]	Bewertungsrelation bei Hauptabteilung	Bewertungsrelation bei Hauptabteilung und Beleghebamme
1	2	3	4	5
Z01C	O	OR-Prozeduren bei anderen Zuständen, die zur Inanspruchnahme des Gesundheitswesens führen ohne komplexen Eingriff, ohne komplizierende Konstellation, ohne bestimmten Eingriff	0,476	-
Z03Z	O	**Nierenspende (Lebendspende)**	2,293	-
Z64A	M	Andere Faktoren, die den Gesundheitszustand beeinflussen, Nachbehandlung nach abgeschlossener Behandlung mit komplexer Radiojoddiagnostik	0,807	-
Z64B	M	Andere Faktoren, die den Gesundheitszustand beeinflussen, Nachbehandlung nach abgeschlossener Behandlung mit bestimmter Radiojoddiagnostik, mit bestimmtem Kontaktanlass	0,640	-
Z64C	M	Andere Faktoren, die den Gesundheitszustand beeinflussen, Nachbehandlung nach abgeschlossener Behandlung ohne Radiojoddiagnostik, ohne bestimmten Kontaktanlass oder allergologische Provokationstestung bis 2 Belegungstage	0,297	-
Z65Z	M	Beschwerden, Symptome, andere Anomalien und Nachbehandlung	0,486	-
Z66Z	M	Vorbereitung zur Lebendspende	0,667	-
MDC 24 Sonstige DRGs				
801A	O	Ausgedehnte OR-Proz. oh. Bezug zur Hauptdiagnose mit bestimmter kompl. Konst. oder Strahlenth. oder endovaskulärer Impl. von Stent-Proth. an der Aorta oder intensivmediz. Komplexbehandlung > 392 / 368 / - Aufwandsp. od. Alter < 18 J. mit kompl. Faktoren	4,907	-
801B	O	Ausgedehnte OR-Prozedur ohne Bezug zur Hauptdiagnose mit hochkomplexer OR-Prozedur oder mit komplizierender Konstellation, Alter > 17 Jahre oder ohne komplizierende Faktoren oder mit komplexer OR-Prozedur oder schweren CC, Alter < 16 Jahre	3,306	-
801C	O	Ausgedehnte OR-Prozedur ohne Bezug zur Hauptdiagnose mit komplexer OR-Prozedur oder anderem Eingriff an Kopf und Wirbelsäule oder mit neurologischer Komplexbehandlung des akuten Schlaganfalls oder bei Para- / Tetraplegie	2,901	-
801D	O	Ausgedehnte OR-Prozedur ohne Bezug zur Hauptdiagnose mit bestimmter OR-Prozedur oder mit intensivmediz. Komplexbeh. > 196 / 184 / 368 Aufwandspunkte oder bestimmte nicht ausgedehnte OR-Prozedur mit neurolog. Komplexbehandlung des akuten Schlaganfalls	2,512	-
801E	O	Ausgedehnte OR-Prozedur ohne Bezug zur Hauptdiagnose ohne komplizierende Konstellation, ohne hochkomplexe, komplexe oder bestimmte OR-Prozedur	1,951	-
802A	O	Bestimmte nicht ausgedehnte OR-Prozedur ohne Bezug zur Hauptdiagnose oder andere nicht ausgedehnte OR-Prozedur mit intensivmedizinischer Komplexbehandlung > 196 / 184 / 368 Aufwandspunkten	2,204	-
802B	O	Andere nicht ausgedehnte OR-Prozedur ohne Bezug zur Hauptdiagnose mit mäßig komplexer OR-Prozedur	1,885	-
802C	O	Andere nicht ausgedehnte OR-Prozedur ohne Bezug zur Hauptdiagnose ohne mäßig komplexe OR-Prozedur	1,672	-
802D	O	Wenig komplexe nicht ausgedehnte OR-Prozedur ohne Bezug zur Hauptdiagnose	0,983	-
863Z	M	Neonatale Diagnose ohne Bezug zu Alter oder Gewicht	0,465	-
Fehler-DRGs				
960Z	M	Nicht gruppierbar	-	-
961Z	M	Unzulässige Hauptdiagnose	-	-
962Z	M	Unzulässige Kodierung einer Sectio caesarea	-	-

Mittlere Verweildauer [1]	Untere Grenzverweildauer: Erster Tag mit Abschlag [2, 5]	Untere Grenzverweildauer: Bewertungsrelation pro Tag	Obere Grenzverweildauer: Erster Tag mit zusätzlichem Entgelt [3, 5]	Obere Grenzverweildauer: Bewertungsrelation pro Tag	Externe Verlegung Abschlag pro Tag (Bewertungsrelation)	Verlegungsfallpauschale	Ausnahme von Wiederaufnahme [4]	Pflegeerlös Bewertungsrelation pro Tag
6	7	8	9	10	11	12	13	14
4,2	1,000	0,195	10,000	0,067	0,077	-	-	0,7921
7,4	1	0,467	12	0,126	0,111	-	-	0,9891
2,3	1	0,405	4	0,247	0,246	-	-	1,0448
2,9	1	0,230	6	0,129	0,137	-	-	0,8923
2,4	1	0,086	5	0,085	0,085	-	-	0,9820
4,1	1	0,260	10	0,079	0,091	-	-	0,9191
2,3	1	0,170	4	0,194	0,194	-	-	1,0712
24,3	7	0,498	42	0,164	0,157	-	x	1,5173
19,5	6	0,330	37	0,083	0,113	-	x	1,0780
19,1	5	0,329	36	0,072	0,098	-	x	1,0098
17,2	5	0,294	32	0,072	0,097	-	x	0,9600
15,1	4	0,286	29	0,066	0,089	-	x	0,8656
16,0	4	0,335	31	0,073	0,098	-	x	0,8899
15,9	4	0,303	29	0,067	0,089	-	x	0,7635
9,2	2	0,301	23	0,069	0,089	-	x	0,8951
6,4	1	0,546	17	0,067	0,083	-	x	0,8844
3,8	1	0,221	9	0,082	0,093	-	x	2,2196
-	-	-	-	-	-	-	-	-
-	-	-	-	-	-	-	-	-
-	-	-	-	-	-	-	-	-

Anlage 1

Fallpauschalen-Katalog und Pflegeerlöskatalog
Teil b) Bewertungsrelationen bei Versorgung durch Belegabteilungen

DRG	Partition	Bezeichnung[6]	Bewertungsrelation bei Belegoperateur	Bewertungsrelation bei Belegoperateur und Beleganästhesist	Bewertungsrelation bei Belegoperateur und Beleghebamme	Bewertungsrelation bei Belegoperateur, Beleganästhesist und Beleghebamme
1	2	3	4	5	6	7
Prä-MDC						
A13E	O	Beatmung > 95 Stunden, ohne komplexe OR-Prozedur, mit bestimmter OR-Prozedur oder komplizierender Konstellation oder mit intensivmedizinischer Komplexbehandlung > 588 / 552 / 552 Aufwandspunkte und < 1177 / 829 / 1105 Aufwandspunkte od. Alter < 16 Jahre	4,562	4,485	-	-
A13F	O	Beatmung > 95 Stunden, ohne bestimmte OR-Prozedur, ohne komplizierende Konstellation, ohne intensivmed. Komplexbeh. > 588 / 552 / 552 Aufwandspunkte, Alter > 15 Jahre, mit komplexer Diagnose oder Prozedur od. intensivmed. Komplexbeh. > - / 368 / - Punkte	3,322	3,297	-	-
A13G	O	Beatmung > 95 Stunden, mit bestimmter OR-Prozedur oder kompliz. Konstellation, mit äußerst schweren CC, verstorben oder verlegt < 9 Tage oder ohne best. OR-Proz., ohne kompliz. Konst., Alter > 15 J., ohne kompliz. Diagnose od. Prozedur, mit äuß. schw. CC	3,205	3,166	-	-
A13H	O	Beatmung > 95 Stunden mit bestimmter OR-Prozedur oder kompliz. Konstellation, ohne äußerst schwere CC, verstorben oder verlegt < 9 Tage oder ohne best. OR-Proz., ohne kompliz. Konst., Alter > 15 J., ohne kompliz. Diagnose oder Proz., ohne äuß. schw. CC	2,481	2,472	-	-
A15D	O	Knochenmarktransplantation / Stammzelltransfusion, autogen, bei Plasmozytom, ohne bestimmte Entnahme	3,521	3,520	-	-
A42C	A	Stammzellentnahme bei Eigenspender ohne Chemotherapie, Alter > 15 Jahre, ohne schwerste CC, ohne Sepsis, ohne komplizierende Konstellation	0,713	0,712	-	-
MDC 01 Krankheiten und Störungen des Nervensystems						
B04B	O	Eingriffe an den extrakraniellen Gefäßen, ohne mehrzeitige Eingriffe, ohne beidseitige Eingriffe, ohne äußerst schwere CC	1,104	1,013	-	-
B05Z	O	Dekompression bei Karpaltunnelsyndrom oder kleine Eingriffe an den Nerven	0,389	0,345	-	-
B09Z	O	Andere Eingriffe am Schädel	0,765	0,693	-	-
B15Z	O	Strahlentherapie bei Krankheiten und Störungen des Nervensystems, Bestrahlungen an mindestens 8 Tagen	2,031	2,029	-	-
B16A	O	Strahlentherapie bei Krankheiten und Störungen des Nervensystems, mehr als ein Belegungstag, Bestrahlungen an mindestens 5 Tagen	1,087	1,081	-	-
B16B	O	Strahlentherapie bei Krankheiten und Störungen des Nervensystems, mehr als ein Belegungstag, Bestrahlungen an weniger als 5 Tagen	0,672	0,669	-	-
B17D	O	Eingriffe an peripheren Nerven, Hirnnerven und anderen Teilen des Nervensystems oder Eingriff bei zerebraler Lähmung, Muskeldystrophie oder Neuropathie, mit mäßig komplexem Eingriff oder best. Eingriff und Alter < 19 J. oder schw. CC oder best. Diagnose	0,805	0,727	-	-
B17E	O	Eingriffe an peripheren Nerven, Hirnnerven und anderen Teilen des Nervensystems oder Eingriff bei zerebraler Lähmung, Muskeldystrophie oder Neuropathie, ohne komplexe oder bestimmte Diagnose, ohne mäßig komplexen oder komplexen Eingriff	0,623	0,553	-	-
B18B	O	Bestimmte Eingriffe an Wirbelsäule und Rückenmark bei Krankheiten und Störungen des Nervensystems oder Revision eines Ventrikelshuntes oder operative Eingriffe bei nicht akuter Para-/ Tetraplegie	1,626	1,493	-	-
B18C	O	Andere Eingriffe an Wirbelsäule und Rückenmark bei Krankheiten und Störungen des Nervensystems	1,237	1,135	-	-
B18D	O	Mäßig komplexe Eingriffe an Wirbelsäule und Rückenmark bei Krankheiten und Störungen des Nervensystems	1,201	1,095	-	-
B19A	O	Implantation, Revision und Entfernung von Neurostimulatoren und Neurostimulationselektroden bei Krankheiten und Störungen des Nervensystems mit Implantation oder Wechsel eines Neurostimulators	1,282	1,201	-	-
B19B	O	Implantation, Revision und Entfernung von Neurostimulatoren und Neurostimulationselektroden bei Krankheiten und Störungen des Nervensystems mit Implantation oder Wechsel eines permanenten oder temporären Elektrodensystems	1,351	1,260	-	-
B19C	O	Implantation, Revision und Entfernung von Neurostimulatoren und Neurostimulationselektroden bei Krankheiten und Störungen des Nervensystems ohne Implantation oder Wechsel von Neurostimulatoren und Elektrodensystemen	0,605	0,544	-	-

Mittlere Verweildauer [1]	Untere Grenzverweildauer: Erster Tag mit Abschlag [2), 3)]	Untere Grenzverweildauer: Bewertungsrelation pro Tag	Obere Grenzverweildauer: Erster Tag mit zusätzlichem Entgelt [3); 5)]	Obere Grenzverweildauer: Bewertungsrelation pro Tag	Externe Verlegung Abschlag pro Tag (Bewertungsrelation)	Verlegungsfallpauschale	Ausnahme von Wiederaufnahme [4)]	Pflegeerlös Bewertungsrelation pro Tag
8	9	10	11	12	13	14	15	16
17,9	5	0,666	35	0,156	-	x	x	2,5628
12,4	3	0,760	26	0,172	0,227	-	x	2,8376
13,6	4	0,590	32	0,152	0,202	-	x	2,3891
11,7	3	0,599	25	0,143	0,189	-	x	2,6119
19,4	5	0,376	27	0,146	-	x	x	1,0408
4,1	1	0,353	10	0,167	0,134	-	x	0,8705
5,6	1	0,225	11	0,068	-	x	-	0,9966
2,3	1	0,083	5	0,058	0,058	-	-	1,0818
3,5	1	0,333	10	0,069	0,077	-	-	0,9034
18,1	5	0,335	33	0,111	-	x	x	0,8566
8,7	2	0,355	19	0,123	0,110	-	x	0,9258
4,9	-	-	13	0,094	0,112	-	x	0,8705
3,3	1	0,316	10	0,070	0,076	-	-	0,8401
3,0	1	0,199	7	0,059	0,063	-	-	0,9003
7,9	2	0,242	19	0,065	0,082	-	-	0,8786
5,6	1	0,247	13	0,062	0,075	-	-	1,0245
6,9	1	0,259	16	0,052	0,065	-	-	0,8513
2,8	1	0,070	6	0,058	0,061	-	-	0,9215
2,6	1	0,193	6	0,054	0,056	-	-	0,7897
2,7	1	0,171	6	0,049	0,051	-	-	0,7605

Anlage 1

Fallpauschalen-Katalog und Pflegeerlöskatalog
Teil b) Bewertungsrelationen bei Versorgung durch Belegabteilungen

DRG	Partition	Bezeichnung[6]	Bewertungsrelation bei Belegoperateur	Bewertungsrelation bei Belegoperateur und Beleganästhesist	Bewertungsrelation bei Belegoperateur und Beleghebamme	Bewertungsrelation bei Belegoperateur, Beleganästhesist und Beleghebamme
1	2	3	4	5	6	7
B20B	O	Kraniotomie oder große WS-Operation mit kompl. Prozedur, mit kompliz. Faktoren, Alter > 15 Jahre, ohne best. intrakran. Blutung oder Alter < 1 J. mit interv. oder großem intrakran. oder best. Eingriff oder mit kompl. Diagnose od. bei bösart. Neubildung	2,207	2,042	-	-
B20C	O	Kraniotomie oder große WS-Operation, Alter < 3 Jahre oder interventioneller Eingriff oder Alter < 18 Jahre mit großem intrakraniellen Eingriff oder mit kompl. Diagnose oder best. Eingriff, Alter < 16 J. od. bei bösartiger Neubildung, Alter > 0 Jahre	1,659	1,565	-	-
B20D	O	Kraniotomie oder große WS-OP mit komplexer Prozedur oder ohne komplexe Prozedur, Alter > 2 Jahre, mit komplexer Diagnose oder bestimmtem Eingriff oder mit bestimmter Prozedur oder bei bösartiger Neubildung oder Alter < 16 Jahre	1,566	1,464	-	-
B20E	O	Kraniotomie oder große Wirbelsäulen-Operation ohne komplexe Prozedur, Alter > 2 Jahre, ohne komplexe Diagnose, ohne bestimmten Eingriff, ohne bestimmte Prozedur, außer bei bösartiger Neubildung, Alter > 15 Jahre	1,282	1,207	-	-
B63Z	M	Demenz und andere chronische Störungen der Hirnfunktion	0,528	0,528	-	-
B66D	M	Neubildungen des Nervensystems, ein Belegungstag oder ohne äußerst schwere CC, Alter > 15 Jahre	0,577	0,575	-	-
B67B	M	Morbus Parkinson ohne äußerst schwere CC, ohne schwerste Beeinträchtigung	0,614	0,613	-	-
B68D	M	Multiple Sklerose und zerebellare Ataxie, ein Belegungstag oder ohne äußerst schwere CC, Alter > 15 Jahre, ohne komplexe Diagnose	0,481	0,481	-	-
B69D	M	Transitorische ischämische Attacke (TIA) und extrakranielle Gefäßverschlüsse ohne neurologische Komplexbehandlung des akuten Schlaganfalls, ohne andere neurologische Komplexbehandlung des akuten Schlaganfalls, ohne äußerst schwere CC	0,519	0,519	-	-
B70E	M	Apoplexie ohne neurologische Komplexbehandlung des akuten Schlaganfalls, ohne andere neurol. Komplexbeh. des akuten Schlaganfalls, mehr als 72 Stunden, mit komplizierender Diagnose oder systemischer Thrombolyse oder Alter < 16 Jahre	0,935	0,934	-	-
B70F	M	Apoplexie ohne neurologische Komplexbehandlung des akuten Schlaganfalls, ohne andere neurologische Komplexbehandlung des akuten Schlaganfalls, ohne komplizierende Diagnose, ohne systemische Thrombolyse, Alter < 15 Jahre	0,657	0,656	-	-
B70G	M	Apoplexie mit neurologischer Komplexbehandlung des akuten Schlaganfalls oder mit anderer neurologischer Komplexbehandlung des akuten Schlaganfalls, verstorben < 4 Tage nach Aufnahme	0,713	0,709	-	-
B70H	M	Apoplexie ohne neurologische Komplexbehandlung des akuten Schlaganfalls, ohne andere neurologische Komplexbehandlung des akuten Schlaganfalls, verstorben < 4 Tage nach Aufnahme	0,572	0,568	-	-
B70I	M	Apoplexie, ein Belegungstag	0,303	0,302	-	-
B71D	M	Erkrankungen an Hirnnerven und peripheren Nerven ohne komplexe Diagnose, ohne Komplexbehandlung der Hand, ohne äußerst schwere oder schwere CC oder ohne Komplexbehandlung der Hand oder mit kompl. Diagnose, ohne schw. CC oder außer bei Para- / Tetraplegie	0,457	0,457	-	-
B72B	M	Infektion des Nervensystems, mehr als ein Belegungstag, ohne bestimmte Enzephalitis, ohne Intensivmedizinische Komplexbehandlung > 0 / 0 / 184 Aufwandspunkte	0,975	0,974	-	-
B76E	M	Anfälle, ein Belegungstag oder ohne komplexe Diagnostik und Therapie, ohne äußerst schwere oder schwere CC, ohne EEG, Alter > 5 Jahre, ohne komplexe Diagnose	0,446	0,446	-	-
B77Z	M	Kopfschmerzen	0,384	0,383	-	-
B78B	M	Intrakranielle Verletzung, Alter > 5 Jahre, ohne komplizierende Diagnose, ohne Intensivmedizinische Komplexbehandlung > 196 / 184 / - Aufwandspunkte	0,581	0,580	-	-
B79Z	M	Schädelfrakturen, Somnolenz, Sopor oder andere Kopfverletzungen und bestimmte Fraktur	0,463	0,461	-	-
B80Z	M	Andere Kopfverletzungen	0,249	0,249	-	-
B81B	M	Andere Erkrankungen des Nervensystems ohne komplexe Diagnose, ohne bestimmte aufwendige / hochaufwendige Behandlung	0,519	0,518	-	-
B82Z	M	Andere Erkrankungen an peripheren Nerven	0,315	0,315	-	-

aG-DRG Version 2026 — Anlage 1: Fallpauschalen-Katalog und Pflegeerlöskatalog

Mittlere Verweildauer [1]	Untere Grenzverweildauer: Erster Tag mit Abschlag [2), 5)]	Untere Grenzverweildauer: Bewertungsrelation pro Tag	Obere Grenzverweildauer: Erster Tag mit zusätzlichem Entgelt [3), 5)]	Obere Grenzverweildauer: Bewertungsrelation pro Tag	Externe Verlegung Abschlag pro Tag (Bewertungsrelation)	Verlegungsfallpauschale	Ausnahme von Wiederaufnahme [4)]	Pflegeerlös Bewertungsrelation pro Tag
8	9	10	11	12	13	14	15	16
8,6	2	0,374	18	0,161	-	x	-	1,1914
6,2	1	0,369	15	0,180	-	x	-	1,1676
6,5	1	0,426	16	0,138	-	x	-	1,1835
8,0	2	0,271	17	0,126	-	x	-	1,1047
6,2	1	0,322	15	0,059	0,073	-	-	0,8729
5,8	1	0,344	14	0,068	0,083	-	x	1,0130
8,6	2	0,203	17	0,049	0,063	-	-	0,7331
6,8	1	0,333	18	0,049	0,061	-	-	0,6776
3,9	1	0,232	8	0,092	0,105	-	-	0,8915
7,3	1	0,464	16	0,089	0,112	-	-	1,1630
6,1	-	-	14	0,075	0,092	-	-	0,8663
2,6	-	-	-	-	-	x	-	2,2635
2,4	-	-	-	-	-	x	-	2,0930
1,0	-	-	-	-	-	-	-	1,3225
5,0	1	0,235	11	0,063	0,075	-	-	0,7334
10,1	2	0,323	22	0,067	0,087	-	-	0,8336
3,7	1	0,217	8	0,084	0,094	-	-	1,0094
3,0	1	0,155	6	0,089	0,095	-	-	0,8346
5,0	1	0,310	13	0,080	0,096	-	-	1,0905
3,5	1	0,226	8	0,091	0,101	-	-	1,2804
2,2	1	0,082	4	0,078	0,077	-	-	1,1182
5,1	1	0,247	11	0,070	0,084	-	-	0,8064
3,1	1	0,133	7	0,069	0,074	-	-	0,7402

Anlage 1

Fallpauschalen-Katalog und Pflegeerlöskatalog
Teil b) Bewertungsrelationen bei Versorgung durch Belegabteilungen

DRG	Partition	Bezeichnung[6]	Bewertungsrelation bei Belegoperateur	Bewertungsrelation bei Belegoperateur und Beleganästhesist	Bewertungsrelation bei Belegoperateur und Beleghebamme	Bewertungsrelation bei Belegoperateur, Beleganästhesist und Beleghebamme
1	2	3	4	5	6	7
B85C	M	Degenerative Krankheiten des Nervensystems ohne hochkomplexe Diagnose, ohne äußerst schwere oder schwere CC oder ein Belegungstag, mit komplexer Diagnose, zerebrale Lähmungen oder Delirium, Alter > 1 Jahr	0,612	0,611	-	-
B85D	M	Degenerative Krankheiten des Nervensystems ohne hochkomplexe Diagnose, ohne äußerst schwere oder schwere CC oder ein Belegungstag, ohne komplexe Diagnose	0,432	0,431	-	-
MDC 02 Krankheiten und Störungen des Auges						
C01A	O	Komplexer Eingriff bei penetrierenden Augenverletzungen oder bestimmte Orbitotomie	1,073	0,972	-	-
C01B	O	Andere Eingriffe bei penetrierenden Augenverletzungen oder Amnionmembrantransplantation oder bestimmte Biopsie	0,594	0,566	-	-
C03A	O	Eingriffe an Retina, Orbita und Augenlid oder Entfernung Augapfel mit komplexem Eingriff oder komplizierenden Faktoren oder mit bestimmtem Eingriff oder bei bösartiger Neubildung, Alter < 16 Jahre	0,777	0,714	-	-
C03B	O	Eingriffe an Retina, Orbita und Augenlid oder Entfernung Augapfel ohne komplexen Eingriff, ohne komplizierende Faktoren, mit bestimmtem Eingriff oder bei bösartiger Neubildung, Alter > 15 Jahre	0,406	0,372	-	-
C03C	O	Eingriffe an Retina, Orbita und Augenlid oder Entfernung Augapfel, ohne komplexen oder bestimmten Eingriff, außer bei bösartiger Neubildung	0,370	0,342	-	-
C04A	O	Hornhauttransplantation mit extrakapsulärer Extraktion der Linse (ECCE) oder Amnionmembrantransplantation oder komplexem Eingriff oder komplexer Diagnose oder Pars-plana-Vitrektomie oder Alter < 16 Jahre	1,195	1,142	-	-
C04B	O	Hornhauttransplantation ohne extrakapsuläre Extraktion der Linse (ECCE), ohne Amnionmembrantransplantation, ohne komplexen Eingriff, ohne komplexe Diagnose, ohne Pars-plana-Vitrektomie, Alter > 15 Jahre	1,100	1,052	-	-
C05Z	O	Dakryozystorhinostomie	0,490	0,431	-	-
C06A	O	Komplexe Eingriffe bei Glaukom mit erhöhtem Aufwand	0,797	0,743	-	-
C06B	O	Komplexe Eingriffe bei Glaukom ohne erhöhten Aufwand	0,411	0,375	-	-
C07A	O	Andere Eingriffe bei Glaukom mit extrakapsulärer Extraktion der Linse (ECCE) oder komplexem Eingriff am Auge oder bestimmten Eingriffen bei Glaukom oder Alter < 6 Jahre	0,503	0,482	-	-
C07B	O	Andere Eingriffe bei Glaukom ohne extrakapsuläre Extraktion der Linse (ECCE), ohne komplexen Eingriff am Auge, ohne bestimmte Eingriffe bei Glaukom, Alter > 5 Jahre	0,294	0,283	-	-
C08A	O	Beidseitige extrakapsuläre Extraktion der Linse (ECCE) oder extrakapsuläre Extraktion der Linse oder bestimmte andere Eingriffe am Auge bei komplexer Diagnose oder Alter < 10 Jahre	0,581	0,544	-	-
C08B	O	Extrakapsuläre Extraktion der Linse (ECCE) ohne komplexe Diagnose oder bestimmte Eingriffe am Auge, Alter > 9 Jahre	0,248	0,238	-	-
C10A	O	Eingriffe an den Augenmuskeln mit erhöhtem Aufwand	0,504	0,440	-	-
C10B	O	Eingriffe an den Augenmuskeln ohne erhöhten Aufwand, mit komplexem Eingriff oder Alter < 6 Jahre	0,490	0,429	-	-
C10C	O	Eingriffe an den Augenmuskeln ohne erhöhten Aufwand, ohne komplexen Eingriff, Alter > 5 Jahre	0,431	0,376	-	-
C12Z	O	Andere Rekonstruktionen der Augenlider	0,452	0,428	-	-
C13Z	O	Eingriffe an Tränendrüse und Tränenwegen	0,404	0,374	-	-
C14Z	O	Andere Eingriffe am Auge	0,328	0,314	-	-
C15Z	O	Andere Eingriffe an der Retina	0,535	0,493	-	-
C20A	O	Eingriffe an Kornea, Sklera und Konjunktiva, Eingriffe am Augenlid oder verschiedene Eingriffe an der Linse, Alter < 16 Jahre oder mit bestimmter Transplantation am Auge oder bei bösartiger Neubildung am Auge	0,489	0,444	-	-
C20B	O	Eingriffe an Kornea, Sklera und Konjunktiva, Eingriffe am Augenlid oder verschiedene Eingriffe an der Linse, Alter > 15 Jahre, ohne bestimmte Transplantation am Auge außer bei bösartiger Neubildung am Auge	0,407	0,384	-	-
C60Z	M	Akute und schwere Augeninfektionen	0,376	0,375	-	-
C61Z	M	Neuro-ophthalmologische und vaskuläre Erkrankungen des Auges	0,480	0,480	-	-
C62Z	M	Hyphäma und konservativ behandelte Augenverletzungen	0,248	0,247	-	-
C63Z	M	Andere Erkrankungen des Auges oder Augenerkrankungen bei Diabetes mellitus	0,341	0,340	-	-
C64Z	M	Glaukom, Katarakt und Erkrankungen des Augenlides	0,153	0,153	-	-

aG-DRG Version 2026 — Anlage 1: Fallpauschalen-Katalog und Pflegeerlöskatalog

Mittlere Verweil-dauer [1]	Untere Grenz-verweildauer: Erster Tag mit Abschlag [2], [5]	Untere Grenz-verweildauer: Bewertungs-relation pro Tag	Obere Grenz-verweildauer: Erster Tag mit zusätzlichem Entgelt [3], [5]	Obere Grenz-verweildauer: Bewertungs-relation pro Tag	Externe Verlegung Abschlag pro Tag (Bewertungsrelation)	Verlegungs-fallpauschale	Ausnahme von Wiederaufnahme [4]	Pflegeerlös Bewertungs-relation pro Tag
8	9	10	11	12	13	14	15	16
6,5	1	0,403	16	0,065	0,081	-	-	0,9253
4,2	1	0,225	10	0,071	0,082	-	-	0,8963
5,6	1	0,202	12	0,072	0,061	-	-	0,7947
4,3	1	0,264	12	0,051	0,059	-	-	0,7871
4,0	1	0,200	11	0,048	0,055	-	-	0,7774
2,1	1	0,014	4	0,047	0,046	-	-	0,7127
2,2	1	0,045	4	0,043	0,042	-	-	0,7658
4,7	1	0,149	12	0,111	0,052	-	x	0,7447
3,9	1	0,133	9	0,111	0,055	-	x	0,7640
2,2	1	0,062	5	0,050	0,049	-	-	0,8118
4,3	1	0,146	10	0,047	0,055	-	-	0,7187
3,2	1	0,089	6	0,039	0,042	-	-	0,6893
3,2	1	0,097	6	0,045	0,049	-	-	0,7339
2,6	1	0,112	6	0,047	0,049	-	-	0,7243
4,5	1	0,199	11	0,046	0,054	-	-	0,8859
2,0	1	0,016	3	0,057	0,054	-	-	1,0724
2,1	1	0,026	4	0,067	0,065	-	-	1,0699
2,2	1	0,007	4	0,090	0,062	-	-	1,1191
2,0	1	0,032	3	0,058	0,056	-	-	1,0291
2,7	1	0,202	7	0,052	0,054	-	-	0,7389
2,6	1	0,121	6	0,058	0,059	-	-	0,9417
2,5	1	0,088	6	0,050	0,052	-	-	0,8267
2,9	1	0,141	6	0,049	0,052	-	-	0,7388
2,7	1	0,133	6	0,082	0,060	-	-	0,9559
2,7	1	0,112	6	0,051	0,053	-	-	0,8370
5,3	1	0,276	12	0,049	0,059	-	-	0,7174
3,9	1	0,259	9	0,084	0,096	-	-	0,7274
3,1	1	0,089	7	0,053	0,057	-	-	0,7831
3,3	1	0,178	8	0,071	0,078	-	-	0,7962
2,1	1	0,073	4	0,051	0,049	-	-	0,7425

Anlage 1

Fallpauschalen-Katalog und Pflegeerlöskatalog
Teil b) Bewertungsrelationen bei Versorgung durch Belegabteilungen

DRG	Partition	Bezeichnung[6]	Bewertungsrelation bei Belegoperateur	Bewertungsrelation bei Belegoperateur und Beleganästhesist	Bewertungsrelation bei Belegoperateur und Beleghebamme	Bewertungsrelation bei Belegoperateur, Beleganästhesist und Beleghebamme
1	2	3	4	5	6	7
MDC 03 Krankheiten und Störungen des Ohres, der Nase, des Mundes und des Halses						
D01B	O	Kochleaimplantation, unilateral	5,610	5,498	-	-
D02B	O	Komplexe Resektionen mit Rekonstruktionen an Kopf und Hals ohne komplexen Eingriff, ohne Kombinationseingriff mit äußerst schweren CC	3,493	3,186	-	-
D03A	O	Operative Korrektur einer Lippen-Kiefer-Gaumen-Spalte oder bestimmte plastische Rekonstruktion am Kopf mit Hartgaumenplastik oder bestimmte Knochentransplantation an Kiefer- und Gesichtsschädelknochen oder Alter < 2 Jahre	1,326	1,189	-	-
D03B	O	Operative Korrektur einer Lippen-Kiefer-Gaumen-Spalte oder bestimmte plastische Rekonstruktion am Kopf ohne Hartgaumenplastik, ohne bestimmte Knochentransplantation an Kiefer- und Gesichtsschädelknochen, Alter > 1 Jahr	0,974	0,867	-	-
D04A	O	Bignathe Osteotomie und komplexe Eingriffe am Kiefer oder Rekonstruktion der Trachea oder plastische Rekonstruktion der Ohrmuschel mit mikrovaskulärem Lappen, mit komplexem Eingriff	1,192	1,081	-	-
D04B	O	Bignathe Osteotomie und komplexe Eingriffe am Kiefer oder Rekonstruktion der Trachea oder plastische Rekonstruktion der Ohrmuschel mit mikrovaskulärem Lappen, ohne komplexen Eingriff	1,230	1,100	-	-
D05A	O	Komplexe Parotidektomie	1,121	0,980	-	-
D05B	O	Komplexe Eingriffe an den Speicheldrüsen außer komplexe Parotidektomien	0,677	0,589	-	-
D06A	O	Komplexe Eingriffe an Nasennebenhöhlen, Mastoid, Mittelohr, Speicheldrüsen, Rachen, Alter < 6 Jahre oder Alter > 15 Jahre mit komplexer Prozedur oder Diagnose, mit Resektion des Felsenbeins oder mit intrakraniellem Eingriff bei bösartiger Neubildung	1,157	1,039	-	-
D06B	O	Andere Eingriffe an Nasennebenhöhlen, Mastoid, Mittelohr, Speicheldrüsen, Rachen, Alter > 5 Jahre und Alter < 16 Jahre oder Alter > 15 Jahre, mit komplexer Prozedur oder Diagnose, ohne Resektion am Felsenbein, ohne intrakraniellen Eingriff bei BNB	0,577	0,512	-	-
D06C	O	Bestimmte Eingriffe an Nasennebenhöhlen, Mastoid, Mittelohr, Speicheldrüsen, Rachen, Alter > 15 Jahre, ohne komplexe Prozedur, ohne komplexe Diagnose, mit bestimmter Prozedur	0,474	0,417	-	-
D08B	O	Eingriffe an Mundhöhle und Mund bei bösartiger Neubildung ohne äußerst schwere CC	0,622	0,574	-	-
D12A	O	Andere aufwendige Eingriffe an Ohr, Nase, Mund und Hals mit komplexer Diagnose	0,969	0,873	-	-
D12B	O	Andere Eingriffe an Ohr, Nase, Mund und Hals ohne komplexe Diagnose	0,468	0,415	-	-
D13A	O	Kleine Eingriffe an Nase, Ohr, Mund und Hals mit komplizierender Diagnose oder bestimmtem Eingriff oder Alter < 16 Jahre mit äußerst schweren CC oder Alter < 1 Jahr	0,631	0,560	-	-
D13B	O	Kleine Eingriffe an Nase, Ohr, Mund und Hals ohne komplizierende Diagnose, ohne bestimmten Eingriff, Alter > 15 Jahre oder ohne äußerst schwere CC, Alter > 0 Jahre	0,387	0,353	-	-
D15B	O	Tracheostomie ohne äußerst schwere CC, ohne radikale zervikale Lymphadenektomie	1,771	1,672	-	-
D16Z	O	Materialentfernung an Kiefer und Gesicht	0,547	0,472	-	-
D19Z	O	Strahlentherapie bei Krankheiten und Störungen des Ohres, der Nase, des Mundes und des Halses, Bestrahlungen an mindestens 9 Tagen	2,427	2,422	-	-
D20A	O	Strahlentherapie bei Krankheiten und Störungen des Ohres, der Nase, des Mundes und des Halses, Bestrahlungen an mindestens 5 Tagen	1,018	1,016	-	-
D20B	O	Strahlentherapie bei Krankheiten und Störungen des Ohres, der Nase, des Mundes und des Halses, Bestrahlungen an weniger als 5 Tagen	0,500	0,499	-	-
D22A	O	Eingriffe an Mundhöhle und Mund, mit Mundboden- oder Vestibulumplastik, mit Eingriffen an Gaumen- und Rachenmandeln bei bösartiger Neubildung oder komplexe Eingriffe am Kopf	0,679	0,614	-	-
D22B	O	Eingriffe an Mundhöhle und Mund oder Eingriffe an Hals und Kopf, ohne Mundboden- oder Vestibulumplastik, ohne Eingriffe an Gaumen- und Rachenmandeln bei bösartiger Neubildung, ohne komplexe Eingriffe am Kopf	0,447	0,409	-	-
D24B	O	Komplexe Hautplastiken und große Eingriffe an Kopf und Hals ohne äußerst schwere CC, ohne Kombinationseingriff	1,632	1,473	-	-

Mittlere Verweildauer [1)	Untere Grenzverweildauer: Erster Tag mit Abschlag [2), 5)]	Untere Grenzverweildauer: Bewertungsrelation pro Tag	Obere Grenzverweildauer: Erster Tag mit zusätzlichem Entgelt [3), 5)]	Obere Grenzverweildauer: Bewertungsrelation pro Tag	Externe Verlegung Abschlag pro Tag (Bewertungsrelation)	Verlegungsfallpauschale	Ausnahme von Wiederaufnahme [4)]	Pflegeerlös Bewertungsrelation pro Tag
8	9	10	11	12	13	14	15	16
3,9	1	0,226	7	0,116	0,092	-	-	0,7182
16,0	4	0,318	30	0,152	0,094	-	-	1,1277
3,7	1	0,186	8	0,101	0,079	-	-	1,6165
4,3	1	0,176	9	0,057	0,066	-	-	0,9813
3,4	1	0,092	6	0,244	0,042	-	-	0,9112
5,3	1	0,224	11	0,190	0,071	-	-	0,7869
3,2	1	0,149	7	0,066	0,072	-	-	0,7937
2,4	1	0,083	5	0,049	0,049	-	-	0,7704
5,8	1	0,246	12	0,059	0,072	-	-	0,9572
2,3	1	0,052	4	0,058	0,058	-	-	1,1380
2,3	1	0,065	4	0,043	0,043	-	-	0,9005
3,8	1	0,227	9	0,101	0,077	-	-	0,7889
4,0	1	0,493	11	0,075	0,086	-	-	1,0246
3,1	1	0,113	6	0,039	0,042	-	-	0,8126
2,6	1	0,169	7	0,072	0,075	-	-	0,8857
2,4	1	0,054	6	0,063	0,064	-	-	1,6711
14,1	4	0,240	27	0,060	-	x	-	1,0657
2,0	1	0,111	4	0,066	0,063	-	-	0,8911
19,7	6	0,338	38	0,120	0,114	-	x	0,8268
7,4	-	-	15	0,135	0,119	-	x	0,7550
3,2	1	0,243	9	0,152	0,116	-	x	0,8575
4,4	1	0,282	10	0,054	0,063	-	-	0,7476
2,7	1	0,120	6	0,063	0,066	-	-	0,8943
7,1	1	0,330	15	0,065	0,082	-	-	0,8557

Anlage 1

Fallpauschalen-Katalog und Pflegeerlöskatalog
Teil b) Bewertungsrelationen bei Versorgung durch Belegabteilungen

DRG	Partition	Bezeichnung[6]	Bewertungsrelation bei Belegoperateur	Bewertungsrelation bei Belegoperateur und Beleganästhesist	Bewertungsrelation bei Belegoperateur und Beleghebamme	Bewertungsrelation bei Belegoperateur, Beleganästhesist und Beleghebamme
1	2	3	4	5	6	7
D25C	O	Mäßig komplexe Eingriffe an Kopf und Hals bei BNB oder mit Eingriff an den oberen Atemwegen, ohne Laryngektomie, ohne Exzision von Tumorgewebe, ohne äußerst schwere CC	1,313	1,189	-	-
D25D	O	Mäßig komplexe Eingriffe an Kopf und Hals außer bei bösartiger Neubildung ohne äußerst schwere CC	0,850	0,757	-	-
D28Z	O	Andere Eingriffe an Kopf und Hals mit komplexem Eingriff oder bei bösartiger Neubildung oder Rekonstruktion mit Gesichtsepithesen oder totale Auflagerungsplastik der Maxilla	0,616	0,549	-	-
D29Z	O	Operationen am Kiefer und andere Eingriffe an Kopf und Hals außer bei bösartiger Neubildung	0,744	0,662	-	-
D30A	O	Tonsillektomie außer bei BNB od. versch. Eingriffe Ohr, Nase, Mund, Hals oh. äuß. schw. CC, m. aufw. Eingr. od. Eingr. Mundh., Mund, Alter < 3 J. od. m. kompl. Diag. od. Alter < 16 J. m. äuß. schw. od. schw. CC od. m. Eingr. Ohr, Trachea m. äuß. schw. CC	0,528	0,482	-	-
D30B	O	Tonsillektomie außer bei BNB oder verschiedene Eingriffe an Ohr, Nase, Mund und Hals, Alter > 15 oder ohne äußerst schwere oder schwere CC, Alter < 12 Jahre oder Alter > 11 Jahre bei BNB oder mit anderem Eingriff oder ohne Eingriff an Hals, Trachea	0,383	0,346	-	-
D30C	O	Kleine Eingriffe an Ohr, Nase, Mund und Hals, Alter > 11 Jahre	0,262	0,249	-	-
D35Z	O	Eingriffe an Nase, Nasennebenhöhlen bei bösartiger Neubildung	0,841	0,750	-	-
D36Z	O	Sehr komplexe Eingriffe an den Nasennebenhöhlen	0,735	0,652	-	-
D37A	O	Sehr komplexe Eingriffe an der Nase, Alter < 16 Jahre oder bei Gaumenspalte oder Spaltnase oder plastische Rekonstruktion der Nase mit Rippenknorpeltransplantation	1,133	0,965	-	-
D37B	O	Sehr komplexe Eingriffe an der Nase, Alter > 15 Jahre, außer bei Gaumenspalte oder Spaltnase, ohne plastische Rekonstruktion der Nase mit Rippenknorpeltransplantation	0,669	0,591	-	-
D38Z	O	Mäßig komplexe Eingriffe an Nase, Nasennebenhöhlen, Gesichtsschädelknochen	0,465	0,410	-	-
D39Z	O	Andere Eingriffe an der Nase	0,349	0,314	-	-
D40Z	A	Zahnextraktion und -wiederherstellung	0,438	0,395	-	-
D60B	M	Bösartige Neubildungen an Ohr, Nase, Mund und Hals, ein Belegungstag oder ohne äußerst schwere oder schwere CC	0,500	0,480	-	-
D61Z	M	Gleichgewichtsstörung, Hörverlust und Tinnitus	0,377	0,377	-	-
D63B	M	Otitis media oder Infektionen der oberen Atemwege oder Blutung aus Nase und Rachen ohne äußerst schwere CC	0,270	0,269	-	-
D64Z	M	Laryngotracheitis, Laryngospasmus und Epiglottitis	0,208	0,208	-	-
D65Z	M	Andere Krankheiten an Ohr, Nase, Mund und Hals oder Verletzung und Deformität der Nase	0,327	0,316	-	-
D67Z	M	Erkrankungen von Zähnen und Mundhöhle	0,337	0,325	-	-
MDC 04 Krankheiten und Störungen der Atmungsorgane						
E02C	O	Andere OR-Prozeduren an den Atmungsorganen, Alter > 9 J., mehr als 1 BT, ohne best. Eingr. an Larynx oder Trachea, ohne mäßig aufwend. Eingr., ohne äuß. schw. CC, mit best. endoskop. Lungenvolumenred. oder anderem mäßig kompl. Eingr. oder Alter < 18 J.	0,802	0,759	-	-
E02D	O	Andere OR-Prozeduren an den Atmungsorganen, Alter > 17 Jahre, mehr als 1 BT, ohne bestimmten Eingriff an Larynx oder Trachea, ohne mäßig aufwendigen Eingriff, ohne äußerst schwere CC, ohne endoskop. Lungenvolumenred., ohne anderen mäßig kompl. Eingriff	0,801	0,784	-	-
E02E	O	Andere OR-Prozeduren an den Atmungsorganen, Alter > 17 J., ohne best. Eingriff an Larynx oder Trachea, ohne mäßig aufwendigen Eingriff, ohne äußerst schwere CC, ohne endoskop. Lungenvolumenreduktion, ohne andere mäßig kompl. Eingriffe, ein Belegungstag	0,489	0,468	-	-
E07Z	O	Aufwendige Eingriffe bei Schlafapnoesyndrom	0,654	0,579	-	-
E08B	O	Strahlentherapie bei Krankheiten und Störungen der Atmungsorgane ohne operativen Eingriff oder Beatmung > 24 Stunden, mehr als ein Belegungstag, Bestrahlungen an mindestens 9 Tagen	2,565	2,556	-	-
E08C	O	Strahlentherapie bei Krankheiten und Störungen der Atmungsorgane ohne operativen Eingriff od. Beatmung > 24 Stunden, mehr als ein Belegungstag, Bestrahlungen an mindestens 5 Tagen od. mindestens 10 Bestrahlungen od. zerebrale, stereotaktische Bestrahlung	1,365	1,361	-	-

aG-DRG Version 2026　　　Anlage 1: Fallpauschalen-Katalog und Pflegeerlöskatalog

Mittlere Verweildauer [1]	Untere Grenzverweildauer: Erster Tag mit Abschlag [2,5]	Untere Grenzverweildauer: Bewertungsrelation pro Tag	Obere Grenzverweildauer: Erster Tag mit zusätzlichem Entgelt [3,5]	Obere Grenzverweildauer: Bewertungsrelation pro Tag	Externe Verlegung Abschlag pro Tag (Bewertungsrelation)	Verlegungsfallpauschale	Ausnahme von Wiederaufnahme [4]	Pflegeerlös Bewertungsrelation pro Tag
8	9	10	11	12	13	14	15	16
5,6	1	0,291	13	0,132	0,088	-	-	0,8726
3,6	1	0,371	9	0,065	0,073	-	-	0,8681
2,5	1	0,086	5	0,116	-	x	-	0,8808
3,0	1	0,216	7	0,066	0,071	-	-	0,8033
2,2	1	0,090	4	0,053	0,052	-	-	1,1135
3,1	1	0,088	7	0,041	0,044	-	-	0,8843
2,4	1	0,018	5	0,057	0,057	-	-	0,7674
3,5	1	0,178	8	0,138	0,079	-	-	0,8096
3,3	1	0,143	8	0,060	0,066	-	-	0,7782
3,0	1	0,122	6	0,057	0,061	-	-	0,7064
2,1	1	0,057	4	0,050	0,049	-	-	0,8569
2,3	1	0,112	4	0,039	0,039	-	-	0,9200
2,2	1	0,088	5	0,060	0,059	-	-	0,8485
2,4	1	0,039	5	0,061	0,061	-	-	1,0620
4,4	1	0,184	10	0,062	0,073	-	x	0,9272
3,3	1	0,161	7	0,080	0,087	-	-	0,7730
3,3	1	0,107	7	0,057	0,062	-	-	1,0110
2,3	1	0,078	4	0,063	0,062	-	-	1,4110
3,0	1	0,087	7	0,065	0,069	-	-	0,8769
3,4	1	0,087	7	0,058	0,063	-	-	0,9342
5,5	1	0,239	14	0,061	0,074	-	-	0,8349
5,6	-	-	14	0,073	0,089	-	-	0,7136
1,0	-	-	-	-	-	-	-	1,2978
3,4	1	0,146	7	0,061	0,067	-	-	0,7599
22,3	6	0,352	40	0,110	-	x	x	0,7790
12,7	3	0,328	27	0,103	0,096	-	x	0,8395

131

Anlage 1

Fallpauschalen-Katalog und Pflegeerlöskatalog
Teil b) Bewertungsrelationen bei Versorgung durch Belegabteilungen

DRG	Partition	Bezeichnung[6]	Bewertungsrelation bei Belegoperateur	Bewertungsrelation bei Belegoperateur und Beleganästhesist	Bewertungsrelation bei Belegoperateur und Beleghebamme	Bewertungsrelation bei Belegoperateur, Beleganästhesist und Beleghebamme
1	2	3	4	5	6	7
E08D	O	Strahlentherapie bei Krankheiten und Störungen der Atmungsorgane ohne operativen Eingr. oder Beatmung > 24 Stunden, mehr als ein Belegungstag, Bestrahlungen an weniger als 5 Tagen, weniger als 10 Bestrahlungen, ohne zerebrale, stereotaktische Bestrahlung	0,884	0,880	-	-
E40C	A	Krankheiten und Störungen der Atmungsorgane mit Beatmung > 24 h, mehr als 2 BT, mit kompl. Prozedur, IntK > - / 184 / - und < 197 / 369 /- Punkte bei akuter Exazerb. best. interstit. LungenKh, ohne äußerst schwere CC, außer bei best. Para- / Tetraplegie	1,628	1,624	-	-
E63B	M	Schlafapnoesyndrom oder Polysomnographie oder kardiorespiratorische Polygraphie bis 2 Belegungstage, Alter > 17 Jahre, ohne bestimmte invasive kardiologische Diagnostik	0,230	0,230	-	-
E64A	M	Respiratorische Insuffizienz, mehr als ein Belegungstag, mit äußerst schweren CC oder bestimmter Lungenembolie oder IntK > 196 / 184 / 184 Aufwandspunkte oder Komplexbehandlung bei isolationspflichtigen Erregern, Alter > 15 Jahre	0,884	0,884	-	-
E64B	M	Respiratorische Insuffizienz, mehr als ein Belegungstag, mit IntK > 0 / 0 / - Aufwandspunkten, ohne IntK > 196 / 184 / 184 Aufwandspunkten, ohne äußerst schwere CC, Alter < 16 Jahre	0,670	0,665	-	-
E64C	M	Respiratorische Insuffizienz, mehr als ein Belegungstag, ohne äußerst schwere CC, IntK < - / - / 185 Aufwandspunkten, Alter > 15 Jahre	0,479	0,479	-	-
E64D	M	Respiratorische Insuffizienz, ein Belegungstag	0,226	0,225	-	-
E65B	M	Chronisch-obstruktive Atemwegserkrankung oder best. Atemwegsinfektion ohne äußerst schwere CC, mit komplizierender Diagnose oder FEV1 < 35% und mehr als ein Belegungstag oder Alter < 1 J. oder mit best. mäßig aufwendiger /and. aufwendiger Behandlung	0,583	0,581	-	-
E65C	M	Chronisch-obstruktive Atemwegserkrankung ohne äußerst schwere CC, ohne komplizierende Diagnose, ohne FEV1 < 35% oder ein Belegungstag oder Alter > 1 Jahr, ohne bestimmte mäßig aufwendige / andere aufwendige Behandlung	0,462	0,461	-	-
E66A	M	Schweres Thoraxtrauma mit komplizierender Diagnose	0,482	0,481	-	-
E66B	M	Schweres Thoraxtrauma ohne komplizierende Diagnose	0,344	0,344	-	-
E69B	M	Bronchitis und Asthma bronchiale, mehr als 1 BT u. Alter > 55 J. od. mit äuß. schw. od. schw. CC, Alter > 0 J. od. 1 BT od. oh. äuß. schw. od. schw. CC, Alter < 1 J. od. flex. Bronchoskopie, Alter < 16 J. od. andere mäßig aufw. Beh., mit RS-Virus-Infekt.	0,441	0,441	-	-
E69C	M	Bronchitis und Asthma bronchiale, ein Belegungstag oder ohne äuß. schw. oder schw. CC oder Alter < 56 Jahre oder Beschwerden und Symptome der Atmung oder Störungen der Atmung mit Ursache in der Neonatalperiode, ohne bestimmte aufw./hochaufw. Behandlung	0,310	0,309	-	-
E70Z	M	Keuchhusten und akute Bronchiolitis	0,328	0,328	-	-
E71A	M	Neubildungen der Atmungsorgane mit intensivmedizinischer Komplexbehandlung > 196 / 184 / - Aufwandspunkten oder mehr als ein Belegungstag mit äußerst schweren CC	1,278	1,274	-	-
E71B	M	Neubildungen der Atmungsorgane, ein Belegungstag oder ohne äußerst schwere CC, mit Ösophagusprothese oder endoskopischer Stufenbiopsie oder endoskopischer Biopsie am Respirationstrakt mit Chemotherapie ohne int. Komplexbeh. > 196 / 184 / - Punkten	0,828	0,821	-	-
E71C	M	Neubildungen der Atmungsorgane, ein Belegungstag oder ohne äußerst schwere CC, ohne Ösophagusproth., ohne Stufenbiop., ohne Chemotherapie od. ohne endoskop. Biop. am Respir.-Trakt, mit Bronchoskop. mit starrem Instr. oder perkut. Biop. am Respir.-Trakt	0,600	0,595	-	-
E71D	M	Neubildungen der Atmungsorgane, ein Belegungstag od. ohne äußerst schwere CC, ohne Ösophagusproth., ohne Stufenbiopsie, ohne Chemoth. od. ohne endoskop. Biop. am Respir.-Trakt, ohne Bronchoskopie mit starrem Instr., ohne perkut. Biopsie am Respir.-Trakt	0,475	0,473	-	-
E73B	M	Pleuraerguss ohne äußerst schwere CC	0,455	0,453	-	-
E74Z	M	Interstitielle Lungenerkrankung	0,557	0,554	-	-
E75C	M	Andere Krankheiten der Atmungsorgane ohne äußerst schwere CC, ohne best. andere Krankheiten der Atmungsorgane mit IntK > 196 / 184 / 368 P., ohne Komplexbeh. bei isolationspfl. Erregern oder Beschwerden und Symptome der Atmung mit komplexer Diagnose	0,443	0,441	-	-
E76C	M	Tuberkulose bis 14 Belegungstag, Alter > 17 Jahre oder ohne äußerst schwere oder schwere CC oder Pneumothorax	0,594	0,590	-	-

aG-DRG Version 2026 — Anlage 1: Fallpauschalen-Katalog und Pflegeerlöskatalog

Mittlere Verweildauer [1]	Untere Grenzverweildauer: Erster Tag mit Abschlag [2, 5]	Untere Grenzverweildauer: Bewertungsrelation pro Tag	Obere Grenzverweildauer: Erster Tag mit zusätzlichem Entgelt [3, 5]	Obere Grenzverweildauer: Bewertungsrelation pro Tag	Externe Verlegung Abschlag pro Tag (Bewertungsrelation)	Verlegungsfallpauschale	Ausnahme von Wiederaufnahme [4]	Pflegeerlös Bewertungsrelation pro Tag
8	9	10	11	12	13	14	15	16
6,9	1	0,416	19	0,120	-	x	x	0,8584
8,9	2	0,527	21	0,124	0,159	-	x	1,9911
2,1	1	0,098	4	0,077	0,074	-	-	0,9212
8,7	2	0,287	18	0,069	0,089	-	-	1,1840
4,3	-	-	10	0,150	0,122	-	-	1,9229
5,2	-	-	12	0,062	0,075	-	-	0,8292
1,0	-	-	-	-	-	-	-	1,3949
7,5	2	0,186	16	0,052	0,065	-	-	0,8217
6,2	1	0,225	13	0,050	0,062	-	-	0,7734
5,0	1	0,216	12	0,067	0,079	-	-	0,8677
3,8	1	0,123	9	0,063	0,071	-	-	0,8027
6,1	1	0,267	12	0,049	0,060	-	-	0,8278
3,3	1	0,111	7	0,064	0,070	-	-	1,1319
4,0	1	0,171	9	0,057	0,065	-	-	1,4096
14,3	4	0,243	29	0,059	0,079	-	x	1,0109
7,0	1	0,379	18	0,066	0,082	-	x	0,7221
4,7	1	0,286	12	0,076	0,089	-	x	0,7988
5,9	1	0,244	14	0,053	0,065	-	x	0,9217
4,7	1	0,273	12	0,063	0,074	-	-	0,7810
6,1	1	0,254	14	0,058	0,071	-	-	0,7953
5,6	1	0,174	12	0,052	0,063	-	-	0,9006
6,2	1	0,355	14	0,063	0,078	-	-	0,9307

Anlage 1
Fallpauschalen-Katalog und Pflegeerlöskatalog
Teil b) Bewertungsrelationen bei Versorgung durch Belegabteilungen

DRG	Partition	Bezeichnung[6]	Bewertungsrelation bei Belegoperateur	Bewertungsrelation bei Belegoperateur und Beleganästhesist	Bewertungsrelation bei Belegoperateur und Beleghebamme	Bewertungsrelation bei Belegoperateur, Beleganästhesist und Beleghebamme
1	2	3	4	5	6	7
E79A	M	Infektionen und Entzündungen der Atmungsorgane mit komplexer Diagnose oder äußerst schweren CC, mehr als ein Belegungstag oder mit äußerst schweren CC mit bestimmten Infektionen oder Entzündungen	0,970	0,969	-	-
E79B	M	Infektionen und Entzündungen der Atmungsorgane ohne komplexe Diagnose, ohne äußerst schwere CC oder ein Belegungstag, bei Para- / Tetraplegie oder mit bestimmter mäßig aufwendiger Behandlung oder mit bestimmter Pneumonie, mehr als ein Belegungstag	0,826	0,825	-	-
E79C	M	Infektionen und Entzündungen der Atmungsorgane ohne komplexe Diagnose, ohne äußerst schwere CC oder ein Belegungstag, außer bei Para- / Tetraplegie, ohne bestimmte mäßig aufwendige Behandlung	0,495	0,495	-	-
MDC 05 Krankheiten und Störungen des Kreislaufsystems						
F01C	O	Implantation Kardioverter / Defibrillator (AICD), Dreikammer-Stimulation oder Defibrillator oder intrakardialer Pulsgenerator, ohne komplizierende Faktoren oder Implantation eines Drucksensors in die Pulmonalarterie	2,724	2,688	-	-
F01D	O	Implantation Kardioverter / Defibrillator (AICD), Zwei- oder Einkammer-Stim. mit äußerst schweren CC oder Einkammer-Stim. mit zusätzlichem Herz- oder Gefäßeingriff oder IntK > 392 / 368 / - AP oder best. Sondenentfernung oder Alter < 18 Jahre	3,188	3,152	-	-
F01E	O	Implantation Kardioverter / Defibrillator (AICD), Zweikammer-Stimulation oder aufwendige Sondenentfernung, ohne Implantation eines Drucksensors in Pulmonalarterie, ohne Implantation eines intrakardialen Pulsgenerators, Alter > 17 Jahre	2,213	2,185	-	-
F01F	O	Impl. Kardioverter / Defibrillator (AICD), Einkammer-Stimulation, ohne zusätzl. Herz- od. Gefäßeingriff, ohne IntK > 392 / 368 / - P., ohne äuß. schw. CC, ohne aufw. Sondenentf., ohne Impl. Drucksens. in Pulmonalart., ohne Impl. Pulsgen., Alter > 17 J.	1,931	1,910	-	-
F08B	O	Rekonstruktive Gefäßeingriffe ohne komplizierende Konstellationen, ohne komplexe Vakuumbehandlung, ohne komplexen Aorteneingriff, mit komplexem Eingriff mit Mehretagen- oder Aorteneingriff oder Re-OP oder bestimmten Bypässen, mit äußerst schweren CC	4,793	4,489	-	-
F08C	O	Rekonstruktive Gefäßeingriffe ohne kompl. Vakuumbeh., ohne kompl. Aorteneingriff, mit kompl. Eingriff ohne Mehretagen- od. Aorteneingriff, ohne Reop., ohne best. Bypass, mit äußerst schweren CC oder mit best. Aorteneingriff od. best. kompl. Konstellation	3,479	3,252	-	-
F08D	O	Rekonstruktive Gefäßeingriffe, mit kompl. Konst., ohne kompl. Aorteneingriff, mit kompl. Eingr. mit Mehretagen- oder Aorteneingriff ohne Reop. oder best. Byp., ohne äuß. schw. CC, ohne best. Aorteneingriff oder bestimmter Bypass mit äußerst schweren CC	2,392	2,192	-	-
F08E	O	Rekonstruktive Gefäßeingriffe ohne kompl. Konst., ohne kompl. Vakuumbeh., ohne kompl. Aorteneingriff, mit kompl. Eingriff, ohne Mehretagen- oder Aorteneingriff, ohne Reop., ohne bestimmten Bypass, ohne äußerst schwere CC, ohne bestimmten Aorteneingriff	1,935	1,777	-	-
F08F	O	Rekonstruktive Gefäßeingriffe ohne komplizierende Konstellation, ohne komplexe Vakuumbehandlung, ohne komplexen Aorteneingriff, ohne komplexen Eingriff, ohne bestimmten Aorteneingriff, mit bestimmtem Eingriff	1,613	1,472	-	-
F08G	O	Rekonstruktive Gefäßeingriffe ohne komplizierende Konstellation, ohne komplexe Vakuumbehandlung, ohne komplexen Aorteneingriff, ohne komplexen Eingriff, ohne bestimmten Aorteneingriff, ohne bestimmten Eingriff	1,416	1,286	-	-
F12A	O	Implantation eines Herzschrittmachers, Dreikammersystem mit äuß. schw. CC oder ablativ. Maßnahmen oder PTCA oder mit aufwendiger Sondenentfernung mit kompliz. Faktoren oder mit Revision eines Herzschrittm. oder AICD ohne Aggregatw. mit kompliz. Faktoren	3,221	3,134	-	-
F12B	O	Implantation eines Herzschrittmachers, Dreikammersystem ohne äußerst schwere CC, ohne ablative Maßnahme, ohne PTCA oder Implantation eines Herzschrittmachers ohne aufwendige Sondenentfernung mit komplizierenden Faktoren	1,761	1,741	-	-
F12C	O	Implantation eines Herzschrittmachers, Zweikammersystem, mit komplexem Eingriff oder Alter < 16 Jahre	2,144	2,119	-	-

Mittlere Verweildauer [1]	Untere Grenzverweildauer: Erster Tag mit Abschlag [2,5]	Untere Grenzverweildauer: Bewertungsrelation pro Tag	Obere Grenzverweildauer: Erster Tag mit zusätzlichem Entgelt [3,5]	Obere Grenzverweildauer: Bewertungsrelation pro Tag	Externe Verlegung Abschlag pro Tag (Bewertungsrelation)	Verlegungsfallpauschale	Ausnahme von Wiederaufnahme [4]	Pflegeerlös Bewertungsrelation pro Tag
8	9	10	11	12	13	14	15	16
13,0	3	0,235	24	0,051	0,067	-	-	0,9917
11,0	3	0,200	22	0,051	0,067	-	-	1,0361
6,6	1	0,271	14	0,052	0,064	-	-	0,9056
7,2	1	0,046	18	0,058	0,072	-	-	0,9492
12,9	3	0,343	26	0,075	0,099	-	-	1,2351
8,2	2	0,258	18	0,066	0,084	-	-	1,0062
7,2	1	0,527	16	0,066	0,083	-	-	0,9978
22,9	7	0,297	41	0,073	0,099	-	-	1,1082
18,2	5	0,296	36	0,068	0,092	-	-	1,0321
13,3	3	0,268	26	0,056	0,075	-	-	0,8972
9,4	2	0,246	21	0,055	0,071	-	-	0,7805
10,3	2	0,218	19	0,044	0,058	-	-	0,7471
7,6	2	0,173	13	0,048	0,061	-	-	0,7440
14,5	4	0,269	30	0,065	0,087	-	-	1,0668
5,2	1	0,255	13	0,060	0,072	-	-	0,8352
8,4	2	0,276	17	0,069	0,088	-	-	1,1216

Anlage 1

Fallpauschalen-Katalog und Pflegeerlöskatalog
Teil b) Bewertungsrelationen bei Versorgung durch Belegabteilungen

DRG	Partition	Bezeichnung[6]	Bewertungsrelation bei Belegoperateur	Bewertungsrelation bei Belegoperateur und Beleganästhesist	Bewertungsrelation bei Belegoperateur und Beleghebamme	Bewertungsrelation bei Belegoperateur, Beleganästhesist und Beleghebamme
1	2	3	4	5	6	7
F12D	O	Implantation eines Herzschrittmachers, Zweikammersystem, ohne komplexen Eingriff, Alter > 15 Jahre, mit äußerst schweren CC oder isolierter offen chirurgischer Sondenimplantation oder aufwendiger Sondenentfernung oder mäßig komplexer PTCA	1,913	1,887	-	-
F12E	O	Implantation eines Herzschrittmachers, Einkammersystem oder Implantation eines Ereignisrekorders, Alter > 15 Jahre, mit invasiver kardiologischer Diagnostik bei bestimmten Eingriffen	1,336	1,329	-	-
F12F	O	Impl. HSM, Zweikammersys., oh. äuß. schwere CC, oh. isol. offen chir. Sondenimpl., oh. aufw. Sondenentf., oh. mäßig kompl. PTCA od. Impl. HSM, Einkammersys. od. Impl. Ereignisrekorder, oh. invasive kardiol. Diagnostik bei best. Eingriffen, Alter > 15 J.	1,002	0,985	-	-
F13C	O	Amputation bei Kreislauferkrankungen an oberer Extremität oder komplexe Amputation an unterer Extremität oder Revisionseingriff ohne äußerst schwere CC	1,303	1,241	-	-
F13D	O	Amputation bei Kreislauferkrankungen an unterer Extremität ohne komplexe Amputationen, ohne äußerst schwere CC	0,740	0,696	-	-
F14A	O	Komplexe oder mehrfache Gefäßeingriffe außer große rekonstruktive Eingriffe mit äußerst schweren CC	3,889	3,658	-	-
F14B	O	Komplexe oder mehrfache Gefäßeingriffe außer große rekonstruktive Eingriffe, ohne äußerst schwere CC	1,764	1,630	-	-
F17B	O	Wechsel eines Herzschrittmachers, Einkammer- oder Zweikammersystem, Alter > 15 Jahre	0,644	0,624	-	-
F18C	O	Revision eines Herzschrittmachers oder Kardioverters / Defibrillators (AICD) ohne Aggregatwechsel, Alter > 15 Jahre, ohne äußerst schwere CC, ohne aufwendige Sondenentfernung, mit komplexem Eingriff, ohne intraluminale expandierende Extraktionshilfe	1,000	0,956	-	-
F18D	O	Revision eines Herzschrittmachers oder Kardioverters / Defibrillators (AICD) ohne Aggregatwechsel, Alter > 15 Jahre, ohne äußerst schwere CC, ohne aufwendige Sondenentfernung, ohne komplexen Eingriff	0,681	0,652	-	-
F19B	O	Andere transluminale Intervention an Herz, Aorta und Lungengefäßen ohne äußerst schwere CC oder Ablation über A. renalis oder komplexe Rekanalisation von Koronargefäßen	1,408	1,400	-	-
F21C	O	Andere OR-Prozeduren bei Kreislauferkrankungen ohne komplexen Eingriff, mit mäßig komplexem Eingriff oder anderer komplizierender Konstellation oder IntK > 196 / 184 / 368 Punkte	1,549	1,454	-	-
F21D	O	Andere OR-Prozeduren bei Kreislauferkrankungen ohne komplexen Eingriff, ohne komplizierende Konstellationen, ohne IntK > 196 / 184 / 368 Punkte, ohne mäßig komplexen Eingriff, mit bestimmtem anderen Eingriff	1,090	1,023	-	-
F21E	O	Andere OR-Prozeduren bei Kreislauferkrankungen ohne komplexen Eingriff, ohne komplizierende Konstellationen, ohne IntK > 196 / 184 / 368 Punkte, ohne mäßig komplexen Eingriff, ohne bestimmten anderen Eingriff	0,699	0,679	-	-
F24B	O	Perkutane Koronarangioplastie mit komplexer Diagnose und hochkomplexer Intervention oder mit bestimmtem Rekanalisationsverfahren, Alter > 15 Jahre, ohne äußerst schwere CC	1,171	1,170	-	-
F27A	O	Verschiedene Eingriffe bei Diabetes mellitus mit Komplikationen, mit äußerst schweren CC oder mit bestimmter Amputation oder komplexer Arthrodese des Fußes oder komplexer Hauteingriff oder Ringfixateur	1,912	1,796	-	-
F27B	O	Verschiedene Eingriffe bei Diabetes mellitus mit Komplikationen, ohne äußerst schwere CC, ohne Gefäßeingriff, ohne bestimmte Amputation, ohne komplexe Arthrodese des Fußes, ohne komplexen Hauteingriff, ohne Ringfixateur, mit mäßig komplexem Eingriff	1,388	1,321	-	-
F27C	O	Verschiedene Eingriffe bei Diabetes mellitus mit Komplikationen, ohne äußerst schwere CC, ohne Gefäßeingriff, ohne best. Amputation, ohne komplexe Arthrodese des Fußes, ohne Ringfixateur, ohne mäßig komplexen Eingriff, mit bestimmtem aufwendigen Eingriff	0,772	0,730	-	-
F28A	O	Bestimmte Amputation bei Kreislauferkrankungen an unterer Extremität mit zusätzlichem Gefäßeingriff oder mit Hauttransplantation mit äußerst schweren oder schweren CC	3,093	2,886	-	-
F28B	O	Bestimmte Amputation bei Kreislauferkrankungen an unterer Extremität ohne zusätzlichen Gefäßeingriff, ohne Hauttransplantation, mit äußerst schweren oder schweren CC	1,797	1,694	-	-

aG-DRG Version 2026　　　　Anlage 1: Fallpauschalen-Katalog und Pflegeerlöskatalog

Mittlere Verweildauer [1)	Untere Grenzverweildauer: Erster Tag mit Abschlag [2), 5)	Untere Grenzverweildauer: Bewertungsrelation pro Tag	Obere Grenzverweildauer: Erster Tag mit zusätzlichem Entgelt [3), 5)	Obere Grenzverweildauer: Bewertungsrelation pro Tag	Externe Verlegung Abschlag pro Tag (Bewertungsrelation)	Verlegungsfallpauschale	Ausnahme von Wiederaufnahme [4)	Pflegeerlös Bewertungsrelation pro Tag
8	9	10	11	12	13	14	15	16
11,5	3	0,288	24	0,070	0,092	-	-	1,1897
8,0	2	0,215	17	0,057	0,072	-	-	0,8432
4,6	1	0,329	12	0,069	0,081	-	-	0,9402
13,4	3	0,230	27	0,048	0,064	-	-	0,7065
8,9	2	0,174	19	0,041	0,053	-	-	0,7028
23,3	7	0,283	41	0,068	0,093	-	-	1,0704
9,7	2	0,261	23	0,056	0,073	-	-	0,7740
3,0	1	0,128	7	0,056	0,060	-	-	0,9501
4,9	1	0,317	12	0,065	0,077	-	-	1,0134
4,3	1	0,358	11	0,058	0,068	-	-	0,8349
3,9	1	0,364	10	0,077	0,088	-	-	1,0643
16,8	5	0,171	33	0,043	0,058	-	-	0,7579
11,8	3	0,181	25	0,043	0,057	-	-	0,7438
9,3	2	0,194	19	0,044	0,057	-	-	0,7561
4,4	1	0,381	11	0,082	0,096	-	-	1,0648
19,4	5	0,209	37	0,045	0,061	-	-	0,7836
14,9	4	0,198	30	0,046	0,062	-	-	0,6982
9,0	2	0,187	19	0,043	0,056	-	-	0,7110
23,5	7	0,223	42	0,053	0,073	-	-	0,8499
18,7	5	0,211	36	0,047	0,064	-	-	0,8380

Anlage 1

Fallpauschalen-Katalog und Pflegeerlöskatalog
Teil b) Bewertungsrelationen bei Versorgung durch Belegabteilungen

DRG	Parti-tion	Bezeichnung[6]	Bewertungsrelation bei Belegoperateur	Bewertungsrelation bei Belegoperateur und Beleganästhesist	Bewertungsrelation bei Belegoperateur und Beleghebamme	Bewertungsrelation bei Belegoperateur, Beleganästhesist und Beleghebamme
1	2	3	4	5	6	7
F28C	O	Bestimmte Amputation bei Kreislauferkrankungen an unterer Extremität, ohne zusätzlichen Gefäßeingriff, ohne äußerst schwere oder schwere CC	1,409	1,326	-	-
F39A	O	Unterbindung und Stripping von Venen mit beidseitigem Eingriff oder bestimmter Diagnose oder äußerst schweren oder schweren CC	0,640	0,584	-	-
F39B	O	Unterbindung und Stripping von Venen ohne beidseitigen Eingriff, ohne bestimmte Diagnose, ohne äußerst schwere oder schwere CC	0,531	0,477	-	-
F41Z	A	Invasive kardiologische Diagnostik bei akutem Myokardinfarkt	0,614	0,614	-	-
F43C	A	Beatmung > 24 Stunden bei Krankheiten und Störungen des Kreislaufsystems, Alter > 15 J., ohne intensivmed. Komplexbehandlung > 392 / 368 / 552 Aufwandspunkte, ohne komplizierende Konstellation, ohne best. OR-Prozedur, ohne best. Impl. herzunterst. System	1,881	1,877	-	-
F49C	A	Invasive kardiologische Diagnostik außer bei akutem Myokardinfarkt, ohne äußerst schwere CC, ohne IntK > 196 / 184 / 368 Aufwandspunkte, Alter > 17 Jahre, mit schwerem CC, mehr als ein Belegungstag	1,451	1,449	-	-
F49D	A	Invasive kardiologische Diagnostik außer bei akutem Myokardinfarkt, ohne IntK > 196 / 184 / 368 Aufwandspunkte, Alter > 17 Jahre, ohne schwere CC bei BT > 1, mit kardialem Mapping oder best. andere kardiologische Diagnostik oder best. komplexer Diagnose	0,879	0,878	-	-
F49E	A	Invasive kardiolog. Diagnostik außer bei akutem Myokardinfarkt, o. äußerst schwere CC, ohne IntK > 196 / 184 / 368 P., Alter > 17 J., o. kard. Mapping, o. best. and. kard. Diagnostik, o. schwere CC bei BT > 1, o. best. kompl. Diagnose, mit best. Eingr.	0,696	0,696	-	-
F49F	A	Invasive kardiolog. Diagnostik außer bei akutem Myokardinfarkt, o. äußerst schwere CC, ohne IntK > 196 / 184 / 368 P., Alter > 17 J., o. kard. Mapping, o. best. and. kard. Diagnostik, o. schwere CC bei BT > 1, o. best. kompl. Diagnose, ohne best. Eingr.	0,518	0,517	-	-
F50A	O	Ablative Maßnahmen bei Herzrhythmusstörungen mit hochkomplexer Ablation im linken Vorhof, Ventrikel oder Pulmonalvenen oder Implantation eines Ereignisrekorders oder Alter < 16 Jahre oder best. angeb. Herzfehler oder mit kompl. Ablation, Alter < 18 Jahre	1,707	1,696	-	-
F50B	O	Ablative Maßnahmen bei Herzrhythmusstörungen ohne hochkomplexe Ablation im linken Vorhof, Ventrikel oder Pulmonalvenen, ohne Implantation eines Ereignisrekorders, ohne best. angeb. Herzfehler, mit komplexer Ablation, Alter > 17 Jahre	1,377	1,376	-	-
F50C	O	Ablative Maßnahmen bei Herzrhythmusstörungen ohne hochkomplexe Ablation im linken Vorhof, Ventrikel oder Pulmonalvenen, ohne Implantation eines Ereignisrekorders, ohne best. angeb. Herzfehler, ohne komplexe Ablation, Alter > 15 Jahre	0,992	0,991	-	-
F51B	O	Endovaskuläre Implantation von Stent-Prothesen an der Aorta, nicht thorakal, ohne bestimmte Aortenprothesenkombination	2,909	2,791	-	-
F52B	O	Perkutane Koronarangioplastie mit komplexer Diagnose, ohne äußerst schwere CC oder mit intrakoronarer Brachytherapie oder bestimmte Intervention	0,864	0,863	-	-
F56A	O	Perkutane Koronarangioplastie mit bestimmter hochkomplexer Intervention, mit äußerst schweren CC	2,534	2,527	-	-
F56B	O	Perkutane Koronarangioplastie mit hochkomplexer Intervention, ohne bestimmter hochkomplexe Intervention oder ohne äußerst schwere CC oder Kryoplastie oder koronare Lithoplastie	0,996	0,995	-	-
F58A	O	Perkutane Koronarangioplastie oder bestimmte kardiologische Diagnostik mit Gefäßeingriff, mit äußerst schweren CC	1,950	1,946	-	-
F58B	O	Perkutane Koronarangioplastie oder bestimmte kardiologische Diagnostik mit Gefäßeingriff, ohne äußerst schwere CC	0,703	0,702	-	-
F59A	O	Mäßig komplexe Gefäßeingriffe mit äußerst schweren CC	3,139	3,022	-	-
F59B	O	Mäßig komplexe Gefäßeingriffe mit aufwendiger Gefäßintervention, ohne äußerst schwere CC	1,576	1,531	-	-
F59C	O	Mäßig komplexe Gefäßeingriffe ohne äußerst schwere CC, ohne aufwendige Gefäßintervention, mit aufwendigem Eingriff oder Mehrfacheingriff oder bestimmter Diagnose oder Alter < 16 Jahre, mehr als ein Belegungstag	1,293	1,211	-	-
F59D	O	Mäßig komplexe Gefäßeingriffe ohne äußerst schwere CC, ohne aufwendige Gefäßintervention, mit bestimmtem Eingriff oder anderem Mehrfacheingriff, Alter > 15 Jahre oder ein Belegungstag oder mit pAVK mit Gangrän, mehr als ein Belegungstag	1,001	0,944	-	-

Mittlere Verweildauer [1]	Untere Grenzverweildauer: Erster Tag mit Abschlag [2,5]	Untere Grenzverweildauer: Bewertungsrelation pro Tag	Obere Grenzverweildauer: Erster Tag mit zusätzlichem Entgelt [3,5]	Obere Grenzverweildauer: Bewertungsrelation pro Tag	Externe Verlegung Abschlag pro Tag (Bewertungsrelation)	Verlegungsfallpauschale	Ausnahme von Wiederaufnahme [4]	Pflegeerlös Bewertungsrelation pro Tag
8	9	10	11	12	13	14	15	16
15,7	4	0,195	30	0,043	0,058	-	-	0,8065
5,4	1	0,219	14	0,042	0,051	-	-	0,7535
2,5	1	0,110	5	0,060	0,061	-	-	1,0562
3,9	1	0,242	10	0,078	0,089	-	-	0,9339
10,6	3	0,427	24	0,113	0,147	-	x	1,9226
14,1	4	0,242	28	0,060	0,080	-	-	0,9336
6,7	1	0,300	15	0,063	0,078	-	-	0,7264
5,6	1	0,256	14	0,059	0,071	-	-	0,7227
4,1	1	0,187	9	0,059	0,068	-	-	0,6863
4,3	1	0,354	10	0,063	0,073	-	-	0,8895
4,8	1	0,323	11	0,060	0,071	-	-	0,8495
5,0	1	0,283	12	0,058	0,069	-	-	0,8786
5,9	1	0,294	12	0,070	0,085	-	-	0,9292
4,1	1	0,286	10	0,082	0,094	-	-	1,0658
14,1	4	0,326	27	0,081	0,108	-	-	1,2869
3,8	1	0,334	10	0,070	0,080	-	-	0,8797
13,0	3	0,333	26	0,072	0,095	-	-	1,2206
3,6	1	0,242	9	0,061	0,068	-	-	0,7954
20,2	6	0,309	38	0,075	0,102	-	-	1,0562
4,6	1	0,478	12	0,130	0,153	-	-	0,9074
6,0	1	0,318	14	0,074	0,090	-	-	0,8305
4,9	1	0,278	14	0,078	0,092	-	-	0,8031

Anlage 1

Fallpauschalen-Katalog und Pflegeerlöskatalog
Teil b) Bewertungsrelationen bei Versorgung durch Belegabteilungen

DRG	Partition	Bezeichnung [6]	Bewertungsrelation bei Belegoperateur	Bewertungsrelation bei Belegoperateur und Beleganästhesist	Bewertungsrelation bei Belegoperateur und Beleghebamme	Bewertungsrelation bei Belegoperateur, Beleganästhesist und Beleghebamme
1	2	3	4	5	6	7
F59E	O	Mäßig komplexe Gefäßeingriffe ohne äußerst schwere CC, ohne aufwend. Gefäßinterv., mit best. anderen Eingriff oder best. Mehrfacheingriff oder PTA, mehr als ein Belegungstag, ohne aufwendigen oder bestimmten Eingr., Alter > 15 Jahre oder ein Belegungstag	0,798	0,757	-	-
F59F	O	Mäßig komplexe Gefäßeingriffe ohne äußerst schwere CC, ohne aufwendige Gefäßintervention, ohne aufwendigen, bestimmten oder bestimmten anderen Eingriff, ohne Mehrfacheingriff, Alter > 15 Jahre oder ein Belegungstag	0,596	0,583	-	-
F60B	M	Akuter Myokardinfarkt ohne invasive kardiologische Diagnostik ohne äußerst schwere CC	0,458	0,458	-	-
F61B	M	Infektiöse Endokarditis ohne komplizierende Diagnose, ohne komplizierende Konstellation	1,762	1,760	-	-
F62B	M	Herzinsuff. und Schock mit äuß. schw. CC, mit Dialyse oder kompliz. Diag. od. mit best. hochaufw. Beh. od. ohne kompliz. Konst., ohne best. hochaufw. Beh., mehr als 1 BT bei best. akuten Nierenvers. mit äuß. schw. CC od. Komplexbeh. des akut. Schlaganf.	1,613	1,608	-	-
F62C	M	Herzinsuffizienz und Schock ohne äuß. schw. CC od. ohne Dialyse, ohne kompliz. Diagnose, ohne kompliz. Konst., ohne best. hochaufw. Beh., mehr als 1 Belegungstag, ohne best. akut. Nierenvers. od. ohne äuß. schw. CC. ohne Komplexbeh. des akut. Schlaganf.	0,518	0,518	-	-
F62D	M	Herzinsuffizienz und Schock ohne äußerst schwere CC oder ohne Dialyse, ohne komplizierende Diagnose, ohne komplizierende Konstellation, ohne bestimmte hochaufwendige Behandlung, ein Belegungstag	0,190	0,190	-	-
F63B	M	Venenthrombose ohne äußerst schwere CC	0,372	0,372	-	-
F64Z	M	Hautulkus bei Kreislauferkrankungen	0,544	0,543	-	-
F65B	M	Periphere Gefäßkrankheiten ohne komplexe Diagnose oder ohne äußerst schwere CC, ohne intensivmedizinische Komplexbehandlung > 196 / 184 / 184 Aufwandspunkte	0,497	0,493	-	-
F66B	M	Koronararteriosklerose ohne äußerst schwere CC	0,318	0,318	-	-
F67A	M	Hypertonie mit komplizierender Diagnose oder ohne äußerst schweren CC oder bestimmter hochaufwendiger / mäßig aufwendiger / aufwendiger Behandlung	0,725	0,725	-	-
F67B	M	Hypertonie ohne komplizierende Diagnose, ohne äußerst schwere oder schwere CC, ohne bestimmte hochaufwendige / mäßig aufwendige / aufwendige Behandlung, bei primärer Überfunktion von Nebenschilddrüse oder Nebenniere oder Alter < 18 Jahre	0,355	0,355	-	-
F67C	M	Hypertonie ohne komplizierende Diagnose, ohne äußerst schwere oder schwere CC, ohne bestimmte hochaufwendige / mäßig aufwendige / aufwendige Behandlung, ohne primäre Überfunktion von Nebenschilddrüse oder Nebenniere, Alter > 17 Jahre	0,292	0,292	-	-
F68B	M	Angeborene Herzkrankheit ohne intensivmedizinische Komplexbehandlung > 196 / - / - Aufwandspunkte, Alter > 5 Jahre und Alter < 16 Jahre, ohne äußerst schwere oder schwere CC oder Alter > 15 Jahre	0,419	0,417	-	-
F69B	M	Herzklappenerkrankungen ohne äußerst schwere oder schwere CC	0,391	0,390	-	-
F70B	M	Schwere Arrhythmie und Herzstillstand ohne äußerst schwere CC	0,445	0,445	-	-
F71A	M	Nicht schwere kardiale Arrhythmie und Erregungsleitungsstörungen mit äußerst schweren CC, mehr als ein Belegungstag oder mit kathetergestützter elektrophysiologischer Untersuchung des Herzens oder bestimmter hochaufwendiger Behandlung	0,982	0,982	-	-
F71B	M	Nicht schwere kardiale Arrhythmie und Erregungsleitungsstörungen ohne äußerst schwere CC oder ein Belegungstag, ohne kathetergestützte elektrophysiologische Untersuchung des Herzens, ohne bestimmte hochaufwendige Behandlung	0,300	0,300	-	-
F72B	M	Angina pectoris ohne äußerst schwere CC	0,302	0,302	-	-
F73B	M	Synkope und Kollaps, Alter > 13 Jahre oder mehr als ein Belegungstag	0,348	0,348	-	-
F74Z	M	Thoraxschmerz und sonstige und nicht näher bezeichnete Krankheiten des Kreislaufsystems	0,262	0,262	-	-
F75C	M	Andere Krankheiten des Kreislaufsystems ohne äußerst schwere CC oder ein Belegungstag, Alter > 9 Jahre und Alter < 16 Jahre, ohne schwere CC oder Alter > 15	0,600	0,595	-	-
F95A	O	Interventioneller Septumverschluss oder Verschluss einer paravalvulären Leckage mit einem kardialen Okkluder, Alter < 18 Jahre oder Vorhofohrverschluss	1,793	1,773	-	-

aG-DRG Version 2026   Anlage 1: Fallpauschalen-Katalog und Pflegeerlöskatalog

Mittlere Verweildauer [1]	Untere Grenzverweildauer: Erster Tag mit Abschlag [2,5]	Untere Grenzverweildauer: Bewertungsrelation pro Tag	Obere Grenzverweildauer: Erster Tag mit zusätzlichem Entgelt [3,5]	Obere Grenzverweildauer: Bewertungsrelation pro Tag	Externe Verlegung Abschlag pro Tag (Bewertungsrelation)	Verlegungsfallpauschale	Ausnahme von Wiederaufnahme [4]	Pflegeerlös Bewertungsrelation pro Tag
8	9	10	11	12	13	14	15	16
4,0	1	0,211	11	0,086	0,098	-	-	0,7988
3,3	1	0,115	8	0,095	0,105	-	-	0,8588
5,2	1	0,272	12	0,061	0,073	-	-	0,9337
25,1	7	0,212	43	0,047	0,065	-	-	0,7845
16,8	5	0,254	33	0,064	0,086	-	-	1,0995
7,5	2	0,169	16	0,047	0,059	-	-	0,7916
1,0	-	-	-	-	-	-	-	1,2871
4,5	1	0,193	10	0,055	0,065	-	-	0,7301
8,9	2	0,179	17	0,042	0,054	-	-	0,7342
6,6	1	0,220	15	0,050	0,062	-	-	0,8172
3,0	1	0,183	8	0,072	0,077	-	-	0,7181
8,9	2	0,233	20	0,055	0,071	-	-	0,8350
3,6	1	0,177	8	0,069	0,077	-	-	1,0465
3,3	1	0,130	8	0,061	0,067	-	-	0,7041
3,6	1	0,203	9	0,077	0,086	-	-	1,2631
4,6	1	0,200	11	0,057	0,067	-	-	0,7476
4,1	1	0,303	10	0,075	0,086	-	-	0,9997
12,0	3	0,233	24	0,054	0,072	-	-	0,9637
3,1	1	0,143	8	0,064	0,070	-	-	0,8049
3,2	1	0,116	7	0,065	0,071	-	-	0,7444
3,4	1	0,164	8	0,070	0,078	-	-	0,7817
2,5	1	0,112	5	0,072	0,074	-	-	0,8044
5,5	1	0,354	14	0,066	0,079	-	-	0,8276
4,5	1	0,120	11	0,059	0,069	-	-	0,9793

Anlage 1

Fallpauschalen-Katalog und Pflegeerlöskatalog
Teil b) Bewertungsrelationen bei Versorgung durch Belegabteilungen

DRG	Partition	Bezeichnung[6]	Bewertungsrelation bei Belegoperateur	Bewertungsrelation bei Belegoperateur und Beleganästhesist	Bewertungsrelation bei Belegoperateur und Beleghebamme	Bewertungsrelation bei Belegoperateur, Beleganästhesist und Beleghebamme
1	2	3	4	5	6	7
F95B	O	Interventioneller Septumverschluss oder Verschluss einer paravalvulären Leckage mit einem kardialen Okkluder, Alter > 17 Jahre, ohne Vorhofohrverschluss	1,585	1,570	-	-
MDC 06 Krankheiten und Störungen der Verdauungsorgane						
G02A	O	Bestimmte Eingriffe an den Verdauungsorganen bei angeb. Fehlbildung, Alter < 2 Jahre oder sehr komplexe Eingriffe an Dünn- und Dickdarm, Alter < 10 Jahre oder best. Eingriffe an Dünn- und Dickdarm mit kompliz. Diagnose, mit bestimmten kompliz. Faktoren	3,287	3,081	-	-
G02B	O	Bestimmte komplexe Eingriffe an Dünn- und Dickdarm oder andere Eingriffe an den Verdauungsorganen bei angeb. Fehlbildung, Alter < 2 Jahre oder bestimmte Eingriffe an Dünn- und Dickdarm mit komplizierender Diagnose, ohne bestimmte komplizierende Faktoren	2,281	2,121	-	-
G02C	O	Andere komplexe Eingriffe an Dünn- und Dickdarm oder andere Eingriffe an Dünn- und Dickdarm mit komplizierender Diagnose, ohne Eingriffe an den Verdauungsorganen bei angeborener Fehlbildung, Alter < 2 Jahre	1,848	1,709	-	-
G04Z	O	Adhäsiolyse am Peritoneum, Alter < 4 Jahre od. mit äuß. schw. od. schw. CC oder kleine Eingriffe an Dünn- und Dickdarm oder best. Eingriffe an abd. Gefäßen mit äuß. schw. CC oder Implantation eines Antireflux-Stimulationssystems od. best. Gastrektomie	3,267	3,075	-	-
G07A	O	Appendektomie oder laparoskopische Adhäsiolyse bei Peritonitis mit äuß. schw. od. schw. CC od. kl. Eingr. an Dünn- / Dickdarm od. an abdom. Gefäßen, oh. äuß. schw. CC od. best. Anorektoplastik, Alter < 10 Jahre od. mit best. Eingr. an abdominalen Gefäßen	1,654	1,573	-	-
G07B	O	Appendekt. od. laparoskop. Adhäsiolyse bei Peritonitis mit äuß. schw. od. schw. CC od. kl. Eingr. an Dünn-/Dickdarm, oh. äuß. schw. CC od. best. Anorektopl., Alt. > 9 J. u. Alt. < 16 J. od. mit laparoskop. Adhäsiolyse od. Rektopexie od. best. Magenexz.	1,399	1,284	-	-
G07C	O	Appendektomie bei Peritonitis mit äußerst schweren oder schweren CC oder kleine Eingriffe an Dünn- und Dickdarm ohne äußerst schwere CC oder bestimmte Anorektoplastik, Alter > 15 Jahre, ohne laparoskopische Adhäsiolyse, ohne Rektopexie	0,940	0,865	-	-
G08B	O	Komplexe Rekonstruktion der Bauchwand, Alter > 0 Jahre, ohne äußerst schwere CC	0,920	0,823	-	-
G09Z	O	Beidseitige Eingriffe bei Leisten- und Schenkelhernien, Alter > 55 Jahre oder komplexe Herniotomien oder Operation einer Hydrocele testis oder andere kleine Eingriffe an Dünn- und Dickdarm	0,803	0,715	-	-
G11B	O	Pyloromyotomie oder Anoproktoplastik und Rekonstruktion von Anus und Sphinkter außer bei Analfissuren und Hämorrhoiden, Alter > 5 Jahre	0,573	0,523	-	-
G12C	O	Andere OR-Prozeduren an den Verdauungsorganen mit wenig komplexer OR-Prozedur, mehr als ein Belegungstag	1,207	1,169	-	-
G12D	O	Andere OR-Prozeduren an den Verdauungsorganen ohne komplexe OR-Prozedur, ein Belegungstag oder ohne mäßig komplexe OR-Prozedur, mit bestimmtem Eingriff oder Alter < 14 Jahre oder bei bösartiger Neubildung der Verdauungsorgane	0,996	0,970	-	-
G12E	O	Andere OR-Prozeduren an den Verdauungsorganen ohne komplexe OR-Prozedur, ein Belegungstag oder ohne mäßig komplexe OR-Prozedur, ohne bestimmten Eingriff, Alter > 13 Jahre, außer bei bösartiger Neubildung der Verdauungsorgane	0,736	0,678	-	-
G13A	O	Implantation und Wechsel von Neurostimulatoren und Neurostimulationselektroden bei Krankheiten und Störungen der Verdauungsorgane ohne Implantation oder Wechsel eines permanenten Elektrodensystems	0,950	0,900	-	-
G13B	O	Implantation und Wechsel von Neurostimulatoren und Neurostimulationselektroden bei Krankheiten und Störungen der Verdauungsorgane mit Implantation oder Wechsel eines permanenten Elektrodensystems	1,153	1,092	-	-
G16B	O	Komplexe Rektumresektion od. andere Rektumres. mit best. Eingr. od. kompl. Diag. od. mehrz. Enterostomaanlage u. -rückverlagerung, ohne kompliz. Konstell. od. plast. Rekonstruktion m. myokut. Lappen od. IntK > 196/ 368/ - P. ohne endorekt. Vakuumtherapie	2,978	2,745	-	-
G17A	O	Andere Rektumresektion ohne bestimmten Eingriff oder Implantation eines künstlichen Analsphinkters, bei bösartiger Neubildung oder Alter < 16 Jahre	2,447	2,254	-	-

Mittlere Verweildauer [1]	Untere Grenzverweildauer: Erster Tag mit Abschlag [2), 5)]	Untere Grenzverweildauer: Bewertungsrelation pro Tag	Obere Grenzverweildauer: Erster Tag mit zusätzlichem Entgelt [3), 5)]	Obere Grenzverweildauer: Bewertungsrelation pro Tag	Externe Verlegung Abschlag pro Tag (Bewertungsrelation)	Verlegungsfallpauschale	Ausnahme von Wiederaufnahme [4)]	Pflegeerlös Bewertungsrelation pro Tag
8	9	10	11	12	13	14	15	16
4,0	1	0,034	9	0,066	0,075	-	-	0,9839
18,5	5	0,315	36	0,071	0,097	-	-	1,1491
13,3	3	0,291	26	0,061	0,081	-	-	0,9326
11,2	3	0,238	23	0,060	0,078	-	-	0,9301
19,9	6	0,294	37	0,072	0,098	-	-	1,1402
8,5	2	0,354	18	0,087	0,112	-	-	1,2920
7,5	2	0,207	16	0,058	0,073	-	-	0,9557
5,7	1	0,365	13	0,056	0,068	-	-	0,7656
4,0	1	0,321	9	0,050	0,057	-	-	0,7568
3,0	1	0,215	8	0,059	0,063	-	-	0,9834
4,1	1	0,215	9	0,047	0,054	-	-	0,7831
11,5	3	0,224	24	0,055	0,072	-	-	0,8648
9,5	2	0,258	21	0,057	0,074	-	-	0,8044
4,6	1	0,253	11	0,060	0,071	-	-	0,8766
2,3	1	0,100	4	0,054	0,054	-	-	0,9088
2,3	1	0,046	4	0,059	0,059	-	-	0,8759
15,1	4	0,265	30	0,061	0,082	-	-	0,9310
10,5	2	0,310	21	0,062	0,081	-	-	0,8723

Anlage 1

Fallpauschalen-Katalog und Pflegeerlöskatalog
Teil b) Bewertungsrelationen bei Versorgung durch Belegabteilungen

DRG	Parti-tion	Bezeichnung[6]	Bewertungsrelation bei Belegoperateur	Bewertungsrelation bei Belegoperateur und Beleganästhesist	Bewertungsrelation bei Belegoperateur und Beleghebamme	Bewertungsrelation bei Belegoperateur, Beleganästhesist und Beleghebamme
1	2	3	4	5	6	7
G17B	O	Andere Rektumresektion ohne bestimmten Eingriff oder Implantation eines künstlichen Analsphinkters, außer bei bösartiger Neubildung, Alter > 15 Jahre	1,938	1,785	-	-
G18B	O	Bestimmte Eingriffe an Dünn- und Dickdarm oder Anlegen eines Enterostoma oder andere Eingriffe am Darm oder an abdominalen Gefäßen mit bestimmter sehr komplexer Prozedur oder Diagnose	2,045	1,898	-	-
G18C	O	Bestimmte Eingriffe an Dünn- und Dickdarm oder Anlegen eines Enterostoma oder andere Eingriffe am Darm mit äußerst schweren CC, mit komplexem Eingriff	1,627	1,497	-	-
G18D	O	Bestimmte Eingriffe an Dünn- und Dickdarm oder Anlegen eines Enterostoma oder andere Eingriffe am Darm mit äußerst schweren CC, ohne komplexen Eingriff	1,265	1,168	-	-
G19C	O	Andere Eingriffe an Magen, Ösophagus und Duodenum außer bei angeborener Fehlbildung oder Alter > 1 Jahr, ohne komplizierende Konstellation, außer bei bösartiger Neubildung, Alter > 15 Jahre, ohne komplexen Eingriff	1,043	0,942	-	-
G21A	O	Best. kompl. Adhäsiolyse am Peritoneum, Alter > 3 J., ohne äuß. schw. oder schw. CC od. andere Eingriffe an Darm u. Enterostoma od. best. Eingriffe am Pharynx od. Verschluss Darmfistel m. äuß. schw. CC od. aufw. Eingriff am Darm od. Alter < 16 Jahre	1,254	1,147	-	-
G21B	O	Andere Eingriffe an Darm und Enterostoma oder bestimmte Eingriffe am Pharynx oder Verschluss Darmfistel ohne äußerst schwere CC, ohne aufwendigen Eingriff am Darm, Alter > 15 Jahre	0,627	0,577	-	-
G22A	O	Appendektomie oder laparoskopische Adhäsiolyse bei Peritonitis oder mit äußerst schweren oder schweren CC, Alter < 6 Jahre oder bei bösartiger Neubildung	1,214	1,128	-	-
G22B	O	Appendektomie oder laparoskopische Adhäsiolyse bei Peritonitis oder mit äußerst schweren oder schweren CC, Alter > 5 Jahre, außer bei bösartiger Neubildung, mit laparoskopischer Adhäsiolyse oder sekundärer Appendektomie oder Alter < 16 Jahre	1,087	1,004	-	-
G22C	O	Appendektomie oder laparoskopische Adhäsiolyse bei Peritonitis oder mit äußerst schweren oder schweren CC, Alter > 15 Jahre, außer bei bösartiger Neubildung, ohne laparoskopische Adhäsiolyse, ohne sekundäre Appendektomie	0,824	0,759	-	-
G23A	O	Appendektomie oder andere komplexe oder laparoskopische Adhäsiolyse außer bei Peritonitis oder Exzision erkranktes Gewebe Dickdarm ohne äußerst schwere oder schwere CC, Alter < 10 Jahre oder bei bösartiger Neubildung oder Endometriose am Darm	0,727	0,659	-	-
G23B	O	Appendektomie oder andere komplexe oder laparoskopische Adhäsiolyse außer bei Peritonitis oder Exzision erkranktes Gewebe Dickdarm ohne äußerst schwere oder schwere CC, Alter > 9 Jahre, außer bei bösartiger Neubildung oder Endometriose am Darm	0,677	0,617	-	-
G24A	O	Eingriffe bei Hernien mit plastischer Rekonstruktion der Bauchwand oder bestimmte partielle Resektion des Dickdarmes	0,968	0,873	-	-
G24B	O	Eingriffe bei Hernien ohne plastische Rekonstruktion der Bauchwand, mit beidseitigem oder komplexem Eingriff oder Alter < 14 Jahre mit äußerst schweren oder schweren CC	0,784	0,701	-	-
G24C	O	Eingriffe bei Hernien ohne plastische Rekonstruktion der Bauchwand, ohne beidseitigen oder komplexen Eingriff, Alter > 13 Jahre und Alter > 18 Jahre oder ohne äußerst schwere oder schwere CC	0,558	0,486	-	-
G24D	O	Eingriffe bei Hernien ohne plastische Rekonstruktion der Bauchwand, ohne beidseitigen, ohne komplexen Eingriff, Alter > 17 Jahre	0,706	0,634	-	-
G26A	O	Andere Eingriffe am Anus oder Anoproktoplastik und Rekonstruktion von Anus und Sphinkter bei Analfissuren und Hämorrhoiden, Alter < 18 Jahre oder mit komplexer Diagnose oder mit kleinem Eingriff am Rektum	0,556	0,509	-	-
G26B	O	Andere Eingriffe am Anus oder Anoproktoplastik und Rekonstruktion von Anus und Sphinkter bei Analfissuren und Hämorrhoiden, Alter > 17 Jahre, ohne komplexe Diagnose, ohne kleinen Eingriff am Rektum	0,321	0,320	-	-
G27B	O	Strahlentherapie bei Krankheiten und Störungen der Verdauungsorgane, Bestrahlungen an mindestens 8 Tagen, ohne äußerst schwere CC	2,026	2,023	-	-
G29A	O	Strahlentherapie bei Krankheiten und Störungen der Verdauungsorgane, mehr als ein Belegungstag, Bestrahlungen an mindestens 5 Tagen	0,885	0,883	-	-

Mittlere Verweildauer [1]	Untere Grenzverweildauer: Erster Tag mit Abschlag [2,5]	Untere Grenzverweildauer: Bewertungsrelation pro Tag	Obere Grenzverweildauer: Erster Tag mit zusätzlichem Entgelt [3,5]	Obere Grenzverweildauer: Bewertungsrelation pro Tag	Externe Verlegung Abschlag pro Tag (Bewertungsrelation)	Verlegungsfallpauschale	Ausnahme von Wiederaufnahme [4]	Pflegeerlös Bewertungsrelation pro Tag
8	9	10	11	12	13	14	15	16
9,6	2	0,241	20	0,053	0,068	-	-	0,8531
10,9	3	0,247	23	0,064	0,083	-	-	0,9220
8,5	2	0,224	19	0,056	0,071	-	-	0,8235
7,6	2	0,212	17	0,059	0,074	-	-	0,9009
3,9	1	0,286	10	0,057	0,065	-	-	0,8353
6,7	1	0,299	15	0,062	0,078	-	-	0,8898
3,9	1	0,282	11	0,051	0,058	-	-	0,7706
7,6	2	0,220	16	0,061	0,077	-	-	1,1472
7,2	1	0,278	14	0,054	0,067	-	-	1,0444
5,0	1	0,195	10	0,055	0,065	-	-	0,7200
3,5	1	0,087	7	0,061	0,068	-	-	0,9972
3,8	1	0,099	7	0,056	0,063	-	-	0,7926
4,5	1	0,161	9	0,050	0,059	-	-	0,7587
3,2	1	0,256	7	0,053	0,057	-	-	0,8791
2,3	1	0,199	4	0,066	0,065	-	-	1,0992
3,7	1	0,193	9	0,054	0,060	-	-	0,8132
3,4	1	0,250	9	0,059	0,065	-	-	0,9128
2,9	1	0,047	5	0,038	0,041	-	-	0,8207
17,8	5	0,330	36	0,111	0,105	-	x	0,7296
7,0	-	-	16	0,122	0,107	-	x	0,8080

Anlage 1

Fallpauschalen-Katalog und Pflegeerlöskatalog
Teil b) Bewertungsrelationen bei Versorgung durch Belegabteilungen

DRG	Partition	Bezeichnung[6]	Bewertungsrelation bei Belegoperateur	Bewertungsrelation bei Belegoperateur und Beleganästhesist	Bewertungsrelation bei Belegoperateur und Beleghebamme	Bewertungsrelation bei Belegoperateur, Beleganästhesist und Beleghebamme
1	2	3	4	5	6	7
G29B	O	Strahlentherapie bei Krankheiten und Störungen der Verdauungsorgane, mehr als ein Belegungstag, Bestrahlungen an weniger als 5 Tagen	0,602	0,600	-	-
G46B	A	Komplexe therapeutische Gastroskopie mit schw. CC od. and. Gastroskopie mit äuß. schw. CC, bei schw. Krankh. der Verd.organe, Alter > 14 J., mehr als 1 BT od. best. Gastroskopie, Alter < 15 J. od. mit kompliz. Faktoren od. ERCP mit and. endoskop. Eingr.	1,429	1,422	-	-
G46C	A	Verschiedenartige komplexe und andere Gastroskopie, ohne komplexe therapeutische Gastroskopie bei schw. Krankheiten der Verdauungsorgane und äuß. schw. oder schw. CC, ohne bestimmte Gastroskopie mit kompliz. Faktoren, mit anderem aufwendigen Eingriff	0,880	0,879	-	-
G46D	A	Verschiedenartige komplexe und andere Gastroskopie, ohne komplexe therapeutische Gastroskopie bei schw. Krankheiten der Verdauungsorgane und äuß. schw. oder schw. CC, ohne bestimmte Gastroskopie mit kompliz. Faktoren, ohne anderen aufwendigen Eingriff	0,693	0,686	-	-
G47B	A	Andere Gastroskopie oder bestimmte koloskopische Eingriffe, ohne bestimmte endoskopische Maßnahme oder mehr als ein Belegungstag	0,626	0,623	-	-
G48B	A	Koloskopie mit äußerst schweren oder schweren CC, komplizierendem Eingriff oder Alter < 15 Jahre oder mehrzeitige endoskopische Blutstillung, ohne schwere Darminfektion, außer bei bösartiger Neubildung od. best. Darminfektion od. ohne äußerst schwere CC	1,060	1,056	-	-
G60A	M	Bösartige Neubildung der Verdauungsorgane, mehr als ein Belegungstag mit äußerst schweren CC oder bestimmte hochaufwendige Behandlung	1,087	1,083	-	-
G60B	M	Bösartige Neubildung der Verdauungsorgane, ein Belegungstag oder ohne äußerst schwere CC, ohne bestimmte hochaufwendige Behandlung	0,370	0,368	-	-
G64B	M	Entzündliche Darmerkrankung oder andere schwere Erkrankungen der Verdauungsorgane, ohne äußerst schwere CC, Alter > 15 Jahre oder ohne schwere CC	0,453	0,453	-	-
G66Z	M	Abdominalschmerz oder mesenteriale Lymphadenitis, Alter > 55 Jahre und mit CC	0,460	0,460	-	-
G67A	M	Ösophagitis, Gastroenteritis, gastrointestinale Blutung, Ulkuserkrankung und verschiedene Erkrankungen der Verdauungsorgane oder Obstruktion des Verdauungstraktes mit bestimmten komplizierenden Faktoren	0,537	0,535	-	-
G67B	M	Ösophagitis, Gastroenteritis, gastrointestinale Blutung, Ulkuserkrankung und verschiedene Erkrankungen der Verdauungsorgane oder Obstruktion des Verdauungstraktes mit anderen komplizierenden Faktoren oder mit äußerst schweren CC	0,377	0,377	-	-
G67C	M	Ösophagitis, Gastroenteritis, gastrointestinale Blutung, Ulkuserkrankung und verschiedene Erkrankungen der Verdauungsorgane ohne bestimmte oder andere komplizierende Faktoren, ohne äußerst schwere CC	0,327	0,326	-	-
G70A	M	Andere schwere Erkrankungen der Verdauungsorgane ohne äußerst schwere CC, Alter < 18 Jahre oder mit komplexer Diagnose	0,695	0,686	-	-
G70B	M	Andere schwere Erkrankungen der Verdauungsorgane ohne äußerst schwere CC, Alter > 17 Jahre, ohne komplexe Diagnose	0,512	0,511	-	-
G71Z	M	Andere mäßig schwere Erkrankungen der Verdauungsorgane	0,359	0,357	-	-
G72B	M	Andere leichte bis moderate Erkrankungen der Verdauungsorgane, Alter > 2 Jahre oder Abdominalschmerz oder mesenteriale Lymphadenitis, Alter > 2 Jahre und Alter < 56 Jahre oder ohne CC	0,272	0,271	-	-
G73Z	M	Gastrointestinale Blutung oder Ulkuserkrankung mit äußerst schweren CC, mehr als ein Belegungstag	0,550	0,549	-	-
G74Z	M	Hämorrhoiden oder andere wenig schwere Erkrankungen der Verdauungsorgane	0,320	0,318	-	-
MDC 07 Krankheiten und Störungen an hepatobiliärem System und Pankreas						
H06C	O	Andere OR-Prozeduren an hepatobiliärem System und Pankreas ohne bestimmten Eingriff und komplexe Diagnose, Dialyse, komplexe OR-Prozedur oder komplizierende Konstellation	0,809	0,796	-	-
H07B	O	Cholezystektomie und wenig komplexe Eingriffe an Gallenblase, Gallenwegen, Leber ohne sehr komplexe Diagnose, ohne komplizierende Konstellation	1,332	1,230	-	-
H08B	O	Laparoskopische Cholezystektomie oder bestimmte Eingriffe an Leber und Bauchwand, Alter < 12 Jahre oder mit endoskopischer Steinentfernung oder mit bestimmter Diagnose	1,243	1,167	-	-
H08C	O	Laparoskopische Cholezystektomie oder bestimmte Eingriffe an Leber und Bauchwand, Alter > 11 Jahre	0,705	0,635	-	-

Mittlere Verweildauer [1]	Untere Grenzverweildauer: Erster Tag mit Abschlag [2,5]	Untere Grenzverweildauer: Bewertungsrelation pro Tag	Obere Grenzverweildauer: Erster Tag mit zusätzlichem Entgelt [3,5]	Obere Grenzverweildauer: Bewertungsrelation pro Tag	Externe Verlegung Abschlag pro Tag (Bewertungsrelation)	Verlegungsfallpauschale	Ausnahme von Wiederaufnahme [4]	Pflegeerlös Bewertungsrelation pro Tag
8	9	10	11	12	13	14	15	16
4,5	-	-	12	0,130	0,106	-	x	0,9295
12,8	3	0,293	27	0,064	0,085	-	-	0,9907
6,6	1	0,452	15	0,054	0,068	-	-	0,6797
5,4	1	0,348	13	0,057	0,068	-	-	0,7868
5,6	1	0,295	13	0,057	0,069	-	-	0,7288
9,1	2	0,271	20	0,063	0,080	-	-	0,9087
12,8	3	0,255	26	0,056	0,074	-	x	1,0105
3,9	1	0,147	11	0,059	0,067	-	x	0,9000
4,9	1	0,267	12	0,058	0,069	-	-	0,7041
5,2	1	0,269	12	0,057	0,068	-	-	0,7862
5,6	1	0,259	13	0,055	0,067	-	-	0,8788
3,9	1	0,172	9	0,057	0,065	-	-	0,7620
3,4	1	0,137	8	0,059	0,065	-	-	0,8723
7,0	1	0,346	16	0,090	0,078	-	-	1,0360
5,5	1	0,270	12	0,056	0,068	-	-	0,7753
2,5	1	0,137	7	0,064	0,065	-	-	0,8110
2,5	1	0,104	5	0,068	0,069	-	-	0,8628
5,5	1	0,224	12	0,057	0,069	-	-	0,8420
2,8	1	0,147	7	0,062	0,064	-	-	0,8175
7,0	1	0,279	18	0,069	0,086	-	-	0,7831
8,3	2	0,225	18	0,057	0,073	-	-	0,8428
7,9	2	0,190	16	0,051	0,064	-	-	0,6927
3,5	1	0,282	8	0,057	0,063	-	-	0,7433

Anlage 1

Fallpauschalen-Katalog und Pflegeerlöskatalog
Teil b) Bewertungsrelationen bei Versorgung durch Belegabteilungen

DRG	Partition	Bezeichnung[6]	Bewertungsrelation bei Belegoperateur	Bewertungsrelation bei Belegoperateur und Beleganästhesist	Bewertungsrelation bei Belegoperateur und Beleghebamme	Bewertungsrelation bei Belegoperateur, Beleganästhesist und Beleghebamme
1	2	3	4	5	6	7
H12C	O	Verschiedene Eingriffe am hepatobiliären System oder Eingriffe an abdominalen oder pelvinen Gefäßen ohne äußerst schwere CC, ohne komplexen Eingriff	1,296	1,253	-	-
H41C	A	Bestimmte ERCP mit schweren CC oder komplexem Eingriff oder Alter < 16 J. oder andere ERCP mit Radiofrequenzablation und endoskopischer Stentimplantation oder andere aufwendige ERCP oder bestimmter endoskopischer Eingriff mit bestimmter BNB	1,188	1,183	-	-
H41D	A	Andere aufwendige ERCP oder bestimmter endoskopischer Eingriff ohne bestimmte BNB	0,758	0,756	-	-
H41E	A	Andere ERCP ohne bestimmte oder andere aufwendige ERCP, Alter > 15 Jahre, mit bestimmter BNB oder bestimmter Pankreatitis	0,680	0,677	-	-
H41F	A	Andere ERCP ohne bestimmte oder andere aufwendige ERCP, Alter > 15 Jahre, ohne bestimmte BNB oder bestimmter Pankreatitis	0,561	0,560	-	-
H61A	M	Bösartige Neubildung an hepatobiliärem System und Pankreas, mehr als ein Belegungstag, mit komplexer Diagnose, mit äußerst schweren CC	1,059	1,056	-	-
H61B	M	Bösartige Neubildung an hepatobiliärem System und Pankreas, Alter < 18 Jahre oder mehr als ein Belegungstag, mit komplexer Diagnose, mit Pfortaderthrombose	0,585	0,582	-	-
H61C	M	Bösartige Neubildung an hepatobiliärem System und Pankreas, Alter > 17 Jahre	0,461	0,459	-	-
H62B	M	Erkrankungen des Pankreas außer bösartige Neubildung, mit akuter Pankreatitis mit Organkomplikation oder Leberzirrhose oder bestimmter nichtinfektiöser Hepatitis, Alter > 15 Jahre	0,599	0,599	-	-
H62C	M	Erkrankungen des Pankreas außer bösartige Neubildung, ohne akute Pankreatitis mit Organkomplikation, ohne Leberzirrhose, ohne bestimmte nichtinfektiöse Hepatitis, Alter > 15 Jahre	0,440	0,440	-	-
H63B	M	Erkrankungen der Leber außer bösartige Neubildung, Leberzirrhose und bestimmte nichtinfektiöse Hepatitiden und best. Erkrankungen der Gallenwege, mehr als ein Belegungstag, mit kompl. Diagnose oder äuß. schw. o. schw. CC oder Leberbiopsie, Alter < 18 J.	0,841	0,839	-	-
H63C	M	Erkrankungen der Leber außer bösartige Neubildung, Leberzirrhose und bestimmte nichtinfektiöse Hepatitiden und bestimmte Erkrankungen der Gallenwege, ein Belegungstag oder ohne komplexe Diagnose und ohne äußerst schwere oder schwere CC	0,468	0,468	-	-
H64Z	M	Erkrankungen von Gallenblase und Gallenwegen	0,409	0,409	-	-
MDC 08 Krankheiten und Störungen an Muskel-Skelett-System und Bindegewebe						
I01Z	O	Beidseitige Eingriffe oder mehrere große Eingriffe an Gelenken der unteren Extremität mit komplexer Diagnose	3,603	3,385	-	-
I03A	O	Revision oder Ersatz des Hüftgelenkes mit kompl. Diagnose od. Arthrodese od. Alter < 16 Jahre oder beidseitige od. mehrere gr. Eingr. an Gelenken der unt. Extr. mit kompl. Eingriff, mit äuß. schw. CC oder mehrzeitigem Wechsel oder Eingr. an mehr. Lok.	4,892	4,635	-	-
I03B	O	Revision oder Ersatz des Hüftgelenkes mit kompl. Diagnose od. Arthrodese od. Alter < 16 Jahre oder beidseitige od. mehrere gr. Eingr. an Gelenken der unt. Extr. mit kompl. Eingriff, ohne äuß. schw. CC, ohne mehrzeit. Wechsel, ohne Eingr. an mehr. Lok.	2,215	2,079	-	-
I04Z	O	Implantation, Wechsel oder Entfernung einer Endoprothese am Kniegelenk mit komplizierender Diagnose oder Arthrodese oder Implantation einer Endoprothese nach vorheriger Explantation oder periprothetische Fraktur an der Schulter oder am Knie	2,425	2,288	-	-
I05B	O	Implantation oder Wechsel einer inversen Endoprothese am Schultergelenk oder Implantation einer Sprunggelenkendoprothese	1,388	1,372	-	-
I05C	O	Anderer großer Gelenkersatz ohne Implantation oder Wechsel einer inversen Endoprothese am Schultergelenk, ohne Implantation einer Sprunggelenkendoprothese	1,296	1,285	-	-
I08D	O	Andere Eingriffe an Hüftgelenk und Femur mit komplexer Diagnose oder Prozedur oder äußerst schweren CC	2,168	2,033	-	-
I08E	O	Andere Eingriffe an Hüftgelenk und Femur ohne komplexe Diagnose oder Prozedur, ohne äußerst schwere CC, mit bestimmten Eingriffen an Becken und Femur oder mit bestimmten komplizierenden Diagnosen	1,653	1,532	-	-
I08F	O	Andere Eingriffe an Hüftgelenk und Femur ohne komplexe Diagnose oder Prozedur, ohne äußerst schwere CC, mehr als ein Belegungstag, mit bestimmten anderen Eingriffen an Hüftgelenk und Femur	1,020	0,991	-	-

Mittlere Verweildauer [1]	Untere Grenzverweildauer: Erster Tag mit Abschlag [2],[5]	Untere Grenzverweildauer: Bewertungsrelation pro Tag	Obere Grenzverweildauer: Erster Tag mit zusätzlichem Entgelt [3],[5]	Obere Grenzverweildauer: Bewertungsrelation pro Tag	Externe Verlegung Abschlag pro Tag (Bewertungsrelation)	Verlegungsfallpauschale	Ausnahme von Wiederaufnahme [4]	Pflegeerlös Bewertungsrelation pro Tag
8	9	10	11	12	13	14	15	16
11,7	3	0,234	25	0,056	0,074	-	-	0,7692
10,3	2	0,262	22	0,053	0,070	-	-	0,7533
6,3	1	0,377	13	0,051	0,063	-	-	0,6823
6,2	1	0,349	14	0,055	0,068	-	-	0,6947
5,2	1	0,223	11	0,054	0,065	-	-	0,6706
12,6	3	0,249	26	0,055	0,073	-	x	0,9659
5,8	1	0,270	14	0,093	0,079	-	x	0,8540
5,1	1	0,226	12	0,058	0,069	-	x	0,8634
7,0	1	0,375	16	0,054	0,068	-	-	0,7626
6,0	1	0,218	12	0,049	0,060	-	-	0,7075
8,4	2	0,250	18	0,063	0,080	-	-	0,8348
5,1	1	0,247	11	0,061	0,073	-	-	0,7228
5,2	1	0,211	11	0,052	0,062	-	-	0,7548
26,2	8	0,212	44	0,051	0,070	-	-	0,8018
35,0	11	0,235	53	0,056	0,078	-	-	0,9869
15,2	4	0,223	30	0,051	0,069	-	-	0,7993
12,2	3	0,255	26	0,059	0,077	-	-	0,8195
5,1	1	0,164	10	0,045	0,054	-	-	0,7960
4,9	1	0,158	9	0,045	0,054	-	-	0,7786
12,5	3	0,279	28	0,063	0,083	-	-	0,9097
7,9	2	0,239	18	0,064	0,081	-	-	0,9218
4,5	1	0,151	11	0,047	0,055	-	-	0,8717

Anlage 1

Fallpauschalen-Katalog und Pflegeerlöskatalog
Teil b) Bewertungsrelationen bei Versorgung durch Belegabteilungen

DRG	Partition	Bezeichnung[6]	Bewertungsrelation bei Belegoperateur	Bewertungsrelation bei Belegoperateur und Beleganasthesist	Bewertungsrelation bei Belegoperateur und Beleghebamme	Bewertungsrelation bei Belegoperateur, Beleganasthesist und Beleghebamme
1	2	3	4	5	6	7
I08G	O	Andere Eingriffe an Hüftgelenk und Femur ohne komplexe Diagnose oder Prozedur, ohne äußerst schwere CC, mehr als ein Belegungstag, mit mäßig komplexem Eingriff	0,854	0,780	-	-
I08H	O	Andere Eingriffe an Hüftgelenk und Femur, ein Belegungstag oder ohne mäßig komplexen Eingriff, mit bestimmtem anderen Eingriff oder Alter < 12 Jahre oder Eingriff an der unteren Extremität	0,702	0,629	-	-
I08I	O	Andere Eingriffe an Hüftgelenk und Femur, ein Belegungstag oder ohne mäßig komplexen Eingriff, ohne bestimmten anderen Eingriff, Alter > 11 Jahre, ohne Eingriff an der unteren Extremität	0,545	0,492	-	-
I09C	O	Bestimmte Eingriffe an der Wirbelsäule mit best. kompl. Faktoren, mit Wirbelkörperersatz oder komplexer Spondylodese oder andere mehrzeitige komplexe Eingriffe an der Wirbelsäule mit aufwendiger intensmed. Komplexbehandlung ab 185 Aufwandspunkten	4,078	3,802	-	-
I09D	O	Bestimmte Eingriffe an der Wirbelsäule mit best. kompl. Faktoren, bei Frakturen der Halswirbelsäule oder sek. bösartiger Neub. des Knochens oder mit anderen mehrz. kompl. Eingriffen ohne aufwendige intensmed. Komplexbehandlung ab 185 Aufwandspunkten	3,896	3,678	-	-
I09E	O	Bestimmte Eingriffe an der Wirbelsäule und best. komplizierende Faktoren oder best. Eingriffe an der WS mit best. anderen kompl. Faktoren und Eingriffe ZNS oder transpleuraler Zugang BWS oder best. langstreckige Spondylodese/Osteosynthese oder Diszitis	2,661	2,484	-	-
I09F	O	Best. Eingriffe an der Wirbelsäule, best. kompliz. Faktoren od. Alter < 16 Jahre oder knöcherne Dekompression Spinalkanal / best. Osteosynthese > 3 Segm. oder Impl. eines Schrauben-Band-Systems oder Schrauben-Stab-Systems, 1 Segment bei Diszitis	1,750	1,681	-	-
I09G	O	Bestimmte Eingriffe an der Wirbelsäule mit bestimmten anderen kompliz. Faktoren oder mit anderen kompl. Faktoren und Frakturen Halswirbelsäule oder BNB der Wirbelsäule mit Kyphoplastie, mit Radiofrequenzablation oder komplexer Eingriff an der Wirbelsäule	1,586	1,446	-	-
I09H	O	Bestimmte Eingriffe an der Wirbelsäule mit bestimmten anderen kompliz. Faktoren oder mit anderen kompliz. Faktoren, ohne Frakturen HWS, ohne BNB der Wirbelsäule oder ohne Kyphoplastie od. ohne Radiofrequenzabl., ohne komplexen Eingriff an der Wirbelsäule	1,298	1,201	-	-
I09I	O	Bestimmte Eingriffe an der Wirbelsäule ohne komplizierende Faktoren	0,989	0,928	-	-
I10B	O	Andere Eingriffe WS m. best. kompl. Eingriffen od. Para- / Tetrapl. od. Wirbelfraktur m. best. Eingriffen oh. äuß. schw. CC od. best. andere Operationen WS m. äuß. schw. CC u. > 1 BT od. mäßig kompl. Eingriffe u. Diszitis od. Exzision spin. Tumorgewebe	1,752	1,605	-	-
I10C	O	Andere Eingriffe an der Wirbelsäule bei Bandscheibeninfektion oder mit bestimmtem Eingriff an der Wirbelsäule	1,013	0,907	-	-
I10D	O	Andere Eingriffe an der Wirbelsäule mit komplexem Eingriff an der Wirbelsäule oder mit äußerst schweren oder schweren CC ohne Bandscheibeninfektion, ohne Diszitis, ohne bestimmten anderen Eingriff an der Wirbelsäule	0,717	0,656	-	-
I10E	O	Andere Eingriffe an der Wirbelsäule mit mäßig komplexem Eingriff, mit bestimmtem kleinen Eingriff oder wenig komplexer Eingriff, mehr als 1 Belegungstag, Alter < 18 Jahre oder mit bestimmtem anderen kleinen Eingriff ohne äußerst schwere oder schwere CC	0,556	0,492	-	-
I10F	O	Andere Eingriffe an der Wirbelsäule ohne mäßig komplexen Eingriff an der Wirbelsäule mit bestimmtem kleinen Eingriff oder wenig komplexen Eingriff, mehr als ein Belegungstag oder ohne bestimmten anderen kleinen Eingriff, Alter > 17 Jahre	0,567	0,491	-	-
I10G	O	Andere Eingriffe an der Wirbelsäule ohne mäßig komplexen Eingriff an der Wirbelsäule, ohne bestimmten kleinen Eingriff, ohne wenig komplexen Eingriff oder ein Belegungstag, mit anderem kleinen Eingriff	0,572	0,536	-	-
I10H	O	Andere Eingriffe an der Wirbelsäule ohne mäßig komplexen Eingriff, ohne bestimmten kleinen Eingriff, ohne anderen kleinen Eingriff	0,427	0,374	-	-
I11Z	O	Eingriffe zur Verlängerung einer Extremität	1,633	1,518	-	-
I12B	O	Knochen- und Gelenkinfektion / -entzündung mit verschiedenen Eingriffen am Muskel-Skelett-System und Bindegewebe mit schweren CC, mit Revision des Kniegelenkes, mit Einbringen oder Wechsel von Abstandshaltern oder Osteomyelitis, Alter < 16 Jahre	1,880	1,768	-	-

aG-DRG Version 2026　　　　　　　　　Anlage 1: Fallpauschalen-Katalog und Pflegeerlöskatalog

Mittlere Verweildauer [1]	Untere Grenzverweildauer: Erster Tag mit Abschlag [2), 5)]	Untere Grenzverweildauer: Bewertungsrelation pro Tag	Obere Grenzverweildauer: Erster Tag mit zusätzlichem Entgelt [3), 5)]	Obere Grenzverweildauer: Bewertungsrelation pro Tag	Externe Verlegung Abschlag pro Tag (Bewertungsrelation)	Verlegungsfallpauschale	Ausnahme von Wiederaufnahme [4)]	Pflegeerlös Bewertungsrelation pro Tag
8	9	10	11	12	13	14	15	16
3,5	1	0,156	9	0,063	0,069	-	-	0,8455
2,8	1	0,048	7	0,067	0,070	-	-	1,0759
2,2	1	0,006	5	0,066	0,065	-	-	1,2147
18,3	5	0,281	34	0,064	0,087	-	-	1,0352
22,3	6	0,286	40	0,063	0,086	-	-	1,0020
10,9	3	0,221	24	0,057	0,074	-	-	0,8198
6,5	1	0,189	13	0,040	0,050	-	-	0,7532
6,2	1	0,182	11	0,041	0,051	-	-	0,7526
5,3	1	0,214	14	0,056	0,068	-	-	0,7434
5,5	1	0,345	14	0,057	0,069	-	-	0,7394
8,8	2	0,250	22	0,060	0,077	-	-	0,7886
3,9	1	0,116	8	0,042	0,047	-	-	0,7342
3,7	1	0,107	7	0,041	0,046	-	-	0,7745
3,2	1	0,100	6	0,044	0,048	-	-	0,8445
3,5	1	0,100	7	0,040	0,045	-	-	0,7184
3,8	1	0,173	12	0,061	0,069	-	-	0,7047
2,1	1	0,072	5	0,057	0,055	-	-	0,8587
5,6	1	0,244	14	0,061	0,074	-	-	0,8862
14,3	4	0,225	29	0,055	0,073	-	-	0,7901

Anlage 1

Fallpauschalen-Katalog und Pflegeerlöskatalog

Teil b) Bewertungsrelationen bei Versorgung durch Belegabteilungen

DRG	Partition	Bezeichnung[6]	Bewertungsrelation bei Belegoperateur	Bewertungsrelation bei Belegoperateur und Beleganästhesist	Bewertungsrelation bei Belegoperateur und Beleghebamme	Bewertungsrelation bei Belegoperateur, Beleganästhesist und Beleghebamme
1	2	3	4	5	6	7
I12C	O	Knochen- und Gelenkinfektion / -entzündung mit verschiedenen Eingriffen am Muskel-Skelett-System und Bindegewebe mit schweren CC, ohne Revision des Kniegelenkes, ohne Einbringen oder Wechsel von Abstandshaltern, ohne Osteomyelitis, Alter > 15 Jahre	1,084	1,005	-	-
I13C	O	Bestimmte Eingriffe an den Extremitäten mit best. Mehrfacheingr. od. kompliz Diag. od. bei Endopr. der oberen Extrem. od. m. Fix. ext., m. kompl. Eingr. od. schw. Weichteilsch., m. best. kompl. Osteot. od. BNB od. Alter < 18 J. m. äuß. schw. od. schw. CC	1,476	1,351	-	-
I13D	O	Bestimmte Eingriffe an den Extremitäten mit bestimmtem anderen Mehrfacheingriff oder komplizierender Diagnose oder bei endoprothetischem Eingriff an der oberen Extremität od. mit Fixatur externe oder mit and. kompl. Eingr. od. bei sek. BNB Knochen/-mark	1,212	1,104	-	-
I13E	O	Bestimmte Eingriffe an den Extremitäten od. bei Endoproth. am Knie m. kompl. Eingr. od. schw. Weichteilsch. od. Pseudarthrose od. best. Osteotom. od. best. Eingr. Knieproth. od. Epiphyseodese od. bei BNB od. Alter > 17 J. od. ohne äuß. schw. od. schw. CC	0,733	0,725	-	-
I13F	O	Bestimmte Eingriffe an den Extremitäten mit bestimmtem anderen Eingriff an den Extremitäten oder bei bösartiger Neubildung oder kleiner Eingriff bei Knochen- und Gelenkinfektion oder Alter < 18 Jahre mit äußerst schweren oder schweren CC	0,798	0,724	-	-
I13G	O	Bestimmte Eingriffe an den Extremitäten ohne bestimmten anderen Eingriff an den Extremitäten, außer bei bösartiger Neubildung, ohne kleinen Eingriff bei Knochen- und Gelenkinfektion oder Alter > 17 Jahre oder ohne äußerst schwere oder schwere CC	0,764	0,689	-	-
I16A	O	Andere Eingriffe an der Schulter und bestimmte Eingriffe an der oberen Extremität mit bestimmtem Eingriff an Schulter, Oberarm und Ellenbogen	0,694	0,624	-	-
I16B	O	Andere Eingriffe an der Schulter und bestimmte Eingriffe an der oberen Extremität ohne bestimmten Eingriff an Schulter, Oberarm und Ellenbogen, mit bestimmtem anderem Eingriff an Klavikula, Schulter und Ellenbogen	0,633	0,566	-	-
I16C	O	Andere Eingriffe an der Schulter und bestimmte Eingriffe an der oberen Extremität ohne bestimmten Eingriff an Schulter, Oberarm und Ellenbogen, ohne bestimmten anderen Eingriff an Klavikula, Schulter und Oberarm	0,474	0,428	-	-
I17A	O	Aufwendige Operationen am Gesichtsschädel oder Alter < 16 Jahre	1,256	1,129	-	-
I17B	O	Operationen am Gesichtsschädel ohne aufwendige Operationen, Alter > 15 Jahre	0,694	0,631	-	-
I18A	O	Wenig komplexe Eingriffe an Kniegelenk, Ellenbogengelenk und Unterarm, Alter < 16 Jahre oder mit mäßig komplexem Eingriff oder mit beidseitigem Eingriff am Kniegelenk	0,516	0,504	-	-
I18B	O	Wenig komplexe Eingriffe an Kniegelenk, Ellenbogengelenk und Unterarm, Alter > 15 Jahre, ohne mäßig komplexen Eingriff, ohne beidseitigen Eingriff am Kniegelenk	0,566	0,510	-	-
I19A	O	Implantation und Wechsel von Neurostimulatoren und Neurostimulationselektroden bei Krankheiten und Störungen an Muskel-Skelett-System und Bindegewebe ohne Implantation oder Wechsel eines permanenten Elektrodensystems	1,064	0,996	-	-
I19B	O	Implantation und Wechsel von Neurostimulatoren und Neurostimulationselektroden bei Krankheiten und Störungen an Muskel-Skelett-System und Bindegewebe mit Implantation oder Wechsel eines permanenten Elektrodensystems	1,387	1,310	-	-
I20A	O	Eingriffe am Fuß mit mehreren hochkomplexen Eingriffen oder Teilwechsel Endoprothese des unteren Sprunggelenks, mit hochkomplexem Eingriff und komplexer Diagnose oder bestimmter Arthrodese	1,595	1,467	-	-
I20B	O	Eingriffe am Fuß mit mehreren komplexen Eingriffen od. hochkompl. Eingriff od. Teilwechsel Endoprothese d. unteren Sprunggelenks od. bei Zerebralparese od. mit kompl. Eingriff und kompl. Diagnose od. mit Eingriff an Sehnen des Rückfußes, Alter < 12 Jahre	1,137	1,031	-	-
I20C	O	Eingriffe am Fuß ohne mehrere komplexe Eingriffe, ohne hochkomplexen Eingriff, mit bestimmten komplizierenden Faktoren oder Alter > 11 Jahre	0,853	0,774	-	-
I20D	O	Eingriffe am Fuß ohne bestimmte komplizierende Faktoren, mit Knochentransplantation oder schwerem Weichteilschaden oder bestimmtem Eingriff am Fuß oder Kalkaneusfraktur	0,662	0,642	-	-

aG-DRG Version 2026 — Anlage 1: Fallpauschalen-Katalog und Pflegeerlöskatalog

Mittlere Verweildauer [1]	Untere Grenzverweildauer: Erster Tag mit Abschlag [2), 5)]	Untere Grenzverweildauer: Bewertungsrelation pro Tag	Obere Grenzverweildauer: Erster Tag mit zusätzlichem Entgelt [3), 5)]	Obere Grenzverweildauer: Bewertungsrelation pro Tag	Externe Verlegung Abschlag pro Tag (Bewertungsrelation)	Verlegungsfallpauschale	Ausnahme von Wiederaufnahme [4)]	Pflegeerlös Bewertungsrelation pro Tag
8	9	10	11	12	13	14	15	16
9,0	2	0,207	21	0,048	0,062	-	-	0,6943
6,7	1	0,256	17	0,053	0,066	-	-	0,7533
5,4	1	0,497	14	0,053	0,064	-	-	0,7179
3,2	1	0,112	6	0,048	0,053	-	-	0,7603
3,3	1	0,186	9	0,057	0,062	-	-	0,7639
3,3	1	0,215	9	0,057	0,062	-	-	0,8105
2,4	1	0,112	5	0,062	0,063	-	-	0,9509
2,4	1	0,156	5	0,069	0,069	-	-	0,9302
2,2	1	0,044	4	0,062	0,061	-	-	1,0177
5,7	1	0,228	13	0,056	0,068	-	-	0,8388
3,8	1	0,333	9	0,063	0,071	-	-	0,8391
2,1	1	0,072	4	0,052	0,051	-	-	0,8668
2,6	1	0,144	6	0,064	0,067	-	-	0,9086
2,9	1	0,024	6	0,060	0,064	-	-	0,9561
2,9	1	0,046	7	0,056	0,060	-	-	0,8208
9,1	2	0,203	20	0,047	0,060	-	-	0,7378
5,3	1	0,633	14	0,052	0,063	-	-	0,7376
4,2	1	0,310	12	0,053	0,062	-	-	0,7624
2,9	1	0,096	5	0,046	0,049	-	-	0,8675

Anlage 1: Fallpauschalen-Katalog und Pflegeerlöskatalog aG-DRG Version 2026

Anlage 1
Fallpauschalen-Katalog und Pflegeerlöskatalog
Teil b) Bewertungsrelationen bei Versorgung durch Belegabteilungen

DRG	Parti-tion	Bezeichnung[6]	Bewertungsrelation bei Belegoperateur	Bewertungsrelation bei Belegoperateur und Beleganästhesist	Bewertungsrelation bei Belegoperateur und Beleghebamme	Bewertungsrelation bei Belegoperateur, Beleganästhesist und Beleghebamme
1	2	3	4	5	6	7
I20E	O	Andere Eingriffe am Fuß oder chronische Polyarthritis oder Diabetes Mellitus mit Komplikationen oder Alter < 16 Jahre	0,558	0,540	-	-
I20F	O	Eingriffe am Fuß ohne komplexe Eingriffe oder komplizierende Faktoren, Alter > 15 Jahre	0,459	0,448	-	-
I21Z	O	Lokale Exzision und Entfernung von Osteosynthesematerial an Hüftgelenk, Femur und Wirbelsäule oder komplexe Eingriffe an Ellenbogengelenk und Unterarm oder bestimmte Eingriffe an der Klavikula	0,733	0,659	-	-
I23A	O	Andere kleine Eingriffe an Knochen und Weichteilen mit bestimmten kleinen Eingriffen am Knochen oder Revision mit Osteosynthese an der oberen Extremität oder Alter < 18 Jahre mit äußerst schweren oder schweren CC	0,817	0,731	-	-
I23B	O	Andere kleine Eingriffe an Knochen und Weichteilen mit bestimmten kleinen Eigriffen an Knochen und Weichteilen, Alter > 17 Jahre oder ohne äußerst schwere oder schwere CC	0,601	0,533	-	-
I23C	O	Andere kleine Eingriffe an Knochen und Weichteilen ohne bestimmte kleine Eingriffe an Knochen und Weichteilen, Alter > 17 Jahre oder ohne äußerst schwere oder schwere CC	0,438	0,387	-	-
I24A	O	Arthroskopie oder andere Eingriffe an den Extremitäten oder Eingriffe am Weichteilgewebe oder Alter < 18 Jahre	0,511	0,460	-	-
I24B	O	Arthroskopie oder andere Eingriffe an den Extremitäten oder Eingriffe am Weichteilgewebe ohne komplexen Eingriff, Alter > 17 Jahre	0,303	0,292	-	-
I27B	O	Eingriffe am Weichteilgewebe oder kleinflächige Gewebe-Tx mit äußerst schweren CC oder bei BNB mit schweren CC oder mit komplizi. Faktoren, mit schweren CC oder bei BNB oder mit best. Eingr. am Weichteilgewebe, > 1 Belegungstag oder best. Eingriff	2,511	2,360	-	-
I27C	O	Eingriffe am Weichteilgewebe oder kleinflächige Gewebetransplantationen mit schweren CC oder bei BNB oder mit bestimmtem Eingriff am Weichteilgewebe, mehr als ein Belegungstag oder bestimmter Eingriff ohne komplizierende Faktoren	1,189	1,098	-	-
I27D	O	Bestimmte andere Eingriffe am Weichteilgewebe oder ein Belegungstag	0,722	0,648	-	-
I27E	O	Bestimmte kleine Eingriffe am Weichteilgewebe oder ein Belegungstag	0,563	0,507	-	-
I28C	O	Andere Eingriffe an Muskel-Skelett-System und Bindegewebe mit bestimmtem Eingriff an Knochen, Weichteilen oder Bindegewebe, mehr als ein Belegungstag oder Alter < 10 Jahre	1,318	1,259	-	-
I28D	O	Andere Eingriffe an Muskel-Skelett-System und Bindegewebe mit mäßig komplexem Eingriff, mehr als ein Belegungstag, Alter > 9 Jahre	0,894	0,859	-	-
I28E	O	Andere Eingriffe an Muskel-Skelett-System und Bindegewebe, ohne bestimmte, mäßig komplexe und komplexe Eingriffe, Alter > 9 Jahre oder ein Belegungstag	0,687	0,627	-	-
I29A	O	Komplexe Eingriffe am Schultergelenk oder bestimmte Osteosynthesen an der Klavikula, bei komplizierender Diagnose oder Eingriff an mehreren Lokalisationen	0,997	0,900	-	-
I29B	O	Komplexe Eingriffe am Schultergelenk oder best. Osteosynthesen an der Klavikula ohne komplizi. Diagnose, ohne Eingriff an mehreren Lokalisationen oder sonst. arthroskopische Rekonstruktion der Rotatorenmanschette mit bestimmten Eingriffen an der Schulter	0,600	0,565	-	-
I29C	O	Sonstige arthroskopische Rekonstruktion der Rotatorenmanschette ohne bestimmte Eingriffe an der Schulter	0,479	0,463	-	-
I30A	O	Arthroskopischer Eingriff am Hüftgelenk, Alter < 16 Jahre oder komplexe Eingriffe am Kniegelenk mit sehr komplexem Eingriff oder bestimmt komplexe Eingriffe am Kniegelenk, Alter < 18 Jahre, mit äußerst schweren oder schweren CC	1,019	0,928	-	-
I30B	O	Arthroskopischer Eingriff am Hüftgelenk, Alter > 15 Jahre oder bestimmte komplexe Eingriffe am Kniegelenk, Alter > 17 Jahre oder ohne äußerst schwere oder schwere CC	0,615	0,602	-	-
I30C	O	Komplexe Eingriffe am Kniegelenk ohne bestimmte komplexe Eingriffe am Kniegelenk, Alter > 17 Jahre oder ohne äußerst schwere oder schwere CC oder bestimmte arthroskopische Eingriffe am Hüftgelenk, Alter > 15 Jahre	0,531	0,476	-	-
I31A	O	Mehrere komplexe Eingriffe an Ellenbogengelenk und Unterarm oder gelenkübergreifende Weichteildistraktion bei angeborenen Anomalien der Hand, mit aufwendigen Eingriffen am Unterarm	1,750	1,593	-	-

Mittlere Verweildauer [1]	Untere Grenzverweildauer: Erster Tag mit Abschlag [2), 5)]	Untere Grenzverweildauer: Bewertungsrelation pro Tag	Obere Grenzverweildauer: Erster Tag mit zusätzlichem Entgelt [3), 5)]	Obere Grenzverweildauer: Bewertungsrelation pro Tag	Externe Verlegung Abschlag pro Tag (Bewertungsrelation)	Verlegungsfallpauschale	Ausnahme von Wiederaufnahme [4)]	Pflegeerlös Bewertungsrelation pro Tag
8	9	10	11	12	13	14	15	16
2,6	1	0,144	5	0,051	0,052	-	-	0,9881
2,8	1	0,110	5	0,046	0,049	-	-	0,8814
2,7	1	0,215	7	0,064	0,067	-	-	0,8522
3,6	1	0,217	9	0,060	0,068	-	-	0,9624
2,5	1	0,145	6	0,060	0,061	-	-	0,9969
2,4	1	0,063	5	0,051	0,052	-	-	0,9743
2,7	1	0,114	7	0,062	0,065	-	-	1,0211
2,1	1	0,024	4	0,048	0,046	-	-	1,1029
16,5	5	0,252	33	0,064	0,086	-	-	0,9474
7,7	2	0,215	18	0,059	0,074	-	-	0,8419
2,9	1	0,199	8	0,064	0,068	-	-	0,8178
2,7	1	0,121	7	0,061	0,064	-	-	0,8589
11,4	3	0,234	25	0,057	0,075	-	-	0,7897
8,0	2	0,217	17	0,057	0,072	-	-	0,7171
4,3	1	0,226	12	0,057	0,066	-	-	0,8031
3,0	1	0,225	8	0,062	0,066	-	-	0,8416
2,2	1	0,115	4	0,052	0,051	-	-	0,9696
2,3	1	0,074	5	0,049	0,049	-	-	0,9957
3,8	1	0,176	9	0,056	0,063	-	-	0,7682
2,2	1	0,117	4	0,049	0,048	-	-	0,8900
2,3	1	0,078	6	0,059	0,059	-	-	0,9851
8,2	2	0,198	17	0,051	0,065	-	-	0,7131

Anlage 1

Fallpauschalen-Katalog und Pflegeerlöskatalog
Teil b) Bewertungsrelationen bei Versorgung durch Belegabteilungen

DRG	Parti-tion	Bezeichnung[6]	Bewertungsrelation bei Belegoperateur	Bewertungsrelation bei Belegoperateur und Beleganästhesist	Bewertungsrelation bei Belegoperateur und Beleghebamme	Bewertungsrelation bei Belegoperateur, Beleganästhesist und Beleghebamme
1	2	3	4	5	6	7
I31B	O	Mehrere komplexe Eingriffe an Ellenbogengelenk und Unterarm oder gelenkübergreifende Weichteildistraktion bei angeborenen Anomalien der Hand oder bestimmte Eingriffe bei Mehrfragmentfraktur der Patella, mit bestimmten komplexen Eingriffen am Unterarm	1,123	1,020	-	-
I31C	O	Mehrere komplexe Eingriffe an Ellenbogengelenk und Unterarm ohne gelenkübergreifende Weichteildistraktion bei angeborenen Anomalien der Hand, ohne bestimmte Eingriffe bei Mehrfragmentfraktur der Patella, ohne bestimmte komplexe Eingriffe am Unterarm	0,993	0,901	-	-
I32C	O	Eingriffe an Handgelenk und Hand mit komplexem Eingriff oder bei angeborener Anomalie der Hand oder Pseudarthrose, Alter > 5 Jahre oder mit hochkomplexem Eingriff bei angeb. Fehlbildung der Hand, Alter < 16 Jahre oder mit best. Eingr. od. kompl. Diagnose	1,155	1,036	-	-
I32D	O	Eingriffe an Handgelenk und Hand mit komplexem Eingriff, ohne komplexe Diagnose oder ohne sehr komplexen Eingriff oder mit komplexer Diagnose oder mit bestimmtem oder beidseitigem Eingriff	0,724	0,713	-	-
I32E	O	Bestimmte mäßig komplexe Eingriffe an Handgelenk und Hand, mehr als ein Belegungstag oder Alter < 6 Jahre	0,475	0,462	-	-
I32F	O	Eingriffe an Handgelenk und Hand ohne komplexe oder mäßig komplexe Eingriffe oder ohne bestimmtem mäßig komplexen Eingriff, Alter > 5 Jahre, ein Belegungstag	0,496	0,442	-	-
I36Z	O	Beidseitige oder kombinierte Implantation oder Wechsel einer Endoprothese an Hüft-, Kniegelenk und/oder an der oberen Extremität	1,851	1,729	-	-
I39Z	O	Strahlentherapie bei Krankheiten und Störungen an Muskel-Skelett-System und Bindegewebe, Bestrahlungen an mindestens 8 Tagen	2,281	2,276	-	-
I42B	A	Multimodale Schmerztherapie bei Krankheiten und Störungen an Muskel-Skelett-System und Bindegewebe, weniger als 14 Tage	0,636	0,635	-	-
I43A	O	Implantation oder Wechsel bestimmter Endoprothesen am Knie- oder am Ellenbogengelenk oder Prothesenwechsel am Schulter- oder am Sprunggelenk oder Entfernung bestimmter Endoprothesen am Kniegelenk, mit äußerst schweren CC	4,337	4,100	-	-
I43B	O	Implantation oder Wechsel bestimmter Endoprothesen am Knie- oder am Ellenbogengelenk oder Prothesenwechsel am Schulter- oder am Sprunggelenk oder Entfernung bestimmter Endoprothesen am Kniegelenk, ohne äußerst schwere CC	1,881	1,767	-	-
I44A	O	Bestimmte Endoprotheseneingriffe am Kniegelenk mit äußerst schweren CC oder Implantation bestimmter schaftverankerten Prothese am Knie oder Korrektur einer Brustkorbdeformität	1,847	1,741	-	-
I44B	O	Bestimmte Endoprotheseneingriffe am Kniegelenk ohne äußerst schwere CC, mit bestimmtem Wechsel von Endoprothesen oder Implantation einer patientenindividuell angefertigten Endoprothese am Kniegelenk oder Einbringen oder Wechsel von Abstandshaltern	1,706	1,599	-	-
I44C	O	Bestimmte Endoprotheseneingriffe am Kniegelenk ohne äußerst schwere CC, ohne bestimmten Wechsel von Endoprothesen oder Prothesenkomponenten, ohne Impl. e. patientenindiv. angefertigten Endoprothese am Knie, ohne Einbringen od. Wechsel von Abstandshaltern	1,260	1,182	-	-
I44D	O	Bestimmte Endoprotheseneingriffe am Kniegelenk oder Einbringen einer Entlastungsfeder am Kniegelenk	1,077	1,005	-	-
I44E	O	Andere Endoprotheseneingriffe am Kniegelenk	0,974	0,905	-	-
I45A	O	Implantation und Ersatz einer Bandscheibenendoprothese, mehr als ein Segment	1,867	1,759	-	-
I45B	O	Implantation und Ersatz einer Bandscheibenendoprothese, weniger als 2 Segmente	1,180	1,106	-	-
I46B	O	Prothesenwechsel am Hüftgelenk ohne äußerst schwere CC, ohne Eingriff an mehreren Lokalisationen, mit periprothetischer Fraktur	2,621	2,471	-	-
I46C	O	Prothesenwechsel am Hüftgelenk ohne äußerst schwere CC, ohne Eingriff an mehreren Lokalisationen, ohne periprothetische Fraktur	1,825	1,699	-	-
I47A	O	Revision oder Ersatz des Hüftgelenkes ohne komplizierende Diagnose, ohne Arthrodese, ohne äußerst schwere CC, Alter > 15 Jahre, mit komplizierendem Eingriff	1,707	1,591	-	-
I47B	O	Revision oder Ersatz des Hüftgelenkes ohne best. kompliz. Faktoren, mit kompl. Diagnose an Becken/Oberschenkel, mit best. endoproth. oder gelenkplast. Eingr. od. m. Impl. od. Wechsel Radiuskopfproth. od. m. kompl. Erstimpl. od. m. Entf. Osteosynthesemat.	1,400	1,308	-	-

aG-DRG Version 2026 — Anlage 1: Fallpauschalen-Katalog und Pflegeerlöskatalog

Mittlere Verweildauer [1]	Untere Grenzverweildauer: Erster Tag mit Abschlag [2, 5]	Untere Grenzverweildauer: Bewertungsrelation pro Tag	Obere Grenzverweildauer: Erster Tag mit zusätzlichem Entgelt [3, 5]	Obere Grenzverweildauer: Bewertungsrelation pro Tag	Externe Verlegung Abschlag pro Tag (Bewertungsrelation)	Verlegungsfallpauschale	Ausnahme von Wiederaufnahme [4]	Pflegeerlös Bewertungsrelation pro Tag
8	9	10	11	12	13	14	15	16
4,8	1	0,309	11	0,053	0,062	-	-	0,7507
4,3	1	0,268	10	0,055	0,064	-	-	0,8044
4,4	1	0,357	11	0,053	0,061	-	-	0,7377
2,1	1	0,072	4	0,054	0,052	-	-	0,8189
2,1	1	0,075	4	0,049	0,048	-	-	0,7465
2,5	1	0,050	5	0,061	0,063	-	-	0,9838
7,2	1	0,263	13	0,051	0,064	-	-	0,7405
18,8	5	0,373	34	0,119	-	x	x	0,8161
8,4	-	-	15	0,026	0,066	-	x	0,4904
30,1	9	0,212	48	0,049	0,068	-	-	0,9009
7,5	2	0,155	13	0,043	0,055	-	-	0,7548
8,5	2	0,190	16	0,047	0,060	-	-	0,7640
9,1	2	0,220	20	0,050	0,065	-	-	0,7517
7,3	1	0,240	12	0,046	0,058	-	-	0,7814
6,2	1	0,209	10	0,047	0,058	-	-	0,7150
6,2	1	0,225	12	0,051	0,063	-	-	0,7293
3,3	1	0,170	7	0,072	0,079	-	-	0,7091
3,5	1	0,093	7	0,037	0,041	-	-	0,7327
17,5	5	0,224	33	0,054	0,073	-	-	0,9118
9,1	2	0,235	19	0,054	0,070	-	-	0,8367
8,8	2	0,226	19	0,054	0,069	-	-	0,8417
7,9	2	0,216	16	0,057	0,073	-	-	0,8829

Anlage 1

Fallpauschalen-Katalog und Pflegeerlöskatalog
Teil b) Bewertungsrelationen bei Versorgung durch Belegabteilungen

DRG	Parti-tion	Bezeichnung[6]	Bewertungsrelation bei Belegoperateur	Bewertungsrelation bei Belegoperateur und Beleganästhesist	Bewertungsrelation bei Belegoperateur und Beleghebamme	Bewertungsrelation bei Belegoperateur, Beleganästhesist und Beleghebamme
1	2	3	4	5	6	7
I47C	O	Revision oder Ersatz des Hüftgelenkes ohne best. kompliz. Faktoren, ohne komplexe Diagnose an Becken/OS, ohne best. endoproth. Eingriff, ohne gelenkpl. Eingriff am Hüftgelenk, ohne Impl. oder Wechsel einer Radiuskopfprothese, ohne Entf. Osteosynthesemat.	1,089	1,018	-	-
I50A	O	Gewebe- / Haut-Transplantation außer an der Hand, ohne bestimmte komplizierende Faktoren, mit bestimmtem Eingriff oder bestimmter Vakuumbehandlung mit kontinuierlicher Sogbehandlung ab 8 Tagen	2,047	1,871	-	-
I50B	O	Gewebe- / Haut-Transplantation außer an der Hand, ohne bestimmte komplizierende Faktoren, ohne bestimmten Eingriff, mit bestimmter Vakuumbehandlung oder Alter < 16 Jahre	1,163	1,062	-	-
I50C	O	Gewebe- / Haut-Transplantation außer an der Hand, ohne bestimmte komplizierende Faktoren, ohne bestimmten Eingriff, ohne bestimmte Vakuumbehandlung, Alter > 15 Jahre	0,594	0,556	-	-
I59Z	O	Andere Eingriffe an den Extremitäten oder am Gesichtsschädel	0,473	0,444	-	-
I65C	M	Bösartige Neubildung des Bindegewebes einschließlich pathologischer Fraktur, Alter > 16 Jahre, ohne äußerst schwere CC	0,519	0,517	-	-
I66E	M	Amyloidose, bestimmte Vaskulitiden oder adulte Form des Morbus Still, Alter > 15 Jahre	0,628	0,628	-	-
I66F	M	Frakturen an Becken und Schenkelhals oder bestimmte Systemkrankheiten des Bindegewebes	0,508	0,508	-	-
I66G	M	Andere Erkrankungen des Bindegewebes, > 1 BT, ohne bestimmte Erkrankungen, ohne äußerst schwere CC, ohne intensivmed. Komplexbeh. > 196 / 184 / - Aufwandsp. od. multisystemisches Entzündungssyndrom bei COVID-19, Alter < 18 J. od. Alter < 6 J., 1 BT	0,478	0,477	-	-
I66H	M	Andere Erkrankungen des Bindegewebes oder Frakturen an Becken und Schenkelhals, Alter > 5 Jahre, ein Belegungstag	0,149	0,149	-	-
I68B	M	Nicht operativ behandelte Erkrankungen und Verletzungen im Wirbelsäulenbereich, mehr als 1 BT, mit äuß. schw. oder schw. CC od. bei Para- / Tetraplegie, mit kompl. Diagn. oder ohne äuß. schw. oder schw. CC, ohne Para- / Tetraplegie bei Diszitis	1,088	1,085	-	-
I68C	M	Nicht operativ behandelte Erkrankungen und Verletzungen WS, > 1 BT od. and. Femurfraktur, bei Para- / Tetraplegie od. mit äuß. schw. CC od. schw. CC od. Alter > 65 J., oh. kompl. Diagn. od. Kreuzbeinfraktur od. best. mäßig aufw., aufw. od. hochaufw. Beh.	0,605	0,604	-	-
I68D	M	Nicht operativ behandelte Erkrankungen und Verletzungen WS, > 1 Belegungstag oder andere Femurfraktur, außer bei Diszitis oder infektiöser Spondylopathie, ohne Kreuzbeinfraktur, ohne best. mäßig aufw., aufw. od. hochaufw. Beh., mit Wirbelsäulenfraktur	0,495	0,494	-	-
I68E	M	Nicht operativ behandelte Erkrankungen und Verletzungen WS, > 1 Belegungstag oder andere Femurfraktur, außer bei Diszitis oder infektiöser Spondylopathie, ohne Kreuzbeinfraktur, ohne best. mäßig aufw., aufw. od. hochaufw. Beh., oh. Wirbelsäulenfraktur	0,298	0,298	-	-
I68F	M	Nicht operativ behandelte Erkrankungen und Verletzungen im Wirbelsäulenbereich, ein Belegungstag oder Prellung am Oberschenkel	0,192	0,189	-	-
I69A	M	Knochenkrankheiten und spezifische Arthropathie mit bestimmter Arthropathie oder Muskel- / Sehnenerkrankung bei Para- /Tetraplegie	0,484	0,484	-	-
I69B	M	Knochenkrankheiten und spezifische Arthropathie ohne bestimmte Arthropathie, ohne Muskel- / Sehnenerkrankung bei Para- /Tetraplegie	0,352	0,352	-	-
I71B	M	Muskel- und Sehnenerkrankungen außer bei Para- / Tetraplegie oder Verstauchung, Zerrung, Luxation an Hüftgelenk, Becken und Oberschenkel, ohne Zerebralparese, ohne Kontraktur	0,334	0,330	-	-
I73Z	M	Nachbehandlung bei Erkrankungen des Bindegewebes	0,487	0,483	-	-
I74B	M	Verletzungen an Unterarm, Handgelenk, Hand oder Fuß oder leichte bis moderate Verletzungen von Schulter, Arm, Ellenbogen, Knie, Bein und Sprunggelenk mit unspezifischen Arthropathien ohne äußerst schwere oder schwere CC	0,422	0,421	-	-
I74C	M	Verletzungen an Unterarm, Handgelenk, Hand oder Fuß oder leichte bis moderate Verletzungen von Schulter, Arm, Ellenbogen, Knie, Bein und Sprunggelenk ohne äußerst schwere oder schwere CC, Alter < 10 Jahre	0,373	0,349	-	-
I74D	M	Verletzungen an Unterarm, Handgelenk, Hand oder Fuß oder leichte bis moderate Verletzungen von Schulter, Arm, Ellenbogen, Knie, Bein und Sprunggelenk ohne äußerst schwere oder schwere CC, Alter > 9 Jahre	0,334	0,330	-	-

Mittlere Verweildauer [1]	Untere Grenzverweildauer: Erster Tag mit Abschlag [2), 5)]	Untere Grenzverweildauer: Bewertungsrelation pro Tag	Obere Grenzverweildauer: Erster Tag mit zusätzlichem Entgelt [3); 5)]	Obere Grenzverweildauer: Bewertungsrelation pro Tag	Externe Verlegung Abschlag pro Tag (Bewertungsrelation)	Verlegungsfallpauschale	Ausnahme von Wiederaufnahme [4)]	Pflegeerlös Bewertungsrelation pro Tag
8	9	10	11	12	13	14	15	16
6,9	1	0,207	12	0,042	0,053	-	-	0,7332
17,9	5	0,178	34	0,042	0,057	-	-	0,6702
9,7	2	0,203	19	0,044	0,057	-	-	0,6977
4,5	1	0,171	11	0,053	0,062	-	-	0,6687
2,2	1	0,079	4	0,051	0,050	-	-	1,0770
5,4	1	0,246	12	0,065	0,078	-	x	0,8192
6,3	1	0,161	15	0,067	0,083	-	-	0,7059
6,7	1	0,250	15	0,052	0,065	-	-	0,7540
6,6	1	0,225	14	0,050	0,061	-	-	0,6230
1,0	-	-	-	-	-	-	-	1,1152
14,5	4	0,212	29	0,051	0,068	-	-	0,8150
8,0	2	0,199	17	0,052	0,066	-	-	0,7841
6,3	1	0,245	13	0,055	0,067	-	-	0,7469
5,0	1	0,143	9	0,040	0,047	-	-	0,6663
1,0	-	-	-	-	-	-	-	1,1327
6,6	1	0,313	15	0,050	0,062	-	-	0,6036
4,4	1	0,237	11	0,054	0,063	-	-	0,6780
3,5	1	0,173	9	0,062	0,069	-	-	0,7650
7,0	1	0,284	16	0,046	0,058	-	-	0,7761
5,4	1	0,250	12	0,053	0,064	-	-	0,6618
2,2	1	0,107	4	0,077	0,075	-	-	1,2517
3,4	1	0,127	8	0,065	0,072	-	-	0,8351

Anlage 1

Fallpauschalen-Katalog und Pflegeerlöskatalog
Teil b) Bewertungsrelationen bei Versorgung durch Belegabteilungen

DRG	Partition	Bezeichnung[6]	Bewertungsrelation bei Belegoperateur	Bewertungsrelation bei Belegoperateur und Beleganästhesist	Bewertungsrelation bei Belegoperateur und Beleghebamme	Bewertungsrelation bei Belegoperateur, Beleganästhesist und Beleghebamme
1	2	3	4	5	6	7
I75B	M	Schwere Verletzungen von Schulter, Arm, Ellenbogen, Knie, Bein und Sprunggelenk ohne CC oder Entzündungen von Sehnen, Muskeln und Schleimbeuteln ohne äußerst schwere oder schwere CC	0,372	0,370	-	-
I76B	M	Andere Erkrankungen des Bindegewebes ohne komplizierende Diagnose, ohne äußerst schwere CC, ohne septische Arthritis oder Alter > 15 Jahre	0,462	0,456	-	-
I77Z	M	Mäßig schwere Verletzungen von Schulter, Arm, Ellenbogen, Knie, Bein und Sprunggelenk	0,359	0,357	-	-
I79Z	M	Fibromyalgie	0,530	0,530	-	-
MDC 09 Krankheiten und Störungen an Haut, Unterhaut und Mamma						
J01Z	O	Gewebetransplantation mit mikrovaskulärer Anastomosierung bei bösartiger Neubildung an Haut, Unterhaut und Mamma	2,168	1,934	-	-
J02C	O	Hauttransplantation oder bestimmte Lappenplastik an der unteren Extremität bei Ulkus oder Infektion oder ausgedehnte Lymphadenektomie, ohne äußerst schwere CC, ohne komplexen Eingriff	1,390	1,295	-	-
J03Z	O	Eingriffe an der Haut der unteren Extremität bei Ulkus oder Infektion / Entzündung	0,726	0,684	-	-
J04Z	O	Eingriffe an der Haut der unteren Extremität außer bei Ulkus oder Infektion / Entzündung	0,445	0,427	-	-
J06Z	O	Mastektomie mit Prothesenimplantation und plastischer Operation bei bösartiger Neubildung oder komplexe Prothesenimplantation	1,274	1,170	-	-
J07A	O	Best. Eingr. an der Mamma mit Lymphknotenex. oder PCCL >2 oder Impl. Hautexpander oder best. Eingr. an Ovar/Plexus brachialis oder Lymphknotenex. mit Hauttransplantation oder Debridement, mit beidseitigem Eingr. oder best. Eingr. Ovar/Plexus brachialis	1,069	0,972	-	-
J07B	O	Best. Eingr. an der Mamma mit Lymphknotenex. oder PCCL >2 oder Impl. Hautexpander oder best. Eingr. an Ovar/Plexus brachialis oder Lymphknotenex. mit Hauttransplantation oder Debridement, ohne beidseitigen Eingr., ohne best. Eingr. Ovar/Plexus brachialis	0,787	0,721	-	-
J08B	O	Bestimmte Hauttransplantation oder Debridement ohne Eingriff an Kopf und Hals, ohne bestimmten Eingriff an Haut und Unterhaut oder ohne äußerst schwere CC	0,856	0,797	-	-
J09A	O	Eingriffe bei Sinus pilonidalis und perianal, Alter < 16 Jahre	0,471	0,420	-	-
J09B	O	Eingriffe bei Sinus pilonidalis und perianal, Alter > 15 Jahre	0,517	0,470	-	-
J10A	O	Plastische Operationen an Haut, Unterhaut und Mamma mit äußerst schweren oder schweren CC oder mit komplexem Eingriff	0,748	0,704	-	-
J10B	O	Plastische Operationen an Haut, Unterhaut und Mamma ohne äußerst schwere oder schwere CC, ohne komplexen Eingriff	0,448	0,419	-	-
J11A	O	Andere Eingriffe an Haut, Unterhaut und Mamma mit komplexem Eingriff bei komplizierender Diagnose oder bei Para- / Tetraplegie oder selektive Embolisation bei Hämangiom	0,995	0,966	-	-
J11B	O	Andere Eingriffe an Haut, Unterhaut und Mamma mit komplizierender Diagnose oder mit mäßig komplexer Prozedur oder Diagnose oder Alter < 18 Jahre mit äußerst schweren oder schweren CC oder mit bestimmtem Eingriff bei bösartiger Neubildung oder Pemphigoid	0,641	0,593	-	-
J11C	O	And. Eingr. an Haut, Unterhaut u. Mamma oh. kompliz. Diag., oh. mäßig kompl. Proz. od. Diagn., Alter > 17 J. od. oh. äuß. schw. oder schw. CC, m. best. Eingr. od. m. Hidradenitis suppurativa, bei BNB/Pemphigoid od. mit kl. Eingr. an d. Haut u. Weicht.	0,431	0,406	-	-
J11D	O	And. Eingr. an Haut, Unterhaut u. Mamma oh. kompliz. Diag., oh. mäßig kompl. Proz. od. Diag., Alter > 17 J. od. oh. äuß. schw. od. schw. CC, oh. best. Eingr., oh. Hidradenitis suppurativa, auß. b. BNB od. Pemphigoid, oh. kl. Eingr. an d. Haut od. Weicht.	0,376	0,357	-	-
J14Z	O	Plastische Rekonstruktion der Mamma bei BNB mit aufwend. Rekonstr. oder beidseit. Mastektomie bei BNB oder Strahlenther. mit operat. Proz. bei Krankh. und Störungen an Haut, Unterhaut und Mamma, mit beidseit. Prothesenimpl. oder Impl. eines Hautexpanders	1,614	1,484	-	-
J16A	O	Beidseitige Mastektomie bei bösartiger Neubildung	1,129	1,032	-	-
J16B	O	Strahlentherapie mit operativer Prozedur bei Krankheiten und Störungen an Haut, Unterhaut und Mamma	1,207	1,144	-	-
J17Z	O	Strahlentherapie bei Krankheiten und Störungen an Haut, Unterhaut und Mamma, Bestrahlungen an mindestens 9 Tagen	2,889	2,875	-	-

Mittlere Verweildauer [1]	Untere Grenzverweildauer: Erster Tag mit Abschlag [2, 5]	Untere Grenzverweildauer: Bewertungsrelation pro Tag	Obere Grenzverweildauer: Erster Tag mit zusätzlichem Entgelt [3, 5]	Obere Grenzverweildauer: Bewertungsrelation pro Tag	Externe Verlegung Abschlag pro Tag (Bewertungsrelation)	Verlegungsfallpauschale	Ausnahme von Wiederaufnahme [4]	Pflegeerlös Bewertungsrelation pro Tag
8	9	10	11	12	13	14	15	16
4,5	1	0,192	11	0,056	0,066	-	-	0,7729
4,9	1	0,235	13	0,061	0,072	-	-	0,9116
4,3	1	0,162	10	0,057	0,066	-	-	0,7986
8,4	2	0,175	16	0,044	0,056	-	-	0,4992
7,5	1	0,306	13	0,057	0,072	-	-	0,9172
15,9	4	0,178	31	0,039	0,053	-	-	0,7918
8,3	2	0,171	18	0,043	0,055	-	-	0,8091
3,2	1	0,202	7	0,063	0,069	-	-	0,7101
4,7	1	0,269	10	0,080	0,094	-	-	0,7874
3,7	1	0,253	8	0,096	0,108	-	-	0,7430
2,6	1	0,146	6	0,113	0,117	-	-	0,8405
6,8	1	0,249	17	0,051	0,064	-	-	0,7732
2,5	1	0,129	5	0,061	0,063	-	-	1,1354
3,6	1	0,222	8	0,051	0,057	-	-	0,7613
5,2	1	0,202	12	0,054	0,065	-	-	0,7394
2,9	1	0,118	7	0,056	0,060	-	-	0,7307
10,1	2	0,255	22	0,053	0,069	-	-	0,7465
4,2	1	0,249	13	0,060	0,069	-	-	0,8329
3,1	1	0,119	7	0,056	0,061	-	-	0,7299
2,6	1	0,133	6	0,059	0,061	-	-	0,7772
5,5	1	0,289	11	0,073	0,088	-	-	0,8157
4,9	1	0,295	11	0,084	0,100	-	-	0,8097
4,3	1	0,519	11	0,164	0,133	-	-	0,9091
25,4	7	0,346	43	0,113	0,105	-	x	0,8193

Anlage 1

Fallpauschalen-Katalog und Pflegeerlöskatalog
Teil b) Bewertungsrelationen bei Versorgung durch Belegabteilungen

DRG	Partition	Bezeichnung[6]	Bewertungsrelation bei Belegoperateur	Bewertungsrelation bei Belegoperateur und Beleganästhesist	Bewertungsrelation bei Belegoperateur und Beleghebamme	Bewertungsrelation bei Belegoperateur, Beleganästhesist und Beleghebamme
1	2	3	4	5	6	7
J18A	O	Strahlentherapie bei Krankheiten und Störungen an Haut, Unterhaut und Mamma, mehr als ein Belegungstag, Bestrahlungen an mindestens 5 Tagen	1,637	1,630	-	-
J18B	O	Strahlentherapie bei Krankheiten und Störungen an Haut, Unterhaut und Mamma, mehr als ein Belegungstag, Bestrahlungen an weniger als 5 Tagen	1,122	1,118	-	-
J21Z	O	Andere Hauttransplantation oder Debridement mit Lymphknotenexzision oder schweren CC	1,232	1,159	-	-
J22Z	O	Andere Hauttransplantation oder Debridement ohne komplexen Eingriff, ohne komplexe Diagnose, ohne äußerst schwere oder schwere CC oder mit Weichteildeckung oder Mehrfachtumoren der Haut oder Erysipel	0,593	0,551	-	-
J23Z	O	Große Eingriffe an der Mamma bei bösartiger Neubildung ohne komplexen Eingriff, ohne bestimmten Eingriff an den weiblichen Geschlechtsorganen bei bösartiger Neubildung	0,918	0,838	-	-
J24A	O	Eingriffe an der Mamma außer bei bösartiger Neubildung mit ausgedehntem Eingriff, mit Prothesenimplantation oder bestimmter Mammareduktionsplastik oder beidseitiger Mastopexie	0,953	0,848	-	-
J24B	O	Eingriffe an der Mamma außer bei bösartiger Neubildung mit ausgedehntem Eingriff, mit Prothesenimplantation, ohne bestimmte Mammareduktionsplastik, ohne beidseitige Mastopexie	0,841	0,756	-	-
J24C	O	Eingriffe an der Mamma außer bei bösartiger Neubildung ohne ausgedehnten Eingriff, mit komplexem Eingriff	0,729	0,646	-	-
J24D	O	Eingriffe an der Mamma außer bei bösartiger Neubildung ohne ausgedehnten Eingriff, ohne komplexen Eingriff	0,553	0,496	-	-
J25Z	O	Kleine Eingriffe an der Mamma und andere Eingriffe bei bösartiger Neubildung ohne äußerst schwere oder schwere CC	0,611	0,554	-	-
J61A	M	Schwere Erkrankungen der Haut, mehr als ein BT, Alter > 17 Jahre oder mit kompl. Diagn., mit äuß. schw. CC od. Hautulkus bei Para-/Tetraplegie od. hochkompl. Diagn. od. Epid. bullosa, Alter < 10 Jahre oder mit schwerer Erkr. der Haut, mit aufw. Behandl.	1,031	1,029	-	-
J61B	M	Schwere Erkrankungen der Haut, mehr als ein Belegungstag, Alter > 17 Jahre, ohne äußerst schwere CC, ohne hochkomplexe Diagnose, mit schwerer Erkrankung der Haut, ohne aufwendige Behandlung	0,542	0,541	-	-
J61C	M	Schwere Erkrankungen der Haut, mehr als ein Belegungstag, Alter < 18 Jahre, ohne hochkomplexe Diagnose oder mäßig schwere Hauterkrankungen, mehr als ein Belegungstag	0,416	0,415	-	-
J62A	M	Bösartige Neubildungen der Mamma, mehr als ein Belegungstag, mit äußerst schweren CC	1,266	1,262	-	-
J62B	M	Bösartige Neubildungen der Mamma, ein Belegungstag oder ohne äußerst schwere CC	0,545	0,543	-	-
J64B	M	Bestimmte Infektion / Entzündung der Haut und Unterhaut oder Hautulkus ohne äußerst schwere CC oder Alter < 6 Jahre mit komplexer Diagnose	0,427	0,427	-	-
J64C	M	Andere Infektion / Entzündung der Haut und Unterhaut oder Alter > 5 Jahre oder ohne komplexe Diagnose	0,370	0,363	-	-
J65A	M	Verletzung der Haut, Unterhaut und Mamma, mehr als 1 Belegungstag	0,338	0,334	-	-
J65B	M	Verletzung der Haut, Unterhaut und Mamma, ein Belegungstag	0,184	0,183	-	-
J67A	M	Bestimmte Erkrankungen der Mamma außer bösartige Neubildung oder moderate Hauterkrankungen	0,391	0,387	-	-
J67B	M	Andere Erkrankungen der Mamma außer bösartige Neubildung oder leichte Hauterkrankungen	0,280	0,276	-	-
J68B	M	Erkrankungen der Haut, ein Belegungstag, ohne komplexe Diagnose, Alter > 15 Jahre	0,157	0,154	-	-
MDC 10 Endokrine, Ernährungs- und Stoffwechselkrankheiten						
K06B	O	Eingriffe an Schilddrüse, Nebenschilddrüse und Ductus thyreoglossus ohne IntK > 392 / 368 / - Punkte, bei BNB oder mit äuß. schw. oder schw. CC oder Eingr. an der Schilddrüse außer kl. Eingr., mit Thyreoidektomie durch Sternotomie oder Alter < 16 Jahre	0,919	0,812	-	-
K06C	O	Eingriffe an Schilddrüse, Nebenschilddrüse u. Ductus thyreogl. ohne IntK > 392 / 368 / - P., auß. bei BNB, oh. äuß. schw. od. schw. CC, mit Eingr. an d. Schilddrüse auß. kl. Eingr., ohne Thyreoidektomie durch Sternotomie, Alter > 15 J. od. Alter < 18 J.	0,812	0,714	-	-

Mittlere Verweildauer [1]	Untere Grenzverweildauer: Erster Tag mit Abschlag [2, 3]	Untere Grenzverweildauer: Bewertungsrelation pro Tag	Obere Grenzverweildauer: Erster Tag mit zusätzlichem Entgelt [3, 5]	Obere Grenzverweildauer: Bewertungsrelation pro Tag	Externe Verlegung Abschlag pro Tag (Bewertungsrelation)	Verlegungsfallpauschale	Ausnahme von Wiederaufnahme [4]	Pflegeerlös Bewertungsrelation pro Tag
8	9	10	11	12	13	14	15	16
14,8	4	0,315	31	0,107	0,100	-	x	0,9026
9,9	2	0,359	23	0,109	0,099	-	x	0,9043
11,5	3	0,203	26	0,049	0,065	-	-	0,7771
4,4	1	0,286	12	0,048	0,056	-	-	0,6673
4,2	1	0,341	9	0,076	0,088	-	-	0,8185
3,3	1	0,256	8	0,057	0,062	-	-	0,8677
2,7	1	0,251	6	0,076	0,079	-	-	0,8129
3,2	1	0,225	8	0,057	0,062	-	-	0,8497
2,3	1	0,125	5	0,079	0,079	-	-	1,1039
2,4	1	0,149	5	0,090	0,091	-	-	1,0251
13,7	4	0,202	27	0,074	0,069	-	-	1,1346
7,0	1	0,266	16	0,053	0,066	-	-	0,5995
5,8	-	-	12	0,049	0,059	-	-	0,6482
14,4	4	0,243	29	0,059	0,079	-	x	1,0524
5,9	1	0,375	16	0,062	0,076	-	x	0,9329
6,8	1	0,237	14	0,043	0,054	-	-	0,7167
5,0	1	0,121	11	0,047	0,056	-	-	0,7808
3,9	-	-	9	0,056	0,064	-	-	0,8408
1,0	-	-	-	-	-	-	-	1,2737
5,4	1	0,182	12	0,047	0,057	-	-	0,7051
3,7	1	0,016	8	0,049	0,055	-	-	0,8611
1,0	-	-	-	-	-	-	-	1,0978
3,1	1	0,126	7	0,068	0,073	-	-	0,9238
3,0	1	0,109	6	0,060	0,065	-	-	0,8656

Anlage 1

Fallpauschalen-Katalog und Pflegeerlöskatalog
Teil b) Bewertungsrelationen bei Versorgung durch Belegabteilungen

DRG	Partition	Bezeichnung[6]	Bewertungsrelation bei Belegoperateur	Bewertungsrelation bei Belegoperateur und Beleganästhesist	Bewertungsrelation bei Belegoperateur und Beleghebamme	Bewertungsrelation bei Belegoperateur, Beleganästhesist und Beleghebamme
1	2	3	4	5	6	7
K06D	O	Andere Eingriffe an Schilddrüse, Nebenschilddrüse und Ductus thyreoglossus ohne IntK > 392 / 368 / - Punkte, außer bei bösartiger Neubildung, ohne äußerst schwere oder schwere CC oder bestimmte Reduktionseingriffe an Haut und Unterhaut	0,701	0,620	-	-
K06E	O	Kleine Eingriffe an Schilddrüse, Nebenschilddrüse und Ductus thyreoglossus ohne IntK > 392 / 368 / - Punkte, außer bei bösartiger Neubildung, ohne äußerst schwere oder schwere CC, ohne bestimmte Reduktionseingriffe an Haut und Unterhaut	0,607	0,539	-	-
K07A	O	Andere Eingriffe bei Adipositas mit bestimmten größeren Eingriffen am Magen oder Darm	1,001	0,898	-	-
K07B	O	Andere Eingriffe bei Adipositas ohne bestimmte größere Eingriffe am Magen oder Darm	0,821	0,742	-	-
K14Z	O	Andere Eingriffe an der Nebenniere oder ausgedehnte Lymphadenektomie	1,292	1,160	-	-
K15A	O	Strahlentherapie bei endokrinen, Ernährungs- und Stoffwechselkrankheiten, mehr als ein Belegungstag, mit hochkomplexer Radiojodtherapie	0,821	0,821	-	-
K15B	O	Strahlentherapie bei endokrinen, Ernährungs- und Stoffwechselkrankheiten, mehr als ein Belegungstag, ohne hochkomplexe Radiojodtherapie	1,369	1,364	-	-
K15C	O	Strahlentherapie bei endokrinen, Ernährungs- und Stoffwechselkrankheiten, mehr als ein Belegungstag, mit mäßig komplexer Radiojodtherapie bei bösartiger Neubildung oder mit bestimmter nuklearmedizinischer Therapie	0,603	0,603	-	-
K15D	O	Strahlentherapie bei endokrinen, Ernährungs- und Stoffwechselkrankheiten, mehr als ein Belegungstag, mit mäßig komplexer Radiojodtherapie, außer bei bösartiger Neubildung, ohne bestimmte nuklearmedizinische Therapie	0,591	0,591	-	-
K15E	O	Strahlentherapie bei endokrinen, Ernährungs- und Stoffwechselkrankheiten, mehr als ein Belegungstag, mit anderer Radiojodtherapie	0,438	0,438	-	-
K60E	M	Diabetes mellitus mit schweren CC oder mit komplexer Diagnose, Alter > 15 Jahre, mehr als ein Belegungstag	0,631	0,631	-	-
K60F	M	Diabetes mellitus, Alter > 10 Jahre, ein Belegungstag oder ohne äußerst schwere oder schwere CC oder ohne komplexe Diagnose	0,412	0,412	-	-
K62B	M	Verschiedene Stoffwechselerkrankungen bei Para- / Tetrapleg. oder mit kompliz. Diagnose oder endosk. Einlage eines Magenballons oder Alter < 16 Jahre, ein Belegungstag od. ohne äußerst schwere CC od. ohne best. aufwendige / hochaufwendige Behandlung	0,537	0,535	-	-
K62C	M	Verschiedene Stoffwechselerkrankungen außer bei Para- / Tetraplegie, ohne kompliz. Diagnose, ohne endoskopische Einlage eines Magenballons, ohne äußerst schwere CC oder ein Belegungstag, ohne best. aufwendige / hochaufwendige Behandlung, Alter > 15 Jahre	0,439	0,439	-	-
K64C	M	Endokrinopathien mit komplexer Diagnose oder äußerst schweren CC, Alter > 5 Jahre oder mit bestimmter komplexer Diagnose oder mit invasiver endokrinologischer Diagnostik oder Alter < 18 Jahre bei bösartiger Neubildung oder Alter < 1 Jahr	0,577	0,576	-	-
K64D	M	Endokrinopathien ohne komplexe Diagnose, ohne bestimmte Diagnose, ohne äußerst schwere CC, ohne invasive endokrinologische Diagnostik, Alter > 17 Jahre oder außer bei bösartiger Neubildung, Alter > 0 Jahre	0,419	0,418	-	-
MDC 11 Krankheiten und Störungen der Harnorgane						
L02C	O	Operatives Einbringen eines Peritonealkatheters, Alter > 9 Jahre mit akuter Niereninsuffizienz oder mit chronischer Niereninsuffizienz mit Dialyse oder transurethrale Injektion bei Ostiuminsuffizienz	0,612	0,550	-	-
L03Z	O	Bestimmte Nieren-, Ureter- und große Harnblaseneingriffe bei Neubildung, Alter < 19 Jahre oder mit äußerst schweren CC oder bestimmter Kombinationseingriff, ohne großen Eingriff am Darm	3,109	2,879	-	-
L04A	O	Bestimmte komplexe Nieren-, Ureter- und große Harnblaseneingriffe außer bei Neubildung, ohne äußerst schwere CC, ohne Kombinationseingriff oder bestimmte Harnblaseneingriffe oder Alter < 16 Jahre	1,502	1,364	-	-
L04B	O	Andere Nieren-, Ureter- und große Harnblaseneingriffe außer bei Neubildung, ohne äußerst schwere CC, ohne Kombinationseingriff, ohne bestimmte Harnblaseneingriffe oder Exzision und Resektion von retroperitonealem Gewebe, Alter > 15 Jahre	1,102	0,987	-	-

aG-DRG Version 2026　　Anlage 1: Fallpauschalen-Katalog und Pflegeerlöskatalog

Mittlere Verweildauer [1]	Untere Grenzverweildauer: Erster Tag mit Abschlag [2,5]	Untere Grenzverweildauer: Bewertungsrelation pro Tag	Obere Grenzverweildauer: Erster Tag mit zusätzlichem Entgelt [3,5]	Obere Grenzverweildauer: Bewertungsrelation pro Tag	Externe Verlegung Abschlag pro Tag (Bewertungsrelation)	Verlegungsfallpauschale	Ausnahme von Wiederaufnahme [4]	Pflegeerlös Bewertungsrelation pro Tag
8	9	10	11	12	13	14	15	16
2,8	1	0,008	5	0,062	0,065	-	-	0,8619
2,4	1	0,129	5	0,067	0,068	-	-	0,8419
3,3	1	0,128	7	0,054	0,059	-	-	0,8130
2,7	1	0,112	6	0,058	0,061	-	-	0,9447
4,6	1	0,223	11	0,068	0,080	-	-	0,9053
2,7	-	-	5	0,215	0,224	-	x	0,8511
12,7	3	0,330	26	0,107	0,096	-	x	0,8097
3,3	-	-	6	0,184	0,141	-	x	0,9739
4,7	-	-	11	0,127	0,104	-	x	0,6415
3,4	-	-	7	0,128	0,099	-	x	0,8056
7,7	2	0,207	15	0,056	0,071	-	-	0,7544
5,2	1	0,272	12	0,054	0,065	-	-	0,6764
6,7	1	0,305	15	0,054	0,067	-	-	1,0685
5,9	1	0,217	13	0,050	0,062	-	-	0,8813
5,4	1	0,384	15	0,073	0,088	-	x	1,0016
4,5	1	0,224	11	0,063	0,074	-	x	0,8345
3,6	1	0,136	8	0,048	0,053	-	-	0,8571
16,1	4	0,313	29	0,147	0,091	-	-	1,0561
6,2	1	0,242	14	0,055	0,067	-	-	0,9063
6,3	1	0,203	14	0,045	0,056	-	-	0,7225

Anlage 1

Fallpauschalen-Katalog und Pflegeerlöskatalog
Teil b) Bewertungsrelationen bei Versorgung durch Belegabteilungen

DRG	Partition	Bezeichnung[6]	Bewertungsrelation bei Belegoperateur	Bewertungsrelation bei Belegoperateur und Beleganästhesist	Bewertungsrelation bei Belegoperateur und Beleghebamme	Bewertungsrelation bei Belegoperateur, Beleganästhesist und Beleghebamme
1	2	3	4	5	6	7
L06B	O	Kleine Eingriffe an den Harnorganen ohne äußerst schwere CC oder ohne bestimmte Prozeduren oder Alter < 16 Jahre	0,798	0,735	-	-
L06C	O	Andere kleine Eingriffe an den Harnorganen, Alter > 15 Jahre	0,549	0,521	-	-
L08Z	O	Komplexe Eingriffe an der Urethra oder Ureter	0,974	0,874	-	-
L09D	O	Andere Eingriffe bei Erkrankungen der Harnorgane ohne Anlage eines Dialyseshunts bei akuter Niereninsuffizienz od. bei chronischer Niereninsuffizienz mit Dialyse, ohne Kalziphylaxie, ohne best. Laparotomie, mit best. anderen Eingriff od. Alter < 18 Jahre	1,224	1,160	-	-
L09E	O	Andere Eingriffe bei Erkrankungen der Harnorgane ohne Anlage eines Dialyseshunts bei akuter Niereninsuffizienz oder bei chron. Niereninsuff. mit Dialyse, ohne Kalziphylaxie, ohne best. Laparotomie, ohne bestimmten anderen Eingriff, Alter > 17 Jahre	0,596	0,536	-	-
L10Z	O	Blasenrekonstr. u. kontinenter Pouch b. Neubildung ohne Multiviszeraleingr. od. Nieren-, Ureter- u. große Harnblaseneingr. b. Neubildung, Alter < 19 J. od. mit äußerst schweren CC od. Kombinationseingr., mit großem Eingr. am Darm od. kompl. Nephrektomie	3,881	3,615	-	-
L12A	O	Strahlentherapie bei Krankheiten und Störungen der Harnorgane, mehr als ein Belegungstag, Bestrahlungen an mindestens 9 Tagen	2,671	2,655	-	-
L12B	O	Strahlentherapie bei Krankheiten und Störungen der Harnorgane, mehr als ein Belegungstag, Bestrahlungen an weniger als 9 Tagen	1,109	1,101	-	-
L13A	O	Nieren-, Ureter- und große Harnblaseneingriffe bei Neubildung, Alter > 18 Jahre, ohne Kombinationseingriff, mit bestimmtem Eingriff mit CC oder mit komplexem Eingriff	1,859	1,700	-	-
L13B	O	Nieren-, Ureter- und große Harnblaseneingriffe bei Neubildung, Alter > 18 Jahre, ohne Kombinationseingriff, ohne CC, ohne komplexen Eingriff, mit anderem Eingriff	1,479	1,346	-	-
L13C	O	Nieren-, Ureter- und große Harnblaseneingriffe bei Neubildung, Alter > 18 Jahre, ohne Kombinationseingriff, ohne äußerst schwere CC, ohne bestimmten Eingriff oder ohne CC, ohne komplexen Eingriff, ohne anderen Eingriff	0,516	0,464	-	-
L17A	O	Andere Eingriffe an der Urethra außer bei Para- / Tetraplegie, kleine Eingriffe an den Harnorganen, mit bestimmten Eingriffen an der Urethra oder Alter < 16 Jahre	0,604	0,541	-	-
L17B	O	Andere Eingriffe an der Urethra außer bei Para- / Tetraplegie, kleine Eingriffe an den Harnorganen, ohne bestimmte Eingriffe an der Urethra, Alter > 15 Jahre	0,494	0,458	-	-
L18B	O	Komplexe transurethrale, perkutan-transrenale / andere retroperitoneale Eingriffe oh. ESWL, oh. äußerst schwere CC od. best. Eingriffe Niere od. transurethrale Eingriffe auß. Prostatares. u. kompl. Ureterorenoskop., b. Para-/Tetrapl., m. äuß. schw. CC	0,931	0,856	-	-
L19Z	O	Transurethrale Eingriffe außer Prostataresektion und komplexe Ureterorenoskopien mit extrakorporaler Stoßwellenlithotripsie (ESWL), ohne äußerst schwere CC oder perkutane Thermo- oder Kryoablation der Niere	0,808	0,764	-	-
L20A	O	Transurethrale Eingriffe außer Prostataresektion und komplexe Ureterorenoskopien oder bestimmte Eingriffe an den Harnorganen, mit äußerst schweren CC	2,021	1,931	-	-
L20B	O	Transurethrale Eingriffe außer Prostataresektion und komplexe Ureterorenoskopien oder bestimmte Eingriffe an den Harnorganen, ohne äußerst schwere CC oder Alter < 16 Jahre oder Alter > 89 Jahre	0,619	0,564	-	-
L20C	O	Transurethrale Eingriffe außer Prostataresektion und komplexe Ureterorenoskopien oder bestimmte Eingriffe an den Harnorganen, ohne äußerst schwere CC oder Alter > 15 Jahre oder Alter < 90 Jahre	0,417	0,385	-	-
L40Z	A	Diagnostische Ureterorenoskopie	0,512	0,470	-	-
L42A	A	Extrakorporale Stoßwellenlithotripsie (ESWL) bei Harnsteinen mit auxiliären Maßnahmen oder bei Para- / Tetraplegie	0,560	0,538	-	-
L42B	A	Extrakorporale Stoßwellenlithotripsie (ESWL) bei Harnsteinen ohne auxiliäre Maßnahmen, außer bei Para- / Tetraplegie	0,426	0,423	-	-
L60B	M	Niereninsuffizienz, mehr als ein Belegungstag, mit Dialyse und komplizierenden Faktoren oder äußerst schweren CC oder mit intensivmedizinischer Komplexbehandlung > 196 / 184 / - Aufwandspunkte, Alter > 15 Jahre	1,525	1,515	-	-

Mittlere Verweildauer [1]	Untere Grenzverweildauer: Erster Tag mit Abschlag [2), 5)]	Untere Grenzverweildauer: Bewertungsrelation pro Tag	Obere Grenzverweildauer: Erster Tag mit zusätzlichem Entgelt [3), 5)]	Obere Grenzverweildauer: Bewertungsrelation pro Tag	Externe Verlegung Abschlag pro Tag (Bewertungsrelation)	Verlegungsfallpauschale	Ausnahme von Wiederaufnahme [4)]	Pflegeerlös Bewertungsrelation pro Tag
8	9	10	11	12	13	14	15	16
5,4	1	0,350	13	0,053	0,064	-	-	0,8240
2,8	1	0,166	6	0,070	0,073	-	-	0,9284
5,4	1	0,477	12	0,048	0,058	-	-	0,8285
8,8	2	0,257	21	0,061	0,079	-	-	0,8169
3,7	1	0,149	10	0,049	0,055	-	-	0,8371
20,2	6	0,285	35	0,069	0,094	-	-	0,9971
24,1	7	0,317	42	0,106	0,101	-	x	0,8722
9,3	2	0,351	22	0,113	0,102	-	x	0,8682
9,9	2	0,263	18	0,056	0,073	-	-	0,8571
6,7	1	0,263	12	0,055	0,068	-	-	0,8199
3,4	1	0,115	9	0,047	0,052	-	-	0,6145
3,5	1	0,201	8	0,079	0,062	-	-	1,2304
3,8	1	0,065	8	0,051	0,058	-	-	0,8073
5,2	1	0,428	13	0,057	0,068	-	-	0,7891
3,7	1	0,054	8	0,101	0,114	-	-	0,8950
16,5	4	0,287	32	0,061	0,082	-	-	1,0002
3,8	1	0,153	7	0,056	0,064	-	-	0,7881
3,5	1	0,105	7	0,041	0,046	-	-	0,6678
3,3	1	0,125	7	0,054	0,059	-	-	0,8492
3,6	1	0,194	8	0,076	0,084	-	-	1,0895
3,3	1	0,106	7	0,083	0,091	-	-	1,0717
13,8	4	0,287	28	0,073	0,097	-	x	1,1417

Anlage 1

Fallpauschalen-Katalog und Pflegeerlöskatalog
Teil b) Bewertungsrelationen bei Versorgung durch Belegabteilungen

DRG	Partition	Bezeichnung[6]	Bewertungsrelation bei Belegoperateur	Bewertungsrelation bei Belegoperateur und Beleganästhesist	Bewertungsrelation bei Belegoperateur und Beleghebamme	Bewertungsrelation bei Belegoperateur, Beleganästhesist und Beleghebamme
1	2	3	4	5	6	7
L60C	M	Niereninsuffizienz, mehr als ein Belegungstag, mit Dialyse oder äußerst schweren CC oder Alter < 18 Jahre mit schweren CC, ohne intensivmedizinische Komplexbehandlung > 196 / 184 / - Aufwandspunkte	0,907	0,898	-	-
L60D	M	Niereninsuffizienz, mehr als ein Belegungstag, ohne Dialyse, ohne schwere CC, Alter > 17 Jahre oder ohne schwere CC, ohne intensivmedizinische Komplexbehandlung > 196 / 184 / - Aufwandspunkte	0,500	0,498	-	-
L62C	M	Neubildungen der Harnorgane ohne äußerst schwere CC, Alter > 15 Jahre	0,400	0,397	-	-
L63B	M	Infektionen der Harnorgane ohne best. hochaufw. Beh., mit best. aufwendiger Beh. od. mit äußerst schw. CC, ohne Komplexbeh. bei isolationspfl. Erregern od. mit Komplexbeh. bei isolationspfl. Erregern od. bei TBC des Urogenitalsyst., ohne äußerst schw. CC	1,077	1,073	-	-
L63C	M	Infektionen der Harnorgane ohne äußerst schwere CC, ohne Komplexbeh. bei isolationspflichtigen Erregern, ohne best. aufw. / hochaufw. Behandl., außer bei TBC des Urogenitalsyst., Alter < 3 Jahre oder best. schwere Infektionen oder best. mäßig aufw. Beh.	0,394	0,394	-	-
L63D	M	Infektionen der Harnorgane oh. äuß. schwere CC, oh. best. mäßig aufwendige / aufwendige / hochaufw. Behandl., oh. Komplexbeh. b. isolationspfl. Erregern, oh. best. schw. Infektionen, Alter > 2 J. u. < 6 J. od. Alter < 18 J. mit schw. CC od. Alter > 89 J.	0,436	0,434	-	-
L63E	M	Infektionen der Harnorgane ohne äußerst schwere CC, ohne best. mäßig aufw. / aufw. / hochaufw. Behandlung, ohne Komplexbeh. b. isolationspfl. Erregern, ohne best. schw. Infektionen, Alter > 5 und < 18 Jahre, ohne schwere CC od. Alter > 17 und < 90 Jahre	0,280	0,277	-	-
L64A	M	Andere Erkrankungen der Harnorgane mit äußerst schweren oder schweren CC oder bestimmter Diagnose, mehr als ein Belegungstag oder Urethrozystoskopie, bei angeborener Fehlbildung oder BNB der Harnorgane oder Alter < 3 Jahre	0,601	0,571	-	-
L64B	M	Andere Erkrankungen der Harnorgane mit äußerst schweren oder schweren CC oder bestimmter Diagnose, mehr als ein Belegungstag oder Urethrozystoskopie, außer bei angeborener Fehlbildung, außer bei BNB der Harnorgane, Alter > 2 Jahre	0,284	0,273	-	-
L64C	M	Andere Erkrankungen der Harnorgane ohne äußerst schwere oder schwere CC, ohne bestimmte Diagnose oder ein Belegungstag, bestimmte Eingriffe am Ureter oder Retroperitonealfibrose oder Alter < 16 Jahre	0,320	0,310	-	-
L64D	M	Andere Erkrankungen der Harnorgane ohne äußerst schwere oder schwere CC, ohne bestimmte Diagnose oder ein Belegungstag, ohne bestimmte Eingriffe am Ureter, Alter > 15 Jahre	0,250	0,249	-	-
L68B	M	Andere mäßig schwere Erkrankungen der Harnorgane, Alter > 17 Jahre	0,388	0,380	-	-
L70B	M	Krankheiten und Störungen der Harnorgane, ein Belegungstag, Alter > 5 Jahre	0,186	0,184	-	-
L71Z	M	Niereninsuffizienz, ein Belegungstag mit Dialyse	0,290	0,282	-	-
L74Z	M	Bestimmte Krankheiten und Störungen der Harnorgane bei Para- / Tetraplegie	0,481	0,475	-	-
MDC 12 Krankheiten und Störungen der männlichen Geschlechtsorgane						
M01B	O	Große Eingriffe an den Beckenorganen beim Mann ohne äußerst schwere CC oder bestimmte Eingriffe an den Beckenorganen beim Mann mit äußerst schweren CC	1,603	1,456	-	-
M02A	O	Transurethrale Prostataresektion oder bestimmte andere Operationen an der Prostata mit äußerst schweren CC	1,887	1,788	-	-
M02B	O	Transurethrale Prostataresektion oder bestimmte andere Operationen an der Prostata ohne äußerst schwere CC	0,494	0,446	-	-
M03A	O	Komplexe Eingriffe am Penis, Alter < 6 Jahre oder aufwendige plastische Rekonstruktion des Penis, Alter < 18 Jahre oder totale Amputation des Penis oder partielle Amputation des Penis mit bestimmter Lymphadenektomie	1,119	0,996	-	-
M03B	O	Mäßig komplexe Eingriffe am Penis, Alter < 18 Jahre, ohne aufwendige plastische Rekonstruktion des Penis, ohne totale Amputation des Penis, ohne partielle Amputation des Penis mit bestimmter Lymphadenektomie	0,825	0,727	-	-
M03C	O	Eingriffe am Penis, Alter > 17 Jahre oder kleine Eingriffe in Urethra und Penis, Alter < 18 Jahre, ohne aufwendige plastische Rekonstruktion, ohne totale Amputation des Penis, ohne partielle Amputation mit bestimmter Lymphadenektomie	0,802	0,723	-	-

Mittlere Verweil- dauer [1)	Untere Grenz- verweildauer: Erster Tag mit Abschlag [2), 5)]	Untere Grenz- verweildauer: Bewertungs- relation pro Tag	Obere Grenz- verweildauer: Erster Tag mit zusätzlichem Entgelt [3), 5)]	Obere Grenz- verweildauer: Bewertungs- relation pro Tag	Externe Verlegung Abschlag pro Tag (Bewertungsrelation)	Verlegungs- fallpauschale	Ausnahme von Wiederaufnahme [4)]	Pflegeerlös Bewertungs- relation pro Tag
8	9	10	11	12	13	14	15	16
8,8	2	0,277	21	0,066	0,085	-	x	1,0596
6,4	1	0,240	14	0,052	0,065	-	x	0,8605
4,5	1	0,231	12	0,058	0,067	-	x	0,9293
13,3	3	0,259	26	0,054	0,072	-	-	1,0670
4,8	1	0,230	10	0,057	0,068	-	-	1,2338
6,0	1	0,240	13	0,050	0,061	-	-	0,9381
4,1	1	0,128	8	0,043	0,050	-	-	0,8074
4,8	1	0,265	14	0,060	0,071	-	-	0,9335
2,8	1	0,035	6	0,047	0,049	-	-	0,8410
2,7	1	0,070	5	0,061	0,063	-	-	0,9861
2,7	1	0,076	6	0,063	0,066	-	-	0,8427
4,1	1	0,178	10	0,057	0,066	-	-	0,8065
1,0	-	-	-	-	-	-	-	1,1846
1,0	-	-	-	-	-	-	x	1,7568
5,2	1	0,239	12	0,059	0,071	-	-	1,0968
9,8	2	0,185	15	0,053	0,069	-	-	0,7458
14,5	4	0,262	30	0,063	0,084	-	-	0,9697
3,9	1	0,107	8	0,039	0,044	-	-	0,7665
6,1	1	0,619	14	0,071	0,061	-	-	1,1675
3,9	1	0,314	9	0,075	0,060	-	-	1,2843
3,9	1	0,180	9	0,051	0,059	-	-	0,7713

Anlage 1: Fallpauschalen-Katalog und Pflegeerlöskatalog aG-DRG Version 2026

Anlage 1
Fallpauschalen-Katalog und Pflegeerlöskatalog
Teil b) Bewertungsrelationen bei Versorgung durch Belegabteilungen

DRG	Parti-tion	Bezeichnung[6]	Bewertungsrelation bei Belegoperateur	Bewertungsrelation bei Belegoperateur und Beleganästhesist	Bewertungsrelation bei Belegoperateur und Beleghebamme	Bewertungsrelation bei Belegoperateur, Beleganästhesist und Beleghebamme
1	2	3	4	5	6	7
M04A	O	Eingriffe am Hoden oder bestimmte Eingriffe an Urethra und Prostata bei bösartiger Neubildung mit äußerst schweren CC oder bei Fournier-Gangrän oder bestimmte radikale Prostatovesikulektomien oder bestimmte Lymphadenektomie	1,733	1,594	-	-
M04B	O	Eingriffe am Hoden mit bestimmtem Eingriff bei Orchitis mit Abszess oder bösartiger Neubildung oder bestimmte Eingriffe am Hoden oder bestimmte Eingriffe an Urethra und Prostata bei bösartiger Neubildung	0,687	0,622	-	-
M04C	O	Eingriffe am Hoden mit mäßig komplexem Eingriff, Alter < 3 Jahre oder mit schweren CC oder beidseitigem Hodenhochstand, Alter < 14 Jahre	0,639	0,545	-	-
M04D	O	Eingriffe am Hoden ohne äußerst schwere CC, ohne bestimmten Eingriff, ohne mäßig komplexen Eingriff oder Alter > 2 Jahre, ohne schwere CC oder ohne beidseitigen Hodenhochstand oder Alter > 13 Jahre	0,563	0,503	-	-
M05Z	O	Zirkumzision, andere Eingriffe am Penis oder großflächige Ablationen der Haut	0,530	0,480	-	-
M06Z	O	Andere OR-Prozeduren an den männlichen Geschlechtsorganen oder Stanzbiopsie an der Prostata, ein Belegungstag	0,726	0,700	-	-
M07Z	O	Brachytherapie bei Krankheiten und Störungen der männlichen Geschlechtsorgane, Implantation von > 10 Seeds, Verweildauer < 4 Tage	1,222	1,166	-	-
M09A	O	OR-Prozeduren an den männlichen Geschlechtsorganen bei bösartiger Neubildung mit äußerst schweren CC oder bestimmte Eingriffe an den Beckenorganen beim Mann ohne äußerst schwere CC oder BNB des Penis oder bestimmte interstitielle Brachytherapie	1,229	1,126	-	-
M09B	O	OR-Prozeduren an den männlichen Geschlechtsorganen bei bösartiger Neubildung, ohne äußerst schwere CC, ohne BNB des Penis, ohne bestimmte interstitielle Brachytherapie	0,711	0,646	-	-
M10A	O	Strahlentherapie bei Krankheiten und Störungen der männlichen Geschlechtsorgane, mehr als ein Belegungstag, Bestrahlungen an mindestens 8 Tagen	2,822	2,809	-	-
M10B	O	Radioligandentherapie mit Lutetium-177-PSMA-Liganden aus patientenindividueller Eigenherstellung	1,523	1,523	-	-
M10C	O	Radioligandentherapie mit Lutetium-177-PSMA-Liganden, ohne Lutetium-177-PSMA-Liganden aus patientenindividueller Eigenherstellung	0,809	0,809	-	-
M10D	O	Strahlentherapie bei Krankheiten und Störungen der männlichen Geschlechtsorgane, mehr als ein Belegungstag, Bestrahlungen an weniger als 8 Tagen oder interstitielle Brachytherapie	0,869	0,835	-	-
M11Z	O	Transurethrale Laserdestruktion und -resektion der Prostata	0,697	0,626	-	-
M60A	M	Bösartige Neubildungen der männlichen Geschlechtsorgane, mehr als ein Belegungstag, Alter < 11 Jahre oder mit äußerst schweren CC	1,301	1,294	-	-
M60B	M	Bösartige Neubildungen der männlichen Geschlechtsorgane, ein Belegungstag oder Alter > 10 Jahre, ohne äußerst schwere CC	0,392	0,387	-	-
M61Z	M	Benigne Prostatahyperplasie	0,354	0,343	-	-
M62Z	M	Infektion / Entzündung der männlichen Geschlechtsorgane	0,337	0,333	-	-
M64Z	M	Andere Krankheiten der männlichen Geschlechtsorgane und Sterilisation beim Mann	0,363	0,351	-	-
MDC 13 Krankheiten und Störungen der weiblichen Geschlechtsorgane						
N01D	O	Beckeneviszeration bei der Frau und komplexe Vulvektomie oder bestimmte Lymphadenektomie ohne äußerst schwere oder schwere CC	1,979	1,806	-	-
N02C	O	Eingriffe an Uterus und Adnexen od. best. Hernien und große operative Eingriffe an Vagina, Zervix und Vulva bei BNB od. best. Eingriffe am Darm od. Rekonstruktion von Vagina und Vulva, ohne äuß. schw. CC, mit mäßig kompl. Eingriff	1,437	1,306	-	-
N02D	O	Eingriffe an Uterus und Adnexen oder bestimmten Hernien und große operative Eingriffe an Vagina, Zervix und Vulva bei bösartiger Neubildung, ohne äußerst schwere CC, ohne komplexen Eingriff, ohne mäßig komplexen Eingriff	1,079	0,977	-	-
N04Z	O	Hysterektomie außer bei bösartiger Neubildung, mit äußerst schweren oder schweren CC oder mit komplexem Eingriff	1,655	1,517	-	-
N05B	O	Ovariektomien und komplexe Eingriffe an den Tubae uterinae außer bei bösartiger Neubildung, ohne äußerst schwere oder schwere CC oder anderer Eingriff an der Harnblase oder Adhäsiolyse, Alter > 15 Jahre	0,776	0,698	-	-

Mittlere Verweildauer [1]	Untere Grenzverweildauer: Erster Tag mit Abschlag [2,5]	Untere Grenzverweildauer: Bewertungsrelation pro Tag	Obere Grenzverweildauer: Erster Tag mit zusätzlichem Entgelt [3,5]	Obere Grenzverweildauer: Bewertungsrelation pro Tag	Externe Verlegung Abschlag pro Tag (Bewertungsrelation)	Verlegungsfallpauschale	Ausnahme von Wiederaufnahme [4]	Pflegeerlös Bewertungsrelation pro Tag
8	9	10	11	12	13	14	15	16
7,9	2	0,204	15	0,054	0,069	-	-	0,8157
3,4	1	0,120	9	0,069	0,076	-	-	0,8243
2,1	1	0,148	4	0,066	0,064	-	-	1,5934
3,6	1	0,117	8	0,050	0,055	-	-	0,9493
3,4	1	0,165	8	0,053	0,058	-	-	0,9508
3,3	1	0,351	8	0,110	0,121	-	-	0,9046
1,2	-	-	-	-	-	-	x	1,1604
8,9	2	0,213	17	0,050	0,065	-	-	0,7424
3,8	1	0,442	9	0,056	0,063	-	-	0,8029
23,7	7	0,337	42	0,114	0,109	-	x	0,8015
2,5	1	0,770	5	0,431	0,440	-	-	0,9780
2,2	1	0,407	4	0,259	0,254	-	x	1,1718
5,7	1	0,303	17	0,084	0,102	-	x	0,9305
3,4	1	0,085	7	0,052	0,058	-	-	0,8091
13,9	4	0,245	29	0,062	0,082	-	x	1,0494
3,2	1	0,105	8	0,046	0,050	-	x	0,8694
3,6	1	0,044	8	0,056	0,063	-	-	0,8330
4,8	1	0,089	9	0,046	0,054	-	-	0,7141
4,0	1	0,127	8	0,053	0,060	-	-	0,8462
7,9	2	0,290	16	0,077	0,098	-	-	0,9449
6,0	1	0,315	14	0,073	0,090	-	-	0,9300
3,9	1	0,487	10	0,076	0,086	-	-	0,8696
8,5	2	0,261	20	0,064	0,082	-	-	1,0535
3,5	1	0,209	8	0,060	0,067	-	-	0,8822

Anlage 1

Fallpauschalen-Katalog und Pflegeerlöskatalog
Teil b) Bewertungsrelationen bei Versorgung durch Belegabteilungen

DRG	Parti-tion	Bezeichnung[6]	Bewertungsrelation bei Belegoperateur	Bewertungsrelation bei Belegoperateur und Beleganästhesist	Bewertungsrelation bei Belegoperateur und Beleghebamme	Bewertungsrelation bei Belegoperateur, Beleganästhesist und Beleghebamme
1	2	3	4	5	6	7
N06Z	O	Komplexe rekonstruktive Eingriffe an den weiblichen Geschlechtsorganen oder bestimmte Embolisation an viszeralen u. anderen abdominalen Gefäßen auß. bei bösartiger Neubildung oder andere Hysterektomie auß. bei bösartiger Neubildung mit Beckenbodenplastik	0,832	0,751	-	-
N07A	O	Andere Eingriffe an Uterus und Adnexen oder bestimmten Hernien außer bei bösartiger Neubildung, mit komplexer Diagnose oder bestimmte Eingriffe am Uterus oder kleine rekonstruktive Eingriffe an den weiblichen Geschlechtsorganen, mit bestimmtem Eingriff	0,722	0,651	-	-
N07B	O	Andere Eingriffe an Uterus und Adnexen oder bestimmten Hernien außer bei bösartiger Neubildung, mit komplexer Diagnose oder bestimmte Eingriffe am Uterus oder kleine rekonstruktive Eingriffe an den weiblichen Geschlechtsorganen, ohne bestimmten Eingriff	0,488	0,439	-	-
N08Z	O	Endoskopische Eingriffe an den weiblichen Geschlechtsorg. oder andere Eingriffe an Uterus und Adnexen oder best. Hernien auß. bei bösartiger Neubildung, ohne kompl. Diagnose oder andere kleine Eingriffe an den weiblichen Geschlechtsorg., Alter < 14 Jahre	0,701	0,634	-	-
N09B	O	Andere Eingriffe an Vagina, Zervix und Vulva, kleine Eingriffe an Blase, Uterus, Bauchwand und Peritoneum	0,518	0,473	-	-
N10Z	O	Diagnostische Kürettage, Hysteroskopie, Sterilisation, Pertubation und kleine Eingriffe an Vagina und Vulva	0,467	0,431	-	-
N11B	O	Andere OR-Prozeduren an den weiblichen Geschlechtsorganen, ohne bestimmten Eingriff, ohne komplexe Diagnose oder äußerst schwere CC	0,942	0,914	-	-
N13A	O	Große Eingriffe an Vagina, Zervix und Vulva. auß. bei BNB od. kl. Eingriffe an Vagina/Douglasr. od. best. Eingr. an der Harnblase, Alter > 80 J. od. äuß. schw. od. schw. CC od. best. Fistelverschl. od. best. Embolis. an visz. und and. abd. Gefäßen bei BNB	1,245	1,159	-	-
N13B	O	Große Eingriffe an Vagina, Zervix und Vulva außer bei BNB oder kleine Eingriffe an Vagina und Douglasraum oder best. Eingriff an der Harnblase, Alt. < 81 Jahre, oh. äußerst schwere oder schwere CC, oh. best. Fistelverschluss, mit aufwendigem Eingriff	0,690	0,626	-	-
N13C	O	Große Eingriffe an Vagina, Zervix und Vulva außer bei BNB oder kleine Eingriffe an Vagina und Douglasraum oder bestimmter Eingriff an der Harnblase, Alter < 81 Jahre, oh. äuß. schw. od. schw. CC, oh. best. Fistelverschluss, ohne aufwendigen Eingriff	0,501	0,448	-	-
N14Z	O	Best. Hysterektomie auß. bei BNB m. Beckenbodenpl. od. Brachytherapie b. Krankh./Stör. weibl. Geschlechtsorg., > 1 BT, m. äuß. schw. CC od. Ovariektomie u. kompl. Eingriffe an den Tubae uterinae auß. bei BNB, ohne äuß. schw. od. schw. CC, Alter < 16 J.	1,160	1,040	-	-
N15Z	O	Strahlentherapie bei Krankheiten und Störungen der weiblichen Geschlechtsorgane, Bestrahlungen an mindestens 9 Tagen	2,886	2,877	-	-
N16B	O	Strahlentherapie bei Krankheiten und Störungen der weiblichen Geschlechtsorgane, mehr als ein Belegungstag, Bestrahlungen an weniger als 5 Tagen oder Brachytherapie	0,614	0,589	-	-
N21A	O	Hysterektomie außer bei bösartiger Neubildung, ohne äuß. schw. oder schw. CC, ohne komplexen Eingriff, ohne Beckenbodenplastik oder subtotale und andere Hysterektomie bei bösartiger Neubildung oder komplexe Myomenukleation, mit aufwendigem Eingriff	0,896	0,803	-	-
N21B	O	Hysterektomie außer bei bösartiger Neubildung, ohne äuß. schw. oder schw. CC, ohne komplexen Eingriff, ohne Beckenbodenplastik oder subtotale und andere Hysterektomie bei bösartiger Neubildung oder komplexe Myomenukleation, ohne aufwendigen Eingriff	0,813	0,727	-	-
N23Z	O	Andere rekonstruktive Eingriffe an den weiblichen Geschlechtsorganen oder andere Myomenukleation	0,858	0,780	-	-
N25Z	O	Andere Eingriffe an Uterus und Adnexen oder bestimmten Hernien außer bei bösartiger Neubildung, ohne komplexe Diagnose oder andere kleine Eingriffe an den weiblichen Geschlechtsorganen, Alter > 13 Jahre	0,682	0,616	-	-
N60A	M	Bösartige Neubildung der weiblichen Geschlechtsorgane, mehr als ein Belegungstag, Alter < 19 Jahre oder äußerst schwere CC	1,360	1,351	-	-
N60B	M	Bösartige Neubildung der weiblichen Geschlechtsorgane, ein Belegungstag oder Alter > 18 Jahre, ohne äußerst schwere CC	0,549	0,545	-	-
N61Z	M	Infektion und Entzündung der weiblichen Geschlechtsorgane	0,312	0,309	-	-
N62A	M	Menstruationsstörungen und andere Erkrankungen der weiblichen Geschlechtsorgane mit komplexer Diagnose oder Alter < 16 Jahre	0,304	0,299	-	-

Mittlere Verweildauer [1]	Untere Grenzverweildauer: Erster Tag mit Abschlag [2), 5]	Untere Grenzverweildauer: Bewertungsrelation pro Tag	Obere Grenzverweildauer: Erster Tag mit zusätzlichem Entgelt [3), 5]	Obere Grenzverweildauer: Bewertungsrelation pro Tag	Externe Verlegung Abschlag pro Tag (Bewertungsrelation)	Verlegungsfallpauschale	Ausnahme von Wiederaufnahme [4]	Pflegeerlös Bewertungsrelation pro Tag
8	9	10	11	12	13	14	15	16
3,8	1	0,171	7	0,052	0,059	-	-	0,8433
3,9	1	0,154	8	0,050	0,057	-	-	0,8565
3,4	1	0,081	7	0,047	0,051	-	-	0,9039
3,5	1	0,176	8	0,060	0,067	-	-	0,8981
2,8	1	0,178	7	0,069	0,073	-	-	1,0804
2,7	1	0,155	6	0,073	0,077	-	-	1,1050
9,6	2	0,253	22	0,055	0,072	-	-	0,8469
8,7	2	0,256	20	0,062	0,079	-	-	0,8900
3,6	1	0,223	9	0,062	0,069	-	-	0,8708
2,8	1	0,119	6	0,061	0,065	-	-	0,9595
3,6	1	0,140	7	0,055	0,061	-	-	0,8609
24,6	7	0,352	43	0,115	0,110	-	x	0,8173
3,2	1	0,263	8	0,164	0,125	-	x	0,8802
3,8	1	0,157	7	0,056	0,063	-	-	0,8824
3,2	1	0,175	6	0,057	0,062	-	-	0,8989
3,4	1	0,015	7	0,055	0,061	-	-	0,8931
3,6	1	0,183	8	0,058	0,064	-	-	0,9358
14,4	4	0,253	29	0,061	0,082	-	x	1,0443
6,5	1	0,302	15	0,055	0,068	-	x	0,9521
4,0	1	0,087	8	0,052	0,059	-	-	0,8026
3,2	1	0,127	7	0,058	0,064	-	-	0,9172

Anlage 1

Fallpauschalen-Katalog und Pflegeerlöskatalog
Teil b) Bewertungsrelationen bei Versorgung durch Belegabteilungen

DRG	Partition	Bezeichnung[6]	Bewertungsrelation bei Belegoperateur	Bewertungsrelation bei Belegoperateur und Beleganästhesist	Bewertungsrelation bei Belegoperateur und Beleghebamme	Bewertungsrelation bei Belegoperateur, Beleganästhesist und Beleghebamme
1	2	3	4	5	6	7
N62B	M	Menstruationsstörungen und andere Erkrankungen der weiblichen Geschlechtsorgane ohne komplexe Diagnose, Alter > 15 Jahre	0,249	0,248	-	-
MDC 14 Schwangerschaft, Geburt und Wochenbett						
O01D	O	Sekundäre Sectio caesarea m. mehrer. kompliz. Diagn., Schwangerschaftsdauer > 33 vollendete Wochen (SSW), oh. intraut. Ther., oh. kompliz. Konst., ohne Mehrlingsschw. od. bis 33 SSW od. m. kompl. Diag., mit od. ohne kompliz. Diag., oh. äuß. schw. CC	0,761	0,704	0,761	0,704
O01E	O	Primäre Sectio caesarea ohne äuß. schwere CC, mit komplizierender oder komplexer Diagnose oder Schwangerschaftsdauer bis 33 vollendete Wochen (SSW) oder sekundäre Sectio caesarea, ohne komplexe Diagnose, Schwangerschaftsdauer > 33 vollendete Wochen	0,633	0,579	0,633	0,579
O01F	O	Primäre Sectio caesarea ohne komplexe Diagnose, Schwangerschaftsdauer mehr als 33 vollendete Wochen (SSW)	0,546	0,493	0,546	0,493
O02B	O	Vaginale Entbindung mit komplizierender OR-Prozedur, Schwangerschaftsdauer mehr als 33 vollendete Wochen, ohne intrauterine Therapie, ohne komplizierende Konstellation, ohne bestimmten Eingriff, ohne komplizierende Diagnose, ohne äußerst schwere CC	0,523	0,490	0,523	0,490
O03Z	O	Eingriffe bei Extrauteringravidität	0,588	0,529	0,588	0,529
O04B	O	Stationäre Aufnahme nach Entbindung oder Abort mit OR-Prozedur oder bestimmten Eingriff an der Mamma, ohne komplexen Eingriff	0,532	0,492	0,532	0,492
O04C	O	Stationäre Aufnahme nach Entbindung mit kleinem Eingriff an Uterus, Vagina, Perianalregion und Bauchwand oder Abort mit Dilatation und Kürettage, Aspirationskürettage oder Hysterotomie oder bestimmte Amnionpunktion	0,422	0,387	0,422	0,387
O05B	O	Cerclage und Muttermundverschluss oder komplexe OR-Prozedur oder bestimmte intrauterine Operation am Feten, mehr als ein Belegungstag	0,602	0,556	0,602	0,556
O05C	O	Bestimmte OR-Prozeduren in der Schwangerschaft, ein Belegungstag oder ohne Cerclage, ohne Muttermundverschluss, ohne komplexe OR-Prozedur, ohne bestimmte intrauterine Operation am Feten, mit fetoskopischer Hochfrequenzablation von Gefäßen	0,610	0,556	0,610	0,556
O05D	O	Bestimmte OR-Prozeduren in der Schwangerschaft, ein Belegungstag oder ohne Cerclage, Muttermundverschluss, komplexe OR-Prozedur und bestimmte intrauterine Operation am Feten, mit wenig aufwendigem Eingriff oder intrauterine Therapie des Feten	0,461	0,427	0,461	0,427
O60B	M	Vaginale Entbindung mit mehr. kompliz. Diag., mind. eine schwer od. Maßn. bei postpart. Blutung, > 19 vollend. SSW, oh. kompliz. Proz. od. Thromboemb. während der Gestationsp. oh. OR-Proz. od. schwere od. mäßig schwere kompliz. Diag. bis 33 vollend. SSW	0,431	0,413	0,431	0,413
O60C	M	Vaginale Entbindung mit schwerer oder mäßig schwerer komplizierender Diagnose oder Schwangerschaftsdauer bis 33 vollendete Wochen oder Alter < 18 Jahre	0,360	0,351	0,360	0,351
O60D	M	Vaginale Entbindung ohne komplizierende Diagnose, Schwangerschaftsdauer mehr als 33 vollendete Wochen, Alter > 17 Jahre	0,300	0,294	0,300	0,294
O61Z	M	Stationäre Aufnahme nach Entbindung oder Abort ohne OR-Prozedur, ohne bestimmten Eingriff an der Mamma	0,259	0,258	0,259	0,258
O63Z	M	Abort ohne Dilatation und Kürettage, Aspirationskürettage oder Hysterotomie	0,223	0,222	0,223	0,222
O65B	M	Andere vorgeburtliche stationäre Aufnahme mit äußerst schweren oder schweren CC oder komplexer Diagnose oder komplizierendem Eingriff oder ein Belegungstag	0,280	0,278	0,280	0,278
O65C	M	Andere vorgeburtliche stationäre Aufnahme ohne äußerst schwere oder schwere CC, ohne komplexe Diagnose, ohne komplizierenden Eingriff, mehr als ein Belegungstag	0,195	0,195	0,195	0,195
MDC 15 Neugeborene						
P60C	M	Neugeborenes, verlegt < 5 Tage nach Aufnahme ohne signifikante OR-Prozedur, nicht zuverlegt, ohne Beatmung > 24 Stunden (Mindestverweildauer 24 Stunden für das Krankenhaus, in dem die Geburt stattfindet)	0,150	0,150	-	-
P66C	M	Aufnahmegewicht 2000 - 2499 g ohne signifikante OR-Prozedur, ohne Beatmung > 95 Stunden, mit anderem Problem	0,880	0,880	-	-
P66D	M	Aufnahmegewicht 2000 - 2499 g ohne signifikante OR-Prozedur, ohne Beatmung > 95 Stunden, ohne Problem	0,184	0,184	-	-

Mittlere Verweildauer [1]	Untere Grenzverweildauer: Erster Tag mit Abschlag [2,5]	Untere Grenzverweildauer: Bewertungsrelation pro Tag	Obere Grenzverweildauer: Erster Tag mit zusätzlichem Entgelt [3,5]	Obere Grenzverweildauer: Bewertungsrelation pro Tag	Externe Verlegung Abschlag pro Tag (Bewertungsrelation)	Verlegungsfallpauschale	Ausnahme von Wiederaufnahme [4]	Pflegeerlös Bewertungsrelation pro Tag
8	9	10	11	12	13	14	15	16
2,7	1	0,090	5	0,063	0,065	-	-	0,9158
6,1	1	0,174	12	0,040	0,049	-	x	1,0968
4,6	1	0,156	9	0,039	0,045	-	x	1,2195
3,5	1	0,065	6	0,042	0,047	-	x	1,1538
3,8	1	0,192	7	0,043	0,049	-	x	1,4918
2,7	1	0,113	5	0,063	0,066	-	x	0,9967
4,1	1	0,207	9	0,053	0,061	-	x	0,9017
2,8	1	0,125	6	0,060	0,063	-	x	1,0674
6,0	1	0,173	16	0,040	0,049	-	x	0,7672
3,7	1	0,274	8	0,057	0,064	-	x	0,9843
3,3	1	0,193	7	0,058	0,063	-	x	0,9851
4,0	1	0,197	9	0,040	0,046	-	x	1,2988
3,7	1	0,133	7	0,039	0,043	-	x	1,3741
3,0	1	0,111	6	0,041	0,043	-	x	1,5024
3,6	1	0,106	7	0,047	0,053	-	x	0,8440
2,5	1	0,086	5	0,058	0,059	-	x	1,0387
3,5	1	0,154	8	0,048	0,053	-	x	1,1475
3,0	-	-	6	0,039	0,041	-	x	0,8398
1,6	-	-	-	-	-	x	x	1,0361
8,6	2	0,292	18	0,104	0,091	-	x	1,6907
3,4	1	0,082	7	0,038	0,042	-	x	0,7996

Anlage 1

Fallpauschalen-Katalog und Pflegeerlöskatalog
Teil b) Bewertungsrelationen bei Versorgung durch Belegabteilungen

DRG	Parti-tion	Bezeichnung[6]	Bewertungsrelation bei Belegoperateur	Bewertungsrelation bei Belegoperateur und Beleganästhesist	Bewertungsrelation bei Belegoperateur und Beleghebamme	Bewertungsrelation bei Belegoperateur, Beleganästhesist und Beleghebamme
1	2	3	4	5	6	7
P67B	M	Neugeborenes, Aufnahmegew. > 2499 g mit schw. Prob., oh. Hypothermiebeh., oh. Krampfanfall mit best. diag. Maßnah., oh. Beatmung > 24 Std. od. mit anderem Prob., mehr als ein Belegungstag, neugeb. Mehrling od. mit bestimmter aufwendiger Prozedur	0,606	0,605	-	-
P67C	M	Neugeborenes, Aufnahmegew. > 2499 g oh. sig. OR-Proz., oh. Beatmung > 95 Std., ohne schw. Prob., anderes Problem und mehr als ein Belegungstag oder nicht signifikante OR-Prozedur, ohne Mehrling, ohne bestimmte aufwendige Prozeduren	0,384	0,383	-	-
P67D	M	Neugeborenes, Aufnahmegewicht > 1999 g ohne OR-Prozedur, ohne Beatmung > 95 Stunden, ohne schweres Problem, ohne anderes Problem oder ein Belegungstag, mit bestimmter Prozedur oder best. Diagnose beim Neugeborenen oder neugeborener Mehrling	0,196	0,195	-	-
P67E	M	Neugeborener Einling, Aufnahmegewicht > 2499 g ohne OR-Prozedur, ohne Beatmung > 95 Stunden, ohne schweres Problem, ohne anderes Problem oder ein Belegungstag, ohne bestimmte Prozedur ohne bestimmte Diagnosen beim Neugeborenen	0,147	0,147	-	-
MDC 16 Krankheiten des Blutes, der blutbildenden Organe und des Immunsystems						
Q02C	O	Verschiedene OR-Prozeduren bei Krankheiten des Blutes, der blutbildenden Organe u. des Immunsystems oh. äußerst schwere CC, Alter > 5 Jahre, oh. bestimmte Exzisionen u. Resektionen Mediastinum od. Thymus, oh. best. aufwendige / hochaufwendige Behandlung	0,852	0,800	-	-
Q03B	O	Kleine Eingriffe bei Krankheiten des Blutes, der blutbildenden Organe und des Immunsystems, Alter > 9 Jahre	0,585	0,540	-	-
Q60C	M	Erkrankungen des retikuloendothelialen Systems, des Immunsystems und Gerinnungsstörungen mit komplexer Diagnose oder schweren CC, Alter > 15 J. oder ohne Granulozytenstörung oder äußerst schwere CC oder ohne kompl. Diagnose, ohne schwere CC, Alter < 3 J.	0,530	0,529	-	-
Q60D	M	Erkrankungen des retikuloendothelialen Systems, des Immunsystems und Gerinnungsstörungen ohne komplexe Diagnose, ohne äußerst schwere oder schwere CC, Alter > 2 Jahre	0,362	0,359	-	-
Q61B	M	Andere Erkrankungen der Erythrozyten, ohne äußerst schwere CC	0,500	0,500	-	-
Q62Z	M	Andere Anämie	0,735	0,734	-	-
Q63B	M	Aplastische Anämie, Alter > 15 Jahre, ohne bestimmte Anämie	0,734	0,733	-	-
MDC 17 Hämatologische und solide Neubildungen						
R06Z	O	Strahlentherapie bei hämatologischen und soliden Neubildungen, Bestrahlungen an mindestens 9 Tagen oder bei akuter myeloischer Leukämie, Alter > 18 Jahre, ohne äußerst schwere CC	2,634	2,628	-	-
R07B	O	Strahlentherapie bei hämatologischen und soliden Neubildungen, außer bei akuter myeloischer Leukämie, Alter > 18 Jahre, ohne äußerst schwere CC, Bestrahlungen an weniger als 7 Tagen	0,736	0,736	-	-
R11B	O	Lymphom und Leukämie mit bestimmter OR-Prozedur, ohne äußerst schwere oder schwere CC oder mit anderen OR-Prozeduren, mit schweren CC	0,934	0,871	-	-
R11C	O	Lymphom und Leukämie mit anderen OR-Prozeduren ohne äußerst schwere oder schwere CC	0,745	0,707	-	-
R12B	O	Andere hämatologische und solide Neubildungen mit großen OR-Prozeduren ohne äußerst schwere CC, ohne komplexen Eingriff, mit komplexer OR-Prozedur	1,548	1,403	-	-
R12C	O	Andere hämatologische und solide Neubildungen mit großen OR-Prozeduren ohne äußerst schwere CC, ohne komplexen Eingriff, ohne komplexe OR-Prozedur	1,104	1,001	-	-
R13B	O	Andere hämatologische und solide Neubildungen mit bestimmter OR-Prozedur, ohne äußerst schwere oder schwere CC, ohne komplexe OR-Prozedur, ohne komplizierende Konstellation	0,759	0,688	-	-
R14Z	O	Andere hämatologische und solide Neubildungen mit anderen OR-Prozeduren ohne äußerst schwere oder schwere CC oder Therapie mit offenen Nukliden bei hämatologischen und soliden Neubildungen, mehr als ein Belegungstag	0,658	0,615	-	-
R60E	M	Akute myeloische Leukämie ohne komplizierende Diagnose, ohne Dialyse, ohne Portimplantation, ohne äußerst schwere CC	0,864	0,863	-	-

Mittlere Verweildauer [1]	Untere Grenzverweildauer: Erster Tag mit Abschlag [2),5)]	Untere Grenzverweildauer: Bewertungsrelation pro Tag	Obere Grenzverweildauer: Erster Tag mit zusätzlichem Entgelt [3);5)]	Obere Grenzverweildauer: Bewertungsrelation pro Tag	Externe Verlegung Abschlag pro Tag (Bewertungsrelation)	Verlegungsfallpauschale	Ausnahme von Wiederaufnahme [4)]	Pflegeerlös Bewertungsrelation pro Tag
8	9	10	11	12	13	14	15	16
5,2	1	0,344	11	0,115	0,096	-	x	1,7825
4,0	1	0,191	9	0,068	0,077	-	x	1,4017
3,9	1	0,004	7	0,035	0,040	-	x	0,7353
2,9	1	0,087	6	0,035	0,037	-	x	0,6125
5,4	1	0,436	16	0,065	0,079	-	-	0,7553
2,9	1	0,138	8	0,079	0,084	-	-	0,7837
5,9	1	0,302	14	0,061	0,074	-	-	0,8740
3,7	1	0,147	8	0,063	0,071	-	-	0,8985
4,7	1	0,268	11	0,060	0,071	-	-	0,7682
6,5	1	0,496	15	0,076	0,094	-	-	0,9869
7,0	1	0,512	17	0,069	0,087	-	-	0,8511
21,9	6	0,367	40	0,117	0,112	-	x	0,7987
5,6	1	0,365	15	0,130	0,111	-	x	0,9022
4,8	1	0,424	15	0,081	0,096	-	-	0,7591
4,5	1	0,249	12	0,083	0,097	-	-	0,7321
7,0	1	0,330	16	0,131	0,082	-	-	0,8958
5,2	1	0,581	12	0,115	0,080	-	-	0,8158
3,3	1	0,324	8	0,097	0,082	-	-	0,8075
3,5	1	0,164	8	0,081	0,090	-	x	0,8021
8,0	2	0,283	18	0,106	0,094	-	x	0,8755

Anlage 1

Fallpauschalen-Katalog und Pflegeerlöskatalog
Teil b) Bewertungsrelationen bei Versorgung durch Belegabteilungen

DRG	Partition	Bezeichnung[6]	Bewertungsrelation bei Belegoperateur	Bewertungsrelation bei Belegoperateur und Beleganästhesist	Bewertungsrelation bei Belegoperateur und Beleghebamme	Bewertungsrelation bei Belegoperateur, Beleganästhesist und Beleghebamme
1	2	3	4	5	6	7
R61B	M	Lymphom und nicht akute Leukämie mit Sepsis oder anderer kompliz. Konstell. oder mit kompl. Diagnose oder Portimpl., mit äuß. schw. CC, Alter > 15 Jahre od. mit äuß. schw. CC od. Tumorlyse-Syndrom, mit kompl. Diagnostik bei Leukämie od. mit schwersten CC	2,729	2,719	-	-
R61C	M	Lymphom und nicht akute Leukämie ohne Sepsis, ohne komplizierende Konstellation, mit Agranulozytose oder Portimplantation oder Komplexbehandlung bei isolationspflichtigen Erregern oder komplexer Diagnostik bei Leukämie, Alter < 16 Jahre	2,022	1,964	-	-
R61D	M	Lymphom u. nicht akute Leukämie m. Agranuloz., Portimpl., Komplbeh. bei isolationspfl. Erregern od. kompl. Diag. bei Leukämie, > 15 J., mit intens. Chemo od. < 18 J. od. m. äuß. schw. CC od. Blastenkrise, oh. kompl. Diag. bei Leukämie, oh. schwerste CC	1,703	1,697	-	-
R61E	M	Lymph. u. nicht akute Leukämie mit best. kompliz. Faktoren, oh. äuß. schw. CC, Alt. > 17 J., oh. intensive Chemoth. od. kompl. Diag., kompliz. Proz., Alt. < 16 J. od. best. Lymph. mit best. Chemo. od. kompl. Diag., and. Komplbeh. b. isolat.pfl. Erregern	1,272	1,260	-	-
R61F	M	Lymphom und nicht akute Leukämie ohne bestimmte kompliz. Faktoren, oh. äuß. schw. CC, mit kompl. Diagnose od. kompliz. Prozedur, Alter < 16 J. od. best. Lymphom mit best. Chemotherapie od. kompl. Diagnose od. andere Komplexbeh. b. isolationspfl. Erregern	0,982	0,980	-	-
R61G	M	Lymphom und nicht akute Leukämie oh. best. kompliz. Faktoren, oh. äuß. schw. CC, Alter < 16 J. od. mit kompl. Diag. od. kompliz. Prozedur, Alter > 15 J., oh. best. Lymphom m. best. Chemoth., oh. kompl. Diagnose, oh. and. Komplbeh. b. isolat.pfl. Erregern	0,924	0,922	-	-
R61H	M	Lymphom und nicht akute Leukämie ohne bestimmte komplizierende Faktoren, ohne äußerst schwere CC, ohne komplexe Diagnose, ohne komplizierende Prozedur, Alter > 15 Jahre	0,508	0,507	-	-
R62B	M	Andere hämatologische und solide Neubildungen ohne kompliz. Diagnose, ohne Portimplantation, mit Knochenaffektionen oder bestimmten Metastasen oder äußerst schweren CC oder Dialyse oder Alter < 1 Jahr, ohne komplexe Diagnose, ohne kompliz. Konstellation	0,887	0,882	-	-
R62C	M	Andere hämatologische und solide Neubildungen ohne komplizierende Diagnose, ohne Portimplantation, ohne Knochenaffektionen, ohne bestimmte Metastasen, ohne äußerst schwere CC, ohne Dialyse, Alter > 0 Jahre	0,557	0,552	-	-
R65Z	M	Hämatologische und solide Neubildungen, ein Belegungstag	0,246	0,244	-	-
MDC 18B Infektiöse und parasitäre Krankheiten						
T01D	O	OR-Prozedur bei infektiösen und parasitären Krankheiten ohne bestimmte komplexe Prozedur, ohne komplizierende Konstellation, ohne bestimmten komplexen Eingriff, ohne äußerst schwere CC mit bestimmtem anderen Eingriff	1,468	1,369	-	-
T01E	O	OR-Prozedur bei infektiösen und parasitären Krankheiten ohne bestimmte komplexe Prozedur, ohne komplizierende Konstellation, ohne bestimmten komplexen Eingriff, ohne äußerst schwere CC, ohne bestimmten anderen Eingriff	0,777	0,729	-	-
T60E	M	Sepsis ohne komplizierende Konstellation, außer bei Zustand nach Organtransplantation, ohne komplexe Diagnose, ohne äußerst schwere CC, Alter > 9 Jahre, ohne intensivmedizinische Komplexbehandlung > 196 / 184 / - Aufwandspunkte, mehr als ein Belegungstag	0,902	0,898	-	-
T60F	M	Sepsis, verstorben < 5 Tage nach Aufnahme, ohne intensivmedizinische Komplexbehandlung > 196/ 184 / - Aufwandspunkte	0,448	0,445	-	-
T60G	M	Sepsis ohne komplizierende Konstellation, außer bei Zustand nach Organtransplantation, ohne komplexe Diagnose, ohne äußerst schwere CC, Alter > 9 Jahre, ohne intensivmedizinische Komplexbehandlung > 196 / 184 / - Aufwandspunkte, ein Belegungstag	0,307	0,306	-	-
T61Z	M	Postoperative und posttraumatische Infektionen	0,405	0,398	-	-
T62B	M	Fieber unbekannter Ursache ohne äußerst schwere oder schwere CC oder Alter < 6 Jahre	0,342	0,342	-	-
T63C	M	Mäßig schwere virale Erkrankung, außer bei Zustand nach Organtransplantation, ohne intensivmedizinische Komplexbehandlung > 196 / 184 / - Aufwandspunkte, Alter > 13 Jahre oder ohne komplexe Diagnose	0,373	0,373	-	-

Mittlere Verweildauer [1]	Untere Grenzverweildauer: Erster Tag mit Abschlag [2], [5]	Untere Grenzverweildauer: Bewertungsrelation pro Tag	Obere Grenzverweildauer: Erster Tag mit zusätzlichem Entgelt [3], [5]	Obere Grenzverweildauer: Bewertungsrelation pro Tag	Externe Verlegung Abschlag pro Tag (Bewertungsrelation)	Verlegungsfallpauschale	Ausnahme von Wiederaufnahme [4]	Pflegeerlös Bewertungsrelation pro Tag
8	9	10	11	12	13	14	15	16
21,6	6	0,377	39	0,122	-	x	x	1,0125
11,3	3	0,432	25	0,156	0,140	-	x	1,5623
14,6	4	0,328	29	0,112	0,105	-	x	0,9879
9,8	2	0,388	22	0,119	0,108	-	x	0,7866
9,0	2	0,324	20	0,108	0,097	-	x	1,0112
8,7	2	0,298	19	0,103	0,092	-	x	0,8175
5,2	1	0,246	13	0,066	0,079	-	x	0,8665
9,4	2	0,273	22	0,061	0,079	-	x	0,9149
6,0	1	0,243	14	0,057	0,070	-	x	0,8399
1,0	-	-	-	-	-	-	x	1,3093
13,0	3	0,229	28	0,049	0,066	-	-	0,7691
6,7	1	0,261	17	0,055	0,068	-	-	0,7914
8,6	2	0,287	18	0,070	0,089	-	-	1,1394
1,6	-	-	-	-	-	x	-	2,0974
1,0	-	-	-	-	-	-	-	1,7139
5,4	1	0,215	12	0,048	0,057	-	-	0,7363
3,8	1	0,159	9	0,062	0,070	-	-	0,9617
4,9	1	0,144	10	0,053	0,063	-	-	0,8818

Anlage 1

Fallpauschalen-Katalog und Pflegeerlöskatalog
Teil b) Bewertungsrelationen bei Versorgung durch Belegabteilungen

DRG	Partition	Bezeichnung[6]	Bewertungsrelation bei Belegoperateur	Bewertungsrelation bei Belegoperateur und Beleganästhesist	Bewertungsrelation bei Belegoperateur und Beleghebamme	Bewertungsrelation bei Belegoperateur, Beleganästhesist und Beleghebamme
1	2	3	4	5	6	7
T63D	M	Andere virale Erkrankung, außer bei Zustand nach Organtransplantation ohne intensivmedizinische Komplexbehandlung > 196 / 184 / - Aufwandspunkte, Alter > 13 Jahre oder ohne komplexe Diagnose	0,311	0,311	-	-
T64B	M	Andere infektiöse und parasitäre Krankheiten mit komplexer Diagnose, Alter > 15 Jahre, mehr als ein Belegungstag, ohne intensivmedizinische Komplexbehandlung > 196 / 184 / - Aufwandspunkte	0,737	0,736	-	-
T64C	M	Andere infektiöse und parasitäre Krankheiten mit komplexer Diagnose, Alter > 15 Jahre, ein Belegungstag oder ohne komplexe Diagnose, ohne intensivmedizinische Komplexbehandlung > 196 / 184 / - Aufwandspunkte	0,536	0,535	-	-
MDC 19 Psychische Krankheiten und Störungen						
U60B	M	Psychiatrische Behandlung, ein Belegungstag, Alter > 15 Jahre	0,206	0,205	-	-
U63Z	M	Schwere affektive Störungen	0,510	0,510	-	-
U64Z	M	Angststörungen oder andere affektive und somatoforme Störungen	0,445	0,444	-	-
U66Z	M	Ess-, Zwangs- und Persönlichkeitsstörungen und akute psychische Reaktionen oder psychische Störungen in der Kindheit	0,518	0,515	-	-
MDC 20 Alkohol- und Drogengebrauch und alkohol- und drogeninduzierte psychische Störungen						
V60A	M	Alkoholintoxikation und Alkoholentzug oder Störungen durch Alkoholmissbrauch und Alkoholabhängigkeit mit bestimmten psychischen und Verhaltensstörungen durch Alkohol oder HIV-Krankheit	0,663	0,663	-	-
V60B	M	Alkoholintoxikation und Alkoholentzug oder Störungen durch Alkoholmissbrauch und Alkoholabhängigkeit ohne bestimmte psychische und Verhaltensstörungen durch Alkohol, ohne HIV-Krankheit	0,368	0,368	-	-
V64Z	M	Störungen durch Drogengebrauch und Medikamentenmissbrauch und andere Drogen- und Medikamentenabhängigkeit	0,396	0,396	-	-
MDC 21B Verletzungen, Vergiftungen und toxische Wirkungen von Drogen und Medikamenten						
X01B	O	Rekonstruktive Operation bei Verletzungen ohne komplizierte Konstellation, ohne freie Lappenplastik mit mikrovask. Anastomosierung, mit schweren Weichteilschäden oder komplex. OR-Prozedur oder best. mäßig kompl. Eingriff oder äußerst schw. CC, mehr als 1 BT	1,505	1,381	-	-
X01C	O	Rekonstr. Operation bei Verletzungen ohne kompliz. Konst., ohne freie Lappenplastik mit mikrovask. Anastomosierung, ohne schw. Weichteilschäden, ohne kompl. OR-Prozedur, ohne äuß. schw. CC, mit best. Nervennaht od. Hautplastik, > 1 BT od. Alter < 18 J.	0,905	0,811	-	-
X01D	O	Rekonstr. Operation bei Verletzungen ohne kompliz. Konst., ohne freie Lappenplastik mit mikrovask. Anastomosierung, ohne schw. Weichteilschäden, ohne äuß. schw. CC, ohne best. Nervennaht oder Hautplastik oder 1 BT, Alter > 17 J.	0,684	0,619	-	-
X04Z	O	Andere Eingriffe bei Verletzungen der unteren Extremität	0,889	0,824	-	-
X06B	O	Andere Eingriffe bei anderen Verletzungen ohne äußerst schwere CC, mit komplexer OR-Prozedur oder Alter > 65 Jahre mit bestimmtem Eingriff oder mit schweren CC	0,962	0,887	-	-
X06C	O	Andere Eingriffe bei anderen Verletzungen ohne äußerst schwere oder schwere CC, ohne komplexe OR-Prozedur, Alter < 66 Jahre oder ohne bestimmten Eingriff	0,607	0,556	-	-
X60A	M	Bestimmte Verletzungen	0,361	0,350	-	-
X60B	M	Verletzungen und allergische Reaktionen ohne bestimmte Verletzungen	0,292	0,290	-	-
X62Z	M	Vergiftungen / Toxische Wirkungen von Drogen, Medikamenten und anderen Substanzen oder Folgen einer medizinischen Behandlung oder bestimmte Erfrierungen und andere Traumata	0,375	0,367	-	-
X64Z	M	Andere Krankheit verursacht durch Verletzung, Vergiftung oder toxische Wirkung	0,273	0,273	-	-
MDC 22 Verbrennungen						
Y03Z	O	Andere Verbrennungen mit anderen Eingriffen	0,623	0,590	-	-
MDC 23 Faktoren, die den Gesundheitszustand beeinflussen, und andere Inanspruchnahme des Gesundheitswesens						
Z01B	O	OR-Prozeduren bei anderen Zuständen, die zur Inanspruchnahme des Gesundheitswesens führen ohne komplexen Eingriff, ohne komplizierende Konstellation, mit bestimmtem Eingriff	0,709	0,627	-	-
Z01C	O	OR-Prozeduren bei anderen Zuständen, die zur Inanspruchnahme des Gesundheitswesens führen ohne komplexen Eingriff, ohne komplizierende Konstellation, ohne bestimmten Eingriff	0,377	0,370	-	-
Z64A	M	Andere Faktoren, die den Gesundheitszustand beeinflussen, Nachbehandlung nach abgeschlossener Behandlung mit komplexer Radiojoddiagnostik	0,705	0,705	-	-

Mittlere Verweildauer [1]	Untere Grenzverweildauer: Erster Tag mit Abschlag [2), 5)]	Untere Grenzverweildauer: Bewertungsrelation pro Tag	Obere Grenzverweildauer: Erster Tag mit zusätzlichem Entgelt [3), 5)]	Obere Grenzverweildauer: Bewertungsrelation pro Tag	Externe Verlegung Abschlag pro Tag (Bewertungsrelation)	Verlegungsfallpauschale	Ausnahme von Wiederaufnahme [4)]	Pflegeerlös Bewertungsrelation pro Tag
8	9	10	11	12	13	14	15	16
3,6	1	0,139	8	0,061	0,068	-	-	1,0583
8,2	2	0,242	18	0,062	0,079	-	-	0,8092
7,0	1	0,329	16	0,052	0,065	-	-	0,8291
1,0	-	-	-	-	-	-	-	1,2474
6,4	1	0,247	14	0,054	0,067	-	-	0,7546
4,3	1	0,219	10	0,071	0,083	-	-	0,7537
7,2	1	0,251	18	0,049	0,061	-	-	1,0002
7,1	1	0,441	16	0,064	0,080	-	-	1,0940
5,0	1	0,196	10	0,050	0,060	-	-	0,8127
2,5	1	0,218	5	0,109	0,112	-	-	1,3679
14,2	4	0,166	29	0,041	-	x	-	0,6884
4,7	1	0,382	12	0,053	0,062	-	-	0,7251
4,5	1	0,178	10	0,048	0,057	-	-	0,7504
7,0	1	0,480	18	0,050	0,062	-	-	0,7566
6,0	1	0,429	16	0,059	0,072	-	-	0,8501
4,4	1	0,237	11	0,053	0,061	-	-	0,7852
3,5	1	0,129	8	0,061	0,068	-	-	0,8888
2,8	1	0,133	6	0,070	0,074	-	-	1,0974
3,4	1	0,199	8	0,066	0,073	-	-	1,0234
2,8	1	0,122	6	0,066	0,070	-	-	1,1629
4,4	1	0,304	11	0,064	0,074	-	-	1,1727
2,8	1	0,128	6	0,056	0,059	-	-	0,9244
4,2	1	0,148	10	0,053	0,061	-	-	0,7921
2,0	1	0,355	4	0,249	0,237	-	-	1,0448

Anlage 1

Fallpauschalen-Katalog und Pflegeerlöskatalog
Teil b) Bewertungsrelationen bei Versorgung durch Belegabteilungen

DRG	Partition	Bezeichnung[6]	Bewertungsrelation bei Belegoperateur	Bewertungsrelation bei Belegoperateur und Beleganästhesist	Bewertungsrelation bei Belegoperateur und Beleghebamme	Bewertungsrelation bei Belegoperateur, Beleganästhesist und Beleghebamme
1	2	3	4	5	6	7
Z64B	M	Andere Faktoren, die den Gesundheitszustand beeinflussen, Nachbehandlung nach abgeschlossener Behandlung mit bestimmter Radiojoddiagnostik, mit bestimmtem Kontaktanlass	0,564	0,557	-	-
Z64C	M	Andere Faktoren, die den Gesundheitszustand beeinflussen, Nachbehandlung nach abgeschlossener Behandlung ohne Radiojoddiagnostik, ohne bestimmten Kontaktanlass oder allergologische Provokationstestung bis 2 Belegungstage	0,231	0,230	-	-
Z65Z	M	Beschwerden, Symptome, andere Anomalien und Nachbehandlung	0,391	0,391	-	-
MDC 24 Sonstige DRGs						
801D	O	Ausgedehnte OR-Prozedur ohne Bezug zur Hauptdiagnose mit bestimmter OR-Prozedur oder mit intensivmediz. Komplexbeh. > 196 / 184 / 368 Aufwandspunkte oder bestimmte nicht ausgedehnte OR-Prozedur mit neurolog. Komplexbehandlung des akuten Schlaganfalls	2,090	2,020	-	-
801E	O	Ausgedehnte OR-Prozedur ohne Bezug zur Hauptdiagnose ohne komplizierende Konstellation, ohne hochkomplexe, komplexe oder bestimmte OR-Prozedur	1,578	1,538	-	-
802A	O	Bestimmte nicht ausgedehnte OR-Prozedur ohne Bezug zur Hauptdiagnose oder andere nicht ausgedehnte OR-Prozedur mit intensivmedizinischer Komplexbehandlung > 196 / 184 / 368 Aufwandspunkte	1,818	1,757	-	-
802B	O	Andere nicht ausgedehnte OR-Prozedur ohne Bezug zur Hauptdiagnose mit mäßig komplexer OR-Prozedur	1,534	1,498	-	-
802C	O	Andere nicht ausgedehnte OR-Prozedur ohne Bezug zur Hauptdiagnose ohne mäßig komplexe OR-Prozedur	1,416	1,341	-	-
802D	O	Wenig komplex nicht ausgedehnte OR-Prozedur ohne Bezug zur Hauptdiagnose	0,785	0,734	-	-
Fehler-DRGs						
960Z	M	Nicht gruppierbar	-	-	-	-
961Z	M	Unzulässige Hauptdiagnose	-	-	-	-
962Z	M	Unzulässige Kodierung einer Sectio caesarea	-	-	-	-

Mittlere Verweildauer [1]	Untere Grenzverweildauer: Erster Tag mit Abschlag [2), 5)]	Untere Grenzverweildauer: Bewertungsrelation pro Tag	Obere Grenzverweildauer: Erster Tag mit zusätzlichem Entgelt [3), 5)]	Obere Grenzverweildauer: Bewertungsrelation pro Tag	Externe Verlegung Abschlag pro Tag (Bewertungsrelation)	Verlegungsfallpauschale	Ausnahme von Wiederaufnahme [4)]	Pflegeerlös Bewertungsrelation pro Tag
8	9	10	11	12	13	14	15	16
2,9	1	0,204	6	0,117	0,124	-	-	0,8923
2,3	1	0,066	5	0,067	0,067	-	-	0,9820
4,2	1	0,196	10	0,063	0,072	-	-	0,9191
17,2	5	0,243	32	0,059	0,080	-	x	0,9600
15,1	4	0,229	29	0,053	0,071	-	x	0,8656
16,0	4	0,277	31	0,061	0,081	-	x	0,8899
15,9	4	0,246	29	0,054	0,073	-	x	0,7635
9,2	2	0,245	23	0,056	0,072	-	x	0,8951
6,4	1	0,426	17	0,052	0,065	-	x	0,8844
-	-	-	-	-	-	-	-	-
-	-	-	-	-	-	-	-	-
-	-	-	-	-	-	-	-	-

Anlage 1: Fallpauschalen-Katalog und Pflegeerlöskatalog aG-DRG Version 2026

Anlage 1
Fallpauschalen-Katalog und Pflegeerlöskatalog
Teil c) Bewertungsrelationen bei teilstationärer Versorgung

DRG	Parti-tion	Bezeichnung	Bewertungsrelation	Mittlere Verweildauer [1]
1	2	3	4	5
MDC 11 Krankheiten und Störungen der Harnorgane				
L90B	M	Niereninsuffizienz, teilstationär, Alter > 14 Jahre mit Peritonealdialyse	0,058	1,0
L90C	M	Niereninsuffizienz, teilstationär, Alter > 14 Jahre ohne Peritonealdialyse	0,049	1,0

Teil d) Bewertungsrelationen mit gezielter Absenkung in Abhängigkeit der Median-Fallzahl bei Versorgung durch Hauptabteilungen

DRG	Parti-tion	Bezeichnung	Bewertungsrelation bei Hauptabteilung	Bewertungsrelation bei Hauptabteilung und Beleghebamme	Mittlere Verweildauer [1]	Untere Grenzverweildauer: Erster Tag mit Abschlag [2, 5]
1	2	3	4	5	6	7
MDC 08 Krankheiten und Störungen an Muskel-Skelett-System und Bindegewebe						
I68D	M	Nicht operativ behandelte Erkrankungen und Verletzungen WS, > 1 Belegungstag oder andere Femurfraktur, außer bei Diszitis oder infektiöser Spondylopathie, ohne Kreuzbeinfraktur, ohne best. mäßig aufw., aufw. od. hochaufw. Beh., mit Wirbelsäulenfraktur	0,562	-	5,3	1
I68E	M	Nicht operativ behandelte Erkrankungen und Verletzungen WS, > 1 Belegungstag oder andere Femurfraktur, außer bei Diszitis oder infektiöser Spondylopathie, ohne Kreuzbeinfraktur, ohne best. mäßig aufw., aufw. od. hochaufw. Beh., oh. Wirbelsäulenfraktur	0,436	-	4,1	1
I68F	M	Nicht operativ behandelte Erkrankungen und Verletzungen im Wirbelsäulenbereich, ein Belegungstag oder Prellung am Oberschenkel	0,226	-	1,0	-

Teil e) Bewertungsrelationen mit gezielter Absenkung in Abhängigkeit der Median-Fallzahl bei Versorgung durch Belegabteilungen

DRG	Parti-tion	Bezeichnung	Bewertungsrelation bei Belegoperateur	Bewertungsrelation bei Belegoperateur und Beleganästhesist	Bewertungsrelation bei Belegoperateur und Beleghebamme	Bewertungsrelation bei Belegoperateur, Beleganästhesist und Beleghebamme	Mittlere Verweildauer [1]	Untere Grenzverweildauer: Erster Tag mit Abschlag [2, 5]
1	2	3	4	5	6	7	8	9
MDC 08 Krankheiten und Störungen an Muskel-Skelett-System und Bindegewebe								
I68D	M	Nicht operativ behandelte Erkrankungen und Verletzungen WS, > 1 Belegungstag oder andere Femurfraktur, außer bei Diszitis oder infektiöser Spondylopathie, ohne Kreuzbeinfraktur, ohne best. mäßig aufw., aufw. od. hochaufw. Beh., mit Wirbelsäulenfraktur	0,484	0,483	-	-	6,3	1
I68E	M	Nicht operativ behandelte Erkrankungen und Verletzungen WS, > 1 Belegungstag oder andere Femurfraktur, außer bei Diszitis oder infektiöser Spondylopathie, ohne Kreuzbeinfraktur, ohne best. mäßig aufw., aufw. od. hochaufw. Beh., oh. Wirbelsäulenfraktur	0,292	0,292	-	-	5,0	1
I68F	M	Nicht operativ behandelte Erkrankungen und Verletzungen im Wirbelsäulenbereich, ein Belegungstag oder Prellung am Oberschenkel	0,187	0,184	-	-	1,0	-

Untere Grenzverweildauer: Erster Tag mit Abschlag [2), 5)]	Untere Grenzverweildauer: Bewertungsrelation pro Tag	Obere Grenzverweildauer: Erster Tag mit zusätzlichem Entgelt [3), 5)]	Obere Grenzverweildauer: Bewertungsrelation pro Tag	Pflegeerlös Bewertungsrelation pro Tag
6	7	8	9	10
-	-	-	-	0,6684
-	-	-	-	0,4891

Untere Grenzverweildauer: Bewertungsrelation pro Tag	Obere Grenzverweildauer: Erster Tag mit zusätzlichem Entgelt [3), 5)]	Obere Grenzverweildauer: Bewertungsrelation pro Tag	Externe Verlegung Abschlag pro Tag (Bewertungsrelation)	Verlegungsfallpauschale	Ausnahme von Wiederaufnahme [4)]	Median-Fallzahl	Pflegeerlös Bewertungsrelation pro Tag
8	9	10	11	12	13	14	15
0,284	12	0,075	0,090	-	-	27	0,7469
0,213	10	0,071	0,082	-	-	94	0,6663
-	-	-	-	-	-	33	1,1327

Untere Grenzverweildauer: Bewertungsrelation pro Tag	Obere Grenzverweildauer: Erster Tag mit zusätzlichem Entgelt [3), 5)]	Obere Grenzverweildauer: Bewertungsrelation pro Tag	Externe Verlegung Abschlag pro Tag (Bewertungsrelation)	Verlegungsfallpauschale	Ausnahme von Wiederaufnahme [4)]	Median-Fallzahl	Pflegeerlös Bewertungsrelation pro Tag
10	11	12	13	14	15	16	17
0,245	13	0,055	0,067	-	-	27	0,7469
0,143	9	0,040	0,047	-	-	94	0,6663
-	-	-	-	-	-	33	1,1327

Anlage 2

Zusatzentgelte-Katalog[1]
– Liste –

ZE	Bezeichnung	Betrag
1	2	3
ZE01.01 [2]	Hämodialyse, intermittierend, Alter > 14 Jahre	174,58 €
ZE01.02 [2]	Hämodialyse, intermittierend, Alter < 15 Jahre	356,58 €
ZE02 [2]	Hämodiafiltration, intermittierend	180,40 €
ZE09	Vollimplantierbare Medikamentenpumpe mit programmierbarem variablen Tagesprofil	9.193,11 €
ZE10	Künstlicher Blasenschließmuskel	2.555,03 €
ZE11	Wirbelkörperersatz	siehe Anlage 5
ZE30 [3]	Gabe von Prothrombinkomplex, parenteral	siehe Anlage 5
ZE36	Plasmapherese	siehe Anlage 5
ZE37	Extrakorporale Photopherese	1.301,78 €
ZE47	Gabe von Antithrombin III, parenteral	siehe Anlage 5
ZE50	Gabe von Cetuximab, parenteral	siehe Anlage 5
ZE51	Gabe von Human-Immunglobulin, spezifisch gegen Hepatitis-B-surface-Antigen, parenteral	siehe Anlage 5
ZE52	Gabe von Liposomalem Doxorubicin, parenteral	siehe Anlage 5
ZE56	Vollimplantierbare Medikamentenpumpe mit konstanter Flussrate	4.151,14 €
ZE58	Hydraulische Penisprothesen	5.946,16 €
ZE60	Palliativmedizinische Komplexbehandlung	siehe Anlage 5
ZE61	Lipoproteinapherese	1.025,09 €
ZE62 [2]	Hämofiltration, intermittierend	239,29 €
ZE64	Gabe von Human-Immunglobulin, spezifisch gegen Zytomegalie-Virus, parenteral	siehe Anlage 5
ZE67	Gabe von Human-Immunglobulin, spezifisch gegen Varicella-Zoster-Virus, parenteral	siehe Anlage 5
ZE70	Gabe von C1-Esteraseinhibitor, parenteral	siehe Anlage 5
ZE72	Gabe von Pegyliertem liposomalen Doxorubicin, parenteral	siehe Anlage 5
ZE78	Gabe von Temozolomid, oral	siehe Anlage 5
ZE93	Gabe von Human-Immunglobulin, polyvalent, parenteral	siehe Anlage 5
ZE96	Gabe von Carmustin, Implantat, intrathekal	siehe Anlage 5
ZE98	Gabe von Palivizumab, parenteral	siehe Anlage 5
ZE100	Implantation eines endobronchialen Klappensystems	siehe Anlage 5
ZE105	Selektive Embolisation mit Metallspiralen (Coils) an Kopf, Hals (intra- und extrakraniell) und spinalen Gefäßen oder mit großlumigem Gefäßverschlusskörper	siehe Anlage 5
ZE106	Selektive Embolisation mit Metallspiralen (Coils), andere Lokalisationen	siehe Anlage 5
ZE107	Gabe von Erythrozytenkonzentraten	siehe Anlage 5
ZE108	Gabe von patientenbezogenen Thrombozytenkonzentraten	siehe Anlage 5
ZE110	Gabe von Liposomalem Amphotericin B, parenteral	siehe Anlage 5
ZE116	Gabe von Panitumumab, parenteral	siehe Anlage 5
ZE119 [2]	Hämofiltration, kontinuierlich	siehe Anlage 5
ZE120 [2]	Hämodialyse, kontinuierlich, venovenös, pumpengetrieben (CVVHD)	siehe Anlage 5
ZE121 [2]	Hämodiafiltration, kontinuierlich	siehe Anlage 5
ZE122 [2]	Peritonealdialyse, intermittierend, maschinell unterstützt (IPD)	208,70 €
ZE123 [2]	Peritonealdialyse, kontinuierlich, nicht maschinell unterstützt (CAPD)	siehe Anlage 5
ZE125	Implantation oder Wechsel eines interspinösen Spreizers	siehe Anlage 5
ZE126	Autogene / Autologe matrixinduzierte Chondrozytentransplantation	4.087,32 €
ZE132	Implantation eines Wachstumsstents	siehe Anlage 5
ZE135	Gabe von Vinflunin, parenteral	siehe Anlage 5
ZE136	Medikamente-freisetzende Ballons an Koronargefäßen	siehe Anlage 5
ZE137	Medikamente-freisetzende Ballons an anderen Gefäßen	siehe Anlage 5
ZE138	Neurostimulatoren zur Rückenmarkstimulation oder zur Stimulation des peripheren Nervensystems, Einkanalstimulator, mit Sondenimplantation	7.726,60 €
ZE139	Neurostimulatoren zur Rückenmarkstimulation oder zur Stimulation des peripheren Nervensystems, Einkanalstimulator, ohne Sondenimplantation	5.667,63 €
ZE140	Neurostimulatoren zur Rückenmarkstimulation oder zur Stimulation des peripheren Nervensystems, Mehrkanalstimulator, nicht wiederaufladbar, mit Sondenimplantation	12.842,81 €
ZE141	Neurostimulatoren zur Rückenmarkstimulation oder zur Stimulation des peripheren Nervensystems, Mehrkanalstimulator, nicht wiederaufladbar, ohne Sondenimplantation	10.396,50 €

ZE	Bezeichnung	Betrag
1	2	3
ZE144	Gabe von Romiplostim, parenteral	siehe Anlage 5
ZE145	Spezialisierte stationäre palliativmedizinische Komplexbehandlung	siehe Anlage 5
ZE146	Gabe von Thrombozytenkonzentraten	siehe Anlage 5
ZE147	Gabe von Apherese-Thrombozytenkonzentraten	siehe Anlage 5
ZE151	Gabe von Abatacept, intravenös	siehe Anlage 5
ZE152	Perkutan-transluminale Fremdkörperentfernung und Thrombektomie an intrakraniellen Gefäßen unter Verwendung eines Stentretriever	siehe Anlage 5
ZE156	Gabe von Decitabin, parenteral	siehe Anlage 5
ZE158	Vagusnervstimulationssysteme, mit Sondenimplantation	13.748,46 €
ZE159	Vagusnervstimulationssysteme, ohne Sondenimplantation	11.175,65 €
ZE161	Radiofrequenzablation Ösophagus	1.310,82 €
ZE162 [4]	Erhöhter Pflegeaufwand bei pflegebedürftigen Patienten (DRG-Tabelle 1)	21,75 €
ZE163 [5]	Erhöhter Pflegeaufwand bei pflegebedürftigen Patienten (DRG-Tabelle 2)	46,16 €
ZE164	Gabe von pathogeninaktivierten Thrombozytenkonzentraten	siehe Anlage 5
ZE165	Gabe von pathogeninaktivierten Apherese-Thrombozytenkonzentraten	siehe Anlage 5
ZE168	Gabe von Ipilimumab, parenteral	siehe Anlage 5
ZE169	Adjustierbare Harnkontinenztherapien	2.827,47 €
ZE170	Suspensionsoperation bei Harninkontinenz des Mannes	1.296,84 €
ZE171	Gabe von Pembrolizumab, parenteral	siehe Anlage 5
ZE174	Gabe von Venetoclax, oral	siehe Anlage 5
ZE175	Perkutan-transluminale Fremdkörperentfernung und Thrombektomie an intrakraniellen Gefäßen unter Verwendung eines Thrombektomie-Aspirationskatheters	siehe Anlage 5
ZE177	Gabe von Atezolizumab, intravenös	siehe Anlage 5
ZE178	Gabe von Ocrelizumab, intravenös	siehe Anlage 5

Fußnoten:

[1] Die jeweiligen Definitionen (OPS-Kodes und OPS-Texte) sowie die fehlenden differenzierten €-Beträge sind in Anlage 5 aufgeführt.

[2] Eine zusätzliche Abrechnung ist im Zusammenhang mit einer Fallpauschale der Basis-DRG L60 oder L71 oder der DRG L90B oder L90C und dem nach Anlage 3b krankenhausindividuell zu vereinbarenden Entgelt L90A nicht möglich.

[3] Bei der Behandlung von Blutern mit Blutgerinnungsfaktoren erfolgt die Abrechnung der Gabe von Prothrombinkomplex über das ZE2026-97 nach Anlage 4 bzw. 6, die gleichzeitige Abrechnung des ZE30 ist ausgeschlossen.

[4] Das Zusatzentgelt ist ab einer Mindestverweildauer von 5 Belegungstagen und nur in Verbindung mit einer der in Anlage 8 Tabelle 1 genannten DRG-Fallpauschale abrechenbar.

[5] Das Zusatzentgelt ist ab einer Mindestverweildauer von 5 Belegungstagen und nur in Verbindung mit einer der in Anlage 8 Tabelle 2 genannten DRG-Fallpauschale abrechenbar.

Anlage 3: Nicht mit dem Fallpauschalen-Katalog vergütete Leistungen aG-DRG Version 2026

Anlage 3a
Nicht mit dem Fallpauschalen-Katalog vergütete vollstationäre Leistungen und Pflegeerlöskatalog

Für die nachfolgend aufgeführten Leistungen sind krankenhausindividuelle Entgelte nach § 6 Absatz 1 Satz 1 des Krankenhausentgeltgesetz zu vereinbaren, soweit diese als Krankenhausleistung erbracht werden dürfen.

Nach § 7 Absatz 4 ist für diese Fallpauschalen die nach § 6 Absatz 1 Krankenhausentgeltgesetz bisher krankenhausindividuell vereinbarte Entgelthöhe bis zum Beginn des Wirksamwerdens der neuen Budgetvereinbarung weiter zu erheben.

DRG	Partition	Bezeichnung[6]	Pflegeerlös Bewertungsrelation pro Tag
1	2	3	4
Prä-MDC			
A04A	O	Knochenmarktransplantation / Stammzelltransfusion, allogen, mit zweiter Knochenmarktransplantation / Stammzelltransfusion im selben Aufenthalt	1,0000
A15A	O	Knochenmarktransplantation / Stammzelltransfusion, autogen, mit zweiter Knochenmarktransplantation / Stammzelltransfusion im selben Aufenthalt	1,0000
A16A	O	Transplantation von Darm oder Pankreas	1,0000
A16B	O	Injektion von Pankreasgewebe	1,0000
A22Z	O	Korrektureingriff bei Doppelfehlbildung	1,0000
A43Z	A	Frührehabilitation bei Wachkoma und Locked-in-Syndrom	1,0000
MDC 01 Krankheiten und Störungen des Nervensystems			
B11Z	O	Frührehabilitation mit bestimmter OR-Prozedur	1,4130
B13Z	O	Epilepsiechirurgie mit invasivem präoperativen Video-EEG	0,8972
B43Z	A	Frührehabilitation bei Krankheiten und Störungen des Nervensystems, mehr als 27 Tage	1,1447
B46Z	A	Sozial- und neuropädiatrische und pädiatrisch-psychosomatische Therapie bei Krankheiten und Störungen des Nervensystems	1,5120
B49Z	A	Multimodale Komplexbehandlung bei Morbus Parkinson	0,6368
B61B	M	Bestimmte akute Erkrankungen und Verletzungen des Rückenmarks ohne komplexen Eingriff oder mehr als 13 Belegungstage oder nicht wegverlegt	1,2358
B76A	M	Anfälle, mehr als ein Belegungstag, mit komplexer Diagnostik und Therapie	1,0296
MDC 03 Krankheiten und Störungen des Ohres, der Nase, des Mundes und des Halses			
D01A	O	Kochleaimplantation, bilateral	0,9736
D23Z	O	Implantation eines aktiven mechanischen Hörimplantates	0,6592
MDC 04 Krankheiten und Störungen der Atmungsorgane			
E37Z	O	Längerer stationärer Aufenthalt vor Transplantation bei hoher Dringlichkeitsstufe bei Krankheiten und Störungen der Atmungsorgane	1,0000
E41Z	A	Frührehabilitation bei Krankheiten und Störungen der Atmungsorgane	0,8749
E76Z	M	Tuberkulose, mehr als 14 Belegungstage	0,8367
MDC 05 Krankheiten und Störungen des Kreislaufsystems			
F29Z	O	Frührehabilitation bei Krankheiten und Störungen des Kreislaufsystems, mit bestimmter OR-Prozedur, außer kardiothorakale Eingriffe	1,0000
F37Z	O	Längerer stationärer Aufenthalt vor Transplantation bei hoher Dringlichkeitsstufe bei Krankheiten und Störungen des Kreislaufsystems	1,0000
F45Z	A	Frührehabilitation bei Krankheiten und Störungen des Kreislaufsystems	0,7486
F96Z	O	Stammzelltransfusion bei Krankheiten und Störungen des Kreislaufsystems	1,0000
MDC 06 Krankheiten und Störungen der Verdauungsorgane			
G51Z	A	Frührehabilitation bei Krankheiten und Störungen der Verdauungsorgane	1,0976
MDC 07 Krankheiten und Störungen an hepatobiliärem System und Pankreas			
H37Z	O	Längerer stationärer Aufenthalt vor Transplantation bei hoher Dringlichkeitsstufe bei Krankheiten und Störungen an hepatobiliärem System und Pankreas	1,0000
MDC 08 Krankheiten und Störungen an Muskel-Skelett-System und Bindegewebe			
I40Z	A	Frührehabilitation bei Krankheiten und Störungen an Muskel-Skelett-System und Bindegewebe	0,9750
I96Z	O	Frührehabilitation mit bestimmter OR-Prozedur bei Krankheiten und Störungen an Muskel-Skelett-System und Bindegewebe, mehr als 20 Tage	0,8492
MDC 10 Endokrine, Ernährungs- und Stoffwechselkrankheiten			
K01Z	O	Verschiedene Eingriffe bei Diabetes mellitus mit Komplikationen, mit Frührehabilitation oder geriatrischer frührehabilitativer Komplexbehandlung	0,7051
K43Z	A	Frührehabilitation bei endokrinen, Ernährungs- und Stoffwechselkrankheiten	0,9684

aG-DRG Version 2026 Anlage 3: Nicht mit dem Fallpauschalen-Katalog vergütete Leistungen

DRG	Parti-tion	Bezeichnung [8]	Pflegeerlös Bewertungsrelation pro Tag
1	2	3	4
MDC 19 Psychische Krankheiten und Störungen			
U01Z	O	Genitalorganumwandelnde Operation	0,7726
U41Z	A	Sozial- und neuropädiatrische und pädiatrisch-psychosomatische Therapie bei psychischen Krankheiten und Störungen	0,8245
U42A	A	Multimodale Schmerztherapie bei psychischen Krankheiten und Störungen, Alter < 19 Jahre	0,9714
U43Z	A	Psychosomatische Therapie, Alter < 18 Jahre	0,7225
MDC 21A Polytrauma			
W01A	O	Polytrauma mit Beatmung > 72 Stunden oder komplexen Eingriffen oder intensivmedizinische Komplexbehandlung > 392 / 368 / 552 Aufwandspunkte, mit Frührehabilitation	1,0000
W05Z	O	Frührehabilitation bei Polytrauma mit OR-Prozedur	1,0000
W40Z	A	Frührehabilitation bei Polytrauma	1,2268
MDC 22 Verbrennungen			
Y01Z	O	Operative Eingriffe bei schweren Verbrennungen oder Beatmung > 95 Stunden bei Verbrennungen oder intensivmedizinische Komplexbehandlung > 1176 / 1104 / 1104 Aufwandspunkte bei Verbrennungen	3,8121
Y61Z	M	Schwere Verbrennungen	1,0000
MDC 23 Faktoren, die den Gesundheitszustand beeinflussen, und andere Inanspruchnahme des Gesundheitswesens			
Z02Z	O	Leberspende (Lebendspende)	0,9958
Z04Z	O	Lungenspende (Lebendspende)	1,0000
Z41Z	A	Knochenmarkentnahme bei Eigenspender	1,0000
Z42Z	A	Stammzellentnahme bei Fremdspender	1,0540
Z43Z	A	Knochenmarkentnahme bei Fremdspender	1,4038

Anlage 3b
Nicht mit dem Fallpauschalen-Katalog vergütete teilstationäre Leistungen und Pflegeerlöskatalog

Für die nachfolgend aufgeführten Leistungen sind krankenhausindividuelle Entgelte nach § 6 Absatz 1 Satz 1 des Krankenhausentgeltgesetzes zu vereinbaren, soweit diese als Krankenhausleistung erbracht werden dürfen.

Nach § 7 Absatz 4 ist für diese Fallpauschalen die nach § 6 Absatz 1 Krankenhausentgeltgesetz bisher krankenhausindividuell vereinbarte Entgelthöhe bis zum Beginn des Wirksamwerdens der neuen Budgetvereinbarung weiter zu erheben.

DRG	Parti-tion	Bezeichnung	Pflegeerlös Bewertungsrelation pro Tag
1	2	3	4
Prä-MDC			
A90A	A	Teilstationäre geriatrische Komplexbehandlung, umfassende Behandlung	0,2577
A90B	A	Teilstationäre geriatrische Komplexbehandlung, Basisbehandlung	0,2577
MDC 11 Krankheiten und Störungen der Harnorgane			
L90A	M	Niereninsuffizienz, teilstationär, Alter < 15 Jahre	0,5000
MDC 25 Teilstationäre pädiatrische Diagnostik und Behandlung			
740Z	A	Bestimmte radiologische Diagnostik in Sedierung oder Anästhesie, Alter < 18 Jahre, teilstationär	0,6060
741Z	A	Bestimmte endoskopische Diagnostik in Sedierung oder Anästhesie, Alter < 18 Jahre, teilstationär	0,6060
742Z	A	Knochenmark-Biopsie oder Liquordiagnostik in Sedierung oder Anästhesie, Alter < 18 Jahre, teilstationär	0,6060
743Z	A	Bougierung und Dilatation des Ösophagus in Sedierung oder Anästhesie, Alter < 18 Jahre, teilstationär	0,6060
744Z	A	Dilatation des Anus in Sedierung oder Anästhesie, Alter < 18 Jahre, teilstationä	0,6060
745Z	A	Dilatation der Vagina in Sedierung oder Anästhesie, Alter < 18 Jahre, teilstationä	0,6060
746Z	A	Augenuntersuchung in Sedierung oder Anästhesie, Alter < 18 Jahre, teilstationä	0,6060
747Z	A	Testung oder Nachprogrammierung kardialer Systeme, Alter < 18 Jahre, teilstationä	0,6060
748Z	A	Bestimmte Behandlung ohne Sedierung oder Anästhesie, Alter < 18 Jahre, teilstationä	0,6060
749Z	A	Beobachtung bei Vergiftung, Alter < 10 Jahre, teilstationä	0,6060

Anlage 4

Zusatzentgelte-Katalog[1)]
– Liste –

Für die nachfolgend aufgeführten Leistungen sind krankenhausindividuelle Entgelte nach § 6 Absatz 1 Satz 1 des Krankenhausentgeltgesetzes zu vereinbaren, soweit diese als Krankenhausleistungen erbracht werden dürfen.

Zusatzentgelt	Bezeichnung
1	2
ZE2026-01 [4)]	Beckenimplantate
ZE2026-02 [4)]	Links- und rechtsventrikuläre Herzassistenzsysteme („Kunstherz")
ZE2026-03 [4)]	ECMO und PECLA
ZE2026-04 [4)]	Individuell nach CAD gefertigte Rekonstruktionsimplantate im Gesichts- und Schädelbereich
ZE2026-05 [4)]	Distraktion am Gesichtsschädel
ZE2026-07 [4)]	Andere implantierbare Medikamentenpumpen
ZE2026-08 [3), 4)]	Sonstige Dialyse
ZE2026-09 [4)]	Hämoperfusion [Vollblut-Adsorption]
ZE2026-10 [4)]	Leberersatztherapie
ZE2026-13 [4)]	Adsorption zur Entfernung von Immunglobulinen und/oder Immunkomplexen
ZE2026-15 [4)]	Zellapherese
ZE2026-16 [4)]	Isolierte Extremitätenperfusion
ZE2026-17 [4)]	Retransplantation von Organen während desselben stationären Aufenthaltes
ZE2026-18 [4)]	Zwerchfellschrittmacher
ZE2026-22 [4)]	IABP
ZE2026-24 [4)]	Andere Penisprothesen
ZE2026-25 [4)]	Modulare Endoprothesen
ZE2026-26 [4)]	Anthroposophisch-medizinische Komplexbehandlung
ZE2026-33 [2), 4)]	Gabe von Sargramostim, parenteral
ZE2026-34 [4)]	Gabe von Granulozytenkonzentraten
ZE2026-35 [4)]	Fremdbezug von hämatopoetischen Stammzellen
ZE2026-36 [4)]	Versorgung von Schwerstbehinderten
ZE2026-40 [4)]	Naturheilkundliche Komplexbehandlung
ZE2026-41 [4), 5)]	Multimodal-nichtoperative Komplexbehandlung des Bewegungssystems
ZE2026-44 [4)]	Stammzellboost nach erfolgter Transplantation von hämatopoetischen Stammzellen, nach In-vitro-Aufbereitung
ZE2026-45 [4)]	Komplexe Diagnostik bei hämatologischen und onkologischen Erkrankungen bei Kindern und Jugendlichen
ZE2026-46 [2), 4)]	Gabe von Anti-Human-T-Lymphozyten-Immunglobulin, parenteral
ZE2026-49 [4)]	Hypertherme intraperitoneale Chemotherapie (HIPEC) in Kombination mit Peritonektomie und ggf. mit Multiviszeralresektion oder hypertherme intrathorakale Chemotherapie (HITOC) in Kombination mit Pleurektomie und ggf. mit Tumorreduktion
ZE2026-50 [4), 6)]	Implantation einer (Hybrid)-Prothese an der Aorta
ZE2026-54 [4)]	Selbstexpandierende Prothesen am Gastrointestinaltrakt
ZE2026-56 [4)]	Gabe von Bosentan, oral
ZE2026-57 [4)]	Gabe von Jod-131-MIBG (Metajodobenzylguanidin), parenteral
ZE2026-58 [4)]	Gabe von Alpha-1-Proteinaseninhibitor human, parenteral
ZE2026-61 [4)]	Neurostimulatoren zur Hirn- oder Rückenmarkstimulation oder zur Stimulation des peripheren Nervensystems, Mehrkanalstimulator, wiederaufladbar
ZE2026-62 [4)]	Mikroaxial-Blutpumpe
ZE2026-63 [4)]	Gabe von Dibotermin alfa, Implantation am Knochen
ZE2026-65 [4)]	Selektive intravaskuläre Radionuklidtherapie [SIRT] mit Yttrium-90- oder Rhenium-188- oder Holmium-166-markierten Mikrosphären
ZE2026-66 [4)]	Enzymersatztherapie bei lysosomalen Speicherkrankheiten
ZE2026-67 [4)]	Implantation einer Stent-Prothese an der Aorta, perkutan-transluminal
ZE2026-69 [4)]	Gabe von Hämin, parenteral
ZE2026-71 [4)]	Radiorezeptortherapie mit DOTA-konjugierten Somatostatinanaloga
ZE2026-72 [4)]	Distraktionsmarknagel, motorisiert
ZE2026-74 [4)]	Gabe von Sunitinib, oral
ZE2026-75 [4)]	Gabe von Sorafenib, oral
ZE2026-77 [4)]	Gabe von Lenalidomid, oral
ZE2026-79 [4)]	Gabe von Nelarabin, parenteral
ZE2026-80 [2), 4)]	Gabe von Amphotericin-B-Lipidkomplex, parenteral
ZE2026-82 [3), 4)]	Peritonealdialyse, kontinuierlich, maschinell unterstützt (APD)
ZE2026-84 [4)]	Gabe von Ambrisentan, oral
ZE2026-85 [4)]	Gabe von Temsirolimus, parenteral

Zusatzentgelt	Bezeichnung
1	2
ZE2026-86 [4]	Andere Neurostimulatoren und Neuroprothesen
ZE2026-88 [4]	Komplexe neuropädiatrische Diagnostik mit weiteren Maßnahmen
ZE2026-91 [4]	Gabe von Dasatinib, oral
ZE2026-97 [4), 7)]	Behandlung von Blutern mit Blutgerinnungsfaktoren
ZE2026-99 [4]	Fremdbezug von Donor-Lymphozyten
ZE2026-101 [4]	Gabe von Mifamurtid, parenteral
ZE2026-103 [4]	Gabe von Rituximab, subkutan
ZE2026-104 [4]	Gabe von Trastuzumab, subkutan
ZE2026-106 [4]	Gabe von Abatacept, subkutan
ZE2026-107 [4]	Medikamente-freisetzende bioresorbierbare Koronarstents
ZE2026-108 [4]	Implantation einer Irisprothese
ZE2026-109 [3), 4)]	Dialyse mit High-Cut-off-Dialysemembran
ZE2026-110 [4]	Gabe von Tocilizumab, subkutan
ZE2026-111 [4]	Gabe von Paclitaxel, als an Albumin gebundene Nanopartikel, parenteral
ZE2026-112 [4]	Gabe von Abirateron, oral
ZE2026-113 [4]	Gabe von Cabazitaxel, parenteral
ZE2026-115 [4]	Molekulares Monitoring der Resttumorlast [MRD]: Molekulargenetische Identifikation und Herstellung von patientenspezifischen Markern
ZE2026-116 [4]	Molekulares Monitoring der Resttumorlast [MRD]: Patientenspezifische molekulargenetische Quantifizierung
ZE2026-117 [4]	Chemosaturations-Therapie mittels perkutaner Leberperfusion
ZE2026-118 [4]	Neurostimulatoren zur Hirnstimulation, Einkanalstimulator
ZE2026-119 [4]	Distraktionsmarknagel, nicht motorisiert
ZE2026-120 [4]	Gabe von Pemetrexed, parenteral
ZE2026-121 [4]	Gabe von Etanercept, parenteral
ZE2026-122 [4]	Gabe von Imatinib, oral
ZE2026-123 [4]	Gabe von Caspofungin, parenteral
ZE2026-124 [4]	Gabe von Voriconazol, oral
ZE2026-125 [4]	Gabe von Voriconazol, parenteral
ZE2026-127 [4]	Gabe von L-Asparaginase aus Erwinia chrysanthemi [Crisantaspase], parenteral
ZE2026-128 [4]	Gabe von nicht pegylierter Asparaginase, parenteral
ZE2026-129 [4]	Gabe von pegylierter Asparaginase, parenteral
ZE2026-130 [4]	Gabe von Belimumab, parenteral
ZE2026-131 [4]	Gabe von Defibrotid, parenteral
ZE2026-132 [4]	Gabe von Thiotepa, parenteral
ZE2026-133 [4]	Spezialisierte palliativmedizinische Komplexbehandlung durch einen internen Palliativdienst
ZE2026-134 [4]	Spezialisierte palliativmedizinische Komplexbehandlung durch einen externen Palliativdienst
ZE2026-135 [4]	Basisdiagnostik bei unklarem Symptomkomplex bei Neugeborenen und Säuglingen mit weiteren Maßnahmen
ZE2026-136 [4]	Einlegen von endobronchialen Nitinolspiralen
ZE2026-137 [4), 7), 8)]	Gabe von rekombinantem aktiviertem Faktor VII
ZE2026-138 [4), 7), 9)]	Gabe von Fibrinogenkonzentrat
ZE2026-139 [4), 7), 10)]	Gabe von Blutgerinnungsfaktoren
ZE2026-140 [4]	Gabe von Brentuximab vedotin, parenteral
ZE2026-141 [4]	Gabe von Enzalutamid, oral
ZE2026-142 [4]	Gabe von Aflibercept, intravenös
ZE2026-143 [4]	Gabe von Eltrombopag, oral
ZE2026-144 [4]	Gabe von Obinutuzumab, parenteral
ZE2026-145 [4]	Gabe von Ibrutinib, oral
ZE2026-146 [4]	Gabe von Ramucirumab, parenteral
ZE2026-147 [4]	Gabe von Bortezomib, parenteral
ZE2026-148 [4]	Gabe von Adalimumab, parenteral
ZE2026-149 [4]	Gabe von Infliximab, parenteral
ZE2026-150 [4]	Gabe von Busulfan, parenteral

Zusatzentgelt	Bezeichnung
1	2
ZE2026-151 [4]	Gabe von Rituximab, intravenös
ZE2026-152 [4]	Mehrdimensionale pädiatrische Diagnostik
ZE2026-153 [4]	Gabe von Trastuzumab, intravenös
ZE2026-154 [4]	Gabe von Anidulafungin, parenteral
ZE2026-156 [4]	Gabe von Posaconazol, parenteral
ZE2026-157 [2), 4]	Gabe von Pixantron, parenteral
ZE2026-158 [4]	Gabe von Pertuzumab, parenteral
ZE2026-159 [4]	Gabe von Blinatumomab, parenteral
ZE2026-162 [4]	Gabe von Carfilzomib, parenteral
ZE2026-163 [4]	Gabe von Macitentan, oral
ZE2026-164 [4]	Gabe von Riociguat, oral
ZE2026-165 [4]	Gabe von Nusinersen, intrathekal
ZE2026-166 [4]	Gabe von Isavuconazol, parenteral
ZE2026-167 [4]	Gabe von Isavuconazol, oral
ZE2026-169 [4]	Gabe von Liposomalem Irinotecan, parenteral
ZE2026-170 [4]	Gabe von Bevacizumab, parenteral
ZE2026-171 [4]	Gabe von Clofarabin, parenteral
ZE2026-172 [4]	Gabe von Posaconazol, oral, Suspension
ZE2026-173 [4]	Gabe von Posaconazol, oral, Tabletten
ZE2026-175 [4), 11]	Gabe von Filgrastim, parenteral
ZE2026-176 [4), 11]	Gabe von Lenograstim, parenteral
ZE2026-177 [4), 11]	Gabe von Pegfilgrastim, parenteral
ZE2026-178 [4), 11]	Gabe von Lipegfilgrastim, parenteral
ZE2026-180 [4]	Gabe von Azacitidin, parenteral
ZE2026-182 [4]	Gabe von Vedolizumab, parenteral
ZE2026-183 [4]	Gabe von Elotuzumab, parenteral
ZE2026-187 [4]	Neurostimulatoren zur Hypoglossusnerv-Stimulation
ZE2026-188 [4]	Patientenindividuell hergestellte Stent-Prothesen an der Aorta, ohne Öffnung
ZE2026-189 [4]	Stent-Prothesen an der Aorta, mit Öffnung
ZE2026-190 [4]	Längerfristige Beatmungsentwöhnung
ZE2026-191 [4]	Gabe von Dinutuximab beta, parenteral
ZE2026-192 [4]	Gabe von Midostaurin, oral
ZE2026-193 [4]	Gabe von Onasemnogen abeparvovec, parenteral
ZE2026-194 [4]	Gabe von Ustekinumab, intravenös
ZE2026-195 [4]	Gabe von Ustekinumab, subkutan
ZE2026-196 [4]	Gabe von Micafungin, parenteral
ZE2026-198 [4]	Molekulares Monitoring der Resttumorlast [MRD]: Molekulargenetische Identifikation von krankheitsspezifischen Markern
ZE2026-199 [4]	Molekulares Monitoring der Resttumorlast [MRD]: Krankheitsspezifische molekulargenetische Quantifizierung
ZE2026-200 [4]	Gabe von Daratumumab, intravenös
ZE2026-201 [4]	Gabe von Daratumumab, subkutan
ZE2026-202 [4]	Gabe von Aldesleukin, parenteral
ZE2026-203 [4]	Gabe von Durvalumab, parenteral
ZE2026-204 [4]	Gabe von Gemtuzumab ozogamicin, parenteral
ZE2026-205 [4]	Gabe von Polatuzumab vedotin, parenteral
ZE2026-206 [4]	Gabe von Natalizumab, parenteral
ZE2026-207 [4]	Gabe von Itraconazol, parenteral
ZE2026-208 [4]	Gabe von Trabectedin, parenteral
ZE2026-209 [4]	Gabe von Plerixafor, parenteral
ZE2026-210 [4]	Gabe von Eculizumab, parenteral
ZE2026-211 [4]	Gabe von Tocilizumab, intravenös
ZE2026-212 [4]	Gabe von Idarucizumab, parenteral
ZE2026-213 [4]	Gabe von Andexanet alfa, parenteral
ZE2026-214 [4]	Gabe von Letermovir, oral

aG-DRG Version 2026 — Anlage 4: Zusatzentgelte-Katalog (Liste)

Zusatzentgelt	Bezeichnung
1	2
ZE2026-215 [4)]	Gabe von Letermovir, parenteral
ZE2026-216 [4)]	Gabe von Avelumab, parenteral
ZE2026-217 [4)]	Gabe von Apalutamid, oral
ZE2026-218 [4)]	Gabe von Cemiplimab, parenteral
ZE2026-219 [4), 12)]	Gabe von rekombinantem aktiviertem Faktor VII bei postpartaler Blutung
ZE2026-220 [4), 13)]	Zusatzaufwand bei Behandlung mit Gabe von CAR-T-Zellen
ZE2026-221 [16)]	Gabe von Atezolizumab, subkutan
ZE2026-222 [17)]	Gabe von Ocrelizumab, subkutan
ZE2026-223 [4)]	Gabe von Inotuzumab ozogamicin, parenteral
ZE2026-224 [4)]	Gabe von Isatuximab, parenteral
ZE2026-225 [4)]	Gabe von Ivacaftor, oral
ZE2026-226 [4)]	Gabe von Ivacaftor-Tezacaftor-Elexacaftor, oral
ZE2026-227 [4)]	Gabe von Lumacaftor-Ivacaftor, oral
ZE2026-228 [4)]	Gabe von Tezacaftor-Ivacaftor, oral
ZE2026-229 [4)]	Gabe von Liposomalem Daunorubicin-Cytarabin, parenteral
ZE2026-230 [14)]	Gabe von Nirsevimab, parenteral, 50 mg oder 100 mg, Alter < 1 Jahr
ZE2026-231 [4)]	Gabe von Ravulizumab, parenteral
ZE2026-232 [4)]	Gabe von Darolutamid, oral
ZE2026-233 [4)]	Gabe von Mogamulizumab, parenteral
ZE2026-234 [4)]	Gabe von Dostarlimab, parenteral
ZE2026-235 [4)]	Gabe von Enfortumab vedotin, parenteral
ZE2026-236 [4)]	Gabe von Sacituzumab govitecan, parenteral
ZE2026-237 [4)]	Gabe von Tafasitamab, parenteral
ZE2026-238 [4)]	Gabe von Trastuzumab deruxtecan, parenteral
ZE2026-239 [4)]	Gabe von Glofitamab, parenteral
ZE2026-240 [4)]	Gabe von Tebentafusp, parenteral
ZE2026-241 [15)]	Gabe von Nivolumab, intravenös
ZE2026-242 [15)]	Gabe von Nivolumab, subkutan

Fußnoten:

1) Die jeweiligen Definitionen (OPS-Kodes und OPS-Texte) sind in Anlage 6 aufgeführt.
2) Das Zulassungsrecht bleibt von der Katalogaufnahme unberührt. Die Kostenträger entscheiden im Einzelfall, ob die Kosten dieser Medikamente übernommen werden.
3) Eine zusätzliche Abrechnung ist im Zusammenhang mit einer Fallpauschale der Basis-DRG L60 oder L71 oder der DRG L90B oder L90C und dem nach Anlage 3b krankenhausindividuell zu vereinbarenden Entgelt L90A nicht möglich.
4) Nach Paragraf 5 Abs. 2 Satz 3 FPV 2026 ist für diese Zusatzentgelte das bisher krankenhausindividuell vereinbarte Entgelt der Höhe nach bis zum Beginn des Wirksamwerdens der neuen Budgetvereinbarung weiter zu erheben. Dies gilt auch, sofern eine Anpassung der entsprechenden OPS-Kodes erfolgt sein sollte.
5) Die Bewertung des Zusatzentgeltes mittels einer Differenzkostenbetrachtung hat in Abhängigkeit der abzurechnenden DRG-Fallpauschalen zu erfolgen.
6) Die Bewertung des Zusatzentgeltes mittels einer Differenzkostenbetrachtung hat in Abhängigkeit der abzurechnenden DRG-Fallpauschalen und ggf. weiterer abrechenbarer Zusatzentgelte für Stent-Prothesen an der Aorta zu erfolgen.
7) Die jeweils zugehörigen ICD-Kodes und -Texte sind in Anlage 7 aufgeführt.
8) Für das Jahr 2026 gilt ein Schwellenwert in der Höhe von 20.000 € für den im Rahmen der Behandlung des Patienten für Blutgerinnungsfaktoren angefallenen Betrag. Ab Überschreitung dieses Schwellenwertes ist der gesamte für die Behandlung des Patienten mit Blutgerinnungsfaktoren angefallene Betrag abzurechnen.
9) Für das Jahr 2026 gilt ein Schwellenwert in der Höhe von 2.500 € für den im Rahmen der Behandlung des Patienten für Blutgerinnungsfaktoren angefallenen Betrag. Ab Überschreitung dieses Schwellenwertes ist der gesamte für die Behandlung des Patienten mit Blutgerinnungsfaktoren angefallene Betrag abzurechnen.
10) Für das Jahr 2026 gilt ein Schwellenwert in der Höhe von 6.000 € für die Summe der im Rahmen der Behandlung des Patienten für Blutgerinnungsfaktoren angefallenen Beträge. Ab Überschreitung dieses Schwellenwertes ist der gesamte für die Behandlung des Patienten mit Blutgerinnungsfaktoren angefallene Betrag abzurechnen.

Anlage 4: Zusatzentgelte-Katalog (Liste) — aG-DRG Version 2026

11) Bei der Vereinbarung der Entgelthöhen für die Zusatzentgelte für Granulozyten-Kolonie-stimulierende Faktoren wird in analoger Umsetzung der bisherigen Bewertung empfohlen, die Verhandlung zu den Entgelthöhen auf Basis der krankenhausindividuellen Kostensituation zu führen.

12) Das Zusatzentgelt kann ausschließlich bei postpartaler Blutung (ICD Kode O72.*) abgerechnet werden. Bei Vorliegen einer dauerhaften Gerinnungsstörung ist ggf. das Zusatzentgelt ZE2026-97 abzurechnen.

13) Die Bewertung des Zusatzentgeltes erfolgt mittels einer Differenzkostenbetrachtung in Abhängigkeit der abzurechnenden DRG-Fallpauschalen. Die Kosten des CAR-T-Produkts selbst sind nicht zu berücksichtigen.

14) Nach Paragraf 5 Abs. 2 Satz 3 FPV 2026 ist für dieses Zusatzentgelt der bisherige Betrag in Höhe von 416,50 € bis zum Beginn des Wirksamwerdens der neuen Budgetvereinbarung weiter zu erheben.

15) Nach Paragraf 5 Absatz 2 Satz 3 der Fallpauschalenvereinbarung 2026 ist für dieses Zusatzentgelt das bisher krankenhausindividuell vereinbarte Entgelt für ZE2025-161 der Höhe nach bis zum Beginn des Wirksamwerdens der neuen Budgetvereinbarung weiter zu erheben. Dies gilt auch, sofern eine Anpassung der entsprechenden OPS-Kodes erfolgt sein sollte.

16) Nach Paragraf 5 Abs. 2 Satz 3 FPV 2026 ist für dieses Zusatzentgelt das bisher krankenhausindividuell vereinbarte Entgelt der Höhe nach bis zum Beginn des Wirksamwerdens der Budgetvereinbarung 2026 weiter zu erheben. Bei fehlender Budgetvereinbarung 2025 ist für dieses Zusatzentgelt das bewertete Zusatzentgelt ZE172 in Höhe von 70 Prozent der im DRG-Katalog 2024 bewerteten Höhe bis zum Beginn des Wirksamwerdens der Budgetvereinbarung 2025 weiter zu erheben. Dies gilt auch, sofern eine Anpassung der entsprechenden OPS-Kodes erfolgt sein sollte.

17) Nach Paragraf 5 Abs. 2 Satz 3 FPV 2026 ist für dieses Zusatzentgelt das bisher krankenhausindividuell vereinbarte Entgelt der Höhe nach bis zum Beginn des Wirksamwerdens der Budgetvereinbarung 2026 weiter zu erheben. Bei fehlender Budgetvereinbarung 2025 ist für dieses Zusatzentgelt das bewertete Zusatzentgelt ZE173 in Höhe von 70 Prozent der im DRG-Katalog 2024 bewerteten Höhe bis zum Beginn des Wirksamwerdens der Budgetvereinbarung 2025 weiter zu erheben. Dies gilt auch, sofern eine Anpassung der entsprechenden OPS-Kodes erfolgt sein sollte.

Anlage 5
Zusatzentgelte-Katalog[1)]
– Definition und differenzierte Beträge –

ZE	Bezeichnung	ZE_D	OPS Version 2026: OPS-Kode	OPS Version 2026: OPS-Text	Betrag
1	2	3	4	5	6
ZE01.01 [1)]	Hämodialyse, intermittierend, Alter > 14 Jahre		8-854.2	Hämodialyse: Intermittierend, Antikoagulation mit Heparin oder ohne Antikoagulation	siehe Anlage 2
			8-854.3	Hämodialyse: Intermittierend, Antikoagulation mit sonstigen Substanzen	
			8-854.4	Hämodialyse: Verlängert intermittierend, Antikoagulation mit Heparin oder ohne Antikoagulation	
			8-854.5	Hämodialyse: Verlängert intermittierend, Antikoagulation mit sonstigen Substanzen	
ZE01.02 [1)]	Hämodialyse, intermittierend, Alter < 15 Jahre		8-854.2	Hämodialyse: Intermittierend, Antikoagulation mit Heparin oder ohne Antikoagulation	siehe Anlage 2
			8-854.3	Hämodialyse: Intermittierend, Antikoagulation mit sonstigen Substanzen	
			8-854.4	Hämodialyse: Verlängert intermittierend, Antikoagulation mit Heparin oder ohne Antikoagulation	
			8-854.5	Hämodialyse: Verlängert intermittierend, Antikoagulation mit sonstigen Substanzen	
ZE02 [1)]	Hämodiafiltration, intermittierend		8-855.3	Hämodiafiltration: Intermittierend, Antikoagulation mit Heparin oder ohne Antikoagulation	siehe Anlage 2
			8-855.4	Hämodiafiltration: Intermittierend, Antikoagulation mit sonstigen Substanzen	
			8-855.5	Hämodiafiltration: Verlängert intermittierend, Antikoagulation mit Heparin oder ohne Antikoagulation	
			8-855.6	Hämodiafiltration: Verlängert intermittierend, Antikoagulation mit sonstigen Substanzen	
ZE09	Vollimplantierbare Medikamentenpumpe mit programmierbarem variablen Tagesprofil		5-028.11	Funktionelle Eingriffe an Schädel, Gehirn und Hirnhäuten: Implantation oder Wechsel einer Medikamentenpumpe zur intraventrikulären Infusion: Vollimplantierbare Medikamentenpumpe mit programmierbarem variablen Tagesprofil	siehe Anlage 2
			5-038.41	Operationen am spinalen Liquorsystem: Implantation oder Wechsel einer Medikamentenpumpe zur intrathekalen und/oder epiduralen Infusion: Vollimplantierbare Medikamentenpumpe mit programmierbarem variablen Tagesprofil	
ZE10	Künstlicher Blasenschließmuskel		5-597.0*	Eingriffe bei artifiziellem Harnblasensphinkter: Implantation	siehe Anlage 2
			5-597.30	Eingriffe bei artifiziellem Harnblasensphinkter: Wechsel: Vollständig, bulbär, 1 Cuff	
			5-597.31	Eingriffe bei artifiziellem Harnblasensphinkter: Wechsel: Vollständig, bulbär, 2 Cuffs	
			5-597.32	Eingriffe bei artifiziellem Harnblasensphinkter: Wechsel: Vollständig, am Blasenhals	
ZE11	Wirbelkörperersatz			Wirbelkörperersatz: Wirbelkörperersatz durch Implantat	
		ZE11.01	5-837.00	1 Wirbelkörper	896,04 €
		ZE11.02	5-837.01	2 Wirbelkörper	1.437,37 €
		ZE11.03	5-837.02	3 Wirbelkörper	1.978,70 €
		ZE11.04	5-837.04	4 Wirbelkörper	2.520,03 €
		ZE11.05	5-837.05	5 oder mehr Wirbelkörper	3.061,36 €
ZE30 [8)]	Gabe von Prothrombinkomplex, parenteral			Transfusion von Plasma und anderen Plasmabestandteilen und gentechnisch hergestellten Plasmaproteinen: Prothrombinkomplex	
		ZE30.02	8-812.53	3.500 IE bis unter 4.500 IE	849,11 €
		ZE30.03	8-812.54	4.500 IE bis unter 5.500 IE	1.073,29 €
		ZE30.04	8-812.55	5.500 IE bis unter 6.500 IE	1.295,58 €
		ZE30.05	8-812.56	6.500 IE bis unter 7.500 IE	1.517,68 €
		ZE30.06	8-812.57	7.500 IE bis unter 8.500 IE	1.739,78 €
		ZE30.07	8-812.58	8.500 IE bis unter 9.500 IE	1.958,29 €
		ZE30.08	8-812.59	9.500 IE bis unter 10.500 IE	2.183,98 €
		ZE30.09	8-812.5a	10.500 IE bis unter 15.500 IE	2.702,22 €
		ZE30.10	8-812.5b	15.500 IE bis unter 20.500 IE	3.812,72 €
		ZE30.11	8-812.5c	20.500 IE bis unter 25.500 IE	4.923,22 €
		ZE30.12	8-812.5d	25.500 IE bis unter 30.500 IE	6.033,72 €
		ZE30.13		Siehe weitere Differenzierung ZE30.14 bis ZE30.23	
		ZE30.14	8-812.5f	30.500 IE bis unter 40.500 IE	7.329,30 €
		ZE30.15	8-812.5g	40.500 IE bis unter 50.500 IE	9.550,30 €

Anlage 5: Zusatzentgelte-Katalog (Definition und differenzierte Beträge) aG-DRG Version 2026

ZE	Bezeichnung	ZE$_D$	OPS Version 2026: OPS-Kode	OPS Version 2026: OPS-Text	Betrag
1	2	3	4	5	6
		ZE30.16	8-812.5h	50.500 IE bis unter 60.500 IE	11.771,30 €
		ZE30.17	8-812.5j	60.500 IE bis unter 80.500 IE	14.547,55 €
		ZE30.18	8-812.5k	80.500 IE bis unter 100.500 IE	18.989,55 €
		ZE30.19	8-812.5m	100.500 IE bis unter 120.500 IE	23.431,55 €
		ZE30.20	8-812.5n	120.500 IE bis unter 140.500 IE	27.873,55 €
		ZE30.21	8-812.5p	140.500 IE bis unter 160.500 IE	32.315,55 €
		ZE30.22	8-812.5q	160.500 IE bis unter 200.500 IE	37.868,05 €
		ZE30.23	8-812.5r	200.500 IE oder mehr	46.752,05 €
ZE36	Plasmapherese			Therapeutische Plasmapherese	
		ZE36.01	8-820.00	1 Plasmapherese	1.164,90 €
			8-820.10	1 Plasmapherese	
			8-820.20	1 Plasmapherese	
			8-826.*0	1 Doppelfiltrationsplasmapherese	
		ZE36.02	8-820.01	2 Plasmapheresen	2.329,80 €
			8-820.11	2 Plasmapheresen	
			8-820.21	2 Plasmapheresen	
			8-826.*1	2 Doppelfiltrationsplasmapheresen	
		ZE36.03	8-820.02	3 Plasmapheresen	3.494,70 €
			8-820.12	3 Plasmapheresen	
			8-820.22	3 Plasmapheresen	
			8-826.*2	3 Doppelfiltrationsplasmapheresen	
		ZE36.04	8-820.03	4 Plasmapheresen	4.659,60 €
			8-820.13	4 Plasmapheresen	
			8-820.23	4 Plasmapheresen	
			8-826.*3	4 Doppelfiltrationsplasmapheresen	
		ZE36.05	8-820.04	5 Plasmapheresen	5.824,50 €
			8-820.14	5 Plasmapheresen	
			8-820.24	5 Plasmapheresen	
			8-826.*4	5 Doppelfiltrationsplasmapheresen	
		ZE36.06	8-820.08	6 Plasmapheresen	6.989,40 €
			8-820.18	6 Plasmapheresen	
			8-820.25	6 Plasmapheresen	
			8-826.*5	6 Doppelfiltrationsplasmapheresen	
		ZE36.07	8-820.09	7 Plasmapheresen	8.154,30 €
			8-820.19	7 Plasmapheresen	
			8-820.26	7 Plasmapheresen	
			8-826.*6	7 Doppelfiltrationsplasmapheresen	
		ZE36.08	8-820.0a	8 Plasmapheresen	9.319,20 €
			8-820.1a	8 Plasmapheresen	
			8-820.27	8 Plasmapheresen	
			8-826.*7	8 Doppelfiltrationsplasmapheresen	
		ZE36.09	8-820.0b	9 Plasmapheresen	10.484,10 €
			8-820.1b	9 Plasmapheresen	
			8-820.28	9 Plasmapheresen	
			8-826.*8	9 Doppelfiltrationsplasmapheresen	
		ZE36.10	8-820.0c	10 Plasmapheresen	11.649,00 €
			8-820.1c	10 Plasmapheresen	
			8-820.29	10 Plasmapheresen	
			8-826.*9	10 Doppelfiltrationsplasmapheresen	
		ZE36.11	8-820.0d	11 Plasmapheresen	12.813,90 €
			8-820.1d	11 Plasmapheresen	
			8-820.2a	11 Plasmapheresen	
			8-826.*a	11 Doppelfiltrationsplasmapheresen	
		ZE36.12	8-820.0e	12 Plasmapheresen	13.978,80 €
			8-820.1e	12 Plasmapheresen	
			8-820.2b	12 Plasmapheresen	
			8-826.*b	12 Doppelfiltrationsplasmapheresen	
		ZE36.13	8-820.0f	13 Plasmapheresen	15.143,70 €
			8-820.1f	13 Plasmapheresen	
			8-820.2c	13 Plasmapheresen	
			8-826.*c	13 Doppelfiltrationsplasmapheresen	

aG-DRG Version 2026 — Anlage 5: Zusatzentgelte-Katalog (Definition und differenzierte Beträge)

ZE	Bezeichnung	ZE$_D$	OPS Version 2026: OPS-Kode	OPS Version 2026: OPS-Text	Betrag
1	2	3	4	5	6
		ZE36.14	8-820.0g	14 Plasmapheresen	16.308,60 €
			8-820.1g	14 Plasmapheresen	
			8-820.2d	14 Plasmapheresen	
			8-826.*d	14 Doppelfiltrationsplasmapheresen	
		ZE36.15	8-820.0h	15 Plasmapheresen	17.473,50 €
			8-820.1h	15 Plasmapheresen	
			8-820.2e	15 Plasmapheresen	
			8-826.*e	15 Doppelfiltrationsplasmapheresen	
		ZE36.16	8-820.0j	16 bis 17 Plasmapheresen	19.220,85 €
			8-820.1j	16 bis 17 Plasmapheresen	
			8-820.2f	16 bis 17 Plasmapheresen	
			8-826.*f	16 bis 17 Doppelfiltrationsplasmapheresen	
		ZE36.17	8-820.0k	18 bis 19 Plasmapheresen	21.550,65 €
			8-820.1k	18 bis 19 Plasmapheresen	
			8-820.2g	18 bis 19 Plasmapheresen	
			8-826.*g	18 bis 19 Doppelfiltrationsplasmapheresen	
		ZE36.18	8-820.0m	20 bis 21 Plasmapheresen	23.880,45 €
			8-820.1m	20 bis 21 Plasmapheresen	
			8-820.2h	20 bis 21 Plasmapheresen	
			8-826.*h	20 bis 21 Doppelfiltrationsplasmapheresen	
		ZE36.19	8-820.0n	22 bis 23 Plasmapheresen	26.210,25 €
			8-820.1n	22 bis 23 Plasmapheresen	
			8-820.2j	22 bis 23 Plasmapheresen	
			8-826.*j	22 bis 23 Doppelfiltrationsplasmapheresen	
		ZE36.20	8-820.0p	24 bis 25 Plasmapheresen	28.540,05 €
			8-820.1p	24 bis 25 Plasmapheresen	
			8-820.2k	24 bis 25 Plasmapheresen	
			8-826.*k	24 bis 25 Doppelfiltrationsplasmapheresen	
		ZE36.21	8-820.0q	26 bis 28 Plasmapheresen	31.452,30 €
			8-820.1q	26 bis 28 Plasmapheresen	
			8-820.2m	26 bis 28 Plasmapheresen	
			8-826.*m	26 bis 28 Doppelfiltrationsplasmapheresen	
		ZE36.22	8-820.0r	29 bis 31 Plasmapheresen	34.947,00 €
			8-820.1r	29 bis 31 Plasmapheresen	
			8-820.2n	29 bis 31 Plasmapheresen	
			8-826.*n	29 bis 31 Doppelfiltrationsplasmapheresen	
		ZE36.23	8-820.0s	32 bis 34 Plasmapheresen	38.441,70 €
			8-820.1s	32 bis 34 Plasmapheresen	
			8-820.2p	32 bis 34 Plasmapheresen	
			8-826.*p	32 bis 34 Doppelfiltrationsplasmapheresen	
		ZE36.24	8-820.0t	35 bis 39 Plasmapheresen	43.101,30 €
			8-820.1t	35 bis 39 Plasmapheresen	
			8-820.2q	35 bis 39 Plasmapheresen	
			8-826.*q	35 bis 39 Doppelfiltrationsplasmapheresen	
		ZE36.25	8-820.0u	40 bis 44 Plasmapheresen	48.925,80 €
			8-820.1u	40 bis 44 Plasmapheresen	
			8-820.2r	40 bis 44 Plasmapheresen	
			8-826.*r	40 bis 44 Doppelfiltrationsplasmapheresen	
		ZE36.26	8-820.0v	45 bis 49 Plasmapheresen	54.750,30 €
			8-820.1v	45 bis 49 Plasmapheresen	
			8-820.2s	45 bis 49 Plasmapheresen	
			8-826.*s	45 bis 49 Doppelfiltrationsplasmapheresen	
		ZE36.27	8-820.0w	50 oder mehr Plasmapheresen	60.574,80 €
			8-820.1w	50 oder mehr Plasmapheresen	
			8-820.2t	50 oder mehr Plasmapheresen	
			8-826.*t	50 oder mehr Doppelfiltrationsplasmapheresen	
ZE37	Extrakorporale Photopherese		8-824	Photopherese	siehe Anlage 2

Anlage 5: Zusatzentgelte-Katalog (Definition und differenzierte Beträge) aG-DRG Version 2026

ZE	Bezeichnung	ZE$_D$	OPS Version 2026: OPS-Kode	OPS Version 2026: OPS-Text	Betrag
1	2	3	4	5	6
ZE47	Gabe von Antithrombin III, parenteral			Transfusion von Plasmabestandteilen und gentechnisch hergestellten Plasmaproteinen: Antithrombin III	
		ZE47.01[6)]	8-810.g1	2.000 IE bis unter 3.500 IE	144,00 €
		ZE47.02[6)]	8-810.g2	3.500 IE bis unter 5.000 IE	230,40 €
		ZE47.03[6)]	8-810.g3	5.000 IE bis unter 7.000 IE	326,40 €
		ZE47.04	8-810.g4	7.000 IE bis unter 10.000 IE	460,80 €
		ZE47.05	8-810.g5	10.000 IE bis unter 15.000 IE	672,00 €
		ZE47.06	8-810.g6	15.000 IE bis unter 20.000 IE	960,00 €
		ZE47.07	8-810.g7	20.000 IE bis unter 25.000 IE	1.235,35 €
		ZE47.08	8-810.g8	25.000 IE bis unter 30.000 IE	1.536,00 €
		ZE47.09	8-810.ga	30.000 IE bis unter 40.000 IE	1.920,00 €
		ZE47.10	8-810.gb	40.000 IE bis unter 50.000 IE	2.496,00 €
		ZE47.11	8-810.gc	50.000 IE bis unter 60.000 IE	3.072,00 €
		ZE47.12	8-810.gd	60.000 IE bis unter 70.000 IE	3.648,00 €
		ZE47.13	8-810.ge	70.000 IE bis unter 90.000 IE	4.416,00 €
		ZE47.14	8-810.gf	90.000 IE bis unter 110.000 IE	5.568,00 €
		ZE47.15	8-810.gg	110.000 IE bis unter 130.000 IE	6.720,00 €
		ZE47.16	8-810.gh	130.000 IE bis unter 150.000 IE	7.872,00 €
		ZE47.17	8-810.gj	150.000 IE oder mehr	9.024,00 €
ZE50	Gabe von Cetuximab, parenteral			Applikation von Medikamenten, Liste 1: Cetuximab, parenteral	
		ZE50.01	6-001.a0	250 mg bis unter 350 mg	846,20 €
		ZE50.02	6-001.a1	350 mg bis unter 450 mg	1.144,86 €
		ZE50.03	6-001.a2	450 mg bis unter 550 mg	1.443,52 €
		ZE50.04	6-001.a3	550 mg bis unter 650 mg	1.742,18 €
		ZE50.05	6-001.a4	650 mg bis unter 750 mg	2.040,84 €
		ZE50.06	6-001.a5	750 mg bis unter 850 mg	2.339,50 €
		ZE50.07	6-001.a6	850 mg bis unter 1.050 mg	2.737,72 €
		ZE50.08	6-001.a7	1.050 mg bis unter 1.250 mg	3.335,04 €
		ZE50.09	6-001.a8	1.250 mg bis unter 1.450 mg	3.932,36 €
		ZE50.10	6-001.a9	1.450 mg bis unter 1.650 mg	4.529,68 €
		ZE50.11	6-001.aa	1.650 mg bis unter 1.850 mg	5.127,00 €
		ZE50.12	6-001.ab	1.850 mg bis unter 2.150 mg	5.823,87 €
		ZE50.13	6-001.ac	2.150 mg bis unter 2.450 mg	6.719,85 €
		ZE50.14	6-001.ad	2.450 mg bis unter 2.750 mg	7.615,83 €
		ZE50.15	6-001.ae	2.750 mg bis unter 3.050 mg	8.511,81 €
		ZE50.16	6-001.af	3.050 mg bis unter 3.350 mg	9.407,79 €
		ZE50.17		Siehe weitere Differenzierung ZE50.18 bis ZE50.20	
		ZE50.18	6-001.ah	3.350 mg bis unter 3.950 mg	10.602,43 €
		ZE50.19	6-001.aj	3.950 mg bis unter 4.550 mg	12.394,39 €
		ZE50.20	6-001.ak	4.550 mg oder mehr	14.186,35 €
ZE51	Gabe von Human-Immunglobulin, spezifisch gegen Hepatitis-B-surface-Antigen, parenteral			Transfusion von Plasmabestandteilen und gentechnisch hergestellten Plasmaproteinen: Human-Immunglobulin, spezifisch gegen Hepatitis-B-surface-Antigen [HBsAg]	
		ZE51.01	8-810.q0	2.000 IE bis unter 4.000 IE	2.096,20 €
		ZE51.02	8-810.q1	4.000 IE bis unter 6.000 IE	4.192,40 €
		ZE51.03	8-810.q2	6.000 IE bis unter 8.000 IE	6.288,60 €
		ZE51.04	8-810.q3	8.000 IE bis unter 10.000 IE	8.384,80 €
		ZE51.05	8-810.q4	10.000 IE bis unter 12.000 IE	10.481,00 €
		ZE51.06	8-810.q5	12.000 IE bis unter 14.000 IE	12.577,20 €
		ZE51.07	8-810.q6	14.000 IE bis unter 16.000 IE	14.673,40 €
		ZE51.08	8-810.q7	16.000 IE bis unter 18.000 IE	16.769,60 €
		ZE51.09	8-810.q8	18.000 IE bis unter 20.000 IE	18.865,80 €
		ZE51.10	8-810.q9	20.000 IE bis unter 22.000 IE	20.962,00 €
		ZE51.11	8-810.qa	22.000 IE bis unter 24.000 IE	23.058,20 €
		ZE51.12	8-810.qb	24.000 IE bis unter 28.000 IE	25.154,40 €
		ZE51.13	8-810.qc	28.000 IE bis unter 32.000 IE	29.346,80 €
		ZE51.14	8-810.qd	32.000 IE bis unter 36.000 IE	33.539,20 €
		ZE51.15	8-810.qe	36.000 IE bis unter 40.000 IE	37.731,60 €
		ZE51.16	8-810.qf	40.000 IE bis unter 46.000 IE	41.924,00 €
		ZE51.17	8-810.qg	46.000 IE bis unter 52.000 IE	48.212,60 €
		ZE51.18	8-810.qh	52.000 IE bis unter 58.000 IE	54.501,20 €
		ZE51.19	8-810.qj	58.000 IE bis unter 64.000 IE	60.789,80 €
		ZE51.20		Siehe weitere Differenzierung ZE51.21 bis ZE51.25	
		ZE51.21	8-810.qm	64.000 IE bis unter 76.000 IE	67.078,40 €

aG-DRG Version 2026   Anlage 5: Zusatzentgelte-Katalog (Definition und differenzierte Beträge)

ZE	Bezeichnung	ZE$_D$	OPS Version 2026: OPS-Kode	OPS Version 2026: OPS-Text	Betrag
1	2	3	4	5	6
		ZE51.22	8-810.qn	76.000 IE bis unter 88.000 IE	79.655,60 €
		ZE51.23	8-810.qp	88.000 IE bis unter 100.000 IE	92.232,80 €
		ZE51.24	8-810.qq	100.000 IE bis unter 112.000 IE	104.810,00 €
		ZE51.25	8-810.qr	112.000 IE oder mehr	117.387,20 €
ZE52	Gabe von Liposomalem Doxorubicin, parenteral			Applikation von Medikamenten, Liste 1: Liposomales Doxorubicin, parenteral	
		ZE52.01[6]	6-001.b0	10 mg bis unter 20 mg	267,04 €
		ZE52.02[6]	6-001.b1	20 mg bis unter 30 mg	467,31 €
		ZE52.03	6-001.b2	30 mg bis unter 40 mg	667,59 €
		ZE52.04	6-001.b3	40 mg bis unter 50 mg	849,17 €
		ZE52.05	6-001.b4	50 mg bis unter 60 mg	1.031,83 €
		ZE52.06	6-001.b5	60 mg bis unter 70 mg	1.268,42 €
		ZE52.07	6-001.b6	70 mg bis unter 80 mg	1.468,70 €
		ZE52.08	6-001.b7	80 mg bis unter 90 mg	1.668,98 €
		ZE52.09	6-001.b8	90 mg bis unter 100 mg	1.869,25 €
		ZE52.10	6-001.b9	100 mg bis unter 110 mg	2.069,53 €
		ZE52.11	6-001.ba	110 mg bis unter 120 mg	2.269,81 €
		ZE52.12	6-001.bb	120 mg bis unter 140 mg	2.536,84 €
		ZE52.13	6-001.bc	140 mg bis unter 160 mg	2.937,40 €
		ZE52.14	6-001.bd	160 mg bis unter 180 mg	3.337,95 €
		ZE52.15	6-001.be	180 mg bis unter 200 mg	3.738,50 €
		ZE52.16	6-001.bf	200 mg bis unter 220 mg	4.139,06 €
		ZE52.17	6-001.bg	220 mg bis unter 240 mg	4.539,61 €
		ZE52.18	6-001.bh	240 mg bis unter 260 mg	4.940,17 €
		ZE52.19	6-001.bj	260 mg bis unter 280 mg	5.340,72 €
		ZE52.20	6-001.bk	280 mg bis unter 300 mg	5.741,27 €
		ZE52.21	6-001.bm	300 mg bis unter 320 mg	6.141,83 €
		ZE52.22		Siehe weitere Differenzierung ZE52.23 bis ZE52.30	
		ZE52.23	6-001.bp	320 mg bis unter 360 mg	6.675,90 €
		ZE52.24	6-001.bq	360 mg bis unter 400 mg	7.477,01 €
		ZE52.25	6-001.br	400 mg bis unter 440 mg	8.278,12 €
		ZE52.26	6-001.bs	440 mg bis unter 480 mg	9.079,22 €
		ZE52.27	6-001.bt	480 mg bis unter 520 mg	9.880,33 €
		ZE52.28	6-001.bu	520 mg bis unter 560 mg	10.681,44 €
		ZE52.29	6-001.bv	560 mg bis unter 600 mg	11.482,55 €
		ZE52.30	6-001.bw	600 mg oder mehr	12.283,66 €
ZE56	Vollimplantierbare Medikamentenpumpe mit konstanter Flussrate		5-028.10	Funktionelle Eingriffe an Schädel, Gehirn und Hirnhäuten: Implantation oder Wechsel einer Medikamentenpumpe zur intraventrikulären Infusion: Vollimplantierbare Medikamentenpumpe mit konstanter Flussrate	siehe Anlage 2
			5-038.40	Operationen am spinalen Liquorsystem: Implantation oder Wechsel einer Medikamentenpumpe zur intrathekalen und/oder epiduralen Infusion: Vollimplantierbare Medikamentenpumpe mit konstanter Flussrate	
ZE58	Hydraulische Penisprothesen		5-649.51	Andere Operationen am Penis: Implantation einer Penisprothese: Hydraulische Prothese	siehe Anlage 2
			5-649.a1	Andere Operationen am Penis: Wechsel einer semirigiden Penisprothese: In eine hydraulische Prothese	
			5-649.b1	Andere Operationen am Penis: Wechsel einer hydraulischen Penisprothese: Vollständig, in eine hydraulische Prothese	
ZE60	Palliativmedizinische Komplexbehandlung	ZE60.01	8-982.1	Palliativmedizinische Komplexbehandlung: Mindestens 7 bis höchstens 13 Behandlungstage	1.046,10 €
		ZE60.02	8-982.2	Palliativmedizinische Komplexbehandlung: Mindestens 14 bis höchstens 20 Behandlungstage	1.619,56 €
		ZE60.03	8-982.3	Palliativmedizinische Komplexbehandlung: Mindestens 21 Behandlungstage	2.166,37 €
ZE61	Lipoproteinapherese		8-822	Lipoproteinapherese	siehe Anlage 2

Anlage 5: Zusatzentgelte-Katalog (Definition und differenzierte Beträge) aG-DRG Version 2026

ZE	Bezeichnung	ZE$_D$	OPS Version 2026: OPS-Kode	OPS Version 2026: OPS-Text	Betrag
1	2	3	4	5	6
ZE62 [1)]	Hämofiltration, intermittierend		8-853.3	Hämofiltration: Intermittierend, Antikoagulation mit Heparin oder ohne Antikoagulation	siehe Anlage 2
			8-853.4	Hämofiltration: Intermittierend, Antikoagulation mit sonstigen Substanzen	
			8-853.5	Hämofiltration: Verlängert intermittierend, Antikoagulation mit Heparin oder ohne Antikoagulation	
			8-853.6	Hämofiltration: Verlängert intermittierend, Antikoagulation mit sonstigen Substanzen	
ZE64	Gabe von Human-Immunglobulin, spezifisch gegen Zytomegalie-Virus, parenteral			Transfusion von Plasmabestandteilen und gentechnisch hergestellten Plasmaproteinen: Human-Immunglobulin, spezifisch gegen Zytomegalie-Virus [CMV]	
		ZE64.01 [4)]	8-810.s0	1,0 g bis unter 2,0 g	410,85 €
		ZE64.02 [4)]	8-810.s1	2,0 g bis unter 3,0 g	718,98 €
		ZE64.03 [4)]	8-810.s2	3,0 g bis unter 5,0 g	1.129,83 €
		ZE64.04	8-810.s3	5,0 g bis unter 7,5 g	1.540,67 €
		ZE64.05	8-810.s4	7,5 g bis unter 10,0 g	2.311,01 €
		ZE64.06	8-810.s5	10,0 g bis unter 12,5 g	3.081,35 €
		ZE64.07	8-810.s6	12,5 g bis unter 15,0 g	3.851,68 €
		ZE64.08	8-810.s7	15,0 g bis unter 20,0 g	4.622,02 €
		ZE64.09	8-810.s8	20,0 g bis unter 25,0 g	6.162,69 €
		ZE64.10	8-810.s9	25,0 g bis unter 30,0 g	7.703,37 €
		ZE64.11	8-810.sa	30,0 g bis unter 35,0 g	9.244,04 €
		ZE64.12	8-810.sb	35,0 g bis unter 40,0 g	10.784,71 €
		ZE64.13	8-810.sc	40,0 g bis unter 45,0 g	12.325,39 €
		ZE64.14	8-810.sd	45,0 g bis unter 50,0 g	13.866,06 €
		ZE64.15		Siehe weitere Differenzierung ZE64.16 bis ZE64.24	
		ZE64.16	8-810.sf	50,0 g bis unter 60,0 g	15.406,74 €
		ZE64.17	8-810.sg	60,0 g bis unter 70,0 g	18.488,08 €
		ZE64.18	8-810.sh	70,0 g bis unter 80,0 g	21.569,43 €
		ZE64.19	8-810.sj	80,0 g bis unter 90,0 g	24.650,78 €
		ZE64.20	8-810.sk	90,0 g bis unter 100,0 g	27.732,12 €
		ZE64.21	8-810.sm	100,0 g bis unter 120,0 g	30.813,47 €
		ZE64.22	8-810.sn	120,0 g bis unter 140,0 g	36.976,16 €
		ZE64.23	8-810.sp	140,0 g bis unter 160,0 g	43.138,86 €
		ZE64.24	8-810.sq	160,0 g oder mehr	49.301,55 €
ZE67	Gabe von Human-Immunglobulin, spezifisch gegen Varicella-Zoster-Virus, parenteral			Transfusion von Plasmabestandteilen und gentechnisch hergestellten Plasmaproteinen: Human-Immunglobulin, spezifisch gegen Varicella-Zoster-Virus [VZV]	
		ZE67.01 [6)]	8-810.t0	250 IE bis unter 500 IE	368,77 €
		ZE67.02 [6)]	8-810.t1	500 IE bis unter 750 IE	645,34 €
		ZE67.03 [6)]	8-810.t2	750 IE bis unter 1.000 IE	921,92 €
		ZE67.04	8-810.t3	1.000 IE bis unter 1.500 IE	1.106,30 €
		ZE67.05	8-810.t4	1.500 IE bis unter 2.000 IE	1.659,45 €
		ZE67.06	8-810.t5	2.000 IE bis unter 2.500 IE	2.212,60 €
		ZE67.07	8-810.t6	2.500 IE bis unter 3.000 IE	2.765,75 €
		ZE67.08	8-810.t7	3.000 IE bis unter 3.500 IE	3.318,90 €
		ZE67.09	8-810.t8	3.500 IE bis unter 4.000 IE	3.872,05 €
		ZE67.10	8-810.t9	4.000 IE bis unter 5.000 IE	4.425,20 €
		ZE67.11	8-810.ta	5.000 IE bis unter 6.000 IE	5.531,50 €
		ZE67.12	8-810.tb	6.000 IE bis unter 7.000 IE	6.637,80 €
		ZE67.13	8-810.tc	7.000 IE bis unter 8.000 IE	7.744,10 €
		ZE67.14	8-810.td	8.000 IE oder mehr	8.850,40 €
ZE70	Gabe von C1-Esteraseinhibitor, parenteral			Transfusion von Plasmabestandteilen und gentechnisch hergestellten Plasmaproteinen: C1-Esteraseinhibitor	
		ZE70.01	8-810.h3	500 Einheiten bis unter 1.000 Einheiten	808,90 €
		ZE70.02	8-810.h4	1.000 Einheiten bis unter 1.500 Einheiten	1.617,80 €
		ZE70.03	8-810.h5	1.500 Einheiten bis unter 2.000 Einheiten	2.426,70 €
		ZE70.04	8-810.h6	2.000 Einheiten bis unter 2.500 Einheiten	3.235,60 €
		ZE70.05	8-810.h7	2.500 Einheiten bis unter 3.000 Einheiten	4.044,50 €
		ZE70.06	8-810.h8	3.000 Einheiten bis unter 4.000 Einheiten	5.257,85 €
		ZE70.07	8-810.h9	4.000 Einheiten bis unter 5.000 Einheiten	6.875,65 €
		ZE70.08	8-810.ha	5.000 Einheiten bis unter 6.000 Einheiten	8.493,45 €
		ZE70.09	8-810.hb	6.000 Einheiten bis unter 7.000 Einheiten	10.111,25 €
		ZE70.10	8-810.hc	7.000 Einheiten bis unter 9.000 Einheiten	12.403,13 €

ZE	Bezeichnung	ZE$_D$	OPS Version 2026: OPS-Kode	OPS Version 2026: OPS-Text	Betrag
1	2	3	4	5	6
		ZE70.11	8-810.hd	9.000 Einheiten bis unter 11.000 Einheiten	15.638,73 €
		ZE70.12	8-810.he	11.000 oder mehr Einheiten	18.874,33 €
ZE72	Gabe von Pegyliertem liposomalen Doxorubicin, parenteral			Applikation von Medikamenten, Liste 2: Pegyliertes liposomales Doxorubicin, parenteral	
		ZE72.01[6]	6-002.80	10 mg bis unter 20 mg	239,92 €
		ZE72.02[6]	6-002.81	20 mg bis unter 30 mg	419,86 €
		ZE72.03	6-002.82	30 mg bis unter 40 mg	599,80 €
		ZE72.04	6-002.83	40 mg bis unter 50 mg	779,74 €
		ZE72.05	6-002.84	50 mg bis unter 60 mg	959,67 €
		ZE72.06	6-002.85	60 mg bis unter 70 mg	1.139,61 €
		ZE72.07	6-002.86	70 mg bis unter 80 mg	1.319,55 €
		ZE72.08	6-002.87	80 mg bis unter 90 mg	1.499,49 €
		ZE72.09	6-002.88	90 mg bis unter 100 mg	1.679,43 €
		ZE72.10	6-002.89	100 mg bis unter 110 mg	1.859,37 €
		ZE72.11	6-002.8a	110 mg bis unter 120 mg	2.039,31 €
		ZE72.12	6-002.8b	120 mg bis unter 140 mg	2.279,23 €
		ZE72.13	6-002.8c	140 mg bis unter 160 mg	2.639,11 €
		ZE72.14	6-002.8d	160 mg bis unter 180 mg	2.998,98 €
		ZE72.15	6-002.8e	180 mg bis unter 200 mg	3.358,86 €
		ZE72.16	6-002.8f	200 mg bis unter 220 mg	3.718,74 €
		ZE72.17	6-002.8g	220 mg bis unter 240 mg	4.078,62 €
		ZE72.18		Siehe weitere Differenzierung ZE72.19 bis ZE72.30	
		ZE72.19	6-002.8j	240 mg bis unter 260 mg	4.438,50 €
		ZE72.20	6-002.8k	260 mg bis unter 280 mg	4.798,37 €
		ZE72.21	6-002.8m	280 mg bis unter 300 mg	5.158,25 €
		ZE72.22	6-002.8n	300 mg bis unter 320 mg	5.518,13 €
		ZE72.23	6-002.8p	320 mg bis unter 360 mg	5.997,97 €
		ZE72.24	6-002.8q	360 mg bis unter 400 mg	6.717,72 €
		ZE72.25	6-002.8r	400 mg bis unter 440 mg	7.437,48 €
		ZE72.26	6-002.8s	440 mg bis unter 480 mg	8.157,23 €
		ZE72.27	6-002.8t	480 mg bis unter 520 mg	8.876,99 €
		ZE72.28	6-002.8u	520 mg bis unter 560 mg	9.596,75 €
		ZE72.29	6-002.8v	560 mg bis unter 600 mg	10.316,50 €
		ZE72.30	6-002.8w	600 mg oder mehr	11.036,26 €
ZE78	Gabe von Temozolomid, oral			Applikation von Medikamenten, Liste 2: Temozolomid, oral	
		ZE78.01[4]	6-002.e0	200 mg bis unter 350 mg	28,48 €
		ZE78.02[4]	6-002.e1	350 mg bis unter 500 mg	45,56 €
		ZE78.03[4]	6-002.e2	500 mg bis unter 750 mg	66,44 €
		ZE78.04[4]	6-002.e3	750 mg bis unter 1.000 mg	94,92 €
		ZE78.05	6-002.e4	1.000 mg bis unter 1.250 mg	123,39 €
		ZE78.06	6-002.e5	1.250 mg bis unter 1.500 mg	151,87 €
		ZE78.07	6-002.e6	1.500 mg bis unter 1.750 mg	180,34 €
		ZE78.08	6-002.e7	1.750 mg bis unter 2.000 mg	208,82 €
		ZE78.09	6-002.e8	2.000 mg bis unter 2.250 mg	237,19 €
		ZE78.10	6-002.e9	2.250 mg bis unter 2.500 mg	265,77 €
		ZE78.11	6-002.ea	2.500 mg bis unter 2.750 mg	294,24 €
		ZE78.12	6-002.eb	2.750 mg bis unter 3.000 mg	322,72 €
		ZE78.13	6-002.ec	3.000 mg bis unter 3.500 mg	360,28 €
		ZE78.14	6-002.ed	3.500 mg bis unter 4.000 mg	417,63 €
		ZE78.15	6-002.ee	4.000 mg bis unter 4.500 mg	474,58 €
		ZE78.16	6-002.ef	4.500 mg bis unter 5.000 mg	531,53 €
		ZE78.17	6-002.eg	5.000 mg bis unter 5.500 mg	588,48 €
		ZE78.18	6-002.eh	5.500 mg bis unter 6.000 mg	645,43 €
		ZE78.19	6-002.ej	6.000 mg bis unter 7.000 mg	721,37 €
		ZE78.20	6-002.ek	7.000 mg oder mehr	835,27 €
ZE93	Gabe von Human-Immunglobulin, polyvalent, parenteral			Transfusion von Plasmabestandteilen und gentechnisch hergestellten Plasmaproteinen: Human-Immunglobulin, polyvalent	
		ZE93.01[6]	8-810.w0	2,5 g bis unter 5 g	223,43 €
		ZE93.02[6]	8-810.w1	5 g bis unter 10 g	446,86 €
		ZE93.03	8-810.w2	10 g bis unter 15 g	685,70 €
		ZE93.04	8-810.w3	15 g bis unter 25 g	1.228,85 €
		ZE93.05	8-810.w4	25 g bis unter 35 g	1.899,14 €
		ZE93.06	8-810.w5	35 g bis unter 45 g	2.569,42 €
		ZE93.07	8-810.w6	45 g bis unter 55 g	3.239,71 €

Anlage 5: Zusatzentgelte-Katalog (Definition und differenzierte Beträge) aG-DRG Version 2026

ZE	Bezeichnung	ZE_D	OPS Version 2026: OPS-Kode	OPS Version 2026: OPS-Text	Betrag
1	2	3	4	5	6
		ZE93.08	8-810.w7	55 g bis unter 65 g	3.909,99 €
		ZE93.09	8-810.w8	65 g bis unter 75 g	4.580,27 €
		ZE93.10	8-810.w9	75 g bis unter 85 g	5.250,56 €
		ZE93.11	8-810.wa	85 g bis unter 105 g	6.144,27 €
		ZE93.12	8-810.wb	105 g bis unter 125 g	7.484,84 €
		ZE93.13	8-810.wc	125 g bis unter 145 g	8.825,41 €
		ZE93.14	8-810.wd	145 g bis unter 165 g	10.165,97 €
		ZE93.15	8-810.we	165 g bis unter 185 g	11.506,54 €
		ZE93.16	8-810.wf	185 g bis unter 205 g	12.847,11 €
		ZE93.17	8-810.wg	205 g bis unter 225 g	14.187,68 €
		ZE93.18	8-810.wh	225 g bis unter 245 g	15.528,25 €
		ZE93.19	8-810.wj	245 g bis unter 285 g	17.315,67 €
		ZE93.20	8-810.wk	285 g bis unter 325 g	19.996,81 €
		ZE93.21	8-810.wm	325 g bis unter 365 g	22.677,94 €
		ZE93.22	8-810.wn	365 g bis unter 445 g	26.252,79 €
		ZE93.23	8-810.wp	445 g bis unter 525 g	32.508,78 €
		ZE93.24	8-810.wq	525 g bis unter 605 g	37.871,05 €
		ZE93.25	8-810.wr	605 g bis unter 685 g	43.233,32 €
		ZE93.26	8-810.ws	685 g bis unter 765 g	48.595,59 €
		ZE93.27	8-810.wt	765 g bis unter 845 g	53.957,87 €
		ZE93.28	8-810.wu	845 g oder mehr	59.320,14 €
		ZE93.29[6]	8-810.wv	2 g bis unter 2,5 g	145,23 €
ZE96	Gabe von Carmustin, Implantat, intrathekal			Applikation von Medikamenten, Liste 3: Carmustin, Implantat, intrathekal	
		ZE96.01	6-003.30	4 Implantate bis unter 7 Implantate	7.798,21 €
		ZE96.02	6-003.31	7 Implantate bis unter 10 Implantate	12.477,14 €
		ZE96.03	6-003.32	10 oder mehr Implantate	17.156,07 €
ZE98	Gabe von Palivizumab, parenteral			Applikation von Medikamenten, Liste 4: Palivizumab, parenteral	
		ZE98.01[3]	6-004.00	15 mg bis unter 30 mg	271,30 €
		ZE98.02[3]	6-004.01	30 mg bis unter 45 mg	474,77 €
		ZE98.03[3]	6-004.02	45 mg bis unter 60 mg	678,24 €
		ZE98.04[3]	6-004.03	60 mg bis unter 75 mg	881,71 €
		ZE98.05[3]	6-004.04	75 mg bis unter 90 mg	1.085,18 €
		ZE98.06[3]	6-004.05	90 mg bis unter 120 mg	1.356,48 €
		ZE98.07[3]	6-004.06	120 mg bis unter 150 mg	1.763,42 €
		ZE98.08[3]	6-004.07	150 mg bis unter 180 mg	2.170,37 €
		ZE98.09[3]	6-004.08	180 mg bis unter 240 mg	2.712,96 €
		ZE98.10[3]	6-004.09	240 mg bis unter 300 mg	3.526,85 €
		ZE98.11[3]	6-004.0a	300 mg bis unter 360 mg	4.340,74 €
		ZE98.12[3]	6-004.0b	360 mg bis unter 420 mg	5.154,62 €
		ZE98.13[3]	6-004.0c	420 mg bis unter 480 mg	5.968,51 €
		ZE98.14[3]	6-004.0d	480 mg bis unter 540 mg	6.782,40 €
		ZE98.15[3]	6-004.0e	540 mg bis unter 600 mg	7.596,29 €
		ZE98.16[3]	6-004.0f	600 mg oder mehr	8.410,18 €
ZE100	Implantation eines endobronchialen Klappensystems			Implantation oder Wechsel eines endobronchialen Klappensystems, endoskopisch	
		ZE100.01	5-339.50	1 Ventil	1.376,47 €
		ZE100.02	5-339.51	2 Ventile	2.752,94 €
		ZE100.03	5-339.52	3 Ventile	4.129,41 €
		ZE100.04	5-339.53	4 Ventile	5.505,88 €
		ZE100.05		Siehe weitere Differenzierung ZE100.06 bis ZE100.09	
		ZE100.06	5-339.55	5 Ventile	6.882,35 €
		ZE100.07	5-339.56	6 Ventile	8.258,82 €
		ZE100.08	5-339.57	7 Ventile	9.635,29 €
		ZE100.09	5-339.58	8 oder mehr Ventile	11.011,76 €
ZE105 [2), 7)]	Selektive Embolisation mit Metallspiralen (Coils) an Kopf, Hals (intra- und extrakraniell) und spinalen Gefäßen oder mit großlumigem Gefäßverschlusskörper		8-836.m0	(Perkutan-)transluminale Gefäßintervention: Selektive Embolisation mit Metallspiralen: Gefäße intrakraniell	
			8-836.m1	(Perkutan-)transluminale Gefäßintervention: Selektive Embolisation mit Metallspiralen: Gefäße Kopf extrakraniell und Hals	
			8-836.mf	(Perkutan-)transluminale Gefäßintervention: Selektive Embolisation mit Metallspiralen: Gefäße spinal	

aG-DRG Version 2026 Anlage 5: Zusatzentgelte-Katalog (Definition und differenzierte Beträge)

ZE	Bezeichnung	ZE$_D$	OPS Version 2026: OPS-Kode	OPS Version 2026: OPS-Text	Betrag
1	2	3	4	5	6
			8-83b.34	Zusatzinformationen zu Materialien: Art der Metall- oder Mikrospiralen zur selektiven Embolisation: Nicht gecoverter großlumiger Gefäßverschlusskörper [Vascular Plug]	
			8-83b.35	Zusatzinformationen zu Materialien: Art der Metall- oder Mikrospiralen zur selektiven Embolisation: Großvolumige Metallspiralen [Volumencoil], mit Einbringung über Mikrokatheter	
			8-83b.38	Zusatzinformationen zu Materialien: Art der Metall- oder Mikrospiralen zur selektiven Embolisation: Gecoverter großlumiger Gefäßverschlusskörper [Vascular Plug]	
		ZE105.01	8-836.n1	1 Metallspirale	218,55 €
		ZE105.02	8-836.n2	2 Metallspiralen	437,10 €
		ZE105.03	8-836.n3	3 Metallspiralen	655,65 €
		ZE105.04	8-836.n4	4 Metallspiralen	874,20 €
		ZE105.05	8-836.n5	5 Metallspiralen	1.092,75 €
		ZE105.06	8-836.n6	6 Metallspiralen	1.311,30 €
		ZE105.07	8-836.n7	7 Metallspiralen	1.529,85 €
		ZE105.08	8-836.n8	8 Metallspiralen	1.748,40 €
		ZE105.09	8-836.n9	9 Metallspiralen	1.966,95 €
		ZE105.10	8-836.na	10 Metallspiralen	2.185,50 €
		ZE105.11	8-836.nb	11 Metallspiralen	2.404,05 €
		ZE105.12	8-836.nc	12 Metallspiralen	2.622,60 €
		ZE105.13	8-836.nd	13 Metallspiralen	2.841,15 €
		ZE105.14	8-836.ne	14 Metallspiralen	3.059,70 €
		ZE105.15	8-836.nf	15 Metallspiralen	3.278,25 €
		ZE105.16	8-836.ng	16 Metallspiralen	3.496,80 €
		ZE105.17	8-836.nh	17 Metallspiralen	3.715,35 €
		ZE105.18	8-836.nj	18 Metallspiralen	3.933,90 €
		ZE105.19	8-836.nk	19 Metallspiralen	4.152,45 €
		ZE105.20	8-836.nm	20 Metallspiralen	4.371,00 €
		ZE105.21		Siehe weitere Differenzierung ZE105.22 bis ZE105.29	
		ZE105.22	8-836.np	21 Metallspiralen	4.589,55 €
		ZE105.23	8-836.nq	22 Metallspiralen	4.808,10 €
		ZE105.24	8-836.nr	23 Metallspiralen	5.026,65 €
		ZE105.25	8-836.ns	24 Metallspiralen	5.245,20 €
		ZE105.26	8-836.nt	25 Metallspiralen	5.463,75 €
		ZE105.27	8-836.nu	26 Metallspiralen	5.682,30 €
		ZE105.28	8-836.nv	27 Metallspiralen	5.900,85 €
		ZE105.29		Siehe weitere Differenzierung ZE105.30 bis ZE105.45	
		ZE105.30	8-83c.j0	28 Metallspiralen	6.119,40 €
		ZE105.31	8-83c.j1	29 bis 31 Metallspiralen	6.556,50 €
		ZE105.32	8-83c.j2	32 bis 34 Metallspiralen	7.212,15 €
		ZE105.33	8-83c.j3	35 bis 37 Metallspiralen	7.867,80 €
		ZE105.34	8-83c.j4	38 bis 40 Metallspiralen	8.523,45 €
		ZE105.35	8-83c.j5	41 bis 45 Metallspiralen	9.397,65 €
		ZE105.36	8-83c.j6	46 bis 50 Metallspiralen	10.490,40 €
		ZE105.37	8-83c.j7	51 bis 55 Metallspiralen	11.583,15 €
		ZE105.38	8-83c.j8	56 bis 60 Metallspiralen	12.675,90 €
		ZE105.39	8-83c.j9	61 bis 65 Metallspiralen	13.768,65 €
		ZE105.40	8-83c.ja	66 bis 70 Metallspiralen	14.861,40 €
		ZE105.41	8-83c.jb	71 bis 80 Metallspiralen	16.172,70 €
		ZE105.42	8-83c.jc	81 bis 90 Metallspiralen	18.358,20 €
		ZE105.43	8-83c.jd	91 bis 120 Metallspiralen	21.855,00 €
		ZE105.44	8-83c.je	121 bis 150 Metallspiralen	28.630,05 €
		ZE105.45	8-83c.jf	151 oder mehr Metallspiralen	33.001,05 €
ZE106 [2), 7)]	Selektive Embolisation mit Metallspiralen (Coils), andere Lokalisationen		8-836.m2	(Perkutan-)transluminale Gefäßintervention: Selektive Embolisation mit Metallspiralen: Gefäße Schulter und Oberarm	
			8-836.m3	(Perkutan-)transluminale Gefäßintervention: Selektive Embolisation mit Metallspiralen: Gefäße Unterarm	
			8-836.m4	(Perkutan-)transluminale Gefäßintervention: Selektive Embolisation mit Metallspiralen: Aorta	

Anlage 5: Zusatzentgelte-Katalog (Definition und differenzierte Beträge) aG-DRG Version 2026

ZE	Bezeichnung	ZE$_D$	OPS Version 2026: OPS-Kode	OPS Version 2026: OPS-Text	Betrag
1	2	3	4	5	6
			8-836.m5	(Perkutan-)transluminale Gefäßintervention: Selektive Embolisation mit Metallspiralen: Aortenisthmus	
			8-836.m6	(Perkutan-)transluminale Gefäßintervention: Selektive Embolisation mit Metallspiralen: Ductus arteriosus apertus	
			8-836.m7	(Perkutan-)transluminale Gefäßintervention: Selektive Embolisation mit Metallspiralen: V. cava	
			8-836.m8	(Perkutan-)transluminale Gefäßintervention: Selektive Embolisation mit Metallspiralen: Andere Gefäße thorakal	
			8-836.ma	(Perkutan-)transluminale Gefäßintervention: Selektive Embolisation mit Metallspiralen: Gefäße viszeral	
			8-836.mc	(Perkutan-)transluminale Gefäßintervention: Selektive Embolisation mit Metallspiralen: Gefäße Unterschenkel	
			8-836.md	(Perkutan-)transluminale Gefäßintervention: Selektive Embolisation mit Metallspiralen: Gefäßmalformationen	
			8-836.me	(Perkutan-)transluminale Gefäßintervention: Selektive Embolisation mit Metallspiralen: Künstliche Gefäße	
			8-836.mg	(Perkutan-)transluminale Gefäßintervention: Selektive Embolisation mit Metallspiralen: V. portae	
			8-836.mh	(Perkutan-)transluminale Gefäßintervention: Selektive Embolisation mit Metallspiralen: Andere Arterien abdominal und pelvin	
			8-836.mj	(Perkutan-)transluminale Gefäßintervention: Selektive Embolisation mit Metallspiralen: Andere Venen abdominal und pelvin	
			8-836.mk	(Perkutan-)transluminale Gefäßintervention: Selektive Embolisation mit Metallspiralen: Arterien Oberschenkel	
			8-836.mm	(Perkutan-)transluminale Gefäßintervention: Selektive Embolisation mit Metallspiralen: Venen Oberschenkel	
			8-836.mx	(Perkutan-)transluminale Gefäßintervention: Selektive Embolisation mit Metallspiralen: Sonstige	
			8-838.90	(Perkutan-)transluminale Gefäßintervention an Gefäßen des Lungenkreislaufes: Selektive Embolisation mit Partikeln oder Metallspiralen: Pulmonalarterie	
			8-838.91	(Perkutan-)transluminale Gefäßintervention an Gefäßen des Lungenkreislaufes: Selektive Embolisation mit Partikeln oder Metallspiralen: Pulmonalvene	
			8-838.92	(Perkutan-)transluminale Gefäßintervention an Gefäßen des Lungenkreislaufes: Selektive Embolisation mit Partikeln oder Metallspiralen: Aortopulmonale Kollateralgefäße (MAPCA)	
			8-838.93	(Perkutan-)transluminale Gefäßintervention an Gefäßen des Lungenkreislaufes: Selektive Embolisation mit Partikeln oder Metallspiralen: Gefäßmalformationen	
			8-838.94	(Perkutan-)transluminale Gefäßintervention an Gefäßen des Lungenkreislaufes: Selektive Embolisation mit Partikeln oder Metallspiralen: Künstliche aortopulmonale Shunts	
			8-838.95	(Perkutan-)transluminale Gefäßintervention an Gefäßen des Lungenkreislaufes: Selektive Embolisation mit Partikeln oder Metallspiralen: Künstliche Gefäße	
			8-838.9x	(Perkutan-)transluminale Gefäßintervention an Gefäßen des Lungenkreislaufes: Selektive Embolisation mit Partikeln oder Metallspiralen: Sonstige	
		ZE106.01	8-836.n1	1 Metallspirale	45,21 €
		ZE106.02	8-836.n2	2 Metallspiralen	90,42 €

aG-DRG Version 2026 Anlage 5: Zusatzentgelte-Katalog (Definition und differenzierte Beträge)

ZE	Bezeichnung	ZE_D	OPS Version 2026: OPS-Kode	OPS Version 2026: OPS-Text	Betrag
1	2	3	4	5	6
		ZE106.03	8-836.n3	3 Metallspiralen	135,63 €
		ZE106.04	8-836.n4	4 Metallspiralen	180,84 €
		ZE106.05	8-836.n5	5 Metallspiralen	226,05 €
		ZE106.06	8-836.n6	6 Metallspiralen	271,26 €
		ZE106.07	8-836.n7	7 Metallspiralen	316,47 €
		ZE106.08	8-836.n8	8 Metallspiralen	361,68 €
		ZE106.09	8-836.n9	9 Metallspiralen	406,89 €
		ZE106.10	8-836.na	10 Metallspiralen	452,10 €
		ZE106.11	8-836.nb	11 Metallspiralen	497,31 €
		ZE106.12	8-836.nc	12 Metallspiralen	542,52 €
		ZE106.13	8-836.nd	13 Metallspiralen	587,73 €
		ZE106.14	8-836.ne	14 Metallspiralen	632,94 €
		ZE106.15	8-836.nf	15 Metallspiralen	678,15 €
		ZE106.16	8-836.ng	16 Metallspiralen	723,36 €
		ZE106.17	8-836.nh	17 Metallspiralen	768,57 €
		ZE106.18	8-836.nj	18 Metallspiralen	813,78 €
		ZE106.19	8-836.nk	19 Metallspiralen	858,99 €
		ZE106.20	8-836.nm	20 Metallspiralen	904,20 €
		ZE106.21		Siehe weitere Differenzierung ZE106.22 bis ZE106.29	
		ZE106.22	8-836.np	21 Metallspiralen	949,41 €
		ZE106.23	8-836.nq	22 Metallspiralen	994,62 €
		ZE106.24	8-836.nr	23 Metallspiralen	1.039,83 €
		ZE106.25	8-836.ns	24 Metallspiralen	1.085,04 €
		ZE106.26	8-836.nt	25 Metallspiralen	1.130,25 €
		ZE106.27	8-836.nu	26 Metallspiralen	1.175,46 €
		ZE106.28	8-836.nv	27 Metallspiralen	1.220,67 €
		ZE106.29		Siehe weitere Differenzierung ZE106.30 bis ZE106.45	
		ZE106.30	8-83c.j0	28 Metallspiralen	1.265,88 €
		ZE106.31	8-83c.j1	29 bis 31 Metallspiralen	1.356,30 €
		ZE106.32	8-83c.j2	32 bis 34 Metallspiralen	1.491,93 €
		ZE106.33	8-83c.j3	35 bis 37 Metallspiralen	1.627,56 €
		ZE106.34	8-83c.j4	38 bis 40 Metallspiralen	1.763,19 €
		ZE106.35	8-83c.j5	41 bis 45 Metallspiralen	1.944,03 €
		ZE106.36	8-83c.j6	46 bis 50 Metallspiralen	2.170,08 €
		ZE106.37	8-83c.j7	51 bis 55 Metallspiralen	2.396,13 €
		ZE106.38	8-83c.j8	56 bis 60 Metallspiralen	2.622,18 €
		ZE106.39	8-83c.j9	61 bis 65 Metallspiralen	2.848,23 €
		ZE106.40	8-83c.ja	66 bis 70 Metallspiralen	3.074,28 €
		ZE106.41	8-83c.jb	71 bis 80 Metallspiralen	3.345,54 €
		ZE106.42	8-83c.jc	81 bis 90 Metallspiralen	3.797,64 €
		ZE106.43	8-83c.jd	91 bis 120 Metallspiralen	4.521,00 €
		ZE106.44	8-83c.je	121 bis 150 Metallspiralen	5.922,51 €
		ZE106.45	8-83c.jf	151 oder mehr Metallspiralen	6.826,71 €
ZE107	Gabe von Erythrozytenkonzentraten			Transfusion von Vollblut, Erythrozytenkonzentrat und Thrombozytenkonzentrat: Erythrozytenkonzentrat	
		ZE107.01[6]	8-800.c1	6 TE bis unter 11 TE	797,63 €
		ZE107.02[6]	8-800.c2	11 TE bis unter 16 TE	1.317,82 €
		ZE107.03	8-800.c3	16 TE bis unter 24 TE	1.942,06 €
		ZE107.04	8-800.c4	24 TE bis unter 32 TE	2.774,37 €
		ZE107.05	8-800.c5	32 TE bis unter 40 TE	3.606,68 €
		ZE107.06	8-800.c6	40 TE bis unter 48 TE	4.438,99 €
		ZE107.07	8-800.c7	48 TE bis unter 56 TE	5.271,30 €
		ZE107.08	8-800.c8	56 TE bis unter 64 TE	6.103,61 €
		ZE107.09	8-800.c9	64 TE bis unter 72 TE	6.935,92 €
		ZE107.10	8-800.ca	72 TE bis unter 80 TE	7.768,23 €
		ZE107.11	8-800.cb	80 TE bis unter 88 TE	8.600,54 €
		ZE107.12	8-800.cc	88 TE bis unter 104 TE	9.710,29 €
		ZE107.13	8-800.cd	104 TE bis unter 120 TE	11.374,91 €
		ZE107.14	8-800.ce	120 TE bis unter 136 TE	13.039,53 €
		ZE107.15	8-800.cf	136 TE bis unter 152 TE	14.704,15 €
		ZE107.16	8-800.cg	152 TE bis unter 168 TE	16.368,77 €
		ZE107.17	8-800.ch	168 TE bis unter 184 TE	18.033,39 €
		ZE107.18	8-800.cj	184 TE bis unter 200 TE	19.698,01 €
		ZE107.19	8-800.ck	200 TE bis unter 216 TE	21.362,63 €

Anlage 5: Zusatzentgelte-Katalog (Definition und differenzierte Beträge)   aG-DRG Version 2026

ZE	Bezeichnung	ZE$_D$	OPS Version 2026: OPS-Kode	OPS Version 2026: OPS-Text	Betrag
1	2	3	4	5	6
		ZE107.20	8-800.cm	216 TE bis unter 232 TE	23.027,25 €
		ZE107.21	8-800.cn	232 TE bis unter 248 TE	24.691,88 €
		ZE107.22	8-800.cp	248 TE bis unter 264 TE	26.356,50 €
		ZE107.23	8-800.cq	264 TE bis unter 280 TE	28.021,12 €
		ZE107.24	8-800.cr	280 TE oder mehr	29.685,74 €
ZE108	Gabe von patientenbezogenen Thrombozyten-konzentraten			Transfusion von Vollblut, Erythrozytenkonzentrat und Thrombozytenkonzentrat: Patientenbezogene Thrombozytenkonzentrate	
		ZE108.01	8-800.60	1 patientenbezogenes Thrombozytenkonzentrat	442,21 €
			8-800.p0	1 pathogeninaktiviertes patientenbezogenes Thrombozytenkonzentrat	
		ZE108.02	8-800.61	2 patientenbezogene Thrombozytenkonzentrate	884,42 €
			8-800.p1	2 pathogeninaktivierte patientenbezogene Thrombozytenkonzentrate	
		ZE108.03	8-800.62	3 bis unter 5 patientenbezogene Thrombozytenkonzentrate	1.547,73 €
			8-800.p2	3 bis unter 5 pathogeninaktivierte patientenbezogene Thrombozytenkonzentrate	
		ZE108.04	8-800.63	5 bis unter 7 patientenbezogene Thrombozytenkonzentrate	2.432,15 €
			8-800.p3	5 bis unter 7 pathogeninaktivierte patientenbezogene Thrombozytenkonzentrate	
		ZE108.05	8-800.64	7 bis unter 9 patientenbezogene Thrombozytenkonzentrate	3.312,14 €
			8-800.p4	7 bis unter 9 pathogeninaktivierte patientenbezogene Thrombozytenkonzentrate	
		ZE108.06	8-800.65	9 bis unter 11 patientenbezogene Thrombozytenkonzentrate	4.200,98 €
			8-800.p5	9 bis unter 11 pathogeninaktivierte patientenbezogene Thrombozytenkonzentrate	
		ZE108.07	8-800.66	11 bis unter 13 patientenbezogene Thrombozytenkonzentrate	5.085,40 €
			8-800.p6	11 bis unter 13 pathogeninaktivierte patientenbezogene Thrombozytenkonzentrate	
		ZE108.08	8-800.67	13 bis unter 15 patientenbezogene Thrombozytenkonzentrate	5.969,81 €
			8-800.p7	13 bis unter 15 pathogeninaktivierte patientenbezogene Thrombozytenkonzentrate	
		ZE108.09	8-800.68	15 bis unter 17 patientenbezogene Thrombozytenkonzentrate	6.854,23 €
			8-800.p8	15 bis unter 17 pathogeninaktivierte patientenbezogene Thrombozytenkonzentrate	
		ZE108.10	8-800.69	17 bis unter 19 patientenbezogene Thrombozytenkonzentrate	7.738,65 €
			8-800.p9	17 bis unter 19 pathogeninaktivierte patientenbezogene Thrombozytenkonzentrate	
		ZE108.11	8-800.6a	19 bis unter 23 patientenbezogene Thrombozytenkonzentrate	8.844,17 €
			8-800.pa	19 bis unter 23 pathogeninaktivierte patientenbezogene Thrombozytenkonzentrate	
		ZE108.12	8-800.6b	23 bis unter 27 patientenbezogene Thrombozytenkonzentrate	10.613,00 €
			8-800.pb	23 bis unter 27 pathogeninaktivierte patientenbezogene Thrombozytenkonzentrate	
		ZE108.13	8-800.6c	27 bis unter 31 patientenbezogene Thrombozytenkonzentrate	12.381,84 €
			8-800.pc	27 bis unter 31 pathogeninaktivierte patientenbezogene Thrombozytenkonzentrate	
		ZE108.14	8-800.6d	31 bis unter 35 patientenbezogene Thrombozytenkonzentrate	14.150,67 €
			8-800.pd	31 bis unter 35 pathogeninaktivierte patientenbezogene Thrombozytenkonzentrate	

ZE	Bezeichnung	ZE$_D$	OPS Version 2026: OPS-Kode	OPS Version 2026: OPS-Text	Betrag
1	2	3	4	5	6
		ZE108.15	8-800.6e	35 bis unter 39 patientenbezogene Thrombozytenkonzentrate	15.919,51 €
			8-800.pe	35 bis unter 39 pathogeninaktivierte patientenbezogene Thrombozytenkonzentrate	
		ZE108.16	8-800.6g	39 bis unter 43 patientenbezogene Thrombozytenkonzentrate	17.688,34 €
			8-800.pf	39 bis unter 43 pathogeninaktivierte patientenbezogene Thrombozytenkonzentrate	
		ZE108.17	8-800.6h	43 bis unter 47 patientenbezogene Thrombozytenkonzentrate	19.457,17 €
			8-800.pg	43 bis unter 47 pathogeninaktivierte patientenbezogene Thrombozytenkonzentrate	
		ZE108.18	8-800.6j	47 bis unter 51 patientenbezogene Thrombozytenkonzentrate	21.226,01 €
			8-800.ph	47 bis unter 51 pathogeninaktivierte patientenbezogene Thrombozytenkonzentrate	
		ZE108.19	8-800.6k	51 bis unter 55 patientenbezogene Thrombozytenkonzentrate	22.994,84 €
			8-800.pj	51 bis unter 55 pathogeninaktivierte patientenbezogene Thrombozytenkonzentrate	
		ZE108.20	8-800.6m	55 bis unter 59 patientenbezogene Thrombozytenkonzentrate	24.763,68 €
			8-800.pk	55 bis unter 59 pathogeninaktivierte patientenbezogene Thrombozytenkonzentrate	
		ZE108.21	8-800.6n	59 bis unter 63 patientenbezogene Thrombozytenkonzentrate	26.532,51 €
			8-800.pm	59 bis unter 63 pathogeninaktivierte patientenbezogene Thrombozytenkonzentrate	
		ZE108.22	8-800.6p	63 bis unter 67 patientenbezogene Thrombozytenkonzentrate	28.301,34 €
			8-800.pn	63 bis unter 67 pathogeninaktivierte patientenbezogene Thrombozytenkonzentrate	
		ZE108.23	8-800.6q	67 bis unter 71 patientenbezogene Thrombozytenkonzentrate	30.070,18 €
			8-800.pp	67 bis unter 71 pathogeninaktivierte patientenbezogene Thrombozytenkonzentrate	
		ZE108.24		Siehe weitere Differenzierung ZE108.25 bis ZE108.30	
		ZE108.25	8-800.6s	71 bis unter 79 patientenbezogene Thrombozytenkonzentrate	32.281,22 €
			8-800.pq	71 bis unter 79 pathogeninaktivierte patientenbezogene Thrombozytenkonzentrate	
		ZE108.26	8-800.6t	79 bis unter 87 patientenbezogene Thrombozytenkonzentrate	35.818,89 €
			8-800.pr	79 bis unter 87 pathogeninaktivierte patientenbezogene Thrombozytenkonzentrate	
		ZE108.27	8-800.6u	87 bis unter 95 patientenbezogene Thrombozytenkonzentrate	39.356,56 €
			8-800.ps	87 bis unter 95 pathogeninaktivierte patientenbezogene Thrombozytenkonzentrate	
		ZE108.28	8-800.6v	95 bis unter 103 patientenbezogene Thrombozytenkonzentrate	42.894,22 €
			8-800.pt	95 bis unter 103 pathogeninaktivierte patientenbezogene Thrombozytenkonzentrate	
		ZE108.29	8-800.6w	103 bis unter 111 patientenbezogene Thrombozytenkonzentrate	46.431,89 €
			8-800.pu	103 bis unter 111 pathogeninaktivierte patientenbezogene Thrombozytenkonzentrate	
		ZE108.30	8-800.6z	111 oder mehr patientenbezogene Thrombozytenkonzentrate	49.969,56 €
			8-800.pv	111 oder mehr pathogeninaktivierte patientenbezogene Thrombozytenkonzentrate	

Anlage 5: Zusatzentgelte-Katalog (Definition und differenzierte Beträge) aG-DRG Version 2026

ZE	Bezeichnung	ZE$_D$	OPS Version 2026: OPS-Kode	OPS Version 2026: OPS-Text	Betrag
1	2	3	4	5	6
ZE110	Gabe von Liposomalem Amphotericin B, parenteral			Applikation von Medikamenten, Liste 2: Liposomales Amphotericin B, parenteral	
		ZE110.01[6)]	6-002.q0	100 mg bis unter 175 mg	251,41 €
		ZE110.02[6)]	6-002.q1	175 mg bis unter 250 mg	402,26 €
		ZE110.03	6-002.q2	250 mg bis unter 350 mg	569,87 €
		ZE110.04	6-002.q3	350 mg bis unter 450 mg	771,00 €
		ZE110.05	6-002.q4	450 mg bis unter 550 mg	972,13 €
		ZE110.06	6-002.q5	550 mg bis unter 650 mg	1.173,26 €
		ZE110.07	6-002.q6	650 mg bis unter 750 mg	1.374,39 €
		ZE110.08	6-002.q7	750 mg bis unter 850 mg	1.575,52 €
		ZE110.09	6-002.q8	850 mg bis unter 950 mg	1.776,65 €
		ZE110.10	6-002.q9	950 mg bis unter 1.150 mg	2.044,82 €
		ZE110.11	6-002.qa	1.150 mg bis unter 1.350 mg	2.447,08 €
		ZE110.12	6-002.qb	1.350 mg bis unter 1.550 mg	2.849,34 €
		ZE110.13	6-002.qc	1.550 mg bis unter 1.750 mg	3.251,60 €
		ZE110.14	6-002.qd	1.750 mg bis unter 1.950 mg	3.649,24 €
		ZE110.15	6-002.qe	1.950 mg bis unter 2.150 mg	4.056,12 €
		ZE110.16	6-002.qf	2.150 mg bis unter 3.150 mg	4.994,73 €
		ZE110.17	6-002.qg	3.150 mg bis unter 4.150 mg	7.006,03 €
		ZE110.18	6-002.qh	4.150 mg bis unter 5.150 mg	9.017,33 €
		ZE110.19	6-002.qj	5.150 mg bis unter 6.150 mg	11.028,63 €
		ZE110.20	6-002.qk	6.150 mg bis unter 8.650 mg	14.045,58 €
		ZE110.21	6-002.qm	8.650 mg bis unter 11.150 mg	19.073,83 €
		ZE110.22	6-002.qn	11.150 mg bis unter 13.650 mg	24.102,08 €
		ZE110.23	6-002.qp	13.650 mg bis unter 18.650 mg	30.806,41 €
		ZE110.24	6-002.qq	18.650 mg bis unter 23.650 mg	40.862,91 €
		ZE110.25	6-002.qr	23.650 mg bis unter 28.650 mg	50.919,41 €
		ZE110.26	6-002.qs	28.650 mg bis unter 33.650 mg	60.975,91 €
		ZE110.27	6-002.qt	33.650 mg bis unter 38.650 mg	71.032,41 €
		ZE110.28	6-002.qu	38.650 mg bis unter 43.650 mg	81.088,91 €
		ZE110.29	6-002.qv	43.650 mg oder mehr	91.145,41 €
ZE116	Gabe von Panitumumab, parenteral			Applikation von Medikamenten, Liste 4: Panitumumab, parenteral	
		ZE116.01	6-004.70	180 mg bis unter 300 mg	1.397,24 €
		ZE116.02	6-004.71	300 mg bis unter 420 mg	2.159,37 €
		ZE116.03	6-004.72	420 mg bis unter 540 mg	2.921,51 €
		ZE116.04	6-004.73	540 mg bis unter 660 mg	3.683,64 €
		ZE116.05	6-004.74	660 mg bis unter 780 mg	4.445,77 €
		ZE116.06	6-004.75	780 mg bis unter 900 mg	5.207,90 €
		ZE116.07	6-004.76	900 mg bis unter 1.020 mg	5.970,03 €
		ZE116.08	6-004.77	1.020 mg bis unter 1.260 mg	6.986,21 €
		ZE116.09	6-004.78	1.260 mg bis unter 1.500 mg	8.510,47 €
		ZE116.10	6-004.79	1.500 mg bis unter 1.740 mg	10.034,74 €
		ZE116.11	6-004.7a	1.740 mg bis unter 1.980 mg	11.559,00 €
		ZE116.12	6-004.7b	1.980 mg bis unter 2.220 mg	13.083,27 €
		ZE116.13	6-004.7c	2.220 mg bis unter 2.460 mg	14.607,53 €
		ZE116.14		Siehe weitere Differenzierung ZE116.15 bis ZE116.26	
		ZE116.15	6-004.7e	2.460 mg bis unter 2.700 mg	16.131,79 €
		ZE116.16	6-004.7f	2.700 mg bis unter 3.180 mg	18.164,15 €
		ZE116.17	6-004.7g	3.180 mg bis unter 3.660 mg	21.212,67 €
		ZE116.18	6-004.7h	3.660 mg bis unter 4.140 mg	24.261,20 €
		ZE116.19	6-004.7j	4.140 mg bis unter 4.620 mg	27.309,73 €
		ZE116.20	6-004.7k	4.620 mg bis unter 5.100 mg	30.358,26 €
		ZE116.21	6-004.7m	5.100 mg bis unter 5.580 mg	33.406,79 €
		ZE116.22	6-004.7n	5.580 mg bis unter 6.060 mg	36.455,31 €
		ZE116.23	6-004.7p	6.060 mg bis unter 6.540 mg	39.503,84 €
		ZE116.24	6-004.7q	6.540 mg bis unter 7.020 mg	42.552,37 €
		ZE116.25	6-004.7r	7.020 mg bis unter 7.500 mg	45.600,90 €
		ZE116.26	6-004.7s	7.500 mg oder mehr	48.649,43 €

ZE	Bezeichnung	ZE$_D$	OPS Version 2026: OPS-Kode	OPS Version 2026: OPS-Text	Betrag
1	2	3	4	5	6
ZE119 [1]	Hämofiltration, kontinuierlich			Hämofiltration: Kontinuierlich	
		ZE119.01	8-853.13	Arteriovenös (CAVH): Bis 24 Stunden	332,75 €
			8-853.70	Venovenös, pumpengetrieben (CVVH), Antikoagulation mit Heparin oder ohne Antikoagulation: Bis 24 Stunden	
			8-853.80	Venovenös, pumpengetrieben (CVVH), Antikoagulation mit sonstigen Substanzen: Bis 24 Stunden	
		ZE119.02	8-853.14	Arteriovenös (CAVH): Mehr als 24 bis 72 Stunden	765,33 €
			8-853.71	Venovenös, pumpengetrieben (CVVH), Antikoagulation mit Heparin oder ohne Antikoagulation: Mehr als 24 bis 72 Stunden	
			8-853.81	Venovenös, pumpengetrieben (CVVH), Antikoagulation mit sonstigen Substanzen: Mehr als 24 bis 72 Stunden	
		ZE119.03	8-853.15	Arteriovenös (CAVH): Mehr als 72 bis 144 Stunden	1.597,20 €
			8-853.72	Venovenös, pumpengetrieben (CVVH), Antikoagulation mit Heparin oder ohne Antikoagulation: Mehr als 72 bis 144 Stunden	
			8-853.82	Venovenös, pumpengetrieben (CVVH), Antikoagulation mit sonstigen Substanzen: Mehr als 72 bis 144 Stunden	
		ZE119.04	8-853.16	Arteriovenös (CAVH): Mehr als 144 bis 264 Stunden	2.994,75 €
			8-853.73	Venovenös, pumpengetrieben (CVVH), Antikoagulation mit Heparin oder ohne Antikoagulation: Mehr als 144 bis 264 Stunden	
			8-853.83	Venovenös, pumpengetrieben (CVVH), Antikoagulation mit sonstigen Substanzen: Mehr als 144 bis 264 Stunden	
		ZE119.05	8-853.17	Arteriovenös (CAVH): Mehr als 264 bis 432 Stunden	4.991,25 €
			8-853.74	Venovenös, pumpengetrieben (CVVH), Antikoagulation mit Heparin oder ohne Antikoagulation: Mehr als 264 bis 432 Stunden	
			8-853.84	Venovenös, pumpengetrieben (CVVH), Antikoagulation mit sonstigen Substanzen: Mehr als 264 bis 432 Stunden	
		ZE119.06	8-853.19	Arteriovenös (CAVH): Mehr als 432 bis 600 Stunden	7.320,50 €
			8-853.76	Venovenös, pumpengetrieben (CVVH), Antikoagulation mit Heparin oder ohne Antikoagulation: Mehr als 432 bis 600 Stunden	
			8-853.86	Venovenös, pumpengetrieben (CVVH), Antikoagulation mit sonstigen Substanzen: Mehr als 432 bis 600 Stunden	
		ZE119.07	8-853.1a	Arteriovenös (CAVH): Mehr als 600 bis 960 Stunden	10.980,75 €
			8-853.77	Venovenös, pumpengetrieben (CVVH), Antikoagulation mit Heparin oder ohne Antikoagulation: Mehr als 600 bis 960 Stunden	
			8-853.87	Venovenös, pumpengetrieben (CVVH), Antikoagulation mit sonstigen Substanzen: Mehr als 600 bis 960 Stunden	
		ZE119.08	8-853.1b	Arteriovenös (CAVH): Mehr als 960 bis 1.320 Stunden	15.972,00 €
			8-853.78	Venovenös, pumpengetrieben (CVVH), Antikoagulation mit Heparin oder ohne Antikoagulation: Mehr als 960 bis 1.320 Stunden	
			8-853.88	Venovenös, pumpengetrieben (CVVH), Antikoagulation mit sonstigen Substanzen: Mehr als 960 bis 1.320 Stunden	
		ZE119.09	8-853.1c	Arteriovenös (CAVH): Mehr als 1.320 bis 1.680 Stunden	20.963,25 €
			8-853.79	Venovenös, pumpengetrieben (CVVH), Antikoagulation mit Heparin oder ohne Antikoagulation: Mehr als 1.320 bis 1.680 Stunden	
			8-853.89	Venovenös, pumpengetrieben (CVVH), Antikoagulation mit sonstigen Substanzen: Mehr als 1.320 bis 1.680 Stunden	

Anlage 5: Zusatzentgelte-Katalog (Definition und differenzierte Beträge) aG-DRG Version 2026

ZE	Bezeichnung	ZE$_D$	OPS Version 2026: OPS-Kode	OPS Version 2026: OPS-Text	Betrag
1	2	3	4	5	6
		ZE119.10	8-853.1d	Arteriovenös (CAVH): Mehr als 1.680 bis 2.040 Stunden	25.954,50 €
			8-853.7a	Venovenös, pumpengetrieben (CVVH), Antikoagulation mit Heparin oder ohne Antikoagulation: Mehr als 1.680 bis 2.040 Stunden	
			8-853.8a	Venovenös, pumpengetrieben (CVVH), Antikoagulation mit sonstigen Substanzen: Mehr als 1.680 bis 2.040 Stunden	
		ZE119.11	8-853.1e	Arteriovenös (CAVH): Mehr als 2.040 bis 2.400 Stunden	30.945,75 €
			8-853.7b	Venovenös, pumpengetrieben (CVVH), Antikoagulation mit Heparin oder ohne Antikoagulation: Mehr als 2.040 bis 2.400 Stunden	
			8-853.8b	Venovenös, pumpengetrieben (CVVH), Antikoagulation mit sonstigen Substanzen: Mehr als 2.040 bis 2.400 Stunden	
		ZE119.12	8-853.1f	Arteriovenös (CAVH): Mehr als 2.400 Stunden	35.937,00 €
			8-853.7c	Venovenös, pumpengetrieben (CVVH), Antikoagulation mit Heparin oder ohne Antikoagulation: Mehr als 2.400 Stunden	
			8-853.8c	Venovenös, pumpengetrieben (CVVH), Antikoagulation mit sonstigen Substanzen: Mehr als 2.400 Stunden	
ZE120 [1]	Hämodialyse, kontinuierlich, venovenös, pumpengetrieben (CVVHD)			Hämodialyse: Kontinuierlich, venovenös, pumpengetrieben (CVVHD)	
		ZE120.01	8-854.60	Antikoagulation mit Heparin oder ohne Antikoagulation: Bis 24 Stunden	291,95 €
			8-854.70	Antikoagulation mit sonstigen Substanzen: Bis 24 Stunden	
		ZE120.02	8-854.61	Antikoagulation mit Heparin oder ohne Antikoagulation: Mehr als 24 bis 72 Stunden	700,68 €
			8-854.71	Antikoagulation mit sonstigen Substanzen: Mehr als 24 bis 72 Stunden	
		ZE120.03	8-854.62	Antikoagulation mit Heparin oder ohne Antikoagulation: Mehr als 72 bis 144 Stunden	1.401,36 €
			8-854.72	Antikoagulation mit sonstigen Substanzen: Mehr als 72 bis 144 Stunden	
		ZE120.04	8-854.63	Antikoagulation mit Heparin oder ohne Antikoagulation: Mehr als 144 bis 264 Stunden	2.569,16 €
			8-854.73	Antikoagulation mit sonstigen Substanzen: Mehr als 144 bis 264 Stunden	
		ZE120.05	8-854.64	Antikoagulation mit Heparin oder ohne Antikoagulation: Mehr als 264 bis 432 Stunden	4.233,28 €
			8-854.74	Antikoagulation mit sonstigen Substanzen: Mehr als 264 bis 432 Stunden	
		ZE120.06	8-854.66	Antikoagulation mit Heparin oder ohne Antikoagulation: Mehr als 432 bis 600 Stunden	6.247,73 €
			8-854.76	Antikoagulation mit sonstigen Substanzen: Mehr als 432 bis 600 Stunden	
		ZE120.07	8-854.67	Antikoagulation mit Heparin oder ohne Antikoagulation: Mehr als 600 bis 960 Stunden	9.634,35 €
			8-854.77	Antikoagulation mit sonstigen Substanzen: Mehr als 600 bis 960 Stunden	
		ZE120.08	8-854.68	Antikoagulation mit Heparin oder ohne Antikoagulation: Mehr als 960 bis 1.320 Stunden	14.013,60 €
			8-854.78	Antikoagulation mit sonstigen Substanzen: Mehr als 960 bis 1.320 Stunden	
		ZE120.09	8-854.69	Antikoagulation mit Heparin oder ohne Antikoagulation: Mehr als 1.320 bis 1.680 Stunden	18.392,85 €
			8-854.79	Antikoagulation mit sonstigen Substanzen: Mehr als 1.320 bis 1.680 Stunden	
		ZE120.10	8-854.6a	Antikoagulation mit Heparin oder ohne Antikoagulation: Mehr als 1.680 bis 2.040 Stunden	22.772,10 €
			8-854.7a	Antikoagulation mit sonstigen Substanzen: Mehr als 1.680 bis 2.040 Stunden	

aG-DRG Version 2026   Anlage 5: Zusatzentgelte-Katalog (Definition und differenzierte Beträge)

ZE	Bezeichnung	ZE_D	OPS Version 2026: OPS-Kode	OPS Version 2026: OPS-Text	Betrag
1	2	3	4	5	6
		ZE120.11	8-854.6b	Antikoagulation mit Heparin oder ohne Antikoagulation: Mehr als 2.040 bis 2.400 Stunden	27.151,35 €
			8-854.7b	Antikoagulation mit sonstigen Substanzen: Mehr als 2.040 bis 2.400 Stunden	
		ZE120.12	8-854.6c	Antikoagulation mit Heparin oder ohne Antikoagulation: Mehr als 2.400 Stunden	31.530,60 €
			8-854.7c	Antikoagulation mit sonstigen Substanzen: Mehr als 2.400 Stunden	
ZE121 [1)]	Hämodiafiltration, kontinuierlich			Hämodiafiltration: Kontinuierlich	
		ZE121.01	8-855.13	Arteriovenös (CAVHDF): Bis 24 Stunden	310,79 €
			8-855.70	Venovenös, pumpengetrieben (CVVHDF), Antikoagulation mit Heparin oder ohne Antikoagulation: Bis 24 Stunden	
			8-855.80	Venovenös, pumpengetrieben (CVVHDF), Antikoagulation mit sonstigen Substanzen: Bis 24 Stunden	
		ZE121.02	8-855.14	Arteriovenös (CAVHDF): Mehr als 24 bis 72 Stunden	776,98 €
			8-855.71	Venovenös, pumpengetrieben (CVVHDF), Antikoagulation mit Heparin oder ohne Antikoagulation: Mehr als 24 bis 72 Stunden	
			8-855.81	Venovenös, pumpengetrieben (CVVHDF), Antikoagulation mit sonstigen Substanzen: Mehr als 24 bis 72 Stunden	
		ZE121.03	8-855.15	Arteriovenös (CAVHDF): Mehr als 72 bis 144 Stunden	1.553,95 €
			8-855.72	Venovenös, pumpengetrieben (CVVHDF), Antikoagulation mit Heparin oder ohne Antikoagulation: Mehr als 72 bis 144 Stunden	
			8-855.82	Venovenös, pumpengetrieben (CVVHDF), Antikoagulation mit sonstigen Substanzen: Mehr als 72 bis 144 Stunden	
		ZE121.04	8-855.16	Arteriovenös (CAVHDF): Mehr als 144 bis 264 Stunden	2.797,11 €
			8-855.73	Venovenös, pumpengetrieben (CVVHDF), Antikoagulation mit Heparin oder ohne Antikoagulation: Mehr als 144 bis 264 Stunden	
			8-855.83	Venovenös, pumpengetrieben (CVVHDF), Antikoagulation mit sonstigen Substanzen: Mehr als 144 bis 264 Stunden	
		ZE121.05	8-855.17	Arteriovenös (CAVHDF): Mehr als 264 bis 432 Stunden	4.661,85 €
			8-855.74	Venovenös, pumpengetrieben (CVVHDF), Antikoagulation mit Heparin oder ohne Antikoagulation: Mehr als 264 bis 432 Stunden	
			8-855.84	Venovenös, pumpengetrieben (CVVHDF), Antikoagulation mit sonstigen Substanzen: Mehr als 264 bis 432 Stunden	
		ZE121.06	8-855.19	Arteriovenös (CAVHDF): Mehr als 432 bis 600 Stunden	6.837,38 €
			8-855.76	Venovenös, pumpengetrieben (CVVHDF), Antikoagulation mit Heparin oder ohne Antikoagulation: Mehr als 432 bis 600 Stunden	
			8-855.86	Venovenös, pumpengetrieben (CVVHDF), Antikoagulation mit sonstigen Substanzen: Mehr als 432 bis 600 Stunden	
		ZE121.07	8-855.1a	Arteriovenös (CAVHDF): Mehr als 600 bis 960 Stunden	10.256,07 €
			8-855.77	Venovenös, pumpengetrieben (CVVHDF), Antikoagulation mit Heparin oder ohne Antikoagulation: Mehr als 600 bis 960 Stunden	
			8-855.87	Venovenös, pumpengetrieben (CVVHDF), Antikoagulation mit sonstigen Substanzen: Mehr als 600 bis 960 Stunden	

Anlage 5: Zusatzentgelte-Katalog (Definition und differenzierte Beträge) aG-DRG Version 2026

ZE	Bezeichnung	ZE$_D$	OPS Version 2026: OPS-Kode	OPS Version 2026: OPS-Text	Betrag
1	2	3	4	5	6
		ZE121.08	8-855.1b	Arteriovenös (CAVHDF): Mehr als 960 bis 1.320 Stunden	14.917,92 €
			8-855.78	Venovenös, pumpengetrieben (CVVHDF), Antikoagulation mit Heparin oder ohne Antikoagulation: Mehr als 960 bis 1.320 Stunden	
			8-855.88	Venovenös, pumpengetrieben (CVVHDF), Antikoagulation mit sonstigen Substanzen: Mehr als 960 bis 1.320 Stunden	
		ZE121.09	8-855.1c	Arteriovenös (CAVHDF): Mehr als 1.320 bis 1.680 Stunden	19.579,77 €
			8-855.79	Venovenös, pumpengetrieben (CVVHDF), Antikoagulation mit Heparin oder ohne Antikoagulation: Mehr als 1.320 bis 1.680 Stunden	
			8-855.89	Venovenös, pumpengetrieben (CVVHDF), Antikoagulation mit sonstigen Substanzen: Mehr als 1.320 bis 1.680 Stunden	
		ZE121.10	8-855.1d	Arteriovenös (CAVHDF): Mehr als 1.680 bis 2.040 Stunden	24.241,62 €
			8-855.7a	Venovenös, pumpengetrieben (CVVHDF), Antikoagulation mit Heparin oder ohne Antikoagulation: Mehr als 1.680 bis 2.040 Stunden	
			8-855.8a	Venovenös, pumpengetrieben (CVVHDF), Antikoagulation mit sonstigen Substanzen: Mehr als 1.680 bis 2.040 Stunden	
		ZE121.11	8-855.1e	Arteriovenös (CAVHDF): Mehr als 2.040 bis 2.400 Stunden	28.903,47 €
			8-855.7b	Venovenös, pumpengetrieben (CVVHDF), Antikoagulation mit Heparin oder ohne Antikoagulation: Mehr als 2.040 bis 2.400 Stunden	
			8-855.8b	Venovenös, pumpengetrieben (CVVHDF), Antikoagulation mit sonstigen Substanzen: Mehr als 2.040 bis 2.400 Stunden	
		ZE121.12	8-855.1f	Arteriovenös (CAVHDF): Mehr als 2.400 Stunden	33.565,32 €
			8-855.7c	Venovenös, pumpengetrieben (CVVHDF), Antikoagulation mit Heparin oder ohne Antikoagulation: Mehr als 2.400 Stunden	
			8-855.8c	Venovenös, pumpengetrieben (CVVHDF), Antikoagulation mit sonstigen Substanzen: Mehr als 2.400 Stunden	
ZE122 [1)]	Peritonealdialyse, intermittierend, maschinell unterstützt (IPD)		8-857.0	Peritonealdialyse: Intermittierend, maschinell unterstützt (IPD)	siehe Anlage 2
ZE123 [1)]	Peritonealdialyse, kontinuierlich, nicht maschinell unterstützt (CAPD)			Peritonealdialyse: Kontinuierlich, nicht maschinell unterstützt (CAPD)	
		ZE123.01	8-857.10	Bis 24 Stunden	164,17 €
		ZE123.02	8-857.11	Mehr als 24 bis 72 Stunden	394,01 €
		ZE123.03	8-857.12	Mehr als 72 bis 144 Stunden	788,02 €
		ZE123.04	8-857.13	Mehr als 144 bis 264 Stunden	1.461,11 €
		ZE123.05	8-857.14	Mehr als 264 bis 432 Stunden	2.462,55 €
		ZE123.06	8-857.16	Mehr als 432 bis 600 Stunden	3.611,74 €
		ZE123.07	8-857.17	Mehr als 600 bis 960 Stunden	5.417,61 €
		ZE123.08	8-857.18	Mehr als 960 bis 1.320 Stunden	7.880,16 €
		ZE123.09	8-857.19	Mehr als 1.320 bis 1.680 Stunden	10.342,71 €
		ZE123.10	8-857.1a	Mehr als 1.680 bis 2.040 Stunden	12.805,26 €
		ZE123.11	8-857.1b	Mehr als 2.040 bis 2.400 Stunden	15.267,81 €
		ZE123.12	8-857.1c	Mehr als 2.400 Stunden	17.730,36 €
ZE125	Implantation oder Wechsel eines interspinösen Spreizers	ZE125.01	5-839.b0	Andere Operationen an der Wirbelsäule: Implantation eines interspinösen Spreizers: 1 Segment	142,52 €
			5-839.c0	Andere Operationen an der Wirbelsäule: Wechsel eines interspinösen Spreizers: 1 Segment	
		ZE125.02	5-839.b2	Andere Operationen an der Wirbelsäule: Implantation eines interspinösen Spreizers: 2 Segmente	285,04 €
			5-839.c2	Andere Operationen an der Wirbelsäule: Wechsel eines interspinösen Spreizers: 2 Segmente	

aG-DRG Version 2026   Anlage 5: Zusatzentgelte-Katalog (Definition und differenzierte Beträge)

ZE	Bezeichnung	ZE_D	OPS Version 2026: OPS-Kode	OPS Version 2026: OPS-Text	Betrag
1	2	3	4	5	6
		ZE125.03	5-839.b3	Andere Operationen an der Wirbelsäule: Implantation eines interspinösen Spreizers: 3 oder mehr Segmente	427,56 €
			5-839.c3	Andere Operationen an der Wirbelsäule: Wechsel eines interspinösen Spreizers: 3 oder mehr Segmente	
ZE126	Autogene / Autologe matrixinduzierte Chondrozyten-transplantation		5-801.k*	Offen chirurgische Operation am Gelenkknorpel und an den Menisken: Autogene matrixinduzierte Chondrozytentransplantation	siehe Anlage 2
			5-812.h*	Arthroskopische Operation am Gelenkknorpel und an den Menisken: Autogene matrixinduzierte Chondrozytentransplantation	
ZE132	Implantation eines Wachstumsstents	ZE132.01	8-838.k*	(Perkutan-)transluminale Gefäßintervention an Gefäßen des Lungenkreislaufes: Einlegen eines ungecoverten Wachstumsstents	1.381,57 €
			8-838.m*	(Perkutan-)transluminale Gefäßintervention an Gefäßen des Lungenkreislaufes: Einlegen eines gecoverten Wachstumsstents	
			8-845.0*	(Perkutan-)transluminale Implantation von ungecoverten Cheatham-Platinum-Stents [CP-Stent]: Ein Stent	
			8-846.0*	(Perkutan-)transluminale Implantation von gecoverten Cheatham-Platinum-Stents [CP-Stent]: Ein Stent	
			8-847	(Perkutan-)transluminale Implantation eines Wachstumsstents	
		ZE132.02	8-845.1*	(Perkutan-)transluminale Implantation von ungecoverten Cheatham-Platinum-Stents [CP-Stent]: Zwei oder mehr Stents	2.763,14 €
			8-846.1*	(Perkutan-)transluminale Implantation von ungecoverten Cheatham-Platinum-Stents [CP-Stent]: Zwei oder mehr Stents	
ZE135	Gabe von Vinflunin, parenteral			Applikation von Medikamenten, Liste 5: Vinflunin, parenteral	
		ZE135.01	6-005.b0	100 mg bis unter 200 mg	858,67 €
		ZE135.02	6-005.b1	200 mg bis unter 300 mg	1.502,67 €
		ZE135.03	6-005.b2	300 mg bis unter 400 mg	2.146,67 €
		ZE135.04	6-005.b3	400 mg bis unter 500 mg	2.790,67 €
		ZE135.05	6-005.b4	500 mg bis unter 600 mg	3.434,67 €
		ZE135.06	6-005.b5	600 mg bis unter 700 mg	4.078,67 €
		ZE135.07	6-005.b6	700 mg bis unter 800 mg	4.722,67 €
		ZE135.08	6-005.b7	800 mg bis unter 900 mg	5.366,67 €
		ZE135.09	6-005.b8	900 mg bis unter 1.000 mg	6.010,67 €
		ZE135.10	6-005.b9	1.000 mg bis unter 1.200 mg	6.869,33 €
		ZE135.11	6-005.ba	1.200 mg bis unter 1.400 mg	8.157,33 €
		ZE135.12	6-005.bb	1.400 mg bis unter 1.600 mg	9.445,33 €
		ZE135.13	6-005.bc	1.600 mg bis unter 1.800 mg	10.733,33 €
		ZE135.14	6-005.bd	1.800 mg bis unter 2.000 mg	12.021,33 €
		ZE135.15	6-005.be	2.000 mg bis unter 2.200 mg	13.309,33 €
		ZE135.16	6-005.bf	2.200 mg bis unter 2.400 mg	14.597,33 €
		ZE135.17	6-005.bg	2.400 mg bis unter 2.600 mg	15.885,33 €
		ZE135.18	6-005.bh	2.600 mg bis unter 2.800 mg	17.173,33 €
		ZE135.19	6-005.bj	2.800 mg oder mehr	18.461,33 €
ZE136 [2]	Medikamente-freisetzende Ballons an Koronargefäßen		8-837.00	Perkutan-transluminale Gefäßintervention an Herz und Koronargefäßen: Ballon-Angioplastie: Eine Koronararterie	
			8-837.01	Perkutan-transluminale Gefäßintervention an Herz und Koronargefäßen: Ballon-Angioplastie: Mehrere Koronararterien	
		ZE136.01	8-83b.b6	Zusatzinformationen zu Materialien: Art der verwendeten Ballons: Ein medikamentefreisetzender Ballon an Koronargefäßen	186,96 €
		ZE136.02	8-83b.b7	Zusatzinformationen zu Materialien: Art der verwendeten Ballons: Zwei medikamentefreisetzende Ballons an Koronargefäßen	575,07 €
		ZE136.03	8-83b.b8	Zusatzinformationen zu Materialien: Art der verwendeten Ballons: Drei medikamentefreisetzende Ballons an Koronargefäßen	963,18 €

Anlage 5: Zusatzentgelte-Katalog (Definition und differenzierte Beträge) aG-DRG Version 2026

ZE	Bezeichnung	ZE$_D$	OPS Version 2026: OPS-Kode	OPS Version 2026: OPS-Text	Betrag
1	2	3	4	5	6
		ZE136.04	8-83b.b9	Zusatzinformationen zu Materialien: Art der verwendeten Ballons: Vier oder mehr medikamentefreisetzende Ballons an Koronargefäßen	1.351,29 €
ZE137 [2)]	Medikamente-freisetzende Ballons an anderen Gefäßen		8-836.02	(Perkutan-)transluminale Gefäßintervention: Ballon-Angioplastie: Gefäße Schulter und Oberarm	
			8-836.03	(Perkutan-)transluminale Gefäßintervention: Ballon-Angioplastie: Gefäße Unterarm	
			8-836.08	(Perkutan-)transluminale Gefäßintervention: Ballon-Angioplastie: Andere Gefäße thorakal	
			8-836.0a	(Perkutan-)transluminale Gefäßintervention: Ballon-Angioplastie: Gefäße viszeral	
			8-836.0c	(Perkutan-)transluminale Gefäßintervention: Ballon-Angioplastie: Gefäße Unterschenkel	
			8-836.0e	(Perkutan-)transluminale Gefäßintervention: Ballon-Angioplastie: Künstliche Gefäße	
			8-836.0q	(Perkutan-)transluminale Gefäßintervention: Ballon-Angioplastie: Andere Arterien abdominal und pelvin	
			8-836.0r	(Perkutan-)transluminale Gefäßintervention: Ballon-Angioplastie: Andere Venen abdominal und pelvin	
			8-836.0s	(Perkutan-)transluminale Gefäßintervention: Ballon-Angioplastie: Arterien Oberschenkel	
			8-836.0t	(Perkutan-)transluminale Gefäßintervention: Ballon-Angioplastie: Venen Oberschenkel	
		ZE137.01	8-83b.ba	Zusatzinformationen zu Materialien: Art der verwendeten Ballons: Ein medikamentefreisetzender Ballon an anderen Gefäßen	98,35 €
		ZE137.02	8-83b.bb	Zusatzinformationen zu Materialien: Art der verwendeten Ballons: Zwei medikamentefreisetzende Ballons an anderen Gefäßen	467,98 €
		ZE137.03	8-83b.bc	Zusatzinformationen zu Materialien: Art der verwendeten Ballons: Drei medikamentefreisetzende Ballons an anderen Gefäßen	837,61 €
		ZE137.04	8-83b.bd	Zusatzinformationen zu Materialien: Art der verwendeten Ballons: Vier oder mehr medikamentefreisetzende Ballons an anderen Gefäßen	1.207,24 €
ZE138	Neurostimulatoren zur Rückenmarkstimulation oder zur Stimulation des peripheren Nervensystems, Einkanalstimulator, mit Sondenimplantation		5-039.e0	Implantation oder Wechsel eines Neurostimulators zur epiduralen Rückenmarkstimulation mit Implantation oder Wechsel einer Neurostimulationselektrode: Einkanalstimulator, vollimplantierbar, nicht wiederaufladbar	siehe Anlage 2
			5-039.k0	Implantation oder Wechsel eines Neurostimulators zur Stimulation von Spinalganglien mit Implantation oder Wechsel einer Neurostimulationselektrode: Einkanalstimulator, vollimplantierbar, nicht wiederaufladbar	
			5-059.c0	Implantation oder Wechsel eines Neurostimulators zur Stimulation des peripheren Nervensystems mit Implantation oder Wechsel einer Neurostimulationselektrode: Einkanalstimulator, vollimplantierbar, nicht wiederaufladbar	
ZE139	Neurostimulatoren zur Rückenmarkstimulation oder zur Stimulation des peripheren Nervensystems, Einkanalstimulator, ohne Sondenimplantation		5-039.f0	Wechsel eines Neurostimulators zur epiduralen Rückenmarkstimulation ohne Wechsel einer Neurostimulationselektrode: Einkanalstimulator, vollimplantierbar, nicht wiederaufladbar	siehe Anlage 2
			5-039.m0	Wechsel eines Neurostimulators zur Stimulation von Spinalganglien ohne Wechsel einer Neurostimulationselektrode: Einkanalstimulator, vollimplantierbar, nicht wiederaufladbar	
			5-039.n0	Implantation eines Neurostimulators zur epiduralen Rückenmarkstimulation ohne Implantation einer Neurostimulationselektrode: Einkanalstimulator, vollimplantierbar, nicht wiederaufladbar	

ZE	Bezeichnung	ZE$_D$	OPS Version 2026: OPS-Kode	OPS Version 2026: OPS-Text	Betrag
1	2	3	4	5	6
ZE140	Neurostimulatoren zur Rückenmarkstimulation oder zur Stimulation des peripheren Nervensystems, Mehrkanalstimulator, nicht wiederaufladbar, mit Sondenimplantation		5-039.q0	Implantation eines Neurostimulators zur Stimulation von Spinalganglien ohne Implantation einer Neurostimulationselektrode: Einkanalstimulator, vollimplantierbar, nicht wiederaufladbar	
			5-059.d0	Wechsel eines Neurostimulators zur Stimulation des peripheren Nervensystems ohne Wechsel einer Neurostimulationselektrode: Einkanalstimulator, vollimplantierbar, nicht wiederaufladbar	
			5-059.g0	Implantation eines Neurostimulators zur Stimulation des peripheren Nervensystems ohne Implantation einer Neurostimulationselektrode: Einkanalstimulator, vollimplantierbar, nicht wiederaufladbar	
			5-039.e1	Implantation oder Wechsel eines Neurostimulators zur epiduralen Rückenmarkstimulation mit Implantation oder Wechsel einer Neurostimulationselektrode: Mehrkanalstimulator, vollimplantierbar, nicht wiederaufladbar	siehe Anlage 2
			5-039.k1	Implantation oder Wechsel eines Neurostimulators zur Stimulation von Spinalganglien mit Implantation oder Wechsel einer Neurostimulationselektrode: Mehrkanalstimulator, vollimplantierbar, nicht wiederaufladbar	
			5-059.c1	Implantation oder Wechsel eines Neurostimulators zur Stimulation des peripheren Nervensystems mit Implantation oder Wechsel einer Neurostimulationselektrode: Mehrkanalstimulator, vollimplantierbar, nicht wiederaufladbar	
ZE141	Neurostimulatoren zur Rückenmarkstimulation oder zur Stimulation des peripheren Nervensystems, Mehrkanalstimulator, nicht wiederaufladbar, ohne Sondenimplantation		5-039.f1	Wechsel eines Neurostimulators zur epiduralen Rückenmarkstimulation ohne Wechsel einer Neurostimulationselektrode: Mehrkanalstimulator, vollimplantierbar, nicht wiederaufladbar	siehe Anlage 2
			5-039.m1	Wechsel eines Neurostimulators zur Stimulation von Spinalganglien ohne Wechsel einer Neurostimulationselektrode: Mehrkanalstimulator, vollimplantierbar, nicht wiederaufladbar	
			5-039.n1	Implantation eines Neurostimulators zur epiduralen Rückenmarkstimulation ohne Implantation einer Neurostimulationselektrode: Mehrkanalstimulator, vollimplantierbar, nicht wiederaufladbar	
			5-039.q1	Implantation eines Neurostimulators zur Stimulation von Spinalganglien ohne Implantation einer Neurostimulationselektrode: Mehrkanalstimulator, vollimplantierbar, nicht wiederaufladbar	
			5-059.d1	Wechsel eines Neurostimulators zur Stimulation des peripheren Nervensystems ohne Wechsel einer Neurostimulationselektrode: Mehrkanalstimulator, vollimplantierbar, nicht wiederaufladbar	
			5-059.g1	Implantation eines Neurostimulators zur Stimulation des peripheren Nervensystems ohne Implantation einer Neurostimulationselektrode: Mehrkanalstimulator, vollimplantierbar, nicht wiederaufladbar	
ZE144	Gabe von Romiplostim, parenteral			Applikation von Medikamenten, Liste 5: Romiplostim, parenteral	
		ZE144.01[6]	6-005.90	100 µg bis unter 200 µg	441,60 €
		ZE144.02	6-005.91	200 µg bis unter 300 µg	772,80 €
		ZE144.03	6-005.92	300 µg bis unter 400 µg	1.104,00 €
		ZE144.04	6-005.93	400 µg bis unter 500 µg	1.435,20 €
		ZE144.05	6-005.94	500 µg bis unter 600 µg	1.668,88 €
		ZE144.06	6-005.95	600 µg bis unter 700 µg	2.097,60 €
		ZE144.07	6-005.96	700 µg bis unter 800 µg	2.428,80 €
		ZE144.08	6-005.97	800 µg bis unter 900 µg	2.760,00 €
		ZE144.09	6-005.98	900 µg bis unter 1.000 µg	3.091,20 €
		ZE144.10	6-005.99	1.000 µg bis unter 1.200 µg	3.363,44 €
		ZE144.11	6-005.9a	1.200 µg bis unter 1.400 µg	4.195,20 €

Anlage 5: Zusatzentgelte-Katalog (Definition und differenzierte Beträge)   aG-DRG Version 2026

ZE	Bezeichnung	ZE_D	OPS Version 2026: OPS-Kode	OPS Version 2026: OPS-Text	Betrag
1	2	3	4	5	6
		ZE144.12	6-005.9b	1.400 μg bis unter 1.600 μg	4.857,60 €
		ZE144.13	6-005.9c	1.600 μg bis unter 1.800 μg	5.520,00 €
		ZE144.14	6-005.9d	1.800 μg bis unter 2.000 μg	6.182,40 €
		ZE144.15	6-005.9e	2.000 μg bis unter 2.400 μg	7.065,60 €
		ZE144.16	6-005.9f	2.400 μg bis unter 2.800 μg	8.390,40 €
		ZE144.17	6-005.9g	2.800 μg bis unter 3.200 μg	9.715,20 €
		ZE144.18	6-005.9h	3.200 μg bis unter 3.600 μg	11.040,00 €
		ZE144.19	6-005.9j	3.600 μg bis unter 4.000 μg	12.364,80 €
		ZE144.20	6-005.9k	4.000 μg bis unter 4.400 μg	13.689,60 €
		ZE144.21	6-005.9m	4.400 μg bis unter 4.800 μg	15.014,40 €
		ZE144.22	6-005.9n	4.800 μg bis unter 5.200 μg	16.339,20 €
		ZE144.23	6-005.9p	5.200 μg bis unter 5.600 μg	17.664,00 €
		ZE144.24		Siehe weitere Differenzierung ZE144.25 bis ZE144.29	
		ZE144.25	6-005.9r	5.600 μg bis unter 6.400 μg	19.430,40 €
		ZE144.26	6-005.9s	6.400 μg bis unter 7.200 μg	22.080,00 €
		ZE144.27	6-005.9t	7.200 μg bis unter 8.000 μg	24.729,60 €
		ZE144.28	6-005.9u	8.000 μg bis unter 8.800 μg	27.379,20 €
		ZE144.29	6-005.9v	8.800 μg oder mehr	30.028,80 €
ZE145	Spezialisierte stationäre palliativmedizinische Komplexbehandlung	ZE145.01	8-98e.1	Spezialisierte stationäre palliativmedizinische Komplexbehandlung: Mindestens 7 bis höchstens 13 Behandlungstage	1.144,38 €
		ZE145.02	8-98e.2	Spezialisierte stationäre palliativmedizinische Komplexbehandlung: Mindestens 14 bis höchstens 20 Behandlungstage	1.676,67 €
		ZE145.03	8-98e.3	Spezialisierte stationäre palliativmedizinische Komplexbehandlung: Mindestens 21 Behandlungstage	2.432,16 €
ZE146	Gabe von Thrombozyten-konzentraten			Transfusion von Vollblut, Erythrozytenkonzentrat und Thrombozytenkonzentrat: Thrombozytenkonzentrat	
		ZE146.01[6)]	8-800.g1	2 Thrombozytenkonzentrate	632,60 €
		ZE146.02[6)]	8-800.g2	3 Thrombozytenkonzentrate	948,90 €
		ZE146.03	8-800.g3	4 Thrombozytenkonzentrate	1.265,20 €
		ZE146.04	8-800.g4	5 Thrombozytenkonzentrate	1.581,50 €
		ZE146.05	8-800.g5	6 bis unter 8 Thrombozytenkonzentrate	2.030,64 €
		ZE146.06	8-800.g6	8 bis unter 10 Thrombozytenkonzentrate	2.656,91 €
		ZE146.07	8-800.g7	10 bis unter 12 Thrombozytenkonzentrate	3.286,35 €
		ZE146.08	8-800.g8	12 bis unter 14 Thrombozytenkonzentrate	3.925,27 €
		ZE146.09	8-800.g9	14 bis unter 16 Thrombozytenkonzentrate	4.538,89 €
		ZE146.10	8-800.ga	16 bis unter 18 Thrombozytenkonzentrate	5.209,45 €
		ZE146.11	8-800.gb	18 bis unter 20 Thrombozytenkonzentrate	5.823,07 €
		ZE146.12	8-800.gc	20 bis unter 24 Thrombozytenkonzentrate	6.642,28 €
		ZE146.13	8-800.gd	24 bis unter 28 Thrombozytenkonzentrate	7.894,83 €
		ZE146.14	8-800.ge	28 bis unter 32 Thrombozytenkonzentrate	9.172,68 €
		ZE146.15	8-800.gf	32 bis unter 36 Thrombozytenkonzentrate	10.437,87 €
		ZE146.16	8-800.gg	36 bis unter 40 Thrombozytenkonzentrate	11.703,07 €
		ZE146.17	8-800.gh	40 bis unter 46 Thrombozytenkonzentrate	13.126,42 €
		ZE146.18	8-800.gj	46 bis unter 52 Thrombozytenkonzentrate	15.024,21 €
		ZE146.19	8-800.gk	52 bis unter 58 Thrombozytenkonzentrate	16.922,01 €
		ZE146.20	8-800.gm	58 bis unter 64 Thrombozytenkonzentrate	18.819,80 €
		ZE146.21	8-800.gn	64 bis unter 70 Thrombozytenkonzentrate	20.717,60 €
		ZE146.22	8-800.gp	70 bis unter 78 Thrombozytenkonzentrate	22.773,54 €
		ZE146.23	8-800.gq	78 bis unter 86 Thrombozytenkonzentrate	25.303,94 €
		ZE146.24	8-800.gr	86 bis unter 94 Thrombozytenkonzentrate	27.834,33 €
		ZE146.25	8-800.gs	94 bis unter 102 Thrombozytenkonzentrate	30.364,72 €
		ZE146.26	8-800.gt	102 bis unter 110 Thrombozytenkonzentrate	32.895,12 €
		ZE146.27	8-800.gu	110 bis unter 118 Thrombozytenkonzentrate	35.425,51 €
		ZE146.28	8-800.gv	118 bis unter 126 Thrombozytenkonzentrate	37.955,90 €
		ZE146.29		Siehe weitere Differenzierung ZE146.30 bis ZE146.46	
		ZE146.30	8-800.gz	126 bis unter 134 Thrombozytenkonzentrate	40.486,30 €
		ZE146.31	8-800.m0	134 bis unter 146 Thrombozytenkonzentrate	43.332,99 €
		ZE146.32	8-800.m1	146 bis unter 158 Thrombozytenkonzentrate	47.128,58 €
		ZE146.33	8-800.m2	158 bis unter 170 Thrombozytenkonzentrate	50.924,17 €
		ZE146.34	8-800.m3	170 bis unter 182 Thrombozytenkonzentrate	54.719,76 €
		ZE146.35	8-800.m4	182 bis unter 194 Thrombozytenkonzentrate	58.515,35 €
		ZE146.36	8-800.m5	194 bis unter 210 Thrombozytenkonzentrate	62.627,24 €

ZE	Bezeichnung	ZE$_D$	OPS Version 2026: OPS-Kode	OPS Version 2026: OPS-Text	Betrag
1	2	3	4	5	6
		ZE146.37	8-800.m6	210 bis unter 226 Thrombozytenkonzentrate	67.688,03 €
		ZE146.38	8-800.m7	226 bis unter 242 Thrombozytenkonzentrate	72.748,82 €
		ZE146.39	8-800.m8	242 bis unter 258 Thrombozytenkonzentrate	77.809,60 €
		ZE146.40	8-800.m9	258 bis unter 274 Thrombozytenkonzentrate	82.870,39 €
		ZE146.41	8-800.ma	274 bis unter 294 Thrombozytenkonzentrate	88.247,48 €
		ZE146.42	8-800.mb	294 bis unter 314 Thrombozytenkonzentrate	94.573,46 €
		ZE146.43	8-800.mc	314 bis unter 334 Thrombozytenkonzentrate	100.899,44 €
		ZE146.44	8-800.md	334 bis unter 354 Thrombozytenkonzentrate	107.225,43 €
		ZE146.45	8-800.me	354 bis unter 374 Thrombozytenkonzentrate	113.551,41 €
		ZE146.46	8-800.mf	374 oder mehr Thrombozytenkonzentrate	119.877,40 €
ZE147	Gabe von Apherese-Thrombozyten-konzentraten			Transfusion von Vollblut, Erythrozytenkonzentrat und Thrombozytenkonzentrat: Apherese-Thrombozytenkonzentrat	
		ZE147.01[6]	8-800.f0	1 Apherese-Thrombozytenkonzentrat	362,09 €
		ZE147.02	8-800.f1	2 Apherese-Thrombozytenkonzentrate	724,17 €
		ZE147.03	8-800.f2	3 Apherese-Thrombozytenkonzentrate	1.086,26 €
		ZE147.04	8-800.f3	4 Apherese-Thrombozytenkonzentrate	1.448,34 €
		ZE147.05	8-800.f4	5 Apherese-Thrombozytenkonzentrate	1.810,43 €
		ZE147.06	8-800.f5	6 bis unter 8 Apherese-Thrombozytenkonzentrate	2.310,11 €
		ZE147.07	8-800.f6	8 bis unter 10 Apherese-Thrombozytenkonzentrate	3.045,14 €
		ZE147.08	8-800.f7	10 bis unter 12 Apherese-Thrombozytenkonzentrate	3.762,08 €
		ZE147.09	8-800.f8	12 bis unter 14 Apherese-Thrombozytenkonzentrate	4.468,14 €
		ZE147.10	8-800.f9	14 bis unter 16 Apherese-Thrombozytenkonzentrate	5.224,90 €
		ZE147.11	8-800.fa	16 bis unter 18 Apherese-Thrombozytenkonzentrate	5.952,70 €
		ZE147.12	8-800.fb	18 bis unter 20 Apherese-Thrombozytenkonzentrate	6.666,01 €
		ZE147.13	8-800.fc	20 bis unter 24 Apherese-Thrombozytenkonzentrate	7.603,81 €
		ZE147.14	8-800.fd	24 bis unter 28 Apherese-Thrombozytenkonzentrate	9.052,16 €
		ZE147.15	8-800.fe	28 bis unter 32 Apherese-Thrombozytenkonzentrate	10.500,50 €
		ZE147.16	8-800.ff	32 bis unter 36 Apherese-Thrombozytenkonzentrate	11.948,84 €
		ZE147.17	8-800.fg	36 bis unter 40 Apherese-Thrombozytenkonzentrate	13.397,19 €
		ZE147.18	8-800.fh	40 bis unter 46 Apherese-Thrombozytenkonzentrate	15.026,58 €
		ZE147.19	8-800.fj	46 bis unter 52 Apherese-Thrombozytenkonzentrate	17.199,09 €
		ZE147.20	8-800.fk	52 bis unter 58 Apherese-Thrombozytenkonzentrate	19.371,61 €
		ZE147.21	8-800.fm	58 bis unter 64 Apherese-Thrombozytenkonzentrate	21.544,13 €
		ZE147.22	8-800.fn	64 bis unter 70 Apherese-Thrombozytenkonzentrate	23.716,65 €
		ZE147.23	8-800.fp	70 bis unter 78 Apherese-Thrombozytenkonzentrate	26.070,21 €
		ZE147.24	8-800.fq	78 bis unter 86 Apherese-Thrombozytenkonzentrate	28.966,90 €
		ZE147.25	8-800.fr	86 bis unter 94 Apherese-Thrombozytenkonzentrate	31.863,59 €
		ZE147.26	8-800.fs	94 bis unter 102 Apherese-Thrombozytenkonzentrate	34.760,28 €
		ZE147.27	8-800.ft	102 bis unter 110 Apherese-Thrombozytenkonzentrate	37.656,96 €
		ZE147.28	8-800.fu	110 bis unter 118 Apherese-Thrombozytenkonzentrate	40.553,65 €
		ZE147.29	8-800.fv	118 bis unter 126 Apherese-Thrombozytenkonzentrate	43.450,34 €
		ZE147.30		Siehe weitere Differenzierung ZE147.31 bis ZE147.47	
		ZE147.31	8-800.fz	126 bis unter 134 Apherese-Thrombozytenkonzentrate	46.347,03 €
		ZE147.32	8-800.k0	134 bis unter 146 Apherese-Thrombozytenkonzentrate	49.605,81 €
		ZE147.33	8-800.k1	146 bis unter 158 Apherese-Thrombozytenkonzentrate	53.950,84 €
		ZE147.34	8-800.k2	158 bis unter 170 Apherese-Thrombozytenkonzentrate	58.295,88 €
		ZE147.35	8-800.k3	170 bis unter 182 Apherese-Thrombozytenkonzentrate	62.640,91 €
		ZE147.36	8-800.k4	182 bis unter 194 Apherese-Thrombozytenkonzentrate	66.985,95 €
		ZE147.37	8-800.k5	194 bis unter 210 Apherese-Thrombozytenkonzentrate	71.693,07 €
		ZE147.38	8-800.k6	210 bis unter 226 Apherese-Thrombozytenkonzentrate	77.486,45 €
		ZE147.39	8-800.k7	226 bis unter 242 Apherese-Thrombozytenkonzentrate	83.279,83 €
		ZE147.40	8-800.k8	242 bis unter 258 Apherese-Thrombozytenkonzentrate	89.073,21 €
		ZE147.41	8-800.k9	258 bis unter 274 Apherese-Thrombozytenkonzentrate	94.866,58 €
		ZE147.42	8-800.ka	274 bis unter 294 Apherese-Thrombozytenkonzentrate	101.022,05 €
		ZE147.43	8-800.kb	294 bis unter 314 Apherese-Thrombozytenkonzentrate	108.263,77 €
		ZE147.44	8-800.kc	314 bis unter 334 Apherese-Thrombozytenkonzentrate	115.505,50 €
		ZE147.45	8-800.kd	334 bis unter 354 Apherese-Thrombozytenkonzentrate	122.747,22 €
		ZE147.46	8-800.ke	354 bis unter 374 Apherese-Thrombozytenkonzentrate	129.988,95 €
		ZE147.47	8-800.kf	374 oder mehr Apherese-Thrombozytenkonzentrate	137.230,67 €
ZE151	Gabe von Abatacept, intravenös			Applikation von Medikamenten, Liste 3: Abatacept, intravenös	
		ZE151.01[6]	6-003.s0	125 mg bis unter 250 mg	366,78 €
		ZE151.02[6]	6-003.s1	250 mg bis unter 500 mg	733,57 €
		ZE151.03	6-003.s2	500 mg bis unter 750 mg	1.100,35 €
		ZE151.04	6-003.s3	750 mg bis unter 1.000 mg	1.650,53 €

Anlage 5: Zusatzentgelte-Katalog (Definition und differenzierte Beträge) aG-DRG Version 2026

ZE	Bezeichnung	ZE$_D$	OPS Version 2026: OPS-Kode	OPS Version 2026: OPS-Text	Betrag
1	2	3	4	5	6
		ZE151.05	6-003.s4	1.000 mg bis unter 1.250 mg	2.200,70 €
		ZE151.06	6-003.s5	1.250 mg bis unter 1.500 mg	2.750,88 €
		ZE151.07	6-003.s6	1.500 mg bis unter 1.750 mg	3.301,05 €
		ZE151.08	6-003.s7	1.750 mg bis unter 2.000 mg	3.851,23 €
		ZE151.09	6-003.s8	2.000 mg bis unter 2.250 mg	4.401,40 €
		ZE151.10	6-003.s9	2.250 mg bis unter 2.500 mg	4.951,58 €
		ZE151.11	6-003.sa	2.500 mg bis unter 2.750 mg	5.501,75 €
		ZE151.12	6-003.sb	2.750 mg bis unter 3.000 mg	6.051,93 €
		ZE151.13	6-003.sc	3.000 mg oder mehr	6.602,10 €
ZE152 [2)]	Perkutan-transluminale Fremdkörperentfernung und Thrombektomie an intrakraniellen Gefäßen unter Verwendung eines Stentretriever		8-836.60	(Perkutan-)transluminale Gefäßintervention: Fremdkörperentfernung: Gefäße intrakraniell	
			8-836.80	(Perkutan-)transluminale Gefäßintervention: Thrombektomie: Gefäße intrakraniell	
		ZE152.01	8-83b.84	Zusatzinformationen zu Materialien: Verwendung eines Instruments zur Thrombektomie oder Fremdkörperentfernung: 1 Stentretriever	1.408,69 €
			8-83b.8a	Zusatzinformationen zu Materialien: Verwendung eines Instruments zur Thrombektomie oder Fremdkörperentfernung: 1 Multizonen-Stentretriever	
			8-83b.8k	Zusatzinformationen zu Materialien: Verwendung eines Instruments zur Thrombektomie oder Fremdkörperentfernung: 1 Stentretriever mit integrierter Mikrofilter-Emboliepquotektion	
		ZE152.02	8-83b.85	Zusatzinformationen zu Materialien: Verwendung eines Instruments zur Thrombektomie oder Fremdkörperentfernung: 2 Stentretriever	2.817,38 €
			8-83b.8b	Zusatzinformationen zu Materialien: Verwendung eines Instruments zur Thrombektomie oder Fremdkörperentfernung: 2 Multizonen-Stentretriever	
			8-83b.8m	Zusatzinformationen zu Materialien: Verwendung eines Instruments zur Thrombektomie oder Fremdkörperentfernung: 2 Stentretriever mit integrierter Mikrofilter-Emboliepquotektion	
		ZE152.03	8-83b.86	Zusatzinformationen zu Materialien: Verwendung eines Instruments zur Thrombektomie oder Fremdkörperentfernung: 3 oder mehr Stentretriever	4.226,07 €
			8-83b.8c	Zusatzinformationen zu Materialien: Verwendung eines Instruments zur Thrombektomie oder Fremdkörperentfernung: 3 oder mehr Multizonen-Stentretriever	
			8-83b.8n	Zusatzinformationen zu Materialien: Verwendung eines Instruments zur Thrombektomie oder Fremdkörperentfernung: 3 oder mehr Stentretriever mit integrierter Mikrofilter-Emboliepquotektion	
ZE156	Gabe von Decitabin, parenteral			Applikation von Medikamenten, Liste 4: Decitabin, parenteral	
		ZE156.01	6-004.40	30 mg bis unter 60 mg	908,18 €
		ZE156.02	6-004.41	60 mg bis unter 90 mg	1.589,32 €
		ZE156.03	6-004.42	90 mg bis unter 120 mg	2.270,45 €
		ZE156.04	6-004.43	120 mg bis unter 150 mg	2.951,59 €
		ZE156.05	6-004.44	150 mg bis unter 180 mg	3.632,72 €
		ZE156.06	6-004.45	180 mg bis unter 210 mg	4.313,86 €
		ZE156.07	6-004.46	210 mg bis unter 240 mg	4.994,99 €
		ZE156.08	6-004.47	240 mg bis unter 270 mg	5.676,13 €
		ZE156.09	6-004.48	270 mg bis unter 300 mg	6.357,26 €
		ZE156.10	6-004.49	300 mg bis unter 330 mg	7.038,40 €
		ZE156.11	6-004.4a	330 mg bis unter 360 mg	7.719,53 €
		ZE156.12	6-004.4b	360 mg bis unter 390 mg	8.400,67 €
		ZE156.13	6-004.4c	390 mg bis unter 420 mg	9.081,80 €
		ZE156.14	6-004.4d	420 mg bis unter 450 mg	9.762,94 €
		ZE156.15	6-004.4e	450 mg bis unter 480 mg	10.444,07 €
		ZE156.16	6-004.4f	480 mg bis unter 510 mg	11.125,21 €
		ZE156.17		Siehe weitere Differenzierung ZE156.18 bis ZE156.24	
		ZE156.18	6-004.4h	510 mg bis unter 540 mg	11.806,34 €
		ZE156.19	6-004.4j	540 mg bis unter 570 mg	12.487,48 €

ZE	Bezeichnung	ZE$_D$	OPS Version 2026: OPS-Kode	OPS Version 2026: OPS-Text	Betrag
1	2	3	4	5	6
		ZE156.20	6-004.4k	570 mg bis unter 600 mg	13.168,61 €
		ZE156.21	6-004.4m	600 mg bis unter 630 mg	13.849,75 €
		ZE156.22	6-004.4n	630 mg bis unter 660 mg	14.530,88 €
		ZE156.23	6-004.4p	660 mg bis unter 690 mg	15.212,02 €
		ZE156.24	6-004.4q	690 mg oder mehr	15.893,15 €
ZE158	Vagusnervstimulationssysteme, mit Sondenimplantation		5-059.c8	Implantation oder Wechsel eines Neurostimulators zur Stimulation des peripheren Nervensystems mit Implantation oder Wechsel einer Neurostimulationselektrode: Vagusnervstimulationssystem	siehe Anlage 2
ZE159	Vagusnervstimulationssysteme, ohne Sondenimplantation		5-059.d8	Wechsel eines Neurostimulators zur Stimulation des peripheren Nervensystems ohne Wechsel einer Neurostimulationselektrode: Vagusnervstimulationssystem	siehe Anlage 2
ZE161	Radiofrequenzablation Ösophagus		5-422.55	Lokale Exzision und Destruktion von erkranktem Gewebe des Ösophagus: Destruktion, endoskopisch: Radiofrequenzablation	siehe Anlage 2
ZE162 [9]	Erhöhter Pflegeaufwand bei pflegebedürftigen Patienten (DRG-Tabelle 1)			Pflegebedürftigkeit im Sinne § 14 SGB XI und Pflegegrad gemäß § 15 SGB XI	
			9-984.8	Pflegebedürftig nach Pflegegrad 3	siehe Anlage 2
			9-984.9	Pflegebedürftig nach Pflegegrad 4	siehe Anlage 2
			9-984.a	Pflegebedürftig nach Pflegegrad 5	siehe Anlage 2
ZE163 [10]	Erhöhter Pflegeaufwand bei pflegebedürftigen Patienten (DRG-Tabelle 2)			Pflegebedürftigkeit im Sinne § 14 SGB XI und Pflegegrad gemäß § 15 SGB XI	
			9-984.8	Pflegebedürftig nach Pflegegrad 3	siehe Anlage 2
			9-984.9	Pflegebedürftig nach Pflegegrad 4	siehe Anlage 2
			9-984.a	Pflegebedürftig nach Pflegegrad 5	siehe Anlage 2
ZE164	Gabe von pathogeninaktivierten Thrombozytenkonzentraten			Transfusion von Vollblut, Erythrozytenkonzentrat und Thrombozytenkonzentrat: Pathogeninaktiviertes Thrombozytenkonzentrat	
		ZE164.01 [6]	8-800.h1	2 pathogeninaktivierte Thrombozytenkonzentrate	758,37 €
		ZE164.02 [6]	8-800.h2	3 pathogeninaktivierte Thrombozytenkonzentrate	1.137,55 €
		ZE164.03	8-800.h3	4 pathogeninaktivierte Thrombozytenkonzentrate	1.516,73 €
		ZE164.04	8-800.h4	5 pathogeninaktivierte Thrombozytenkonzentrate	1.895,92 €
		ZE164.05	8-800.h5	6 bis unter 8 pathogeninaktivierte Thrombozytenkonzentrate	2.464,69 €
		ZE164.06	8-800.h6	8 bis unter 10 pathogeninaktivierte Thrombozytenkonzentrate	3.223,06 €
		ZE164.07	8-800.h7	10 bis unter 12 pathogeninaktivierte Thrombozytenkonzentrate	3.981,42 €
		ZE164.08	8-800.h8	12 bis unter 14 pathogeninaktivierte Thrombozytenkonzentrate	4.739,79 €
		ZE164.09	8-800.h9	14 bis unter 16 pathogeninaktivierte Thrombozytenkonzentrate	5.498,16 €
		ZE164.10	8-800.ha	16 bis unter 18 pathogeninaktivierte Thrombozytenkonzentrate	6.256,52 €
		ZE164.11	8-800.hb	18 bis unter 20 pathogeninaktivierte Thrombozytenkonzentrate	7.014,89 €
		ZE164.12	8-800.hc	20 bis unter 24 pathogeninaktivierte Thrombozytenkonzentrate	7.962,85 €
		ZE164.13	8-800.hd	24 bis unter 28 pathogeninaktivierte Thrombozytenkonzentrate	9.479,58 €
		ZE164.14	8-800.he	28 bis unter 32 pathogeninaktivierte Thrombozytenkonzentrate	10.996,31 €
		ZE164.15	8-800.hf	32 bis unter 36 pathogeninaktivierte Thrombozytenkonzentrate	12.513,05 €
		ZE164.16	8-800.hg	36 bis unter 40 pathogeninaktivierte Thrombozytenkonzentrate	14.029,78 €
		ZE164.17	8-800.hh	40 bis unter 46 pathogeninaktivierte Thrombozytenkonzentrate	15.736,10 €
		ZE164.18	8-800.hj	46 bis unter 52 pathogeninaktivierte Thrombozytenkonzentrate	18.011,20 €
		ZE164.19	8-800.hk	52 bis unter 58 pathogeninaktivierte Thrombozytenkonzentrate	20.286,30 €

Anlage 5: Zusatzentgelte-Katalog (Definition und differenzierte Beträge) aG-DRG Version 2026

ZE	Bezeichnung	ZE_D	OPS Version 2026: OPS-Kode	OPS Version 2026: OPS-Text	Betrag
1	2	3	4	5	6
		ZE164.20	8-800.hm	58 bis unter 64 pathogeninaktivierte Thrombozytenkonzentrate	22.561,40 €
		ZE164.21	8-800.hn	64 bis unter 70 pathogeninaktivierte Thrombozytenkonzentrate	24.836,50 €
		ZE164.22	8-800.hp	70 bis unter 78 pathogeninaktivierte Thrombozytenkonzentrate	27.301,19 €
		ZE164.23	8-800.hq	78 bis unter 86 pathogeninaktivierte Thrombozytenkonzentrate	30.334,66 €
		ZE164.24	8-800.hr	86 bis unter 94 pathogeninaktivierte Thrombozytenkonzentrate	33.368,12 €
		ZE164.25	8-800.hs	94 bis unter 102 pathogeninaktivierte Thrombozytenkonzentrate	36.401,59 €
		ZE164.26	8-800.ht	102 bis unter 110 pathogeninaktivierte Thrombozytenkonzentrate	39.435,05 €
		ZE164.27	8-800.hu	110 bis unter 118 pathogeninaktivierte Thrombozytenkonzentrate	42.468,52 €
		ZE164.28	8-800.hv	118 bis unter 126 pathogeninaktivierte Thrombozytenkonzentrate	45.501,98 €
		ZE164.29	8-800.hz	126 bis unter 134 pathogeninaktivierte Thrombozytenkonzentrate	48.535,45 €
		ZE164.30	8-800.n0	134 bis unter 146 pathogeninaktivierte Thrombozytenkonzentrate	51.948,10 €
		ZE164.31	8-800.n1	146 bis unter 158 pathogeninaktivierte Thrombozytenkonzentrate	56.498,30 €
		ZE164.32	8-800.n2	158 bis unter 170 pathogeninaktivierte Thrombozytenkonzentrate	61.048,50 €
		ZE164.33	8-800.n3	170 bis unter 182 pathogeninaktivierte Thrombozytenkonzentrate	65.598,69 €
		ZE164.34	8-800.n4	182 bis unter 194 pathogeninaktivierte Thrombozytenkonzentrate	70.148,89 €
		ZE164.35	8-800.n5	194 bis unter 210 pathogeninaktivierte Thrombozytenkonzentrate	75.078,27 €
		ZE164.36	8-800.n6	210 bis unter 226 pathogeninaktivierte Thrombozytenkonzentrate	81.145,20 €
		ZE164.37	8-800.n7	226 bis unter 242 pathogeninaktivierte Thrombozytenkonzentrate	87.212,14 €
		ZE164.38	8-800.n8	242 bis unter 258 pathogeninaktivierte Thrombozytenkonzentrate	93.279,07 €
		ZE164.39	8-800.n9	258 bis unter 274 pathogeninaktivierte Thrombozytenkonzentrate	99.346,00 €
		ZE164.40	8-800.na	274 bis unter 294 pathogeninaktivierte Thrombozytenkonzentrate	105.792,11 €
		ZE164.41	8-800.nb	294 bis unter 314 pathogeninaktivierte Thrombozytenkonzentrate	113.375,78 €
		ZE164.42	8-800.nc	314 bis unter 334 pathogeninaktivierte Thrombozytenkonzentrate	120.959,44 €
		ZE164.43	8-800.nd	334 bis unter 354 pathogeninaktivierte Thrombozytenkonzentrate	128.543,10 €
		ZE164.44	8-800.ne	354 bis unter 374 pathogeninaktivierte Thrombozytenkonzentrate	136.126,77 €
		ZE164.45	8-800.nf	374 oder mehr pathogeninaktivierte Thrombozytenkonzentrate	143.710,43 €
ZE165	Gabe von pathogeninaktivierten Apherese-Thrombozytenkonzentraten			Transfusion von Vollblut, Erythrozytenkonzentrat und Thrombozytenkonzentrat: Pathogeninaktiviertes Apherese-Thrombozytenkonzentrat	
		ZE165.01[6]	8-800.d0	1 pathogeninaktiviertes Apherese-Thrombozytenkonzentrate	420,40 €
		ZE165.02	8-800.d1	2 pathogeninaktivierte Apherese-Thrombozytenkonzentrate	840,79 €
		ZE165.03	8-800.d2	3 pathogeninaktivierte Apherese-Thrombozytenkonzentrate	1.261,19 €
		ZE165.04	8-800.d3	4 pathogeninaktivierte Apherese-Thrombozytenkonzentrate	1.681,58 €

aG-DRG Version 2026   Anlage 5: Zusatzentgelte-Katalog (Definition und differenzierte Beträge)

ZE	Bezeichnung	ZE$_D$	OPS Version 2026: OPS-Kode	OPS Version 2026: OPS-Text	Betrag
1	2	3	4	5	6
		ZE165.05	8-800.d4	5 pathogeninaktivierte Apherese-Thrombozytenkonzentrate	2.101,98 €
		ZE165.06	8-800.d5	6 bis unter 8 pathogeninaktivierte Apherese-Thrombozytenkonzentrate	2.732,57 €
		ZE165.07	8-800.d6	8 bis unter 10 pathogeninaktivierte Apherese-Thrombozytenkonzentrate	3.573,37 €
		ZE165.08	8-800.d7	10 bis unter 12 pathogeninaktivierte Apherese-Thrombozytenkonzentrate	4.414,16 €
		ZE165.09	8-800.d8	12 bis unter 14 pathogeninaktivierte Apherese-Thrombozytenkonzentrate	5.254,95 €
		ZE165.10	8-800.d9	14 bis unter 16 pathogeninaktivierte Apherese-Thrombozytenkonzentrate	6.095,74 €
		ZE165.11	8-800.da	16 bis unter 18 pathogeninaktivierte Apherese-Thrombozytenkonzentrate	6.936,53 €
		ZE165.12	8-800.db	18 bis unter 20 pathogeninaktivierte Apherese-Thrombozytenkonzentrate	7.777,33 €
		ZE165.13	8-800.dc	20 bis unter 24 pathogeninaktivierte Apherese-Thrombozytenkonzentrate	8.828,32 €
		ZE165.14	8-800.dd	24 bis unter 28 pathogeninaktivierte Apherese-Thrombozytenkonzentrate	10.509,90 €
		ZE165.15	8-800.de	28 bis unter 32 pathogeninaktivierte Apherese-Thrombozytenkonzentrate	12.191,48 €
		ZE165.16	8-800.df	32 bis unter 36 pathogeninaktivierte Apherese-Thrombozytenkonzentrate	13.873,07 €
		ZE165.17	8-800.dg	36 bis unter 40 pathogeninaktivierte Apherese-Thrombozytenkonzentrate	15.554,65 €
		ZE165.18	8-800.dh	40 bis unter 46 pathogeninaktivierte Apherese-Thrombozytenkonzentrate	17.446,43 €
		ZE165.19	8-800.dj	46 bis unter 52 pathogeninaktivierte Apherese-Thrombozytenkonzentrate	19.968,81 €
		ZE165.20	8-800.dk	52 bis unter 58 pathogeninaktivierte Apherese-Thrombozytenkonzentrate	22.491,19 €
		ZE165.21	8-800.dm	58 bis unter 64 pathogeninaktivierte Apherese-Thrombozytenkonzentrate	25.013,56 €
		ZE165.22	8-800.dn	64 bis unter 70 pathogeninaktivierte Apherese-Thrombozytenkonzentrate	27.535,94 €
		ZE165.23	8-800.dp	70 bis unter 78 pathogeninaktivierte Apherese-Thrombozytenkonzentrate	30.268,51 €
		ZE165.24	8-800.dq	78 bis unter 86 pathogeninaktivierte Apherese-Thrombozytenkonzentrate	33.631,68 €
		ZE165.25	8-800.dr	86 bis unter 94 pathogeninaktivierte Apherese-Thrombozytenkonzentrate	36.994,85 €
		ZE165.26	8-800.ds	94 bis unter 102 pathogeninaktivierte Apherese-Thrombozytenkonzentrate	40.358,02 €
		ZE165.27	8-800.dt	102 bis unter 110 pathogeninaktivierte Apherese-Thrombozytenkonzentrate	43.721,18 €
		ZE165.28	8-800.du	110 bis unter 118 pathogeninaktivierte Apherese-Thrombozytenkonzentrate	47.084,35 €
		ZE165.29	8-800.dv	118 bis unter 126 pathogeninaktivierte Apherese-Thrombozytenkonzentrate	50.447,52 €
		ZE165.30	8-800.dz	126 bis unter 134 pathogeninaktivierte Apherese-Thrombozytenkonzentrate	53.810,69 €
		ZE165.31	8-800.j0	134 bis unter 146 pathogeninaktivierte Apherese-Thrombozytenkonzentrate	57.594,25 €
		ZE165.32	8-800.j1	146 bis unter 158 pathogeninaktivierte Apherese-Thrombozytenkonzentrate	62.639,00 €
		ZE165.33	8-800.j2	158 bis unter 170 pathogeninaktivierte Apherese-Thrombozytenkonzentrate	67.683,76 €
		ZE165.34	8-800.j3	170 bis unter 182 pathogeninaktivierte Apherese-Thrombozytenkonzentrate	72.728,51 €
		ZE165.35	8-800.j4	182 bis unter 194 pathogeninaktivierte Apherese-Thrombozytenkonzentrate	77.773,26 €
		ZE165.36	8-800.j5	194 bis unter 210 pathogeninaktivierte Apherese-Thrombozytenkonzentrate	83.238,41 €

ZE	Bezeichnung	ZE$_D$	OPS Version 2026: OPS-Kode	OPS Version 2026: OPS-Text	Betrag
1	2	3	4	5	6
		ZE165.37	8-800.j6	210 bis unter 226 pathogeninaktivierte Apherese-Thrombozytenkonzentrate	89.964,74 €
		ZE165.38	8-800.j7	226 bis unter 242 pathogeninaktivierte Apherese-Thrombozytenkonzentrate	96.691,08 €
		ZE165.39	8-800.j8	242 bis unter 258 pathogeninaktivierte Apherese-Thrombozytenkonzentrate	103.417,42 €
		ZE165.40	8-800.j9	258 bis unter 274 pathogeninaktivierte Apherese-Thrombozytenkonzentrate	110.143,75 €
		ZE165.41	8-800.ja	274 bis unter 294 pathogeninaktivierte Apherese-Thrombozytenkonzentrate	117.290,48 €
		ZE165.42	8-800.jb	294 bis unter 314 pathogeninaktivierte Apherese-Thrombozytenkonzentrate	125.698,40 €
		ZE165.43	8-800.jc	314 bis unter 334 pathogeninaktivierte Apherese-Thrombozytenkonzentrate	134.106,32 €
		ZE165.44	8-800.jd	334 bis unter 354 pathogeninaktivierte Apherese-Thrombozytenkonzentrate	142.514,24 €
		ZE165.45	8-800.je	354 bis unter 374 pathogeninaktivierte Apherese-Thrombozytenkonzentrate	150.922,16 €
		ZE165.46	8-800.jf	374 oder mehr pathogeninaktivierte Apherese-Thrombozytenkonzentrate	159.330,08 €
ZE168	Gabe von Ipilimumab, parenteral			Applikation von Medikamenten, Liste 6: Ipilimumab, parenteral	
		ZE168.01[6]	6-006.j0	20 mg bis unter 30 mg	1.491,70 €
		ZE168.02	6-006.j1	30 mg bis unter 40 mg	2.131,00 €
		ZE168.03	6-006.j2	40 mg bis unter 50 mg	2.770,30 €
		ZE168.04	6-006.j3	50 mg bis unter 60 mg	3.409,60 €
		ZE168.05	6-006.j4	60 mg bis unter 70 mg	4.048,90 €
		ZE168.06	6-006.j5	70 mg bis unter 80 mg	4.688,20 €
		ZE168.07	6-006.j6	80 mg bis unter 90 mg	5.323,45 €
		ZE168.08	6-006.j7	90 mg bis unter 100 mg	5.944,21 €
		ZE168.09	6-006.j8	100 mg bis unter 120 mg	6.747,17 €
		ZE168.10	6-006.j9	120 mg bis unter 140 mg	8.097,80 €
		ZE168.11	6-006.ja	140 mg bis unter 160 mg	9.376,40 €
		ZE168.12	6-006.jb	160 mg bis unter 180 mg	10.655,00 €
		ZE168.13	6-006.jc	180 mg bis unter 200 mg	11.933,60 €
		ZE168.14	6-006.jd	200 mg bis unter 220 mg	13.212,20 €
		ZE168.15	6-006.je	220 mg bis unter 240 mg	14.490,80 €
		ZE168.16	6-006.jf	240 mg bis unter 260 mg	15.769,40 €
		ZE168.17	6-006.jg	260 mg bis unter 300 mg	17.474,20 €
		ZE168.18	6-006.jh	300 mg bis unter 340 mg	20.031,40 €
		ZE168.19	6-006.jj	340 mg bis unter 380 mg	22.588,60 €
		ZE168.20	6-006.jk	380 mg bis unter 420 mg	25.145,80 €
		ZE168.21	6-006.jm	420 mg bis unter 460 mg	27.703,00 €
		ZE168.22	6-006.jn	460 mg bis unter 540 mg	31.112,60 €
		ZE168.23	6-006.jp	540 mg bis unter 620 mg	36.227,00 €
		ZE168.24	6-006.jq	620 mg bis unter 700 mg	41.341,40 €
		ZE168.25	6-006.jr	700 mg bis unter 860 mg	48.160,60 €
		ZE168.26	6-006.js	860 mg bis unter 1.020 mg	58.389,40 €
		ZE168.27	6-006.jt	1.020 mg bis unter 1.180 mg	68.618,20 €
		ZE168.28	6-006.ju	1.180 mg bis unter 1.340 mg	78.847,00 €
		ZE168.29	6-006.jv	1.340 mg bis unter 1.500 mg	89.075,80 €
		ZE168.30	6-006.jw	1.500 mg oder mehr	99.304,60 €
ZE169	Adjustierbare Harnkontinenztherapien		5-596.73	Andere Harnkontinenzoperationen: Adjustierbare Kontinenztherapie: Wechsel des Ballons	siehe Anlage 2
			5-596.74	Andere Harnkontinenzoperationen: Adjustierbare Kontinenztherapie: Implantation unter den Harnblasenhals	
			5-596.75	Andere Harnkontinenzoperationen: Adjustierbare Kontinenztherapie: Implantation in die Region der bulbären Harnröhre	
ZE170	Suspensionsoperation bei Harninkontinenz des Mannes		5-598.0	Suspensionsoperation [Zügeloperation] bei Harninkontinenz des Mannes: Mit alloplastischem Material	siehe Anlage 2

ZE	Bezeichnung	ZE$_D$	OPS Version 2026: OPS-Kode	OPS Version 2026: OPS-Text	Betrag
1	2	3	4	5	6
ZE171	Gabe von Pembrolizumab, parenteral			Applikation von Medikamenten, Liste 9: Pembrolizumab, parenteral	
		ZE171.01[6]	6-009.p0	20 mg bis unter 40 mg	697,24 €
		ZE171.02[6]	6-009.p1	40 mg bis unter 60 mg	1.220,17 €
		ZE171.03[6]	6-009.p2	60 mg bis unter 80 mg	1.743,11 €
		ZE171.04	6-009.p3	80 mg bis unter 100 mg	2.266,04 €
		ZE171.05	6-009.p4	100 mg bis unter 150 mg	2.614,66 €
		ZE171.06	6-009.p5	150 mg bis unter 200 mg	3.921,99 €
		ZE171.07	6-009.p6	200 mg bis unter 300 mg	5.229,32 €
		ZE171.08	6-009.p7	300 mg bis unter 400 mg	7.843,98 €
		ZE171.09	6-009.p8	400 mg bis unter 600 mg	10.458,64 €
		ZE171.10	6-009.p9	600 mg bis unter 800 mg	15.687,96 €
		ZE171.11	6-009.pa	800 mg bis unter 1.000 mg	20.917,28 €
		ZE171.12	6-009.pb	1.000 mg bis unter 1.200 mg	26.146,60 €
		ZE171.13	6-009.pc	1.200 mg bis unter 1.400 mg	31.375,92 €
		ZE171.14	6-009.pd	1.400 mg bis unter 1.600 mg	36.605,24 €
		ZE171.15	6-009.pe	1.600 mg bis unter 1.800 mg	41.834,56 €
		ZE171.16	6-009.pf	1.800 mg bis unter 2.000 mg	47.063,88 €
		ZE171.17	6-009.pg	2.000 mg bis unter 2.200 mg	52.293,20 €
		ZE171.18	6-009.ph	2.200 mg bis unter 2.400 mg	57.522,52 €
		ZE171.19	6-009.pj	2.400 mg bis unter 2.600 mg	62.751,84 €
		ZE171.20	6-009.pk	2.600 mg oder mehr	67.981,16 €
ZE174	Gabe von Venetoclax, oral			Applikation von Medikamenten, Liste 10: Venetoclax, oral	
		ZE174.01[6]	6-00a.k0	250 mg bis unter 500 mg	189,04 €
		ZE174.02[6]	6-00a.k1	500 mg bis unter 750 mg	315,07 €
		ZE174.03[6]	6-00a.k2	750 mg bis unter 1.000 mg	441,09 €
		ZE174.04	6-00a.k3	1.000 mg bis unter 1.500 mg	604,76 €
		ZE174.05	6-00a.k4	1.500 mg bis unter 2.000 mg	847,80 €
		ZE174.06	6-00a.k5	2.000 mg bis unter 2.500 mg	1.112,66 €
		ZE174.07	6-00a.k6	2.500 mg bis unter 3.000 mg	1.365,27 €
		ZE174.08	6-00a.k7	3.000 mg bis unter 4.000 mg	1.671,68 €
		ZE174.09	6-00a.k8	4.000 mg bis unter 5.000 mg	2.181,04 €
		ZE174.10	6-00a.k9	5.000 mg bis unter 6.000 mg	2.708,60 €
		ZE174.11	6-00a.ka	6.000 mg bis unter 7.000 mg	3.194,17 €
		ZE174.12	6-00a.kb	7.000 mg bis unter 9.000 mg	3.890,81 €
		ZE174.13	6-00a.kc	9.000 mg bis unter 11.000 mg	5.041,00 €
		ZE174.14	6-00a.kd	11.000 mg bis unter 13.000 mg	6.049,20 €
		ZE174.15	6-00a.ke	13.000 mg bis unter 15.000 mg	7.057,40 €
		ZE174.16	6-00a.kf	15.000 mg bis unter 19.000 mg	8.569,70 €
		ZE174.17	6-00a.kg	19.000 mg bis unter 23.000 mg	10.586,10 €
		ZE174.18	6-00a.kh	23.000 mg bis unter 27.000 mg	12.602,50 €
		ZE174.19	6-00a.kj	27.000 mg bis unter 31.000 mg	14.618,90 €
		ZE174.20	6-00a.kk	31.000 mg oder mehr	16.635,30 €
ZE175 [2]	Perkutan-transluminale Fremdkörperentfernung und Thrombektomie an intrakraniellen Gefäßen unter Verwendung eines Thrombektomie-Aspirationskatheters		8-836.60	(Perkutan-)transluminale Gefäßintervention: Fremdkörperentfernung: Gefäße intrakraniell	
			8-836.80	(Perkutan-)transluminale Gefäßintervention: Thrombektomie: Gefäße intrakraniell	
		ZE175.01	8-83b.87	Zusatzinformationen zu Materialien: Verwendung eines Instruments zur Thrombektomie oder Fremdkörperentfernung: 1 Thrombektomie-Aspirationskatheter	1.143,47 €
		ZE175.02	8-83b.88	Zusatzinformationen zu Materialien: Verwendung eines Instruments zur Thrombektomie oder Fremdkörperentfernung: 2 Thrombektomie-Aspirationskatheter	2.286,94 €
		ZE175.03	8-83b.89	Zusatzinformationen zu Materialien: Verwendung eines Instruments zur Thrombektomie oder Fremdkörperentfernung: 3 oder mehr Thrombektomie-Aspirationskatheter	3.430,41 €

Anlage 5: Zusatzentgelte-Katalog (Definition und differenzierte Beträge)   aG-DRG Version 2026

ZE	Bezeichnung	ZE_D	OPS Version 2026: OPS-Kode	OPS Version 2026: OPS-Text	Betrag
1	2	3	4	5	6
ZE177	Gabe von Atezolizumab, intravenös			Applikation von Medikamenten, Liste 10: Atezolizumab, intravenös	
		ZE177.01	6-00a.m0	840 mg bis unter 1.200 mg	2.595,35 €
		ZE177.02	6-00a.m1	1.200 mg bis unter 1.680 mg	3.707,64 €
		ZE177.03	6-00a.m2	1.680 mg bis unter 2.400 mg	5.190,70 €
		ZE177.04	6-00a.m3	2.400 mg bis unter 2.520 mg	7.415,28 €
		ZE177.05	6-00a.m4	2.520 mg bis unter 3.360 mg	7.786,04 €
		ZE177.06	6-00a.m5	3.360 mg bis unter 3.600 mg	10.381,39 €
		ZE177.07	6-00a.m6	3.600 mg bis unter 4.200 mg	11.122,92 €
		ZE177.08	6-00a.m7	4.200 mg bis unter 4.800 mg	12.976,74 €
		ZE177.09	6-00a.m8	4.800 mg bis unter 5.040 mg	14.830,56 €
		ZE177.10	6-00a.m9	5.040 mg bis unter 5.880 mg	15.572,09 €
		ZE177.11	6-00a.ma	5.880 mg bis unter 6.000 mg	18.167,44 €
		ZE177.12	6-00a.mb	6.000 mg bis unter 6.720 mg	18.538,20 €
		ZE177.13	6-00a.mc	6.720 mg bis unter 7.200 mg	20.762,78 €
		ZE177.14	6-00a.md	7.200 mg bis unter 7.560 mg	22.245,84 €
		ZE177.15	6-00a.me	7.560 mg bis unter 8.400 mg	23.358,13 €
		ZE177.16	6-00a.mf	8.400 mg bis unter 9.600 mg	25.953,48 €
		ZE177.17	6-00a.mg	9.600 mg bis unter 10.800 mg	29.661,12 €
		ZE177.18	6-00a.mh	10.800 mg bis unter 12.000 mg	33.368,76 €
		ZE177.19	6-00a.mj	12.000 mg bis unter 13.200 mg	37.076,40 €
		ZE177.20	6-00a.mk	13.200 mg oder mehr	40.784,04 €
ZE178	Gabe von Ocrelizumab, intravenös			Applikation von Medikamenten, Liste 10: Ocrelizumab, intravenös	
		ZE178.01	6-00a.p0	300 mg bis unter 600 mg	5.756,52 €
		ZE178.02	6-00a.p1	600 mg bis unter 900 mg	11.513,04 €
		ZE178.03	6-00a.p2	900 mg bis unter 1.200 mg	17.269,56 €
		ZE178.04	6-00a.p3	1.200 mg bis unter 1.500 mg	23.026,08 €
		ZE178.05	6-00a.p4	1.500 mg bis unter 1.800 mg	28.782,60 €
		ZE178.06	6-00a.p5	1.800 mg oder mehr	34.539,12 €

Fußnoten:

*) Gilt für alle entsprechenden 5-Steller oder 6-Steller des angegebenen OPS-Kodes.

1) Eine zusätzliche Abrechnung ist im Zusammenhang mit einer Fallpauschale der Basis-DRG L60 oder L71 oder der DRG L90B oder L90C und dem nach Anlage 3b krankenhausindividuell zu vereinbarenden Entgelt L90A nicht möglich.

2) Nur abrechenbar in Kombination mit einem der grau hinterlegten OPS-Kodes.

3) Dieses Zusatzentgelt ist nur abrechenbar für Patienten mit einem Alter < 3 Jahre.

4) Dieses Zusatzentgelt ist nur abrechenbar für Patienten mit einem Alter < 5 Jahre.

5) Dieses Zusatzentgelt ist nur abrechenbar für Patienten mit einem Alter < 10 Jahre.

6) Dieses Zusatzentgelt ist nur abrechenbar für Patienten mit einem Alter < 15 Jahre.

7) Für eine Prozedur "(Perkutan-)transluminale Gefäßintervention: Selektive Embolisation mit Metallspiralen" in Kombination mit den Prozeduren 8-83b.34, 8-83b.35 und 8-83b.38 ist lokalisationsunabhängig ausschließlich das ZE105 abrechenbar.

8) Bei der Behandlung von Blutern mit Blutgerinnungsfaktoren erfolgt die Abrechnung der Gabe von Prothrombinkomplex über das ZE2026-97 nach Anlage 4 bzw. 6, die gleichzeitige Abrechnung des ZE30 ist ausgeschlossen.

9) Das Zusatzentgelt ist ab einer Mindestverweildauer von 5 Belegungstagen und nur in Verbindung mit einer in Anlage 8 Tabelle 1 genannten DRG-Fallpauschale abrechenbar.

10) Das Zusatzentgelt ist ab einer Mindestverweildauer von 5 Belegungstagen und nur in Verbindung mit einer in Anlage 8 Tabelle 2 genannten DRG-Fallpauschale abrechenbar.

Anlage 6

Zusatzentgelte-Katalog[1]
– Definition –

ZE[1]	Bezeichnung	OPS Version 2026: OPS-Kode	OPS Version 2026: OPS-Text
1	2	3	4
ZE2026-01 [4]	Beckenimplantate	5-785.2d	Implantation von alloplastischem Knochenersatz: Keramischer Knochenersatz: Becken
		5-785.3d	Implantation von alloplastischem Knochenersatz: Keramischer Knochenersatz, resorbierbar: Becken
		5-785.4d	Implantation von alloplastischem Knochenersatz: Metallischer Knochenersatz: Becken
		5-785.5d	Implantation von alloplastischem Knochenersatz: Keramischer Knochenersatz, resorbierbar mit Antibiotikumzusatz: Becken
ZE2026-02 [4]	Links- und rechtsventrikuläre Herzassistenzsysteme („Kunstherz")	5-376.20	Implantation und Entfernung eines herzunterstützenden Systems, offen chirurgisch: Extrakorporale Pumpe (z.B. Kreiselpumpe oder Zentrifugalpumpe), univentrikulär: Implantation, mit Sternotomie
		5-376.22	Implantation und Entfernung eines herzunterstützenden Systems, offen chirurgisch: Extrakorporale Pumpe (z.B. Kreiselpumpe oder Zentrifugalpumpe), univentrikulär: Isolierter Pumpenwechsel, nicht offen chirurgisch
		5-376.23	Implantation und Entfernung eines herzunterstützenden Systems, offen chirurgisch: Extrakorporale Pumpe (z.B. Kreiselpumpe oder Zentrifugalpumpe), univentrikulär: Implantation, transapikal
		5-376.30	Implantation und Entfernung eines herzunterstützenden Systems, offen chirurgisch: Extrakorporale Pumpe (z.B. Kreiselpumpe oder Zentrifugalpumpe), biventrikulär: Implantation
		5-376.33	Implantation und Entfernung eines herzunterstützenden Systems, offen chirurgisch: Extrakorporale Pumpe (z.B. Kreiselpumpe oder Zentrifugalpumpe), biventrikulär: Isolierter Pumpenwechsel einer Pumpe, nicht offen chirurgisch
		5-376.34	Implantation und Entfernung eines herzunterstützenden Systems, offen chirurgisch: Extrakorporale Pumpe (z.B. Kreiselpumpe oder Zentrifugalpumpe), biventrikulär: Isolierter Pumpenwechsel beider Pumpen, nicht offen chirurgisch
		5-376.40	Implantation und Entfernung eines herzunterstützenden Systems, offen chirurgisch: Intrakorporale Pumpe, univentrikulär: Implantation
		5-376.50	Implantation und Entfernung eines herzunterstützenden Systems, offen chirurgisch: Intrakorporale Pumpe, biventrikulär: Implantation
		5-376.60	Implantation und Entfernung eines herzunterstützenden Systems, offen chirurgisch: Kunstherz (totaler Herzersatz): Implantation
		5-376.70	Implantation und Entfernung eines herzunterstützenden Systems, offen chirurgisch: Parakorporale Pumpe, univentrikulär: Implantation
		5-376.72	Implantation und Entfernung eines herzunterstützenden Systems, offen chirurgisch: Parakorporale Pumpe, univentrikulär: Isolierter Pumpenwechsel, nicht offen chirurgisch
		5-376.80	Implantation und Entfernung eines herzunterstützenden Systems, offen chirurgisch: Parakorporale Pumpe, biventrikulär: Implantation
		5-376.83	Implantation und Entfernung eines herzunterstützenden Systems, offen chirurgisch: Parakorporale Pumpe, biventrikulär: Isolierter Pumpenwechsel einer Pumpe, nicht offen chirurgisch
		5-376.84	Implantation und Entfernung eines herzunterstützenden Systems, offen chirurgisch: Parakorporale Pumpe, biventrikulär: Isolierter Pumpenwechsel beider Pumpen, nicht offen chirurgisch
ZE2026-03 [4]	ECMO und PECLA	8-852.0*	Extrakorporaler Gasaustausch ohne und mit Herzunterstützung und Prä-ECMO-Therapie: Veno-venöse extrakorporale Membranoxygenation (ECMO) ohne Herzunterstützung
		8-852.2*	Extrakorporaler Gasaustausch ohne und mit Herzunterstützung und Prä-ECMO-Therapie: Extrakorporale Lungenunterstützung, pumpenlos (PECLA)
		8-852.3*	Extrakorporaler Gasaustausch ohne und mit Herzunterstützung und Prä-ECMO-Therapie: Anwendung einer minimalisierten Herz-Lungen-Maschine
ZE2026-04 [4]	Individuell nach CAD gefertigte Rekonstruktionsimplantate im Gesichts- und Schädelbereich	5-020.65	Kranioplastik: Rekonstruktion des Gesichtsschädels ohne Beteiligung des Hirnschädels bis zu 2 Regionen mit computerassistiert vorgefertigtem Implantat [CAD-Implantat]
		5-020.66	Kranioplastik: Rekonstruktion des Gesichtsschädels ohne Beteiligung des Hirnschädels ab 3 Regionen mit computerassistiert vorgefertigtem Implantat [CAD-Implantat]

ZE [1]	Bezeichnung	OPS Version 2026: OPS-Kode	OPS Version 2026: OPS-Text
1	2	3	4
		5-020.67	Kranioplastik: Rekonstruktion des Hirnschädels mit Beteiligung von Orbita, Temporalregion oder frontalem Sinus (bis zu 2 Regionen) mit computerassistiert vorgefertigtem Implantat [CAD-Implantat]
		5-020.68	Kranioplastik: Rekonstruktion des Hirnschädels mit Beteiligung multipler Regionen des Gesichtsschädels (ab 3 Regionen) mit computerassistiert vorgefertigtem Implantat [CAD-Implantat]
		5-020.6b	Kranioplastik: Rekonstruktion des Gesichtsschädels ohne Beteiligung des Hirnschädels bis zu 2 Regionen mit computerassistiert vorgefertigtem Implantat, mit nicht resorbierbarem, mikroporösem Material mit fibrovaskulärer Integration
		5-020.6c	Kranioplastik: Rekonstruktion des Gesichtsschädels ohne Beteiligung des Hirnschädels ab 3 Regionen mit computerassistiert vorgefertigtem Implantat, mit nicht resorbierbarem, mikroporösem Material mit fibrovaskulärer Integration
		5-020.6d	Kranioplastik: Rekonstruktion des Hirnschädels mit Beteiligung von Orbita, Temporalregion oder frontalem Sinus (bis zu 2 Regionen) mit computerassistiert vorgefertigtem Implantat, mit nicht resorbierbarem, mikroporösem Material mit fibrovaskulärer Integration
		5-020.6e	Kranioplastik: Rekonstruktion des Hirnschädels mit Beteiligung multipler Regionen des Gesichtsschädels (ab 3 Regionen) mit computerassistiert vorgefertigtem Implantat, mit nicht resorbierbarem, mikroporösem Material mit fibrovaskulärer Integration
		5-020.6f	Kranioplastik: Rekonstruktion des Gesichtsschädels ohne Beteiligung des Hirnschädels bis zu 2 Regionen mit intraoperativ hergestelltem patientenindividuellen Implantat durch eine computerassistiert vorgefertigte Gussform [CAD-Gussform]
		5-020.6g	Kranioplastik: Rekonstruktion des Gesichtsschädels ohne Beteiligung des Hirnschädels ab 3 Regionen mit intraoperativ hergestelltem patientenindividuellen Implantat durch eine computerassistiert vorgefertigte Gussform [CAD-Gussform]
		5-020.6h	Rekonstruktion des Hirnschädels mit Beteiligung von Orbita, Temporalregion oder frontalem Sinus (bis zu 2 Regionen) mit intraoperativ hergestelltem patientenindividuellen Implantat durch eine computerassistiert vorgefertigte Gussform [CAD-Gussform]
		5-020.6j	Kranioplastik: Rekonstruktion des Hirnschädels mit Beteiligung multipler Regionen des Gesichtsschädels (ab 3 Regionen) mit intraoperativ hergestelltem patientenindividuellen Implantat durch eine computerassistiert vorgefertigte Gussform [CAD-Gussform]
		5-020.71	Kranioplastik: Rekonstruktion des Hirnschädels ohne Beteiligung des Gesichtsschädels, mit alloplastischem Material: Mit computerassistiert vorgefertigtem Implantat [CAD-Implantat], einfacher Defekt
		5-020.72	Kranioplastik: Rekonstruktion des Hirnschädels ohne Beteiligung des Gesichtsschädels, mit alloplastischem Material: Mit computerassistiert vorgefertigtem Implantat [CAD-Implantat], großer oder komplexer
		5-020.74	Kranioplastik: Rekonstruktion des Hirnschädels ohne Beteiligung des Gesichtsschädels, mit alloplastischem Material: Mit computerassistiert vorgefertigtem Implantat [CAD-Implantat], einfacher Defekt, mit nicht
		5-020.75	Kranioplastik: Rekonstruktion des Hirnschädels ohne Beteiligung des Gesichtsschädels, mit alloplastischem Material: Mit computerassistiert vorgefertigtem Implantat [CAD-Implantat], großer oder komplexer
		5-020.76	Kranioplastik: Rekonstruktion des Hirnschädels ohne Beteiligung des Gesichtsschädels: Mit intraoperativ hergestelltem patientenindividuellen Implantat durch eine computerassistiert vorgefertigte Gussform [CAD-Gussform], einfacher Defekt
		5-020.77	Kranioplastik: Rekonstruktion des Hirnschädels ohne Beteiligung des Gesichtsschädels: Mit intraoperativ hergestelltem patientenindividuellen Implantat durch eine computerassistiert vorgefertigte Gussform [CAD-Gussform], großer oder komplexer
		5-774.71	Plastische Rekonstruktion und Augmentation der Maxilla: Durch alloplastische Implantate: Mit computerassistiert vorgefertigtem Implantat [CAD-Implantat], einfacher Defekt
		5-774.72	Plastische Rekonstruktion und Augmentation der Maxilla: Durch alloplastische Implantate: Mit computerassistiert vorgefertigtem Implantat [CAD-Implantat], großer oder komplexer Defekt

ZE[1)]	Bezeichnung	OPS Version 2026: OPS-Kode	OPS Version 2026: OPS-Text
1	2	3	4
		5-775.71	Plastische Rekonstruktion und Augmentation der Mandibula: Durch alloplastische Implantate: Mit computerassistiert vorgefertigtem Implantat [CAD-Implantat], einfacher Defekt
		5-775.72	Plastische Rekonstruktion und Augmentation der Mandibula: Durch alloplastische Implantate: Mit computerassistiert vorgefertigtem Implantat [CAD-Implantat], großer oder komplexer Defekt
ZE2026-05 [4)]	Distraktion am Gesichtsschädel	5-776.6	Osteotomie zur Verlagerung des Untergesichtes: Verlagerung des Unterkiefers durch Distraktion mit Kontinuitätsdurchtrennung im aufsteigenden Mandibulaast
		5-776.7	Osteotomie zur Verlagerung des Untergesichtes: Verlagerung der Mandibula durch Distraktion nach Osteotomie im horizontalen Mandibulaast
		5-776.9	Osteotomie zur Verlagerung des Untergesichtes: Verlagerung des Alveolarfortsatzes durch horizontale Distraktion nach Osteotomie
		5-777.*1	Osteotomie zur Verlagerung des Mittelgesichtes: Mit Distraktion
ZE2026-07 [4)]	Andere implantierbare Medikamentenpumpen	5-028.1x	Funktionelle Eingriffe an Schädel, Gehirn und Hirnhäuten: Implantation oder Wechsel einer Medikamentenpumpe zur intraventrikulären Infusion: Sonstige
		5-038.4x	Operationen am spinalen Liquorsystem: Implantation oder Wechsel einer Medikamentenpumpe zur intrathekalen und/oder epiduralen Infusion: Sonstige
ZE2026-08 [3), 4)]	Sonstige Dialyse	8-853.x	Hämofiltration: Sonstige
		8-853.y	Hämofiltration: N.n.bez.
		8-854.x	Hämodialyse: Sonstige
		8-854.y	Hämodialyse: N.n.bez.
		8-855.x	Hämodiafiltration: Sonstige
		8-855.y	Hämodiafiltration: N.n.bez.
		8-857.x	Peritonealdialyse: Sonstige
		8-857.y	Peritonealdialyse: N.n.bez.
ZE2026-09 [4)]	Hämoperfusion [Vollblut-Adsorption]	8-821.3*	Adsorption und verwandte Verfahren: Hämoperfusion [Vollblut-Adsorption]
ZE2026-10 [4)]	Leberersatztherapie	8-858.*	Extrakorporale Leberersatztherapie [Leberdialyse]
ZE2026-13 [4)]	Adsorption zur Entfernung von Immunglobulinen und/oder Immunkomplexen	8-821.4*	Adsorption und verwandte Verfahren: Adsorption zur Entfernung von Immunglobulinen und/oder Immunkomplexen
ZE2026-15 [4)]	Zellapherese	8-823	Zellapherese
		8-825.*	Spezielle Zellphereseverfahren
ZE2026-16 [4)]	Isolierte Extremitätenperfusion	8-859	Isolierte Extremitätenperfusion
ZE2026-17 [4)]	Retransplantation von Organen während desselben stationären Aufenthaltes	5-125.5	Hornhaut-Retransplantation während desselben stationären Aufenthaltes
		5-335.3*	Lungentransplantation: Retransplantation während desselben stationären Aufenthaltes
		5-375.3	Herz-Retransplantation während desselben stationären Aufenthaltes
		5-375.4	Herz-Lungen-Retransplantation (En-bloc) während desselben stationären Aufenthaltes
		5-467.9*	Dünndarm-Retransplantation während desselben stationären Aufenthaltes
		5-504.3	Lebertransplantation: Retransplantation, komplett (gesamtes Organ) während desselben stationären Aufenthaltes
		5-504.4	Lebertransplantation: Retransplantation, partiell (Split-Leber) während desselben stationären Aufenthaltes
		5-504.5	Lebertransplantation: Retransplantation, auxiliär (linker Leberlappen zusätzlich zum vorhandenen Organ) während desselben stationären Aufenthaltes
		5-528.3	Retransplantation von Pankreasgewebe während desselben stationären Aufenthaltes
		5-528.4	Retransplantation eines Pankreassegmentes während desselben stationären Aufenthaltes

Anlage 6: Zusatzentgelte-Katalog (Definition) aG-DRG Version 2026

ZE [1)	Bezeichnung	OPS Version 2026: OPS-Kode	OPS Version 2026: OPS-Text
1	2	3	4
		5-528.5	Retransplantation des Pankreas (gesamtes Organ) während desselben stationären Aufenthaltes
		5-555.6	Nierentransplantation: Retransplantation, allogen, Lebendspender während desselben stationären Aufenthaltes
		5-555.7	Nierentransplantation: Retransplantation, allogen, Leichenniere während desselben stationären Aufenthaltes
		5-555.8	Nierentransplantation: Retransplantation, En-bloc-Transplantat während desselben stationären Aufenthaltes
ZE2026-18 [4)	Zwerchfellschrittmacher	5-347.6*	Operationen am Zwerchfell: Implantation oder Wechsel eines Zwerchfellschrittmachers
ZE2026-22 [4)	IABP	5-376.00	Implantation und Entfernung eines herzunterstützenden Systems, offen chirurgisch: Intraaortale Ballonpumpe: Implantation
		8-839.0	Andere therapeutische Katheterisierung und Kanüleneinlage in Herz und Blutgefäße: Perkutane Einführung einer intraaortalen Ballonpumpe
ZE2026-24 [4)	Andere Penisprothesen	5-649.50	Andere Operationen am Penis: Implantation einer Penisprothese: Semirigide Prothese
		5-649.5x	Andere Operationen am Penis: Implantation einer Penisprothese: Sonstige
		5-649.a0	Andere Operationen am Penis: Wechsel einer semirigiden Penisprothese: In eine semirigide Prothese
		5-649.ax	Andere Operationen am Penis: Wechsel einer semirigiden Penisprothese: Sonstige
		5-649.b0	Andere Operationen am Penis: Wechsel einer hydraulischen Penisprothese: Vollständig, in eine semirigide Prothese
		5-649.b2	Andere Operationen am Penis: Wechsel einer hydraulischen Penisprothese: Isolierter Pumpenwechsel
		5-649.b3	Andere Operationen am Penis: Wechsel einer hydraulischen Penisprothese: Isolierter Reservoirwechsel [Ballon]
		5-649.b4	Andere Operationen am Penis: Wechsel einer hydraulischen Penisprothese: Isolierter Wechsel des Schwellkörperimplantates [Zylinder]
		5-649.bx	Andere Operationen am Penis: Wechsel einer hydraulischen Penisprothese: Sonstige
ZE2026-25 [4)	Modulare Endoprothesen	5-829.k*	Andere gelenkplastische Eingriffe: Implantation einer modularen Endoprothese oder (Teil-)Wechsel in eine modulare Endoprothese bei knöcherner Defektsituation und ggf. Knochen(teil)ersatz
		5-829.m	Andere gelenkplastische Eingriffe: Implantation von oder (Teil-)Wechsel in ein patientenindividuell hergestelltes Implantat bei knöcherner Defektsituation oder angeborener oder erworbener Deformität
ZE2026-26 [4)	Anthroposophisch-medizinische Komplexbehandlung	8-975.3	Anthroposophisch-medizinische Komplexbehandlung
ZE2026-33 [2), 4)	Gabe von Sargramostim, parenteral	6-001.4*	Applikation von Medikamenten, Liste 1: Sargramostim, parenteral
ZE2026-34 [4)	Gabe von Granulozytenkonzentraten	8-802.6*	Transfusion von Leukozyten: Granulozyten
ZE2026-35 [4)	Fremdbezug von hämatopoetischen Stammzellen		Fremdbezug von hämatopoetischen Stammzellen über Spenderdateien bei nicht-verwandten Spendern oder Bezug von hämatopoetischen Stammzellen von außerhalb Deutschlands bei Familienspendern
ZE2026-36 [4)	Versorgung von Schwerstbehinderten		Zusatzentgelt für Krankenhäuser, bei denen insbesondere wegen einer räumlichen Nähe zu entsprechenden Einrichtungen oder einer Spezialisierung eine Häufung von schwerstbehinderten Patienten auftritt. Vergütung des mit den DRG-Fallpauschalen nicht abgedeckten, wesentlichen zusätzlichen Aufwands, insbesondere im Pflegedienst
ZE2026-40 [4)	Naturheilkundliche Komplexbehandlung	8-975.23	Naturheilkundliche Komplexbehandlung: Mindestens 14 bis höchstens 20 Behandlungstage und weniger als 2.520 Behandlungsminuten oder mindestens 10 bis höchstens 13 Behandlungstage und mindestens 1.680 Behandlungsminuten
		8-975.24	Naturheilkundliche Komplexbehandlung: Mindestens 21 Behandlungstage oder mindestens 14 Behandlungstage und mindestens 2.520 Behandlungsminuten
ZE2026-41 [4), 5)	Multimodal-nichtoperative Komplexbehandlung des Bewegungssystems	8-977	Multimodal-nichtoperative Komplexbehandlung des Bewegungssystems

aG-DRG Version 2026 — Anlage 6: Zusatzentgelte-Katalog (Definition)

ZE [1]	Bezeichnung	OPS Version 2026: OPS-Kode	OPS Version 2026: OPS-Text
1	2	3	4
ZE2026-44 [4]	Stammzellboost nach erfolgter Transplantation von hämatopoetischen Stammzellen, nach In-vitro-Aufbereitung	8-805.62	Transfusion von peripher gewonnenen hämatopoetischen Stammzellen: Stammzellboost nach erfolgter Transplantation von hämatopoetischen Stammzellen: Nach In-vitro-Aufbereitung
ZE2026-45 [4]	Komplexe Diagnostik bei hämatologischen und onkologischen Erkrankungen bei Kindern und Jugendlichen	1-940	Komplexe Diagnostik bei hämatologischen und onkologischen Erkrankungen bei Kindern und Jugendlichen
ZE2026-46 [2,4]	Gabe von Anti-Human-T-Lymphozyten-Immunglobulin, parenteral	8-812.3	Transfusion von Plasma und anderen Plasmabestandteilen und gentechnisch hergestellten Plasmaproteinen: Anti-Human-T-Lymphozyten-Immunglobulin vom Kaninchen, parenteral
		8-812.4	Transfusion von Plasma und anderen Plasmabestandteilen und gentechnisch hergestellten Plasmaproteinen: Anti-Human-T-Lymphozyten-Immunglobulin vom Pferd, parenteral
ZE2026-49 [4]	Hypertherme intraperitoneale Chemotherapie (HIPEC) in Kombination mit Peritonektomie und ggf. mit Multiviszeralresektion oder hypertherme intrathorakale Chemotherapie (HITOC) in Kombination mit Pleurektomie und ggf. mit Tumorreduktion		
ZE2026-50 [4,8]	Implantation einer (Hybrid)-Prothese an der Aorta	5-384.8	Resektion und Ersatz (Interposition) an der Aorta: Aorta ascendens, Aortenbogen oder Aorta descendens mit Hybridprothese
		5-38a.a	Endovaskuläre Implantation von Stent-Prothesen: Bei Hybridverfahren an Aorta ascendens, Aortenbogen oder Aorta thoracica
		5-38a.b	Endovaskuläre Implantation von Stent-Prothesen: Bei Hybridverfahren an der Aorta thoracoabdominalis
ZE2026-54 [4]	Selbstexpandierende Prothesen am Gastrointestinaltrakt	5-429.j0	Andere Operationen am Ösophagus: Maßnahmen bei selbstexpandierender Prothese: Einlegen oder Wechsel, offen chirurgisch, eine Prothese ohne Antirefluxventil
		5-429.j1	Andere Operationen am Ösophagus: Maßnahmen bei selbstexpandierender Prothese: Einlegen oder Wechsel, endoskopisch, eine Prothese ohne Antirefluxventil
		5-429.j3	Andere Operationen am Ösophagus: Maßnahmen bei selbstexpandierender Prothese: Einlegen oder Wechsel, offen chirurgisch, zwei Prothesen ohne Antirefluxventil
		5-429.j4	Andere Operationen am Ösophagus: Maßnahmen bei selbstexpandierender Prothese: Einlegen oder Wechsel, endoskopisch, zwei Prothesen ohne Antirefluxventil
		5-429.j9	Andere Operationen am Ösophagus: Maßnahmen bei selbstexpandierender Prothese: Einlegen oder Wechsel, offen chirurgisch, mehr als zwei Prothesen ohne Antirefluxventil
		5-429.ja	Andere Operationen am Ösophagus: Maßnahmen bei selbstexpandierender Prothese: Einlegen oder Wechsel, endoskopisch, mehr als zwei Prothesen ohne Antirefluxventil
		5-429.jb	Andere Operationen am Ösophagus: Maßnahmen bei selbstexpandierender Prothese: Einlegen oder Wechsel, offen chirurgisch, eine Prothese mit Antirefluxventil
		5-429.jc	Andere Operationen am Ösophagus: Maßnahmen bei selbstexpandierender Prothese: Einlegen oder Wechsel, endoskopisch, eine Prothese mit Antirefluxventil
		5-429.jd	Andere Operationen am Ösophagus: Maßnahmen bei selbstexpandierender Prothese: Einlegen oder Wechsel, offen chirurgisch, zwei Prothesen, eine davon mit Antirefluxventil
		5-429.je	Andere Operationen am Ösophagus: Maßnahmen bei selbstexpandierender Prothese: Einlegen oder Wechsel, endoskopisch, zwei Prothesen, eine davon mit Antirefluxventil
		5-429.jf	Andere Operationen am Ösophagus: Maßnahmen bei selbstexpandierender Prothese: Einlegen oder Wechsel, offen chirurgisch, mehr als zwei Prothesen, eine davon mit Antirefluxventil
		5-429.jg	Andere Operationen am Ösophagus: Maßnahmen bei selbstexpandierender Prothese: Einlegen oder Wechsel, endoskopisch, mehr als zwei Prothesen, eine davon mit Antirefluxventil
		5-449.h*	Andere Operationen am Magen: Einlegen oder Wechsel einer selbstexpandierenden Prothese

Anlage 6: Zusatzentgelte-Katalog (Definition) — aG-DRG Version 2026

ZE [1)	Bezeichnung	OPS Version 2026: OPS-Kode	OPS Version 2026: OPS-Text
1	2	3	4
		5-469.k*	Andere Operationen am Darm: Einlegen oder Wechsel einer selbstexpandierenden Prothese
		5-489.g0	Andere Operation am Rektum: Einlegen oder Wechsel einer Prothese, endoskopisch: Selbstexpandierend
		5-513.m*	Endoskopische Operationen an den Gallengängen: Einlegen oder Wechsel von selbstexpandierenden ungecoverten Stents
		5-513.n*	Endoskopische Operationen an den Gallengängen: Einlegen oder Wechsel von selbstexpandierenden gecoverten Stent-Prothesen
		5-517.**	Einlegen oder Wechseln von selbstexpandierenden Stents und Stent-Prothesen in die Gallengänge
		5-526.e0	Endoskopische Operationen am Pankreasgang: Einlegen einer Prothese: Selbstexpandierend
		5-526.f0	Endoskopische Operationen am Pankreasgang: Wechsel einer Prothese: Selbstexpandierend
		5-529.g*	Andere Operationen am Pankreas und am Pankreasgang: Einlegen einer selbstexpandierenden Prothese
		5-529.j*	Andere Operationen am Pankreas und am Pankreasgang: Wechsel einer selbstexpandierenden Prothese
		5-529.n4	Andere Operationen am Pankreas und am Pankreasgang: Transgastrale Drainage einer Pankreaszyste: Endoskopisch mit Einlegen eines selbstexpandierenden Stents
		5-529.p2	Andere Operationen am Pankreas und am Pankreasgang: Endoskopische transgastrale Entfernung von Pankreasnekrosen: Mit Einlegen eines selbstexpandierenden Stents
		5-529.r3	Andere Operationen am Pankreas und am Pankreasgang: Transduodenale Drainage einer Pankreaszyste: Endoskopisch mit Einlegen eines selbstexpandierenden Stents
		5-529.s2	Andere Operationen am Pankreas und am Pankreasgang: Endoskopische transduodenale Entfernung von Pankreasnekrosen: Mit Einlegen eines selbstexpandierenden Stents
ZE2026-56 [4)	Gabe von Bosentan, oral	6-002.f*	Applikation von Medikamenten, Liste 2: Bosentan, oral
ZE2026-57 [4)	Gabe von Jod-131-MIBG (Metajodobenzylguanidin), parenteral	6-002.g*	Applikation von Medikamenten, Liste 2: Jod-131-Metajodobenzylguanidin (MIBG), parenteral
ZE2026-58 [4)	Gabe von Alpha-1-Proteinaseninhibitor human, parenteral	8-812.0*	Transfusion von Plasma und anderen Plasmabestandteilen und gentechnisch hergestellten Plasmaproteinen: Alpha-1-Proteinaseninhibitor human, parenteral
ZE2026-61 [4)	Neurostimulatoren zur Hirn- oder Rückenmarkstimulation oder zur Stimulation des peripheren Nervensystems, Mehrkanalstimulator, wiederaufladbar	5-028.92	Implantation oder Wechsel eines Neurostimulators zur Hirnstimulation mit Implantation oder Wechsel einer Neurostimulationselektrode: Mehrkanalstimulator, vollimplantierbar, mit wiederaufladbarem Akkumulator
		5-028.a2	Funktionelle Eingriffe an Schädel, Gehirn und Hirnhäuten: Wechsel eines Neurostimulators zur Hirnstimulation ohne Wechsel einer Neurostimulationselektrode: Mehrkanalstimulator, vollimplantierbar, mit wiederaufladbarem Akkumulator
		5-028.c2	Funktionelle Eingriffe an Schädel, Gehirn und Hirnhäuten: Implantation eines Neurostimulators zur Hirnstimulation ohne Implantation einer Neurostimulationselektrode: Mehrkanalstimulator, vollimplantierbar, mit wiederaufladbarem Akkumulator
		5-039.e2	Implantation oder Wechsel eines Neurostimulators zur epiduralen Rückenmarkstimulation mit Implantation oder Wechsel einer Neurostimulationselektrode: Mehrkanalstimulator, vollimplantierbar, mit wiederaufladbarem Akkumulator
		5-039.f2	Wechsel eines Neurostimulators zur epiduralen Rückenmarkstimulation ohne Wechsel einer Neurostimulationselektrode: Mehrkanalstimulator, vollimplantierbar, mit wiederaufladbarem Akkumulator

aG-DRG Version 2026　　　　　　　　　　Anlage 6: Zusatzentgelte-Katalog (Definition)

ZE[1]	Bezeichnung	OPS Version 2026: OPS-Kode	OPS Version 2026: OPS-Text
1	2	3	4
		5-039.n2	Implantation eines Neurostimulators zur epiduralen Rückenmarkstimulation ohne Implantation einer Neurostimulationselektrode: Mehrkanalstimulator, vollimplantierbar, mit wiederaufladbarem Akkumulator
		5-059.cc	Implantation oder Wechsel eines Neurostimulators zur Stimulation des peripheren Nervensystems mit Implantation oder Wechsel einer Neurostimulationselektrode: Mehrkanalstimulator, vollimplantierbar, mit wiederaufladbarem Akkumulator
		5-059.cd	Implantation oder Wechsel eines Neurostimulators zur Stimulation des peripheren Nervensystems mit Implantation oder Wechsel einer Neurostimulationselektrode: Mehrkanalstimulator, vollimplantierbar, mit elektromagnetischer Energieübertragung, induktiv
		5-059.dc	Wechsel eines Neurostimulators zur Stimulation des peripheren Nervensystems ohne Wechsel einer Neurostimulationselektrode: Mehrkanalstimulator, vollimplantierbar, mit wiederaufladbarem Akkumulator
		5-059.dd	Wechsel eines Neurostimulators zur Stimulation des peripheren Nervensystems ohne Wechsel einer Neurostimulationselektrode: Mehrkanalstimulator, vollimplantierbar, mit elektromagnetischer Energieübertragung, induktiv
		5-059.g3	Implantation eines Neurostimulators zur Stimulation des peripheren Nervensystems ohne Implantation einer Neurostimulationselektrode: Mehrkanalstimulator, vollimplantierbar, mit wiederaufladbarem Akkumulator
		5-059.g4	Implantation eines Neurostimulators zur Stimulation des peripheren Nervensystems ohne Implantation einer Neurostimulationselektrode: Mehrkanalstimulator, vollimplantierbar, mit elektromagnetischer Energieübertragung, induktiv
ZE2026-62 [4]	Mikroaxial-Blutpumpe	8-839.46	Andere therapeutische Katheterisierung und Kanüleneinlage in Herz und Blutgefäße: Implantation oder Entfernung einer transvasal platzierten axialen Pumpe zur Kreislaufunterstützung: Implantation einer linksventrikulären axialen Pumpe
		8-839.47	Andere therapeutische Katheterisierung und Kanüleneinlage in Herz und Blutgefäße: Implantation oder Entfernung einer transvasal platzierten axialen Pumpe zur Kreislaufunterstützung: Implantation einer rechtsventrikulären axialen Pumpe
ZE2026-63 [4]	Gabe von Dibotermin alfa, Implantation am Knochen		Applikation von Medikamenten, Liste 3: Dibotermin alfa, Implantation am Knochen
		6-003.40	12 mg bis unter 24 mg
		6-003.41	24 mg bis unter 36 mg
		6-003.42	36 mg oder mehr
ZE2026-65 [4]	Selektive intravaskuläre Radionuklidtherapie [SIRT] mit Yttrium-90- oder Rhenium-188- oder Holmium-166-markierten Mikrosphären	8-530.a5	Therapie mit offenen Radionukliden: Intraarterielle Therapie mit offenen Radionukliden: Selektive intravaskuläre Radionuklidtherapie [SIRT] mit Yttrium-90-markierten Mikrosphären
		8-530.a6	Therapie mit offenen Radionukliden: Intraarterielle Therapie mit offenen Radionukliden: Selektive intravaskuläre Radionuklidtherapie [SIRT] mit Rhenium-188-markierten Mikrosphären

Anlage 6: Zusatzentgelte-Katalog (Definition) aG-DRG Version 2026

ZE [1)	Bezeichnung	OPS Version 2026: OPS-Kode	OPS Version 2026: OPS-Text
1	2	3	4
		8-530.a8	Therapie mit offenen Radionukliden: Intraarterielle Therapie mit offenen Radionukliden: Selektive intravaskuläre Radionuklidtherapie [SIRT] mit Holmium-166-markierten Mikrosphären
ZE2026-66 [4)	Enzymersatztherapie bei lysosomalen Speicherkrankheiten	6-003.7	Applikation von Medikamenten, Liste 3: Enzymersatztherapie bei lysosomalen Speicherkrankheiten
ZE2026-67 [4)	Implantation einer Stent-Prothese an der Aorta, perkutan-transluminal	8-840.*4	(Perkutan-)transluminale Implantation von nicht medikamentefreisetzenden Stents: Aorta
		8-841.*4	(Perkutan-)transluminale Implantation von medikamentefreisetzenden Stents: Aorta
		8-843.*4	(Perkutan-)transluminale Implantation von bioresorbierbaren Stents: Aorta
		8-849.*4	(Perkutan-)transluminale Implantation von anderen ungecoverten großlumigen Stents: Aorta
		8-84a.*4	(Perkutan-)transluminale Implantation von anderen gecoverten großlumigen Stents: Aorta
		8-84b.*4	(Perkutan-)transluminale Implantation von Stents zur Strömungslaminierung bei Aneurysmen: Aorta
ZE2026-69 [4)	Gabe von Hämin, parenteral	6-004.1*	Applikation von Medikamenten, Liste 4: Hämin, parenteral
ZE2026-71 [4)	Radiorezeptortherapie mit DOTA-konjugierten Somatostatinanaloga	8-530.61	Therapie mit offenen Radionukliden: Intravenöse Therapie mit radioaktiven rezeptorgerichteten Substanzen: Radiorezeptortherapie mit Chelator-konjugierten Somatostatinanaloga aus patientenindividueller Eigenherstellung
		8-530.62	Therapie mit offenen Radionukliden: Intravenöse Therapie mit radioaktiven rezeptorgerichteten Substanzen: Radiorezeptortherapie mit Chelator-konjugierten Somatostatinanaloga aus nicht patientenindividueller Herstellung
		8-530.a0	Therapie mit offenen Radionukliden: Intraarterielle Therapie mit offenen Radionukliden: Intraarterielle Radiorezeptortherapie mit DOTA-konjugierten Somatostatinanaloga
ZE2026-72 [4)	Distraktionsmarknagel, motorisiert	5-78a.j1	Revision von Osteosynthesematerial mit Reosteosynthese: Durch internes Verlängerungs- oder Knochentransportsystem: Motorisiert
		5-93b.d1	Osteosyntheseverfahren: Durch internes Verlängerungs- oder Knochentransportsystem: Motorisiert
ZE2026-74 [4)	Gabe von Sunitinib, oral	6-003.a*	Applikation von Medikamenten, Liste 3: Sunitinib, oral
ZE2026-75 [4)	Gabe von Sorafenib, oral	6-003.b*	Applikation von Medikamenten, Liste 3: Sorafenib, oral
ZE2026-77 [4)	Gabe von Lenalidomid, oral	6-003.g*	Applikation von Medikamenten, Liste 3: Lenalidomid, oral
ZE2026-79 [4)	Gabe von Nelarabin, parenteral	6-003.e*	Applikation von Medikamenten, Liste 3: Nelarabin, parenteral
ZE2026-80 [2), 4)	Gabe von Amphotericin-B-Lipidkomplex, parenteral	6-003.1*	Applikation von Medikamenten, Liste 3: Amphotericin-B-Lipidkomplex, parenteral
ZE2026-82 [3), 4)	Peritonealdialyse, kontinuierlich, maschinell unterstützt (APD)	8-857.2*	Peritonealdialyse: Kontinuierlich, maschinell unterstützt (APD), mit Zusatzgeräten
ZE2026-84 [4)	Gabe von Ambrisentan, oral	6-004.2*	Applikation von Medikamenten, Liste 4: Ambrisentan, oral
ZE2026-85 [4)	Gabe von Temsirolimus, parenteral	6-004.e*	Applikation von Medikamenten, Liste 4: Temsirolimus, parenteral
ZE2026-86 [4)	Andere Neurostimulatoren und Neuroprothesen	5-029.4	Andere Operationen an Schädel, Gehirn und Hirnhäuten: Implantation oder Wechsel einer Neuroprothese
		5-039.g	Andere Operationen an Rückenmark und Rückenmarkstrukturen: Implantation oder Wechsel eines Neurostimulators zur Vorderwurzelstimulation mit Implantation oder Wechsel einer subduralen Elektrode
		5-039.h	Andere Operationen an Rückenmark und Rückenmarkstrukturen: Wechsel eines Neurostimulators zur Vorderwurzelstimulation ohne Wechsel einer subduralen Elektrode
		5-039.p	Andere Operationen an Rückenmark und Rückenmarkstrukturen: Implantation eines Neurostimulators zur Vorderwurzelstimulation ohne Implantation einer subduralen Elektrode
		5-059.5*	Andere Operationen an Nerven und Ganglien: Implantation einer peripheren Neuroprothese
		5-059.c4	Implantation oder Wechsel eines Neurostimulators zur Stimulation des peripheren Nervensystems mit Implantation oder Wechsel einer Neurostimulationselektrode: Kardiales Vagusnervstimulationssystem
		5-059.c6	Implantation oder Wechsel eines Neurostimulators zur Stimulation des peripheren Nervensystems mit Implantation oder Wechsel einer Neurostimulationselektrode: System zur Barorezeptoraktivierung

ZE [1)	Bezeichnung	OPS Version 2026: OPS-Kode	OPS Version 2026: OPS-Text
1	2	3	4
		5-059.cb	Implantation oder Wechsel eines Neurostimulators zur Stimulation des peripheren Nervensystems mit Implantation oder Wechsel einer Neurostimulationselektrode: System zur Phrenikusnerv-Stimulation
		5-059.d4	Wechsel eines Neurostimulators zur Stimulation des peripheren Nervensystems ohne Wechsel einer Neurostimulationselektrode: Kardiales Vagusnervstimulationssystem
		5-059.d6	Wechsel eines Neurostimulators zur Stimulation des peripheren Nervensystems ohne Wechsel einer Neurostimulationselektrode: System zur Barorezeptoraktivierung
		5-059.db	Wechsel eines Neurostimulators zur Stimulation des peripheren Nervensystems ohne Wechsel einer Neurostimulationselektrode: System zur Phrenikusnerv-Stimulation
ZE2026-88 [4)	Komplexe neuropädiatrische Diagnostik mit weiteren Maßnahmen	1-942.1	Komplexe neuropädiatrische Diagnostik: Mit neurometabolischer Labordiagnostik und/oder infektiologischer/autoimmunentzündlicher Labordiagnostik
		1-942.2	Komplexe neuropädiatrische Diagnostik: Mit erweiterter genetischer Diagnostik
		1-942.3	Komplexe neuropädiatrische Diagnostik: Mit neurometabolischer Labordiagnostik und/oder infektiologischer/autoimmunentzündlicher Labordiagnostik und erweiterter genetischer Diagnostik
ZE2026-91 [4)	Gabe von Dasatinib, oral	6-004.3*	Applikation von Medikamenten, Liste 4: Dasatinib, oral
ZE2026-97 [4), 6)	Behandlung von Blutern mit Blutgerinnungsfaktoren	8-810.6*	Transfusion von Plasmabestandteilen und gentechnisch hergestellten Plasmaproteinen: Rekombinanter aktivierter Faktor VII
		8-810.7*	Transfusion von Plasmabestandteilen und gentechnisch hergestellten Plasmaproteinen: Plasmatischer Faktor VII
		8-810.8*	Transfusion von Plasmabestandteilen und gentechnisch hergestellten Plasmaproteinen: Rekombinanter Faktor VIII
		8-810.9*	Transfusion von Plasmabestandteilen und gentechnisch hergestellten Plasmaproteinen: Plasmatischer Faktor VIII
		8-810.a*	Transfusion von Plasmabestandteilen und gentechnisch hergestellten Plasmaproteinen: Rekombinanter Faktor IX
		8-810.b*	Transfusion von Plasmabestandteilen und gentechnisch hergestellten Plasmaproteinen: Plasmatischer Faktor IX
		8-810.c*	Transfusion von Plasmabestandteilen und gentechnisch hergestellten Plasmaproteinen: FEIBA - Prothrombinkomplex mit Faktor-VIII-Inhibitor-Bypass-Aktivität
		8-810.d*	Transfusion von Plasmabestandteilen und gentechnisch hergestellten Plasmaproteinen: Von-Willebrand-Faktor
		8-810.e*	Transfusion von Plasmabestandteilen und gentechnisch hergestellten Plasmaproteinen: Faktor XIII
		8-810.j*	Transfusion von Plasmabestandteilen und gentechnisch hergestellten Plasmaproteinen: Fibrinogenkonzentrat
		8-812.5*	Transfusion von Plasma und anderen Plasmabestandteilen und gentechnisch hergestellten Plasmaproteinen: Prothrombinkomplex [7)
		8-812.9*	Transfusion von Plasma und anderen Plasmabestandteilen und gentechnisch hergestellten Plasmaproteinen: Humanes Protein C, parenteral
		8-812.a*	Transfusion von Plasma und anderen Plasmabestandteilen und gentechnisch hergestellten Plasmaproteinen: Plasmatischer Faktor X
		8-812.b	Transfusion von Plasma und anderen Plasmabestandteilen und gentechnisch hergestellten Plasmaproteinen: Faktor XI
ZE2026-99 [4)	Fremdbezug von Donor-Lymphozyten		Fremdbezug von Donor-Lymphozyten über Spenderdateien bei nicht-verwandten Spendern oder Bezug von Donor-Lymphozyten von außerhalb Deutschlands bei Familienspendern
ZE2026-101 [4)	Gabe von Mifamurtid, parenteral	6-005.g*	Applikation von Medikamenten, Liste 5: Mifamurtid, parenteral
ZE2026-103 [4)	Gabe von Rituximab, subkutan	6-001.j*	Applikation von Medikamenten, Liste 1: Rituximab, subkutan
ZE2026-104 [4)	Gabe von Trastuzumab, subkutan	6-001.m*	Applikation von Medikamenten, Liste 1: Trastuzumab, subkutan
ZE2026-106 [4)	Gabe von Abatacept, subkutan	6-003.t*	Applikation von Medikamenten, Liste 3: Abatacept, subkutan
ZE2026-107 [4)	Medikamente-freisetzende bioresorbierbare Koronarstents	8-83d.0*	Andere perkutan-transluminale Gefäßintervention an Herz und Koronargefäßen: Einlegen eines medikamentefreisetzenden bioresorbierbaren Stents
ZE2026-108 [4)	Implantation einer Irisprothese	5-137.6	Andere Operationen an der Iris: Operation mit Implantation eines künstlichen Irisdiaphragmas

Anlage 6: Zusatzentgelte-Katalog (Definition) aG-DRG Version 2026

ZE [1)]	Bezeichnung	OPS Version 2026: OPS-Kode	OPS Version 2026: OPS-Text
1	2	3	4
ZE2026-109 [3), 4)]	Dialyse mit High-Cut-off-Dialysemembran	8-854.8	Hämodialyse: Verlängert intermittierend, zur Elimination von Proteinen mit einer Molekularmasse bis 60.000
ZE2026-110 [4)]	Gabe von Tocilizumab, subkutan	6-005.n*	Applikation von Medikamenten, Liste 5: Tocilizumab, subkutan
ZE2026-111 [4)]	Gabe von Paclitaxel, als an Albumin gebundene Nanopartikel, parenteral	6-005.d*	Applikation von Medikamenten, Liste 5: Paclitaxel, als an Albumin gebundene Nanopartikel, parenteral
ZE2026-112 [4)]	Gabe von Abirateron, oral	6-006.2*	Applikation von Medikamenten, Liste 6: Abirateron, oral
ZE2026-113 [4)]	Gabe von Cabazitaxel, parenteral	6-006.1*	Applikation von Medikamenten, Liste 6: Cabazitaxel, parenteral
ZE2026-115 [4)]	Molekulares Monitoring der Resttumorlast [MRD]: Molekulargenetische Identifikation und Herstellung von patientenspezifischen Markern	1-991.0	Molekulares Monitoring der Resttumorlast [MRD]: Molekulargenetische Identifikation und Herstellung von patientenspezifischen Markern für die Bestimmung der Resttumorlast (Minimal Residual Disease [MRD])
ZE2026-116 [4)]	Molekulares Monitoring der Resttumorlast [MRD]: Patientenspezifische molekulargenetische Quantifizierung	1-991.1	Molekulares Monitoring der Resttumorlast [MRD]: Patientenspezifische molekulargenetische Quantifizierung der Resttumorlast [MRD-Monitoring]
ZE2026-117 [4)]	Chemosaturations-Therapie mittels perkutaner Leberperfusion	8-549.01	Perkutane geschlossene Organperfusion mit Chemotherapeutika: Leber: Mit externem Blutfilter
ZE2026-118 [4)]	Neurostimulatoren zur Hirnstimulation, Einkanalstimulator	5-028.90	Implantation oder Wechsel eines Neurostimulators zur Hirnstimulation mit Implantation oder Wechsel einer Neurostimulationselektrode: Einkanalstimulator, vollimplantierbar, nicht wiederaufladbar
		5-028.a0	Wechsel eines Neurostimulators zur Hirnstimulation ohne Wechsel einer Neurostimulationselektrode: Einkanalstimulator, vollimplantierbar, nicht wiederaufladbar
		5-028.c0	Implantation eines Neurostimulators zur Hirnstimulation ohne Implantation einer Neurostimulationselektrode: Einkanalstimulator, vollimplantierbar, nicht wiederaufladbar
ZE2026-119 [4)]	Distraktionsmarknagel, nicht motorisiert	5-78a.j0	Revision von Osteosynthesematerial mit Reosteosynthese: Durch internes Verlängerungs- oder Knochentransportsystem: Nicht motorisiert
		5-93b.d0	Osteosyntheseverfahren: Durch internes Verlängerungs- oder Knochentransportsystem: Nicht motorisiert
ZE2026-120 [4)]	Gabe von Pemetrexed, parenteral	6-001.c*	Applikation von Medikamenten, Liste 1: Pemetrexed, parenteral
ZE2026-121 [4)]	Gabe von Etanercept, parenteral	6-002.b*	Applikation von Medikamenten, Liste 2: Etanercept, parenteral
ZE2026-122 [4)]	Gabe von Imatinib, oral	6-001.g*	Applikation von Medikamenten, Liste 1: Imatinib, oral
ZE2026-123 [4)]	Gabe von Caspofungin, parenteral	6-002.p*	Applikation von Medikamenten, Liste 2: Caspofungin, parenteral
ZE2026-124 [4)]	Gabe von Voriconazol, oral	6-002.5*	Applikation von Medikamenten, Liste 2: Voriconazol, oral
ZE2026-125 [4)]	Gabe von Voriconazol, parenteral	6-002.r*	Applikation von Medikamenten, Liste 2: Voriconazol, parenteral
ZE2026-127 [4)]	Gabe von L-Asparaginase aus Erwinia chrysanthemi [Crisantaspase], parenteral	6-003.r*	Applikation von Medikamenten, Liste 3: L-Asparaginase aus Erwinia chrysanthemi [Crisantaspase], parenteral
ZE2026-128 [4)]	Gabe von nicht pegylierter Asparaginase, parenteral	6-003.n*	Applikation von Medikamenten, Liste 3: Nicht pegylierte Asparaginase, parenteral
ZE2026-129 [4)]	Gabe von pegylierter Asparaginase, parenteral	6-003.p*	Applikation von Medikamenten, Liste 3: Pegylierte Asparaginase, parenteral
ZE2026-130 [4)]	Gabe von Belimumab, parenteral	6-006.6*	Applikation von Medikamenten, Liste 6: Belimumab, parenteral
ZE2026-131 [4)]	Gabe von Defibrotid, parenteral	6-005.k*	Applikation von Medikamenten, Liste 5: Defibrotid, parenteral
ZE2026-132 [4)]	Gabe von Thiotepa, parenteral	6-007.n*	Applikation von Medikamenten, Liste 7: Thiotepa, parenteral
ZE2026-133 [4)]	Spezialisierte palliativmedizinische Komplexbehandlung durch einen internen Palliativdienst	8-98h.0*	Spezialisierte palliativmedizinische Komplexbehandlung durch einen Palliativdienst: Durch einen internen Palliativdienst
ZE2026-134 [4)]	Spezialisierte palliativmedizinische Komplexbehandlung durch einen externen Palliativdienst	8-98h.1*	Spezialisierte palliativmedizinische Komplexbehandlung durch einen Palliativdienst: Durch einen externen Palliativdienst
ZE2026-135 [4)]	Basisdiagnostik bei unklarem Symptomkomplex bei Neugeborenen und Säuglingen mit weiteren Maßnahmen		Basisdiagnostik bei unklarem Symptomkomplex bei Neugeborenen und Säuglingen
		1-944.10	Mit erweiterter molekulargenetischer Diagnostik
		1-944.20	Mit Chromosomenanalyse (Zytogenetische Diagnostik)

ZE [1]	Bezeichnung	OPS Version 2026: OPS-Kode	OPS Version 2026: OPS-Text
1	2	3	4
		1-944.30	Mit erweiterter molekulargenetischer Diagnostik und Chromosomenanalyse (Zytogenetische Diagnostik)
ZE2026-136 [4]	Einlegen von endobronchialen Nitinolspiralen	5-339.8*	Andere Operationen an Lunge und Bronchus: Einlegen von endobronchialen Nitinolspiralen, bronchoskopisch
ZE2026-137 [4, 6, 9]	Gabe von rekombinantem aktiviertem Faktor VII	8-810.6*	Transfusion von Plasmabestandteilen und gentechnisch hergestellten Plasmaproteinen: Rekombinanter aktivierter Faktor VII
ZE2026-138 [4, 6, 10]	Gabe von Fibrinogenkonzentrat	8-810.j*	Transfusion von Plasmabestandteilen und gentechnisch hergestellten Plasmaproteinen: Fibrinogenkonzentrat
ZE2026-139 [4, 6, 11]	Gabe von Blutgerinnungsfaktoren	8-810.7*	Transfusion von Plasmabestandteilen und gentechnisch hergestellten Plasmaproteinen: Plasmatischer Faktor VII
		8-810.8*	Transfusion von Plasmabestandteilen und gentechnisch hergestellten Plasmaproteinen: Rekombinanter Faktor VIII
		8-810.9*	Transfusion von Plasmabestandteilen und gentechnisch hergestellten Plasmaproteinen: Plasmatischer Faktor VIII
		8-810.a*	Transfusion von Plasmabestandteilen und gentechnisch hergestellten Plasmaproteinen: Rekombinanter Faktor IX
		8-810.b*	Transfusion von Plasmabestandteilen und gentechnisch hergestellten Plasmaproteinen: Plasmatischer Faktor IX
		8-810.c*	Transfusion von Plasmabestandteilen und gentechnisch hergestellten Plasmaproteinen: FEIBA - Prothrombinkomplex mit Faktor-VIII-Inhibitor-Bypass-Aktivität
		8-810.d*	Transfusion von Plasmabestandteilen und gentechnisch hergestellten Plasmaproteinen: Von-Willebrand-Faktor
		8-810.e*	Transfusion von Plasmabestandteilen und gentechnisch hergestellten Plasmaproteinen: Faktor XIII
		8-812.9*	Transfusion von Plasma und anderen Plasmabestandteilen und gentechnisch hergestellten Plasmaproteinen: Humanes Protein C, parenteral
		8-812.a*	Transfusion von Plasma und anderen Plasmabestandteilen und gentechnisch hergestellten Plasmaproteinen: Plasmatischer Faktor X
		8-812.b	Transfusion von Plasma und anderen Plasmabestandteilen und gentechnisch hergestellten Plasmaproteinen: Faktor XI
ZE2026-140 [4]	Gabe von Brentuximab vedotin, parenteral	6-006.b*	Applikation von Medikamenten, Liste 6: Brentuximab vedotin, parenteral
ZE2026-141 [4]	Gabe von Enzalutamid, oral	6-007.6*	Applikation von Medikamenten, Liste 7: Enzalutamid, oral
ZE2026-142 [4]	Gabe von Aflibercept, intravenös	6-007.3*	Applikation von Medikamenten, Liste 6: Aflibercept, intravenös
ZE2026-143 [4]	Gabe von Eltrombopag, oral	6-006.0*	Applikation von Medikamenten, Liste 6: Eltrombopag, oral
ZE2026-144 [4]	Gabe von Obinutuzumab, parenteral	6-007.j*	Applikation von Medikamenten, Liste 7: Obinutuzumab, parenteral
ZE2026-145 [4]	Gabe von Ibrutinib, oral	6-007.e*	Applikation von Medikamenten, Liste 7: Ibrutinib, oral
ZE2026-146 [4]	Gabe von Ramucirumab, parenteral	6-007.m*	Applikation von Medikamenten, Liste 7: Ramucirumab, parenteral
ZE2026-147 [4]	Gabe von Bortezomib, parenteral	6-001.9*	Applikation von Medikamenten, Liste 1: Bortezomib, parenteral
ZE2026-148 [4]	Gabe von Adalimumab, parenteral	6-001.d*	Applikation von Medikamenten, Liste 1: Adalimumab, parenteral
ZE2026-149 [4]	Gabe von Infliximab, parenteral	6-001.e*	Applikation von Medikamenten, Liste 1: Infliximab, parenteral
ZE2026-150 [4]	Gabe von Busulfan, parenteral	6-002.d*	Applikation von Medikamenten, Liste 2: Busulfan, parenteral
ZE2026-151 [4]	Gabe von Rituximab, intravenös	6-001.h*	Applikation von Medikamenten, Liste 1: Rituximab, intravenös
ZE2026-152 [4]	Mehrdimensionale pädiatrische Diagnostik	1-945.*	Diagnostik bei Verdacht auf Gefährdung von Kindeswohl und Kindergesundheit
ZE2026-153 [4]	Gabe von Trastuzumab, intravenös	6-001.k*	Applikation von Medikamenten, Liste 1: Trastuzumab, intravenös
ZE2026-154 [4]	Gabe von Anidulafungin, parenteral	6-003.k*	Applikation von Medikamenten, Liste 3: Anidulafungin, parenteral
ZE2026-156 [4]	Gabe von Posaconazol, parenteral	6-007.k*	Applikation von Medikamenten, Liste 7: Posaconazol, parenteral
ZE2026-157 [2, 4]	Gabe von Pixantron, parenteral	6-006.e*	Applikation von Medikamenten, Liste 6: Pixantron, parenteral
ZE2026-158 [4]	Gabe von Pertuzumab, parenteral	6-007.9*	Applikation von Medikamenten, Liste 7: Pertuzumab, parenteral
ZE2026-159 [4]	Gabe von Blinatumomab, parenteral	6-008.7*	Applikation von Medikamenten, Liste 8: Blinatumomab, parenteral
ZE2026-162 [4]	Gabe von Carfilzomib, parenteral	6-008.9*	Applikation von Medikamenten, Liste 8: Carfilzomib, parenteral
ZE2026-163 [4]	Gabe von Macitentan, oral	6-007.h*	Applikation von Medikamenten, Liste 7: Macitentan, oral
ZE2026-164 [4]	Gabe von Riociguat, oral	6-008.0*	Applikation von Medikamenten, Liste 8: Riociguat, oral
ZE2026-165 [4]	Gabe von Nusinersen, intrathekal	6-00a.d	Applikation von Medikamenten, Liste 10: Nusinersen, intrathekal
ZE2026-166 [4]	Gabe von Isavuconazol, parenteral	6-008.g*	Applikation von Medikamenten, Liste 8: Isavuconazol, parenteral
ZE2026-167 [4]	Gabe von Isavuconazol, oral	6-008.h*	Applikation von Medikamenten, Liste 8: Isavuconazol, oral
ZE2026-169 [4]	Gabe von Liposomalem Irinotecan, parenteral	6-009.e*	Applikation von Medikamenten, Liste 9: Liposomales Irinotecan, parenteral
ZE2026-170 [4]	Gabe von Bevacizumab, parenteral	6-002.9*	Applikation von Medikamenten, Liste 2: Bevacizumab, parenteral
ZE2026-171 [4]	Gabe von Clofarabin, parenteral	6-003.j*	Applikation von Medikamenten, Liste 3: Clofarabin, parenteral
ZE2026-172 [4]	Gabe von Posaconazol, oral, Suspension	6-007.0*	Applikation von Medikamenten, Liste 7: Posaconazol, oral, Suspension

Anlage 6: Zusatzentgelte-Katalog (Definition) aG-DRG Version 2026

ZE [1]	Bezeichnung	OPS Version 2026: OPS-Kode	OPS Version 2026: OPS-Text
1	2	3	4
ZE2026-173 [4]	Gabe von Posaconazol, oral, Tabletten	6-007.p*	Applikation von Medikamenten, Liste 7: Posaconazol, oral, Tabletten
ZE2026-175 [4), 13)]	Gabe von Filgrastim, parenteral	6-002.1*	Applikation von Medikamenten, Liste 2: Filgrastim, parenteral
ZE2026-176 [4), 13)]	Gabe von Lenograstim, parenteral	6-002.2*	Applikation von Medikamenten, Liste 2: Lenograstim, parenteral
ZE2026-177 [4), 13)]	Gabe von Pegfilgrastim, parenteral	6-002.7*	Applikation von Medikamenten, Liste 2: Pegfilgrastim, parenteral
ZE2026-178 [4), 13)]	Gabe von Lipegfilgrastim, parenteral	6-007.7*	Applikation von Medikamenten, Liste 7: Lipegfilgrastim, parenteral
ZE2026-180 [4]	Gabe von Azacitidin, parenteral	6-005.0*	Applikation von Medikamenten, Liste 5: Azacitidin, parenteral
ZE2026-182 [4]	Gabe von Vedolizumab, parenteral	6-008.5*	Applikation von Medikamenten, Liste 8: Vedolizumab, parenteral
ZE2026-183 [4]	Gabe von Elotuzumab, parenteral	6-009.d*	Applikation von Medikamenten, Liste 9: Elotuzumab, parenteral
ZE2026-187 [4]	Neurostimulatoren zur Hypoglossusnerv-Stimulation	5-059.c7	Andere Operationen an Nerven und Ganglien: Implantation oder Wechsel eines Neurostimulators zur Stimulation des peripheren Nervensystems mit Implantation oder Wechsel einer Neurostimulationselektrode: System zur Hypoglossusnerv-Stimulation
		5-059.d7	Andere Operationen an Nerven und Ganglien: Wechsel eines Neurostimulators zur Stimulation des peripheren Nervensystems ohne Wechsel einer Neurostimulationselektrode: System zur Hypoglossusnerv-Stimulation
ZE2026-188 [4), 12)]	Patientenindividuell hergestellte Stent-Prothesen an der Aorta, ohne Öffnung	5-38a.70	Endovaskuläre Implantation von Stent-Prothesen: Aorta thoracica: Stent-Prothese, ohne Öffnung
		5-38a.80	Endovaskuläre Implantation von Stent-Prothesen: Aorta thoracoabdominalis: Stent-Prothese, ohne Öffnung
		5-38a.c0	Endovaskuläre Implantation von Stent-Prothesen: Aorta abdominalis: Stent-Prothese, ohne Öffnung
		5-38a.w0	Endovaskuläre Implantation von Stent-Prothesen: Patientenindividuell hergestellte Stent-Prothesen: Ohne Öffnung
ZE2026-189 [4]	Stent-Prothesen an der Aorta, mit Öffnung	5-38a.7b	Endovaskuläre Implantation von Stent-Prothesen: Aorta thoracica: Stent-Prothese, mit 1 Öffnung
		5-38a.7c	Endovaskuläre Implantation von Stent-Prothesen: Aorta thoracica: Stent-Prothese, mit 2 Öffnungen
		5-38a.7d	Endovaskuläre Implantation von Stent-Prothesen: Aorta thoracica: Stent-Prothese, mit 3 oder mehr Öffnungen
		5-38a.8c	Endovaskuläre Implantation von Stent-Prothesen: Aorta thoracoabdominalis: Stent-Prothese, mit 1 Öffnung
		5-38a.8d	Endovaskuläre Implantation von Stent-Prothesen: Aorta thoracoabdominalis: Stent-Prothese, mit 2 Öffnungen
		5-38a.8e	Endovaskuläre Implantation von Stent-Prothesen: Aorta thoracoabdominalis: Stent-Prothese, mit 3 Öffnungen
		5-38a.8f	Endovaskuläre Implantation von Stent-Prothesen: Aorta thoracoabdominalis: Stent-Prothese, mit 4 oder mehr Öffnungen
		5-38a.c1	Endovaskuläre Implantation von Stent-Prothesen: Aorta abdominalis: Stent-Prothese, mit 1 Öffnung
		5-38a.c2	Endovaskuläre Implantation von Stent-Prothesen: Aorta abdominalis: Stent-Prothese, mit 2 Öffnungen
		5-38a.c3	Endovaskuläre Implantation von Stent-Prothesen: Aorta abdominalis: Stent-Prothese, mit 3 oder mehr Öffnungen
ZE2026-190 [4]	Längerfristige Beatmungsentwöhnung	8-718.8*	Prolongierte Beatmungsentwöhnung auf spezialisierter intensivmedizinischer Beatmungsentwöhnungs-Einheit
		8-718.9*	Prolongierte Beatmungsentwöhnung auf spezialisierter nicht intensivmedizinischer Beatmungsentwöhnungs-Einheit
ZE2026-191 [4]	Gabe von Dinutuximab beta, parenteral	6-009.b*	Applikation von Medikamenten, Liste 9: Dinutuximab beta, parenteral
ZE2026-192 [4]	Gabe von Midostaurin, oral	6-00a.b*	Applikation von Medikamenten, Liste 10: Midostaurin, oral
ZE2026-193 [4]	Gabe von Onasemnogen abeparvovec, parenteral	6-00d.0	Applikation von Medikamenten, Liste 13: Onasemnogen abeparvovec, parenteral
ZE2026-194 [4]	Gabe von Ustekinumab, intravenös	6-005.p*	Applikation von Medikamenten, Liste 5: Ustekinumab, intravenös
ZE2026-195 [4]	Gabe von Ustekinumab, subkutan	6-005.q*	Applikation von Medikamenten, Liste 5: Ustekinumab, subkutan
ZE2026-196 [4]	Gabe von Micafungin, parenteral	6-004.5*	Applikation von Medikamenten, Liste 4: Micafungin, parenteral
ZE2026-198 [4]	Molekulares Monitoring der Resttumorlast [MRD]: Molekulargenetische Identifikation von krankheitsspezifischen Markern	1-991.2	Molekulares Monitoring der Resttumorlast [MRD]: Molekulargenetische Identifikation von krankheitsspezifischen Markern für die Bestimmung der Resttumorlast (Minimal Residual Disease [MRD])
ZE2026-199 [4]	Molekulares Monitoring der Resttumorlast [MRD]: Krankheitsspezifische molekulargenetische Quantifizierung	1-991.3	Molekulares Monitoring der Resttumorlast [MRD]: Krankheitsspezifische molekulargenetische Quantifizierung der Resttumorlast [MRD-Monitoring]

aG-DRG Version 2026　　　　　　　　　　　　　　　Anlage 6: Zusatzentgelte-Katalog (Definition)

ZE [1)	Bezeichnung	OPS Version 2026: OPS-Kode	OPS Version 2026: OPS-Text
1	2	3	4
ZE2026-200 [4)	Gabe von Daratumumab, intravenös	6-009.q*	Applikation von Medikamenten, Liste 9: Daratumumab, intravenös
ZE2026-201 [4)	Gabe von Daratumumab, subkutan	6-009.r*	Applikation von Medikamenten, Liste 9: Daratumumab, subkutan
ZE2026-202 [4)	Gabe von Aldesleukin, parenteral	6-001.8*	Applikation von Medikamenten, Liste 1: Aldesleukin, parenteral
ZE2026-203 [4)	Gabe von Durvalumab, parenteral	6-00b.7*	Applikation von Medikamenten, Liste 11: Durvalumab, parenteral
ZE2026-204 [4)	Gabe von Gemtuzumab ozogamicin, parenteral	6-00b.a*	Applikation von Medikamenten, Liste 11: Gemtuzumab ozogamicin, parenteral
ZE2026-205 [4)	Gabe von Polatuzumab vedotin, parenteral	6-00c.c*	Applikation von Medikamenten, Liste 12: Polatuzumab vedotin, parenteral
ZE2026-206 [4)	Gabe von Natalizumab, parenteral	6-003.f*	Applikation von Medikamenten, Liste 3: Natalizumab, parenteral
ZE2026-207 [4)	Gabe von Itraconazol, parenteral	6-002.c*	Applikation von Medikamenten, Liste 2: Itraconazol, parenteral
ZE2026-208 [4)	Gabe von Trabectedin, parenteral	6-004.a*	Applikation von Medikamenten, Liste 4: Trabectedin, parenteral
ZE2026-209 [4)	Gabe von Plerixafor, parenteral	6-005.e*	Applikation von Medikamenten, Liste 5: Plerixafor, parenteral
ZE2026-210 [4)	Gabe von Eculizumab, parenteral	6-003.h*	Applikation von Medikamenten, Liste 3: Eculizumab, parenteral
ZE2026-211 [4)	Gabe von Tocilizumab, intravenös	6-005.m*	Applikation von Medikamenten, Liste 5: Tocilizumab, intravenös
ZE2026-212 [4)	Gabe von Idarucizumab, parenteral	6-008.f	Applikation von Medikamenten, Liste 8: Idarucizumab, parenteral
ZE2026-213 [4)	Gabe von Andexanet alfa, parenteral	6-00c.0	Applikation von Medikamenten, Liste 12: Andexanet alfa, parenteral
ZE2026-214 [4)	Gabe von Letermovir, oral	6-00b.c*	Applikation von Medikamenten, Liste 11: Letermovir, oral
ZE2026-215 [4)	Gabe von Letermovir, parenteral	6-00b.d*	Applikation von Medikamenten, Liste 11: Letermovir, parenteral
ZE2026-216 [4)	Gabe von Avelumab, parenteral	6-00a.2*	Applikation von Medikamenten, Liste 10: Avelumab, parenteral
ZE2026-217 [4)	Gabe von Apalutamid, oral	6-00c.1*	Applikation von Medikamenten, Liste 12: Apalutamid, oral
ZE2026-218 [4)	Gabe von Cemiplimab, parenteral	6-00c.3*	Applikation von Medikamenten, Liste 12: Cemiplimab, parenteral
ZE2026-219 [4), 14)	Gabe von rekombinantem aktiviertem Faktor VII bei postpartaler Blutung		Transfusion von Plasmabestandteilen und gentechnisch hergestellten Plasmaproteinen: Rekombinanter aktivierter Faktor VII
		8-810.67	200 kIE bis unter 300 kIE
		8-810.68	300 kIE bis unter 400 kIE
		8-810.69	400 kIE bis unter 500 kIE
		8-810.6a	500 kIE bis unter 1.000 kIE
		8-810.6b	1.000 kIE bis unter 1.500 kIE
		8-810.6c	1.500 kIE bis unter 2.000 kIE
		8-810.6d	2.000 kIE bis unter 2.500 kIE
		8-810.6e	2.500 kIE bis unter 3.000 kIE
		8-810.6f	3.000 kIE bis unter 4.000 kIE
		8-810.6g	4.000 kIE bis unter 5.000 kIE
		8-810.6h	5.000 kIE bis unter 6.000 kIE
		8-810.6j	6.000 kIE bis unter 7.000 kIE
		8-810.6k	7.000 kIE bis unter 8.000 kIE
		8-810.6m	8.000 kIE bis unter 9.000 kIE
		8-810.6n	9.000 kIE bis unter 10.000 kIE

Anlage 6: Zusatzentgelte-Katalog (Definition) aG-DRG Version 2026

ZE [1]	Bezeichnung	OPS Version 2026: OPS-Kode	OPS Version 2026: OPS-Text
1	2	3	4
		8-810.6p	10.000 kIE bis unter 15.000 kIE
		8-810.6q	15.000 kIE bis unter 20.000 kIE
		8-810.6r	20.000 kIE bis unter 25.000 kIE
		8-810.6s	25.000 kIE bis unter 30.000 kIE
		8-810.6u	30.000 kIE bis unter 40.000 kIE
		8-810.6v	40.000 kIE bis unter 50.000 kIE
		8-810.6w	50.000 kIE bis unter 70.000 kIE
		8-810.6z	70.000 kIE oder mehr
ZE2026-220 [4, 15]	Zusatzaufwand bei Behandlung mit Gabe von CAR-T-Zellen		Mehraufwand bei der Behandlung während des stationären Aufenthalts, in dem die CAR-T-Zellen appliziert werden.
ZE2026-221 [18]	Gabe von Atezolizumab, subkutan	6-00a.n*	Applikation von Medikamenten, Liste 10: Atezolizumab, subkutan
ZE2026-222 [19]	Gabe von Ocrelizumab, subkutan	6-00a.q*	Applikation von Medikamenten, Liste 10: Ocrelizumab, subkutan
ZE2026-223 [4]	Gabe von Inotuzumab ozogamicin, parenteral	6-00a.8*	Applikation von Medikamenten, Liste 10: Inotuzumab ozogamicin, parenteral
ZE2026-224 [4]	Gabe von Isatuximab, parenteral	6-00e.n*	Applikation von Medikamenten, Liste 14: Isatuximab, parenteral
ZE2026-225 [4]	Gabe von Ivacaftor, oral	6-006.d	Applikation von Medikamenten, Liste 6: Ivacaftor, oral
ZE2026-226 [4]	Gabe von Ivacaftor-Tezacaftor-Elexacaftor, oral	6-00d.e	Applikation von Medikamenten, Liste 13: Ivacaftor-Tezacaftor-Elexacaftor, oral
ZE2026-227 [4]	Gabe von Lumacaftor-Ivacaftor, oral	6-008.k	Applikation von Medikamenten, Liste 8: Lumacaftor-Ivacaftor, oral
ZE2026-228 [4]	Gabe von Tezacaftor-Ivacaftor, oral	6-00b.k	Applikation von Medikamenten, Liste 11: Tezacaftor-Ivacaftor, oral
ZE2026-229 [4]	Gabe von Liposomalem Daunorubicin-Cytarabin, parenteral	6-00b.6	Applikation von Medikamenten, Liste 10: Liposomales Daunorubicin-Cytarabin, parenteral
ZE2026-230 [16]	Gabe von Nirsevimab, parenteral, 50 mg oder 100 mg, Alter < 1 Jahr	6-00m.9	Applikation von Medikamenten, Liste 20: Nirsevimab, parenteral
ZE2026-231 [4]	Gabe von Ravulizumab, parenteral	6-00c.d*	Applikation von Medikamenten, Liste 12: Ravulizumab, parenteral
ZE2026-232 [4]	Gabe von Darolutamid, oral	6-00d.8*	Applikation von Medikamenten, Liste 13: Darolutamid, oral
ZE2026-233 [4]	Gabe von Mogamulizumab, parenteral	6-00d.g*	Applikation von Medikamenten, Liste 13: Mogamulizumab, parenteral
ZE2026-234 [4]	Gabe von Dostarlimab, parenteral	6-00e.a*	Applikation von Medikamenten, Liste 14: Dostarlimab, parenteral
ZE2026-235 [4]	Gabe von Enfortumab vedotin, parenteral	6-00e.d*	Applikation von Medikamenten, Liste 14: Enfortumab vedotin, parenteral
ZE2026-236 [4]	Gabe von Sacituzumab govitecan, parenteral	6-00f.8*	Applikation von Medikamenten, Liste 15: Sacituzumab govitecan, parenteral
ZE2026-237 [4]	Gabe von Tafasitamab, parenteral	6-00f.f*	Applikation von Medikamenten, Liste 15: Tafasitamab, parenteral
ZE2026-238 [4]	Gabe von Trastuzumab deruxtecan, parenteral	6-00f.j*	Applikation von Medikamenten, Liste 15: Trastuzumab deruxtecan, parenteral
ZE2026-239 [4]	Gabe von Glofitamab, parenteral	6-00j.4*	Applikation von Medikamenten, Liste 18: Glofitamab, parenteral
ZE2026-240 [4]	Gabe von Tebentafusp, parenteral	6-00k.7	Applikation von Medikamenten, Liste 19: Tebentafusp, parenteral
ZE2026-241 [17]	Gabe von Nivolumab, intravenös	6-008.n*	Applikation von Medikamenten, Liste 8: Nivolumab, intravenös
ZE2026-242 [17]	Gabe von Nivolumab, subkutan	6-008.p*	Applikation von Medikamenten, Liste 8: Nivolumab, subkutan

aG-DRG Version 2026 — Anlage 6: Zusatzentgelte-Katalog (Definition)

Fußnoten:

*) Gilt für alle entsprechenden 5-Steller oder 6-Steller des angegebenen OPS-Kodes.

1) Weitere Untergliederungen der Entgelte sind analog der Zusatzentgelte der Anlage 5 durch Anfügen einer laufenden Nummer zu kennzeichnen.

2) Das Zulassungsrecht bleibt von der Katalogaufnahme unberührt. Die Kostenträger entscheiden im Einzelfall, ob die Kosten dieser Medikamente übernommen werden.

3) Eine zusätzliche Abrechnung ist im Zusammenhang mit einer Fallpauschale der Basis-DRG L60 oder L71 oder der DRG L90B oder L90C und dem nach Anlage 3b krankenhausindividuell zu vereinbarenden Entgelt L90A nicht möglich.

4) Nach Paragraf 5 Abs. 2 Satz 3 FPV 2026 ist für diese Zusatzentgelte das bisher krankenhausindividuell vereinbarte Entgelt der Höhe nach bis zum Beginn des Wirksamwerdens der neuen Budgetvereinbarung weiter zu erheben. Dies gilt auch, sofern eine Anpassung der entsprechenden OPS-Kodes erfolgt sein sollte.

5) Die Bewertung des Zusatzentgeltes mittels einer Differenzkostenbetrachtung hat in Abhängigkeit der abzurechnenden DRG-Fallpauschalen zu erfolgen.

6) Die jeweils zugehörigen ICD-Kodes und -Texte sind in Anlage 7 aufgeführt.

7) Bei der Behandlung von Blutern mit Blutgerinnungsfaktoren erfolgt die Abrechnung der Gabe von Prothrombinkomplex über das ZE2026-97 nach Anlage 4 bzw. 6, die gleichzeitige Abrechnung des ZE30 ist ausgeschlossen.

8) Die Bewertung des Zusatzentgeltes mittels einer Differenzkostenbetrachtung hat in Abhängigkeit der abzurechnenden DRG-Fallpauschalen und ggf. weiterer abrechenbarer Zusatzentgelte für Stent-Prothesen an der Aorta zu erfolgen.

9) Für das Jahr 2026 gilt ein Schwellenwert in der Höhe von 20.000 € für den im Rahmen der Behandlung des Patienten für Blutgerinnungsfaktoren angefallenen Betrag. Ab Überschreitung dieses Schwellenwertes ist der gesamte für die Behandlung des Patienten mit Blutgerinnungsfaktoren angefallene Betrag abzurechnen.

10) Für das Jahr 2026 gilt ein Schwellenwert in der Höhe von 2.500 € für den im Rahmen der Behandlung des Patienten für Blutgerinnungsfaktoren angefallenen Betrag. Ab Überschreitung dieses Schwellenwertes ist der gesamte für die Behandlung des Patienten mit Blutgerinnungsfaktoren angefallene Betrag abzurechnen.

11) Für das Jahr 2026 gilt ein Schwellenwert in der Höhe von 6.000 € für die Summe der im Rahmen der Behandlung des Patienten für Blutgerinnungsfaktoren angefallenen Beträge. Ab Überschreitung dieses Schwellenwertes ist der gesamte für die Behandlung des Patienten mit Blutgerinnungsfaktoren angefallene Betrag abzurechnen.

12) Nur abrechenbar in Kombination mit einem der grau hinterlegten OPS-Kodes.

13) Bei der Vereinbarung der Entgelthöhen für die Zusatzentgelte für Granulozyten-Kolonie-stimulierende Faktoren wird in analoger Umsetzung der bisherigen Bewertung empfohlen, die Verhandlung zu den Entgelthöhen auf Basis der krankenhausindividuellen Kostensituation zu führen.

14) Das Zusatzentgelt kann ausschließlich bei postpartaler Blutung (ICD Kode O72.*) abgerechnet werden. Bei Vorliegen einer dauerhaften Gerinnungsstörung ist ggf. das Zusatzentgelt ZE2026-97 abzurechnen.

15) Die Bewertung des Zusatzentgeltes erfolgt mittels einer Differenzkostenbetrachtung in Abhängigkeit der abzurechnenden DRG-Fallpauschalen. Die Kosten des CAR-T-Produkts selbst sind nicht zu berücksichtigen.

16) Nach Paragraf 5 Abs. 2 Satz 3 FPV 2026 ist für dieses Zusatzentgelt der bisherige Betrag in Höhe von 416,50 € bis zum Beginn des Wirksamwerdens der neuen Budgetvereinbarung weiter zu erheben.

17) Nach Paragraf 5 Absatz 2 Satz 3 der Fallpauschalenvereinbarung 2026 ist für dieses Zusatzentgelt das bisher krankenhausindividuell vereinbarte Entgelt für ZE2025-161 der Höhe nach bis zum Beginn des Wirksamwerdens der neuen Budgetvereinbarung weiter zu erheben. Dies gilt auch, sofern eine Anpassung der entsprechenden OPS-Kodes erfolgt sein sollte.

18) Nach Paragraf 5 Abs. 2 Satz 3 FPV 2026 ist für dieses Zusatzentgelt das bisher krankenhausindividuell vereinbarte Entgelt der Höhe nach bis zum Beginn des Wirksamwerdens der neuen Budgetvereinbarung 2026 weiter zu erheben. Bei fehlender Budgetvereinbarung 2025 ist für dieses Zusatzentgelt das bewertete Zusatzentgelt ZE172 in Höhe von 70 Prozent der im DRG-Katalog 2024 bewerteten Höhe bis zum Beginn des Wirksamwerdens der Budgetvereinbarung 2025 weiter zu erheben. Dies gilt auch, sofern eine Anpassung der entsprechenden OPS-Kodes erfolgt sein sollte.

19) Nach Paragraf 5 Abs. 2 Satz 3 FPV 2026 ist für dieses Zusatzentgelt das bisher krankenhausindividuell vereinbarte Entgelt der Höhe nach bis zum Beginn des Wirksamwerdens der Budgetvereinbarung 2026 weiter zu erheben. Bei fehlender Budgetvereinbarung 2025 ist für dieses Zusatzentgelt das bewertete Zusatzentgelt ZE173 in Höhe von 70 Prozent der im DRG-Katalog 2024 bewerteten Höhe bis zum Beginn des Wirksamwerdens der Budgetvereinbarung 2025 weiter zu erheben. Dies gilt auch, sofern eine Anpassung der entsprechenden OPS-Kodes erfolgt sein sollte.

Anlage 7
Zusatzentgelte-Katalog[1]
(Blutgerinnungsstörungen)

ICD-Kodes, die dem extrabudgetären ZE2026-97 „Behandlung von Blutern mit Blutgerinnungsfaktoren" zuzuordnen sind. [1]

ZE	Bezeichnung	ICD Version 2026: ICD-Kode	ICD Version 2026: ICD-Text
1	2	3	4
ZE2026-97	Behandlung von Blutern mit Blutgerinnungsfaktoren	D66	Hereditärer Faktor-VIII-Mangel
		D67	Hereditärer Faktor-IX-Mangel
		D68.00	Hereditäres Willebrand-Jürgens-Syndrom
		D68.1	Hereditärer Faktor-XI-Mangel
		D68.20	Hereditärer Faktor-I-Mangel
		D68.21	Hereditärer Faktor-II-Mangel
		D68.22	Hereditärer Faktor-V-Mangel
		D68.23	Hereditärer Faktor-VII-Mangel
		D68.24	Hereditärer Faktor-X-Mangel
		D68.25	Hereditärer Faktor-XII-Mangel
		D68.26	Hereditärer Faktor-XIII-Mangel
		D68.28	Hereditärer Mangel an sonstigen Gerinnungsfaktoren
		D68.31	Hämorrhagische Diathese durch Vermehrung von Antikörpern gegen Faktor VIII
		D68.32	Hämorrhagische Diathese durch Vermehrung von Antikörpern gegen sonstige Gerinnungsfaktoren
		D69.40	Sonstige primäre Thrombozytopenie, als transfusionsrefraktär bezeichnet
		D69.41	Sonstige primäre Thrombozytopenie, nicht als transfusionsrefraktär bezeichnet
		D82.0	Wiskott-Aldrich-Syndrom
		M31.1	Thrombotische Mikroangiopathie
		P61.0	Transitorische Thrombozytopenie beim Neugeborenen

ICD-Kodes, die den intrabudgetären ZE2026-137 "Gabe von rekombinantem aktiviertem Faktor VII", ZE2026-138 " Gabe von Fibrinogenkonzentrat" oder ZE2026-139 "Gabe von Blutgerinnungsfaktoren" zuzuordnen sind. [1]

ZE	Bezeichnung	ICD Version 2026: ICD-Kode	ICD Version 2026: ICD-Text
1	2	3	4
ZE2026-137 / ZE2026-138 / ZE2026-139	Gabe von rekombinantem aktiviertem Faktor VII / Gabe von Fibrinogenkonzentrat / Gabe von Blutgerinnungsfaktoren	D65.9	Defibrinationssyndrom, nicht näher bezeichnet
		D68.33	Hämorrhagische Diathese durch Cumarine (Vitamin-K-Antagonisten)
		D68.34	Hämorrhagische Diathese durch Heparine
		D68.35	Hämorrhagische Diathese durch sonstige Antikoagulanzien
		D68.9	Koagulopathie, nicht näher bezeichnet
		D69.0	Purpura anaphylactoides
		D69.2	Sonstige nichtthrombozytopenische Purpura
		D69.3	Idiopathische thrombozytopenische Purpura
		D69.52	Heparin-induzierte Thrombozytopenie Typ I
		D69.53	Heparin-induzierte Thrombozytopenie Typ II
		D69.57	Sonstige sekundäre Thrombozytopenien, als transfusionsrefraktär bezeichnet
		D69.58	Sonstige sekundäre Thrombozytopenien, nicht als transfusionsrefraktär bezeichnet
		D69.59	Sekundäre Thrombozytopenie, nicht näher bezeichnet
		D69.60	Thrombozytopenie, nicht näher bezeichnet, als transfusionsrefraktär bezeichnet
		D69.61	Thrombozytopenie, nicht näher bezeichnet, nicht als transfusionsrefraktär bezeichnet
		D69.80	Hämorrhagische Diathese durch Thrombozytenaggregationshemmer
		D69.9	Hämorrhagische Diathese, nicht näher bezeichnet

Anlage 7: Zusatzentgelte-Katalog (Blutgerinnungsstörungen)

Zu differenzierende ICD-Kodes:
Dauerhaft erworbene Blutgerinnungsstörungen (zu kennzeichnen mit dem ICD-Kode U69.11!) sind dem extrabudgetären ZE2026-97 zuzuordnen. [1]
Temporäre Blutgerinnungsstörungen (zu kennzeichnen mit dem ICD-Kode U69.12!) sind den intrabudgetären ZE2026-137, ZE2026-138 oder ZE2026-139 zuzuordnen. [1]

ZE	Bezeichnung	ICD Version 2026: ICD-Kode	ICD Version 2026: ICD-Text
1	2	3	4
ZE2026-97 / ZE2026-137 / ZE2026-138 / ZE2026-139		D65.00	Erworbene Afibrinogenämie
		D65.01	Erworbene Hypofibrinogenämie
		D65.1	Disseminierte intravasale Gerinnung [DIG, DIC]
		D65.2	Erworbene Fibrinolyseblutung
		D68.01	Erworbenes Willebrand-Jürgens-Syndrom
		D68.09	Willebrand-Jürgens-Syndrom, nicht näher bezeichnet
		D68.38	Sonstige hämorrhagische Diathese durch sonstige und nicht näher bezeichnete Antikörper
		D68.4 [2]	Erworbener Mangel an Gerinnungsfaktoren
		D68.8	Sonstige näher bezeichnete Koagulopathien
		D69.1	Qualitative Thrombozytendefekte
		D69.88	Sonstige näher bezeichnete hämorrhagische Diathesen
		P53	Hämorrhagische Krankheit beim Fetus und Neugeborenen
		P60	Disseminierte intravasale Gerinnung beim Fetus und Neugeborenen

Fußnoten:

[1] Die Abrechnung des ZE2026-97 bzw. ZE2026-137, ZE2026-138 oder ZE2026-139 ist möglich, sofern einer der ICD-Kodes aus der jeweiligen Definition der Anlage 7 und einer der OPS-Kodes aus der jeweiligen Definition der Anlage 6 vorliegt. Die ergänzende Auflistung von ICD-Kodes bei diesen Zusatzentgelten erfolgt nur aufgrund des extrabudgetären Status des ZE2026-97.

[2] Blutgerinnungsstörungen, die nur durch eine Lebertransplantation heilbar wären, sind dem ZE2026-97 zuzuordnen.

Anlage 8
Ergänzende Informationen zur Abrechnung von bewerteten Zusatzentgelten aus dem Zusatzentgelte-Katalog (Anlage 2 bzw. Anlage 5)

Tabelle 1: Liste der DRG Fallpauschalen, für die das Zusatzentgelt ZE162 abgerechnet werden darf.

801D, 802A, 802C, 802D, 863Z, A01A, A01C, A02Z, A03A, A04B, A06C, A09C, A11E, A11H, A13A, A13D, A13E, A13F, A13H, A18Z, A42C, A60C, A61C, A66Z, B01A, B02A, B02D, B02E, B04B, B12Z, B15Z, B16A, B16B, B17E, B18B, B19A, B19B, B19C, B20B, B20C, B20E, B21A, B21B, B36B, B39B, B39C, B42A, B42B, B44B, B44C, B45Z, B47B, B48Z, B61A, B63Z, B66A, B66B, B66D, B67A, B67B, B68C, B69A, B69B, B69C, B70A, B70B, B70C, B70D, B70F, B71B, B71D, B75Z, B76C, B76D, B76E, B77Z, B78A, B78B, B79Z, B80Z, B81B, B82Z, B84Z, B85C, B85D, B86Z, C01A, C01B, C03B, C03C, C04B, C06A, C06B, C07A, C07B, C08B, C10A, C10B, C10C, C12Z, C13Z, C14Z, C15Z, C16Z, C20A, C20B, C60Z, C61Z, C63Z, D01B, D02A, D05A, D06B, D06C, D08A, D08B, D12A, D12B, D13B, D15A, D15B, D16Z, D19Z, D20A, D22A, D22B, D24A, D24B, D25B, D25C, D25D, D28Z, D29Z, D30A, D30B, D30C, D33Z, D37A, D37B, D38Z, D39Z, D40Z, D60B, D61Z, D63A, D63B, D64Z, D65Z, D67Z, E01B, E02B, E02C, E02D, E03Z, E05B, E06A, E06B, E06C, E06D, E07Z, E08D, E40B, E40C, E60B, E63B, E65B, E65C, E66A, E66B, E69B, E69C, E71A, E71B, E71C, E71D, E73B, E74Z, E75A, E75B, E75C, E76B, E76C, E77A, E77B, E77C, E77D, F01A, F01B, F01C, F01F, F02A, F06D, F06E, F07C, F08F, F08G, F09A, F09B, F09C, F12B, F12C, F12D, F12E, F12F, F14B, F17B, F18D, F19B, F21E, F24B, F27C, F30Z, F36B, F39A, F41Z, F43B, F43C, F49D, F49E, F49F, F50A, F50C, F51A, F51B, F52B, F56B, F58B, F59C, F59D, F59E, F59F, F60B, F62C, F63A, F63B, F66B, F67C, F68B, F69A, F69B, F71A, F71B, F72B, F73B, F74Z, F95A, F98A, F98B, G02B, G07A, G07C, G08B, G09Z, G10Z, G11A, G12D, G13A, G13B, G14Z, G16B, G17A, G17B, G18B, G18C, G18D, G19C, G21A, G21B, G22B, G22C, G23A, G23B, G24A, G24C, G24D, G26A, G26B, G29A, G29B, G36B, G38Z, G46B, G46C, G46D, G47B, G48B, G60A, G60B, G64B, G67B, G67C, G70A, G70B, G71Z, G72A, G72B, G73Z, G74Z, G77B, H05Z, H06A, H06B, H06C, H08B, H08C, H09B, H09B, H12C, H16A, H16B, H29Z, H38B, H40B, H41D, H41E, H41F, H44Z, H61A, H61B, H61C, H62A, H63A, H63C, H64Z, I02A, I04Z, I05B, I06A, I08A, I08C, I08D, I08E, I08F, I08G, I08H, I08I, I09A, I09B, I09D, I09F, I09G, I09H, I09I, I10C, I10D, I10E, I10F, I10G, I10H, I12C, I13B, I13C, I13D, I13E, I13F, I13G, I14Z, I15A, I16A, I16B, I16C, I17A, I18B, I19A, I20A, I20D, I20E, I20F, I21Z, I23A, I23B, I23C, I26B, I27C, I27D, I27E, I28C, I28E, I29A, I29B, I29C, I30A, I30B, I30C, I31A, I31B, I31C, I32C, I32D, I32E, I33Z, I36Z, I39Z, I41Z, I42A, I42B, I43A, I43B, I44A, I44B, I44C, I44D, I44E, I45A, I45B, I46B, I46C, I47A, I47B, I47C, I50A, I54B, I64A, I64C, I65A, I65B, I65C, I66A, I66C, I66F, I66G, I68A, I68C, I68D, I68E, I69A, I69B, I71B, I73Z, I74C, I74D, I75A, I75B, I76A, I76B, I77Z, I79Z, I87A, I95A, J04Z, J07B, J08B, J09A, J10A, J10B, J11B, J11C, J11D, J12Z, J14Z, J16A, J16B, J22Z, J23Z, J24C, J25Z, J26Z, J44Z, J61A, J61C, J62A, J62B, J64C, J65A, J67A, K03B, K06B, K06C, K06E, K09C, K14Z, K15C, K15D, K15E, K33Z, K44Z, K60B, K62A, K62B, K62C, K63B, K64D, L04A, L06A, L06B, L06C, L09B, L09D, L09E, L11Z, L12A, L13A, L13B, L13C, L16A, L16B, L16C, L17A, L17B, L18A, L19Z, L20B, L20C, L36Z, L40Z, L42A, L42B, L44Z, L60A, L60B, L60C, L60D, L62C, L63D, L64B, L64C, L64D, L68A, L68B, L73Z, M01B, M02B, M03A, M03B, M04B, M04C, M04D, M09B, M10A, M10B, M10C, M10D, M11Z, M38Z, M60A, M60B, M61Z, M62Z, N01B, N01D, N02C, N02D, N04Z, N05B, N06Z, N07A, N07B, N08Z, N09B, N10Z, N11B, N13B, N13C, N16A, N21A, N21B, N25Z, N38Z, N60A, N60B, N61Z, N62A, O01A, O01B, O01D, O02A, O02B, O03Z, O04A, O04B, O04C, O05A, O05B, O05C, O05D, O60A, O60B, O60C, O60D, O61Z, O63Z, O65A, O65B, P02A, P02B, P02C, P03A, P03B, P04A, P04B, P05A, P05B, P05C, P06A, P06B, P06C, P61A, P61B, P61C, P61D, P61E, P62A, P62B, P62C, P62D, P63Z, P64Z, P65A, P65B, P65C, P65D, P66A, P66B, P66C, P66D, P67A, P67B, P67C, P67D, P67E, Q02C, Q03A, Q60A, Q60B, Q60C, Q60D, Q61B, Q63A, Q63B, R01C, R01D, R04B, R06Z, R07B, R11A, R11B, R12B, R12C, R13A, R13B, R14Z, R60B, R60E, R61D, R61H, R62B, R62C, R63A, R63F, R66Z, S01Z, S63A, S65A, T01C, T36Z, T44Z, T60D, T61Z, T62B, T63A, T63C, T63D, T77Z, U42B, U42C, U63Z, U64Z, V40Z, V60B, V61Z, W01C, W04B, W04C, X01B, X01C, X01D, X05A, X05B, X06A, X06B, X06C, X07A, X07B, X33Z, X60A, X60B, X62Z, X64Z, Y02C, Y03Z, Y62Z, Z01C, Z64A, Z65Z, Z66Z

Tabelle 2: Liste der DRG Fallpauschalen, für die das Zusatzentgelt ZE163 abgerechnet werden darf.

801A, 801B, 801C, 801E, 802B, A01B, A04C, A04D, A04E, A05Z, A06A, A07B, A07D, A07E, A09A, A09B, A09F, A11A, A11B, A11C, A11D, A13B, A13G, A15B, A15D, A17A, A17B, A36A, A42A, A42B, A60A, A61A, A61B, A62Z, A64Z, A69Z, B01B, B03Z, B07Z, B09Z, B17B, B18C, B20A, B20D, B36A, B39A, B44A, B47A, B60A, B66C, B68D, B70E, B71A, B71C, B72B, B74Z, B76B, B85B, C02Z, C03A, C04A, C08A, C62Z, D02B, D03A, D04B, D09Z, D25A, D36Z, D60A, E01A, E02A, E05A, E08A, E40A, E42A, E42B, E60A, E63A, E64A, E64C, E65A, E73A, E79A, E79B, E79C, F01D, F03A, F03C, F03D, F06A, F07A, F08A, F08B, F08C, F08D, F08E, F12A, F13A, F13B, F13C, F13D, F14A, F15Z, F17A, F18A, F18B, F19A, F21A, F21B, F21C, F21D, F24A, F27A, F27B, F28A, F28B, F28C, F36A, F36C, F42Z, F48Z, F49A, F49B, F49C, F52A, F56A, F58A, F59A, F60A, F61A, F61B, F62A, F64Z, F65A, F65B, F67A, F68A, F70A, F70B, F72A, F75A, F75B, F75C, F77Z, G02A, G02C, G03B, G04Z, G07B, G08A, G11B, G12B, G12C, G18A, G19A, G27B, G33Z, G36A, G36C, G37Z, G40B, G46A, G50Z, G52Z, G67A, G77A, H01A, H01B, H02A, H06A, H07B, H09A, H12A, H33Z, H36A, H38A, H40A, H41A, H41B, H41C, H60Z, H62B, H62C, H63B, H77Z, H78Z, I01Z, I02B, I02C, I02D, I03A, I03B, I07B, I08B, I09C, I10A, I10B, I12A, I12B, I13A, I15B, I17B, I20B, I22A, I22B, I26A, I27B, I28A, I28B, I28D, I32A, I32B, I34Z, I46A, I50B, I50C, I54A, I64B, I66B, I66E, I68B, I71A, I74A, I74B, I95B, I98Z, J02A, J02B, J02C, J03Z, J08A, J11A, J17Z, J18A, J18B, J21Z, J35Z, J61B, J64A, J64B, J67B, J77Z, K03A, K06A, K06D, K09A, K09B, K15B, K38Z, K60C, K60D, K60F, K62A, K64A, K64C, L02C, L03Z, L04B, L07Z, L08Z, L09C, L10Z, L18B, L20A, L33Z, L63A, L63B, L63E, L64A, L72Z, M01A, M37Z, M64Z, N02B, N05A, N11A, N13A, N15Z, N33Z, N34Z, O01E, O01F, Q01Z, Q02B, Q61A, R01A, R03Z, R04A, R05Z, R07A, R11C, R12A, R16Z, R60A, R60D, R61A, R61B, R61E, R61F, R61G, R63B, R63D, R63E, R63G, T01B, T01D, T01E, T60B, T60E, T63B, T64A, T64B, T64C, U40Z, U61Z, V60A, V63Z, V64Z, W04A, W36Z, W61A, W61B, X04Z, Y02B, Y02D, Z64B aG-DRG Version 2026   Klarstellungen der Vertragsparteien zur FPV 2026

Stand 14.11.2025

Klarstellungen der Vertragsparteien nach § 17b Absatz 2 Satz 1 KHG zur Fallpauschalenvereinbarung 2026 (FPV 2026)

1. **Fallzählung bei Fallpauschalen für teilstationäre Leistungen**

   Bei der Abrechnung von tagesbezogenen teilstationären Fallpauschalen wird gemäß § 9 Absatz 1 Satz 4 für jeden Patienten, der wegen derselben Erkrankung regelmäßig oder mehrfach behandelt wird, je Quartal ein Fall gezählt. Dagegen ist zur sachgerechten Ermittlung der Summe der effektiven Bewertungsrelationen im Abschnitt E1 als Fallzahl (Anzahl der DRG) in Spalte 2 die Anzahl der einzeln berechenbaren tagesbezogenen Fallpauschalen auszuweisen. Dadurch ergeben sich bezüglich der mit teilstationären Fallpauschalen abgegoltenen Leistungen unterschiedliche Fallzahlen.

2. **Anwendung der Beurlaubungsregelung**

   Die Vorgaben zur Beurlaubung finden keine Anwendung bei onkologischen Behandlungszyklen, bei denen eine medizinisch sinnvolle Vorgehensweise mit mehreren geplanten Aufenthalten zu Grunde liegt. Es handelt sich in diesen Fällen um einzelne abgeschlossene Behandlungen, die durch eine reguläre Entlassung beendet werden.

3. **Abrechnung teilstationärer Leistungen in Verbindung mit Fallzusammenführungen**

   Werden zwischen zwei vollstationären Krankenhausaufenthalten, die gemäß § 2 Absatz 4 zu einem Fall zusammenzuführen sind, teilstationäre Leistungen erbracht, so ist für die Anwendung von § 6 Absatz 2 Satz 1 die mittlere Verweildauer der Fallpauschale zu Grunde zu legen, die sich aus der DRG-Fallpauschale des zusammengefassten Falls gemäß § 2 Absatz 4 ergibt.

4. **Hinweise zur Erläuterung der Regelung nach § 3 Absatz 3 Sätze 2 bis 4 FPV 2026 „Kombinierte Fallzusammenführung"**

   (siehe Anlage 1)

5. **Eingruppierung und Fallzählung bei tagesbezogenen Entgelten für die teilstationäre geriatrische Komplexbehandlung (A90A und A90B)**

   Zur Ermittlung von tagesbezogenen Entgelten für die unbewerteten teilstationären Leistungen A90A Teilstationäre geriatrische Komplexbehandlung, umfassende Behandlung und A90B Teilstationäre geriatrische Komplexbehandlung, Basisbehandlung aus Anlage 3b sind die teilstationären Behandlungstage jeweils einzeln einzugruppieren. Werden für einen Patienten, der wegen derselben Erkrankung regelmäßig oder mehrfach behandelt wird, in einem Quartal sowohl tagesbezogene Entgelte für die A90A als auch für die A90B abgerechnet, wird insgesamt nur ein Fall im Sinne von § 9 Absatz 2 Nummer 2 Buchstabe b FPV 2026 gezählt.

6. **Abrechnung von Neugeborenen-Fallpauschalen**

   Die besonderen Vorschriften zur Abrechnung von Fallpauschalen für Neugeborene nach § 1 Absatz 5 finden nur Anwendung, sofern die Geburt Bestandteil des Krankenhausaufenthalts ist. Liegt hingegen eine (Wieder-)Aufnahme oder Rückverlegung des Neugeborenen vor, sind die besonderen Vorschriften nach § 1 Absatz 5 nicht zu berücksichtigen.

7. **Fristenberechnung bei Wiederaufnahmen und Rückverlegungen**

   Die jeweils nach § 2 Absatz 1 bis 3 maßgebliche Frist (obere Grenzverweildauer bzw. 30 Kalendertage) für Fallzusammenführungen bei Wiederaufnahmen beginnt mit dem Tag der Aufnahme, das heißt der Aufnahmetag wird bei der Fristberechnung mit einbezogen. Gleiches gilt für den Tag der Entlassung bei der Regelung zur Rückverlegung nach § 3 Absatz 3 Satz 1.

8. **Explizite Ein-Belegungstag-DRGs:**

   Als explizite Ein-Belegungstag-DRGs im Sinne des § 6 Absatz 2 Satz 5 gelten:
   A60D, B60B, B70I, E02E, E64D, F62D, F73A, G47A, I66H, I68F, J65B, J68A, J68B, K63C, L70A, L70B, L71Z, N09A, R65Z, S60Z, T60G, U60A, U60B, Y63Z.

9. **Abrechnung des Zuschlags für Begleitpersonen bei gesunder Mutter und krankheitsbedingt behandlungsbedürftigem Neugeborenen gemäß § 1 Absatz 5 Satz 9:**

   Erfolgt ein Verbleib der gesunden Mutter aufgrund des krankheitsbedingt behandlungsbedürftigen Neugeborenen, so ist der gemäß § 1 Absatz 5 Satz 9 abrechenbare Zuschlag für Begleitpersonen auf der Rechnung des Neugeborenen auszuweisen. In diesem Fall ist bei Mehrlingen die Mitaufnahme eines oder mehrerer neugeborener Geschwisterkinder mit dem Zuschlag für Begleitpersonen abrechenbar und auf der Rechnung des krankheitsbedingt behandlungsbedürftigen Neugeborenen gesondert auszuweisen.

10. **Fallzusammenführung bei Aufenthalten mit nur einem Belegungstag**

    Sind zwei Aufenthalte an unterschiedlichen Tagen mit einem jeweils nur eintägigen Aufenthalt (das heißt die Entlassung fällt auf den gleichen Tag wie die Aufnahme oder den Folgetag) zusammenzuführen, so ist für den zusammengeführten Aufenthalt eine Verweildauer von zwei Belegungstagen zu zählen. Abweichend hiervon ergibt sich bei der Zusammenführung von zwei Fällen, deren Aufnahmen auf den gleichen Kalendertag fallen, eine Verweildauer von einem Belegungstag.

11. **Behandlung in einer Haupt- und Belegabteilung an einem Tag**

    § 1 Absatz 4 Satz 1 Nummer 2 gilt entsprechend, wenn bei einer Gesamtbehandlungsdauer von einem Belegungstag die Behandlung sowohl in der Haupt- als auch in der Belegabteilung erfolgt.

12. **Stationäre Voruntersuchung bei möglichen Lebendspendern**

    Stationär notwendige Voruntersuchungen bei möglichen Lebendspendern, die im Hinblick auf die Transplantation bei einem Transplantatempfänger durchgeführt werden, sind auch dann mit der DRG Z66Z abrechenbar, wenn es tatsächlich zu einer Lebendspende kommt. Die Vorgaben des § 2 bleiben davon unberührt.

13. **Abrechnung von gesunden Neugeborenen bei behandlungsbedürftiger Mutter**

    Wird ein gesundes Neugeborenes aufgrund einer behandlungsbedürftigen Mutter in einem Krankenhaus, in dem die Geburt nicht stattgefunden hat, mit aufgenommen, so ist für das Neugeborene im aufnehmenden Krankenhaus ein eigenständiger Fall zu bilden, der über eine gesonderte Fallpauschale abzurechnen ist.

14. **Abrechnung von sonstigen Entgelten nach § 8 Absatz 5**

    Die Regelungen des § 8 Absatz 5 kommen erst mit Beginn des Wirksamwerdens der Budgetvereinbarung für den Vereinbarungszeitraum 2020 zur Anwendung. Bis dahin sind die Entgelte in der bisher vereinbarten Höhe weiter zu erheben.

15. **Verlegungen in bzw. aus Einrichtungen nach § 22 Absatz 1 KHG**

    Einrichtungen nach § 22 Absatz 1 KHG gelten als Krankenhäuser im Sinne der Vorgaben des § 3 „Abschläge bei Verlegung".

16. **Eingruppierung und Fallzählung bei tagesbezogenen Entgelten für teilstationäre pädiatrische Diagnostik und Behandlung (MDC25)**

    Zur Ermittlung von tagesbezogenen Entgelten für die unbewerteten teilstationären pädiatrischen Leistungen der MDC 25 Teilstationäre pädiatrische Diagnostik und Behandlung aus Anlage 3b sind die teilstationären Behandlungstage jeweils einzeln einzugruppieren und abzurechnen. Werden für einen Patienten, der wegen derselben Erkrankung regelmäßig oder mehrfach behandelt wird, in einem Quartal mehrere tagesbezogene teilstationäre Entgelte innerhalb einer DRG der MDC 25 abgerechnet, wird in diesem Quartal insgesamt nur ein Fall im Sinne von § 9 Absatz 2 Nummer 2 Buchstabe b FPV 2026 gezählt. Fallbezogene Zu- und Abschläge sind mit dem ersten Aufenthalt der jeweiligen teilstationären pädiatrischen DRG des Quartals abzurechnen.

17. **DRG 748Z: Bestimmte Behandlung ohne Sedierung oder Anästhesie, Alter < 18 Jahre, teilstationär**

    Je Quartal werden summierbare Gaben von Medikamenten oder andere nur einmal pro Aufenthalt anzugebende OPS, die ein Zusatzentgelt auslösen, ausschließlich am ersten Aufenthalt des Quartals als summierter OPS angegeben und abgerechnet. Die Aufenthalte der DRG 748Z eines Quartals werden erst nach dem letzten Aufenthalt im Quartal abgerechnet. Alle Zusatzentgelte im Rahmen der DRG 748Z werden ausschließlich mit dem ersten Aufenthalt des Quartals abgerechnet.

Anlage 1 zu den Klarstellungen der Vertragsparteien zur FPV 2026 aG-DRG Version 2026

Hinweise zur Erläuterung der Regelung nach § 3 Abs. 3 Sätze 2 bis 4 FPV
„Kombinierte Fallzusammenführungen"

Vorbemerkung:
Die in dieser Anlage zur Erläuterung der Regelung nach § 3 Abs. 3 Sätze 2 bis 4 aufgeführten Fallkonstellationen sind nicht als abschließend zu sehen.

Fallkonstellation 1: Erst Rückverlegung nach § 3 Abs. 3 Satz 1, dann Wiederaufnahme innerhalb Prüffrist

Alle drei Aufenthalte werden zusammengefasst, da sowohl eine Rückverlegung im Sinne von § 3 Abs. 3 Satz 1 (1. und 2. Aufenthalt) als auch eine Wiederaufnahme (3. Aufenthalt) innerhalb der Prüffrist der Rückverlegung („Prüffrist des ersten Falles, der die Fallzusammenführung auslöst") vorliegt. Weitere Voraussetzung für die Einbeziehung des 3. Aufenthalts ist die Erfüllung des entsprechenden Kriteriums aus § 2 Abs. 1 (Basis-DRG), Abs. 2 (Partitionswechsel innerhalb der MDC) oder Abs. 3 (Komplikationen). Für eine Fallzusammenführung ist die DRG-Fallpauschale des 3. Aufenthalts gegenüber der DRG-Fallpauschale, die sich aus der Zusammenfassung der beiden vorherigen Aufenthalte ergibt, zu prüfen.

Fallkonstellation 2: Erst Wiederaufnahme nach § 2 Abs. 1 oder 3, dann Rückverlegung innerhalb Prüffrist

Alle drei Aufenthalte werden zusammengefasst, da sowohl eine Wiederaufnahme im Sinne von § 2 Abs. 1 oder Abs. 3 (1. und 2. Aufenthalt) als auch eine Rückverlegung (3. Aufenthalt) innerhalb der Prüffrist der Wiederaufnahme („Prüffrist des ersten Falles, der die Fallzusammenführung auslöst") vorliegt. Die in diesem Zusammenhang maßgebliche obere Grenzverweildauer ergibt sich aus der Eingruppierung des 1. Aufenthalts in eine DRG-Fallpauschale. Bei der Ermittlung zusätzlich abrechenbarer Belegungstage nach § 1 Abs. 2 ist die obere Grenzverweildauer maßgeblich, die sich aus der Zusammenführung aller drei Aufenthalte ergibt.

Fallkonstellation 3: Erst Wiederaufnahme nach § 2 Abs. 2, dann Rückverlegung innerhalb Prüffrist

Alle drei Aufenthalte werden zusammengefasst, da sowohl eine Wiederaufnahme im Sinne von § 2 Abs. 2 (1. und 2. Aufenthalt) als auch eine Rückverlegung (3. Aufenthalt) innerhalb der Prüffrist der Wiederaufnahme („Prüffrist des ersten Falles, der die Fallzusammenführung auslöst") vorliegt.

Fallkonstellation 4: Erst Rückverlegung nach § 3 Abs. 3 Satz 1, dann Wiederaufnahme außerhalb Prüffrist

Die ersten beiden Aufenthalte werden lediglich zusammengefasst, da aufgrund der chronologischen Prüfung zunächst eine Rückverlegung im Sinne von § 3 Abs. 3 Satz 1 (1. und 2. Aufenthalt) vorliegt und die Wiederaufnahme (3. Aufenthalt) außerhalb der Prüffrist der Rückverlegung („Prüffrist des ersten Falles, der die Fallzusammenführung auslöst") erfolgt.

aG-DRG Version 2026 — Anlage 1 zu den Klarstellungen der Vertragsparteien zur FPV 2026

Fallkonstellation 5: Erst Wiederaufnahme nach § 2 Abs. 1 oder Abs. 3, dann Rückverlegung außerhalb Prüffrist

Prüffrist: obere Grenzverweildauer (§ 2 Abs. 1 oder Abs. 3)

Die ersten beiden Aufenthalte werden lediglich zusammengefasst, da aufgrund der chronologischen Prüfung zunächst eine Wiederaufnahme im Sinne von § 2 Abs. 1 oder Abs. 3 (1. und 2. Aufenthalt) vorliegt und die Rückverlegung (3. Aufenthalt) außerhalb der Prüffrist der Wiederaufnahme („Prüffrist des ersten Falles, der die Fallzusammenführung auslöst") erfolgt.

Fallkonstellation 6: Erst Wiederaufnahme nach § 2 Abs. 2, dann Rückverlegung außerhalb Prüffrist

Prüffrist: 30 Kalendertage ab Aufnahmedatum (§ 2 Abs. 2)

Die ersten beiden Aufenthalte werden lediglich zusammengefasst, da aufgrund der chronologischen Prüfung zunächst eine Wiederaufnahme im Sinne von § 2 Abs. 2 (1. und 2. Aufenthalt) vorliegt und die Rückverlegung (3. Aufenthalt) außerhalb der Prüffrist der Wiederaufnahme („Prüffrist des ersten Falles, die die Fallzusammenführung auslöst") erfolgt.

Fallkonstellation 7: Erst Rückverlegung nach § 3 Abs. 3 Satz 1, dann Wiederaufnahme innerhalb Prüffrist

Prüffrist: 30 Kalendertage ab Entlassungsdatum (§ 3 Abs. 3 Satz 1)

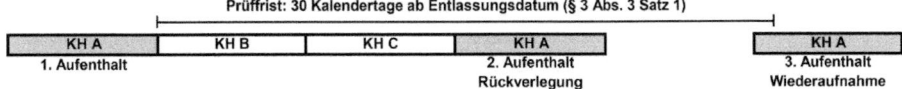

Alle drei Aufenthalte werden zusammengefasst, da sowohl eine Rückverlegung im Sinne von § 3 Abs. 3 Satz 1 (1. und 2. Aufenthalt) als auch eine Wiederaufnahme (3. Aufenthalt) innerhalb der Prüffrist der Rückverlegung („Prüffrist des ersten Falles, der die Fallzusammenführung auslöst") vorliegt. Weitere Voraussetzung für die Einbeziehung des 3. Aufenthalts ist die Erfüllung des entsprechenden Kriteriums aus § 2 Abs. 1 (Basis-DRG), Abs. 2 (Partitionswechsel innerhalb der MDC) oder Abs. 3 (Komplikationen). Für eine Fallzusammenführung ist die DRG-Fallpauschale des 3. Aufenthalts gegenüber der DRG-Fallpauschale, die sich aus der Zusammenfassung der beiden vorherigen Aufenthalte ergibt, zu prüfen.

Fallkonstellation 8: Erst Wiederaufnahme nach § 2 Abs. 1 oder 3, dann Rückverlegung innerhalb Prüffrist

Prüffrist: obere Grenzverweildauer (§ 2 Abs. 1 oder Abs. 3)

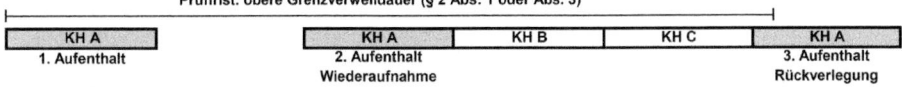

Alle drei Aufenthalte werden zusammengefasst, da sowohl eine Wiederaufnahme im Sinne von § 2 Abs. 1 oder 3 (1. und 2. Aufenthalt) als auch eine Rückverlegung (3. Aufenthalt) innerhalb der Prüffrist der Wiederaufnahme („Prüffrist des ersten Falles, der die Fallzusammenführung auslöst") vorliegt. Die in diesem Zusammenhang maßgebliche obere Grenzverweildauer ergibt sich aus der Eingruppierung des 1. Aufenthalts in eine DRG-Fallpauschale. Bei der Ermittlung zusätzlich abrechenbarer Belegungstage nach § 1 Abs. 2 ist die obere Grenzverweildauer maßgeblich, die sich aus der Zusammenführung aller drei Aufenthalte ergibt.

Fallkonstellation 9: Erst Wiederaufnahme nach § 2 Abs. 2, dann Rückverlegung innerhalb Prüffrist

Prüffrist: 30 Kalendertage ab Aufnahmedatum (§ 2 Abs. 2)

KH A	KH A	KH B	KH C	KH A
1. Aufenthalt	2. Aufenthalt Wiederaufnahme			3. Aufenthalt Rückverlegung

Alle drei Aufenthalte werden zusammengefasst, da sowohl eine Wiederaufnahme im Sinne von § 2 Abs. 2 (1. und 2. Aufenthalt) als auch eine Rückverlegung (3. Aufenthalt) innerhalb der Prüffrist der Wiederaufnahme („Prüffrist des ersten Falles, der die Fallzusammenführung auslöst") vorliegt.

Fallkonstellation 10: Wiederaufnahme mit in Spalte 13 des Fallpauschalenkatalogs für Hauptabteilungen bzw. Spalte 15 des Fallpauschalenkatalogs für Belegabteilungen gekennzeichneter Fallpauschale mit anschließender Rückverlegung

Prüffrist: 30 Kalendertage ab Entlassungsdatum (§ 3 Abs. 3 Satz 1)

KH A		KH A	KH B		KH A
1. Aufenthalt		2. Aufenthalt Wiederaufnahme			3. Aufenthalt Rückverlegung

Die ersten beiden Aufenthalte werden nicht zusammengefasst, da eine der beiden bzw. beide aus einer Einzelfallgruppierung resultierenden Fallpauschalen in Spalte 13 des Fallpauschalenkatalogs für Hauptabteilungen bzw. 15 des Fallpauschalenkatalogs für Belegabteilungen gekennzeichnet ist bzw. sind, lediglich der 2. und 3. Aufenthalt werden aufgrund der Rückverlegung (§ 3 Abs. 3 Satz 1) zusammengefasst.

Fallkonstellation 11: Rückverlegung mit anschließender Wiederaufnahme bei in Spalte 13 des Fallpauschalenkatalogs für Hauptabteilungen bzw. Spalte 15 des Fallpauschalenkatalogs für Belegabteilungen gekennzeichneter Fallpauschale

Prüffrist: 30 Kalendertage ab Entlassungsdatum (§ 3 Abs. 3 Satz 1)

KH A	KH B	KH A		KH A
1. Aufenthalt		2. Aufenthalt Rückverlegung		3. Aufenthalt Wiederaufnahme

Die ersten beiden Aufenthalte werden aufgrund der Rückverlegung (§ 3 Abs. 3 Satz 1) zusammengefasst, der dritte Aufenthalt ist gesondert abzurechnen, da die zuvor abgerechnete oder die sich aus der Einzelfallgruppierung des 3. Aufenthalts ergebende Fallpauschale in Spalte 13 des Fallpauschalenkatalogs für Hauptabteilungen bzw. Spalte 15 des Fallpauschalenkatalogs für Belegabteilungen gekennzeichnet ist.